Pain

颈腰痛介入治疗学

The Interventional Therapy for Pain of Neck and Back

刘延青　主编

河 南 科 学 技 术 出 版 社

· 郑州 ·

图书在版编目（CIP）数据

颈腰痛介入治疗学/刘延青主编. —郑州：河南科学技术出版社，2008. 4
ISBN 978 - 7 - 5349 - 3900 - 6

Ⅰ. 颈…　Ⅱ. 刘…　Ⅲ. ①颈肩痛 - 介入疗法②腰腿痛 - 介入疗法　Ⅳ. R681. 5

中国版本图书馆 CIP 数据核字（2008）第 025598 号

出版发行：河南科学技术出版社
　　地址：郑州市经五路 66 号　　邮编：450002
　　电话：（0371）65737028　65788613
　　网址：www. hnstp. cn
策划编辑：李喜婷　马艳茹
责任编辑：吴　沛
责任校对：张小玲　周立新　崔春娟
封面设计：张　伟
版式设计：栾亚平
印　　刷：郑州新海岸电脑彩色制印有限公司
经　　销：全国新华书店
幅面尺寸：210 mm × 285 mm　　印张：20　　字数：617 千字
版　　次：2008 年 4 月第 1 版　　2008 年 4 月第 1 次印刷
定　　价：138. 00 元

编审委员会名单

主　编　刘延青

副主编　张少臣　廖正银　商卫林

编　委　(按姓氏笔画排列)

王　文　王　平　王晓宁　王德辉

乔　慧　邬冬芳　刘怀清　牟桂玲

李振宙　郑丰裕　徐霓霓　黄丹奇

内容提要

颈腰痛是临床常见病症，好发于青壮年，多因久治不愈迁延为慢性颈腰痛疾病。本书概要介绍了颈腰椎应用解剖、颈腰痛疾病分类、病因学、流行病学及临床诊断方面的知识，详尽介绍了近年临床推广应用的一些治疗颈腰痛的介入治疗技术，如髓核化学溶解术（胶原酶、臭氧）、椎间盘激光消融术、椎间盘电热凝术、介入脊神经阻滞及毁损术、经皮椎体成型术、经皮穿刺脊柱引流术等。这些技术基本上经过近年循证医学证实，安全有效，推广应用这些技术对广大从事治疗颈腰痛的医师颇有益处，特别适用于疼痛科、骨外科、介入放射科、康复科、骨伤科、肿瘤科的医师，这是一本颈腰痛介入治疗临床必备参考书。

序

颈腰痛是多种疾病的常见症状，是临床医生听到的患者最多的主诉之一。随着社会的发展和人们工作和生活行为模式的变化，这种情况在现代社会更加普遍，几乎每人在一生中至少经历过一次明显的颈腰疼痛发作。但是，临床上对颈腰痛的诊疗仍有许多不尽人意之处。很多腰痛患者在临床检查中可以无任何体征或影像学发现，而有些影像学上有异常发现的病例其影像学变化很可能与腰痛无关。这使得颈腰痛患者的诊断变得更为复杂。因此，认真地询问病史，详细检查患者的客观体征并结合相关的影像学发现进行综合分析才能得出相对正确的判断。即使这样，有时仍不能得出明确诊断。这时，可采用试验性治疗的方法排除一些疾病，而注射或介入等微创方法是颈腰痛诊断性治疗的主要手段。

颈腰痛的介入治疗是近年来兴起的一种新型且逐渐成熟的治疗方法，既免除了部分颈腰痛患者需行传统手术之苦，又为广大患者节约了大量的医疗经费，逐渐为广大从事颈腰痛治疗工作的医务工作者及患者接受和认同为广大颈腰痛患者在治疗方法上增加了新的选择。大量的临床实践证实，颈腰痛疾患的介入治疗具有较好的临床疗效及社会效益。

本书编者均为国内在颈腰痛介入治疗领域有丰富经验的临床医师，他们中既有在国内大型医院疼痛科、骨科、介入放射科、影像学科的中、青年医师，也有我国较早开展椎间盘介入治疗的先驱者。他们对颈腰痛疾患介入治疗的适应证有较为成熟的认识，在相关领域都有较深的造诣，透过字里行间，不难看出他们对事业的不倦追求。本书内容有较强的实用性和科学性，重点介绍了经皮椎间盘电热疗法、经皮椎间盘激光汽化减压术、化学髓核溶解术、经皮椎体成形术、经皮椎体后凸成形术、经皮脊柱引流术、选择性神经根阻滞术，同时简要介绍了相关脊柱解剖学知识等，汇集了编者多年的临床经验和近年来国内外相关文献。在写作风格上，本书力求化繁为简、注重实用，穿插了大量病例及有关影像学资料，以图文并茂的形式呈现于读者。

医学是长期实践的总结，是无数科学研究的结晶，创新是它发展的灵魂。疼痛微创介入治疗的理念近来被广泛地接受了，这不但是技术的飞跃，而且是观念的进步。医学实践的目的之一就是要以最小的代价获得最大的疗效。记得很多年前，许多医生正忙于用外科手术摘除突出椎间盘髓核以治疗腰腿痛时，Hijikata 就提出了新设想：不进入椎管，通过降低髓核内压力，缓解神经根受压而达到治疗的目的，从而极大减少了对患者的损伤。实践证明他的设想对某些腰椎间盘突出的患者是可行的。这就是理念的力量。很多医学上的困惑都是源于实践中需要解决的类似难题，使有志之士产生解决这些难题的冲动。这种冲动是一种无形的压力，鞭策医生在医学实践中不断探索。多年来，他们虽然面临着种种困难，但却始终保持着一种热情和冲动去解决这些难题，在脊柱疼痛疾病微创介入治疗领域中不停地探索、创新，应该说本书的内容正是这种努力的缩影。

新的理念、新的技术不一定都是正确的，我们既要不断努力使其更加完善，也要有勇气面对一些新技术的问题，甚至失败。我们一定要尊重患者的感受，重视有长期随访的临床结果。只有这样才能使颈腰痛的介入治疗健康地向前发展。

我热切希望本书的出版能加强同行间的交流，推动这项技术的发展，最终达到确实给颈腰痛患者带来实惠之目的。在中国疼痛科建立的元年，谨以此序祝贺本书的成功出版。

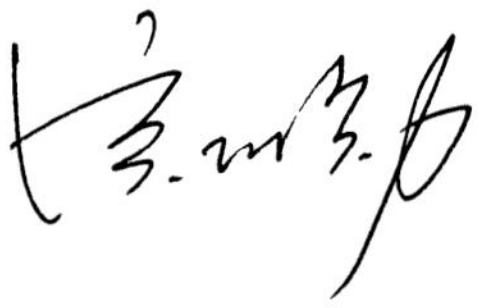

2008 年 2 月 26 日

前　言

颈腰痛是临床最常见的痛症，但它不是一个独立疾病，而是多种疾病的共有症状，患者常以此为主诉来就诊。据流行病学统计资料表明，目前在全世界范围内颈腰痛已成为发病率最高的病症，仅就腰背痛发病率而言，美国国家统计资料结果显示：颈腰痛占年发病率的15%～20%，是45岁以下人群中最常见的导致活动受限的病因。欧洲统计结果显示：腰背痛年发病率为25%～45%。美国对2 000人的随机调查显示：31%的成年人在过去一年中发生过颈腰痛。我国目前对颈腰痛的流行病学研究尚不完善，缺乏大宗病例的调查。从一些小范围的调查数据来看，我国60岁以下成年人78.3%有过颈腰痛的经历。甚至我国的青少年学生，有过颈腰痛经历的也不少见，据有关统计显示发病率可达7%～8%。

近二十年来，笔者从事疼痛科临床诊疗工作，在对患者的诊疗过程中，逐渐对颈腰痛疾病的诊疗有了较深的认识和理解。其中应用微创介入治疗的方法成功解除了来自全国各地5 000余名患者的病痛，在颈腰痛疾病的诊疗方面积累了一些经验和体会，愿通过此书和广大同行交流，互相学习，取长补短。

近年对引发颈腰痛疾病的病因、发病机制、诊疗方法不断有新的发现、新的认识和新的技术推广应用，颈腰痛疾病微创介入治疗方法得到广泛推广应用和发展，使过去仅能通过保守治疗缓解疼痛或通过外科手术处理的一些患者，可以应用微创介入治疗的方法得到满意的解决。对颈腰痛诊断及微创介入治疗技术操作规范也增加了许多新的标准和内容。由于目前颈腰痛微创介入治疗具有创伤小、疗效好、恢复快、并发症较少等优点。对那些保守治疗无效，又恐惧外科手术治疗的患者，这种治疗是可供选择的一种好方法。

本书收集了现代国内外颈腰痛疾病的新理论、新认识和新的治疗方法。详细介绍了近年来疼痛介入治疗领域临床推广应用的新技术、新方法，许多方法都是经循证医学证实的规范技术，可以满足广大从事疼痛介入治疗工作者的临床实际需要。同时，今年正值我国疼痛科建立元年，仅以此书出版作为庆贺我国确立疼痛科为临床一级诊疗科目的一份献礼。

本书作者以中华疼痛学会微创介入治疗和颈腰痛学组的一线专家为主，也有幸请到相关学科的一些专家学者共同编写。希望可以凭借此书使广大疼痛科和相关学科同行与我们共同分享近年颈腰痛微创介入治疗的新进展、新成果。我们在编写时虽务求完备，仍难免有疏漏之处。另外，多学科专家共同组稿，在术语、观点上也难求得完全统一和正确无误。如有不当之处，敬请广大读者及同行专家提出批评指正。

刘延青

2007 年 12 月 13 日于北京天坛医院

目 录

第一章　颈椎的应用解剖

第一节　颈部的体表标志

颈部的体表标志根据性别、年龄和个人有很大不同，一般儿童和妇女的颈部轮廓显得圆滑。颈部最重要的标志为胸锁乳突肌（参见图1－9），头后仰并旋转时显得非常突出，在此肌和颈前部之间有一深沟，向上达于下颌后窝，在瘦人更为明显。胸锁乳突肌发育较好者，这个沟较窄，在沟的深处可以扪到颈部的大血管。头后仰时，此部组织紧张；耸肩时，后部的斜方肌（参见图1－9）从其起始处沿上项线往下经颈侧部，其锁骨抵止部可摸出。

在颈前面中线上，男性的甲状软骨（参见图1－11）不但可以扪出，而且可以看出，其喉结尤为明显。甲状软骨坚硬而且有抵抗力，是喉部重要的保护组织。甲状软骨两侧板联合的角可以摸到，也是喉部的重要标志。成年以前甲状软骨透明，但20岁后即开始骨化，老年以后软骨可能发生骨折。这个软骨受伤后，喉黏膜可以引起水肿，甚至不能呼吸。甲状软骨上缘2.5 cm处为舌骨体，由于舌骨能自由活动，故需将两侧固定才能摸出，使被检查者连续做舌咽动作，则尤为清晰。头后仰时，舌骨下部的轮廓明显可见，舌骨大角约位于乳突和甲状软骨间的中部。

舌骨是喉气管的主要支持物，说话、咀嚼和吞咽时向上下和前方运动，其前面表浅，可以摸到，头后仰时，可用拇、食指夹持，并使之左右移动。舌骨形成一个稳定而能屈曲的固定中心，下附着于喉部，上系于颞骨茎突、下颌骨和舌。在附着于舌骨的各肌肉中，颏舌肌和舌骨舌肌将其连着于舌，而下颌舌骨肌、颏舌骨肌和二腹肌（参见图1－9）将其连着于下颌。舌骨利用甲状舌骨肌和甲状舌骨膜夹持喉部，其下方则借胸骨舌骨肌固定于胸骨，并借肩胛舌骨肌固定于肩胛骨。舌骨具有活动性、可屈性，并且周围保护良好，很少发生骨折。

在环状软骨平面压迫胸锁乳突肌前缘，颈总动脉适压于第6颈椎横突的前结节上，这个摸到的突起称为颈动脉结节。如自胸锁关节向上画一线至耳垂，在甲状软骨上缘平面下的一段代表颈总动脉的行路，其上段则代表颈外动脉的行路。

锁骨下动脉在颈根显出一处屈曲，屈曲的内侧端对胸锁关节，外侧端对锁骨中点，屈曲的顶端在锁骨上1.25 cm处。

在颈后部正中沟下部，隆起的第7颈椎棘突也是一个重要的标志。

第二节　颈椎的结构组成

一、颈椎共同特点

7个颈椎中，除第1、2颈椎（$C_{1\sim2}$）形状特殊外，其余（$C_{3\sim7}$）形状大致相似。

（一）椎体

$C_{3\sim7}$，椎体的横径大约为矢径的2倍，后缘较前缘略高。椎体上面在横径上凹陷，在矢径上凸隆，下面在横径上凸隆，而在矢径上凹陷，前面圆，后面扁平（图1－1）。这样椎体的上、下面均呈鞍状，使相邻椎体更加稳定。椎体上面的侧方有嵴样隆起，称为钩突，有限制椎体向侧方移动，保持颈段稳定性的作用，与上位椎体下面侧方的斜坡相应钝面形成钩椎关节（图1－2）。一般上位颈椎椎体较下位颈椎为小，颈椎椎体上面的前缘呈斜坡状，而下面的前缘有嵴状突起，覆盖于其下一椎体的斜坡上，故椎体上面的矢径小于下面的矢径，而其横径又稍大于下面的横径，上下椎体重叠呈马鞍状。

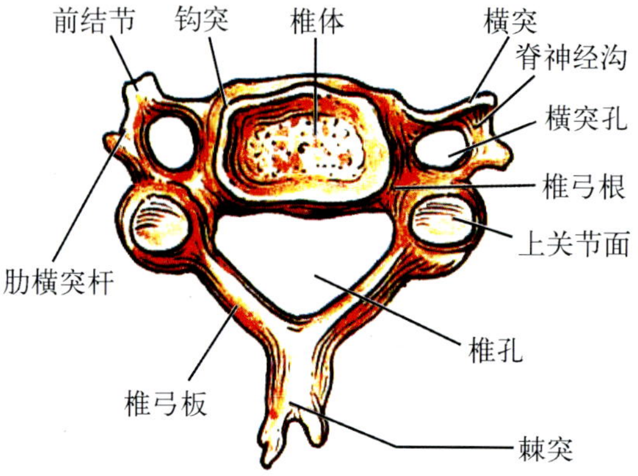

图1－1　颈椎上面观

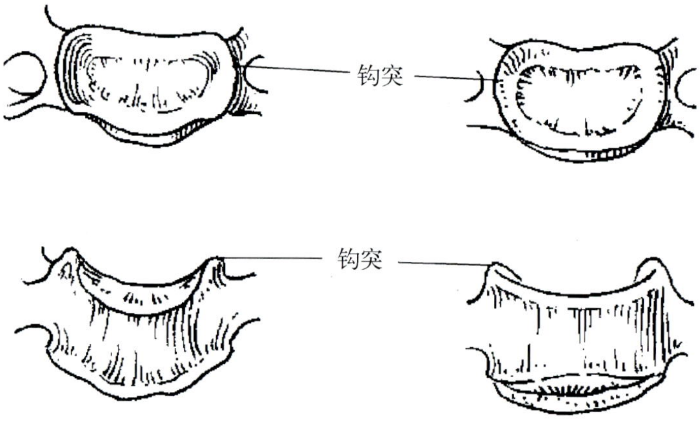

图1－2　颈椎钩突

钩突所处地位重要，前方为颈长肌，外侧为横突孔，其内通过椎动脉、椎静脉及包绕的交感神经丛，后外侧参与构成椎间孔前壁，有颈神经根及根动脉通过，内侧为椎间盘。上述各结构联合构成钩突横突关节突复合，由于其附近通过的都是颈部重要血管、神经，一旦发生病变，如钩突增生、斜度过大，横突孔过小或关节突肥大，向前突出，均可引起血管、神经压迫，如同时再有颈椎假性滑脱、后纵韧带骨化、椎间盘突出或黄韧带增厚，发生皱褶，就会加重症状。正常情况下，可能因为钩突的阻挡，颈椎椎间盘不易向外突出。

（二）椎弓

颈椎椎弓根较细。椎骨上、下切迹深度大致相等。椎弓板窄长，较薄，如椎弓板增厚或椎体后缘骨质增生，可使椎孔变窄（图1－1）。

（三）棘突

颈椎的棘突一般呈分叉状（$C_{2\sim6}$），但寰椎的棘突为一向上的结节，可以防止颈部过度后伸。枢椎的棘突最大。C_7 的棘突在整个颈椎中最为突出，但其突出程度较 T_1 的棘突又稍小（图 1－1）。

（四）横突

颈椎的横突短而宽，较小，发自椎体和椎弓根的侧方，向外并稍向前下，其上面有沟，有颈神经通过，横突有前、后二结节，围成横突孔。颈部活动时，特别是椎骨间不稳定时，横突孔内部结构容易受到牵拉和挤压（图 1－1）。

（五）关节突

颈椎的关节突呈短柱状，位于横突之后，上关节面朝向上后方，枢椎的上关节面近似水平位，而下部颈椎的上关节突与椎体呈 40°～45°。由侧面看，整个颈椎的关节突形成一个骨柱，同时被斜行切断，分隔成若干小节。不过寰、枢椎的关节突并不在此线上，它的位置略为靠前。上下关节突之间的部分称为峡部，颈椎关节突的排列便利前屈和后伸运动，关节面平滑，呈卵圆形，覆有关节软骨，关节面的方向朝下朝前，可以在下一个颈椎的上关节突上向前滑动。

（六）椎间孔（管）

颈椎的椎间孔由相邻椎间切迹构成，呈骨性管道，其前内壁为钩突的后面、椎间盘和椎体的下部，后外壁为椎间关节的内侧部和关节突的一部分。椎间孔矢状切面呈椭圆形或卵圆形。

颈椎椎间孔底部有颈神经根通过，其余为血管、淋巴管和脂肪组织所占据，在椎间孔中部，后根在上，前根在下。颈椎病患者由于椎间盘退行性变，椎间关节及钩椎关节骨质增生，颈椎间孔可狭窄变形，矢径越小，神经根越容易受刺激，产生神经根水肿及变性等改变。由于神经根由上一椎骨下切迹穿出后，在椎动脉后方斜行交叉通过，上述改变亦会使椎动脉及脊髓受到一定影响。切除突出的钩椎关节，扩大椎间孔，可使被压的神经根得到恢复。

（七）椎孔

颈椎的椎孔呈三角形（图 1－1），其内通过颈段脊髓，正相当颈、臂丛发出处，椎孔较大。颈椎椎孔矢径平均为 15.47 mm ± 1.11 mm，横径为 22.58 mm ± 1.22 mm，男大于女。

一般认为，如颈椎椎管矢径小于 12 mm，横径 $C_{1\sim2}$ 小于 16～17 mm，$C_{3\sim7}$ 小于 17～19 mm，即可认为有颈椎椎管狭窄。

椎弓根有坚厚的皮质，而椎体主要为海绵骨，只有很薄的皮质，因为椎弓根对压迫的抗力较椎体强，脊髓内或在椎管附近有扩展性病变时，椎管的矢径将会发生改变。椎管内肿瘤可以压迫椎管管壁，使骨质萎缩并使椎管增宽，后者根据两侧椎弓根间距离即可测得，但在颈椎特别是上部，椎弓根间距不易测量，此时测量椎孔的矢径就更有特殊意义。

二、不同颈椎的特点

在颈椎中，寰椎、枢椎和第 7 颈椎各具特征。

（一）寰椎

寰椎无椎体，代以前弓，枢椎的齿突实际上即代表其椎体，可以说寰椎围绕自身的椎体而旋转。寰椎有前后两弓及两侧块，后弓又分为两部分（图 1－3）。寰椎的前弓较短，与其下位的颈椎椎体在一条线上，它的正中后面有一凹形关节面，与齿突构成关节，称为寰齿关节。前结节甚为突出，向下，前纵韧带和左、右头长肌从其越过。后弓相当于棘突的部分，只留有一个小结节，向上、后，作为左、右头后小直肌的附着点。前、后弓均上下扁平，较为脆弱，在侧块的紧后方有一沟，以通过椎动脉。

每个侧块有上、下两个关节面，上关节面椭圆形，向内凹，与枕骨髁相关节；下关节面圆形，与枢椎的上关节面相关节。从侧块的内面伸出一个结节，作为齿突后面韧带附着之用。寰椎的横突作为寰椎旋转运动的支点，较长也较大，有许多肌肉附着，其尖端不分叉，大小仅次于腰椎的横突，横突内有一圆孔以通过椎动脉。从整个颈椎看，寰椎的椎孔相当大，在骨折脱位后，其间的脊髓尚有回旋的余地。

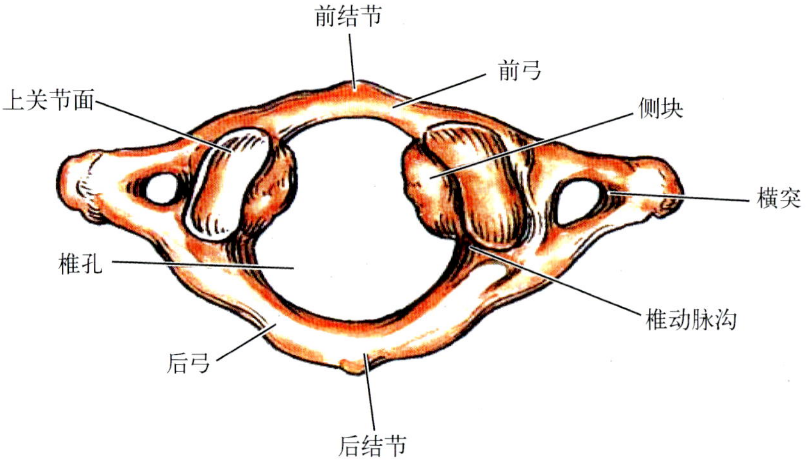

（1）上面观

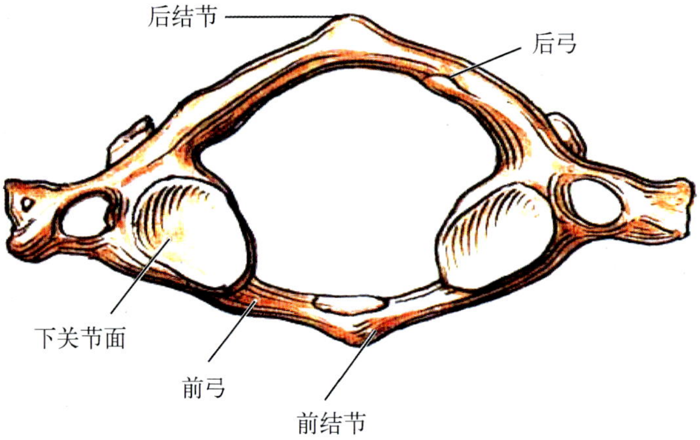

（2）下面观

图1-3　寰椎

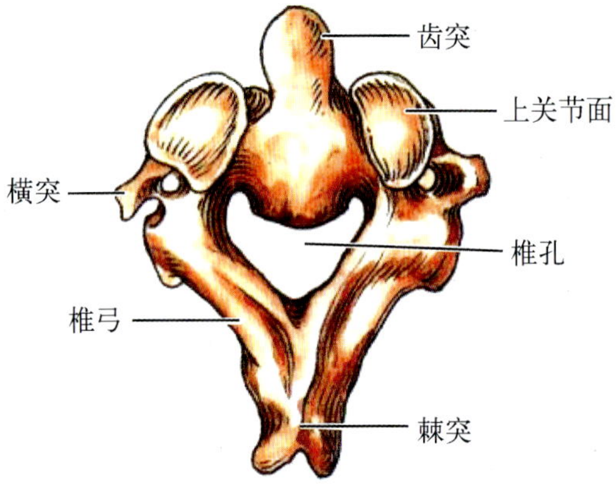

（1）后上面观

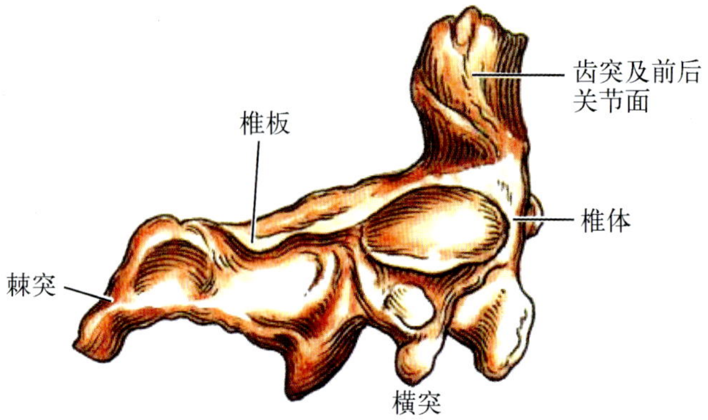

（2）侧面观

图1-4　枢椎

（二）枢椎

枢椎下部与一般颈椎几乎相似，但其上部则具有独特的形状（图1－4）。齿突可视作寰椎的椎体，其根部有寰椎横韧带越过，显得较细，前侧有一关节面，与寰椎前弓正中后面的关节面相关节。上关节面的发育程度与横突孔上口有一定关系，如果关节面过大，其边缘向外伸出，将横突孔上口内侧一部分遮蔽，可使其中通过的椎动脉发生扭曲。特别是在头部向一侧过度旋转或枢椎发生移位时，必然会加重椎动脉的压迫。

枢椎的上关节面因负重较大，几乎伸至横突。横突短小，向下，其棘突因有众多肌肉附着，显得特别粗大。相形之下，寰椎的后结节就非常小，这样的构造正好便利寰椎的旋转运动。

枢椎椎弓根解剖上比较薄弱，杠杆作用较大，骨折多由于上段颈椎过度伸展及挤压引起。枢椎可向前半脱位，骨折断端可完全分开，颅骨、寰椎、枢椎椎体及上关节突形成一单位，而枢椎后部附件及其他颈椎可形成另一单位。此部椎管较大，不致引起神经症状，但严重者也可伴发脊髓损伤。

（三）第7颈椎（C_7）

C_7 的棘突特别长，几乎与第1胸椎（T_1）的棘突相等，由此向下，棘突即不再分叉。在颈部向下摸到突出的棘突即为 C_7，可作为鉴别脊椎骨顺序的标志。C_7 的横突长而坚固，横突孔常很小，仅通过一些小静脉（图1－5）。

C_7 的横突如过长，且尖端向下，触及 T_1 横突，也可以像颈肋一样产生压迫症状。

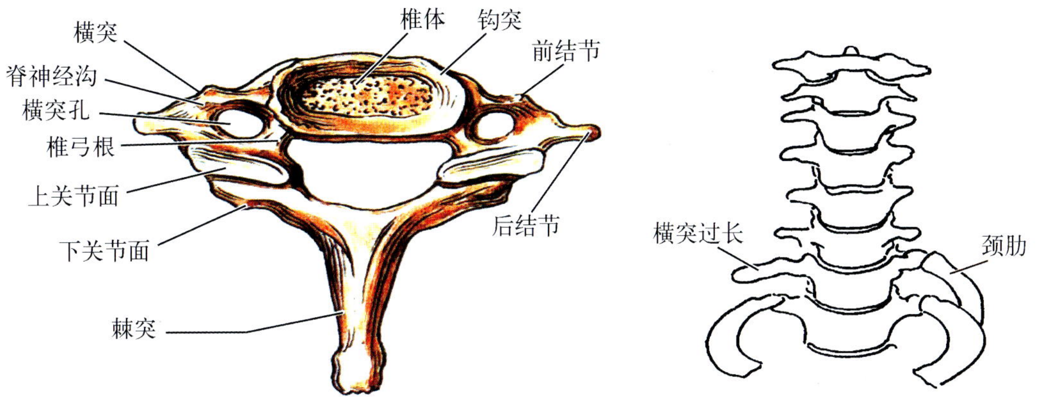

图1－5　第7颈椎（C_7）

第三节　颈椎的关节

一、寰枢关节

寰枢椎之间有4个关节，包括两个中间的车轴关节及两个侧方的摩动关节，前者即在寰椎前弓后面与齿突前面之间的关节及在寰椎横韧带前面与齿突后面之间的关节，也有人称其为滑囊；后者即两侧寰枢椎关节突之间的椎间关节。

上述4个关节均有滑囊。侧关节向外下倾斜，寰椎侧块的下关节面稍呈凹形，与枢椎上关节面的凸面相适应，这种结构可使 $C_{1\sim2}$ 做最大旋转，侧关节的关节囊及周围韧带有足够松弛性，可允许椎骨间在一定限度内有最大运动范围。

（一）维持寰枢关节稳定的结构

1. 关节囊　两侧各有一个关节囊，连接寰椎侧块的边缘与枢椎的后关节面。

2. 前寰枢韧带　从寰椎前弓下缘至枢椎椎体的前面。

3. 后寰枢韧带　从寰椎后弓下缘至枢椎椎板上缘之间。

4. 覆膜　为后纵韧带向上的延续，稍呈扇形，附着于枢椎椎体后面，上行于寰椎横韧带和枢椎齿突之后，止于枕骨的斜坡，它覆盖齿突其他韧带，广泛而且坚韧，进一步加强寰枢关节的稳定性。

5. 寰椎十字韧带　寰椎十字韧带分横部和直部两部分，横部亦称寰椎横韧带，非常坚韧，位于齿突后方，使齿突与寰椎前弓后面的齿突关节面相接触。寰椎横韧带张于寰椎两侧块内侧及寰椎前弓后面的小结节之间，在齿突后面的浅沟内，犹如一个悬带，使齿突局限于寰椎前弓后面的关节切迹内。其与齿突后关节面之间构成不大的关节腔，可以防止齿突向后朝脊髓方向移动。枢椎齿突骨折后，如寰椎横韧带完整，可以防止脱位，并不引起严重症状，但如无其他韧带支持，不能防止前脱位。寰椎横韧带断裂、伸展或韧性减弱，能使头及寰椎在枢椎上向前脱位，结果齿突后移，椎孔狭窄，则能引起压迫脊髓症状，甚至造成死亡。

寰椎十字韧带直部上纵束附着于枕骨大孔前缘，位于齿突尖韧带之后，下纵束附着于枢椎椎体后面的中部，纵束加强横韧带的坚固性，有协助防止齿突前脱位的作用。在齿突与寰椎横韧带之间有一滑囊。由寰椎侧块内面发出一束纤维，斜向内下，止于枢椎椎体后面的外方，称为寰枢副韧带，有限制头及寰椎在枢椎上过度旋转的作用。

6. 齿突尖韧带　也称为齿突悬韧带，位于寰椎横韧带的深面，连接齿突尖于枕骨大孔前正中缘，非常薄。有的认为系脊索的残余。

7. 翼状韧带　翼状韧带是两个坚强的韧带，由齿突的上外侧面向外上，止于两侧枕骨髁的内面（图1－6）。此韧带断面呈圆形，直径约8 mm。翼状韧带是重要的节制韧带，有限制头及寰椎在枢椎上旋转及侧方半脱位的作用。可以将头及寰椎视为一个单位在枢椎上运动，而寰枢椎之间仅在做点头动作时，才有少许滑动。

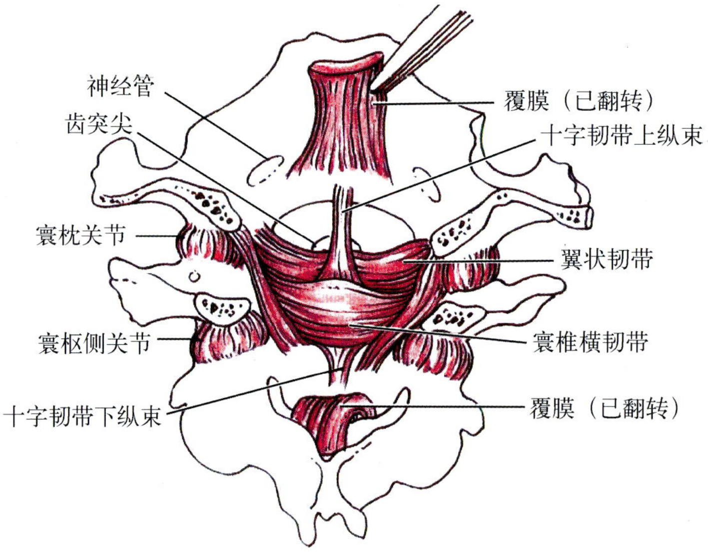

图1－6　寰枢关节及寰枕关节的韧带

二、寰枕关节

寰枕关节是两个关节的联合关节，由寰椎侧块上面的关节面和枕骨髁构成，它是单纯滑液性关节，有一松弛的关节囊，属椭圆状关节。此关节有两个互相垂直的运动轴，在横轴上可以使头做约45°屈伸运动，在矢状轴上，还可以使头做内收和外展运动，但范围很小，也能做旋转运动。这个关节借寰枕前、后膜加强稳定，这两个膜正好将寰椎和枕骨间的裂隙封闭。寰枕前膜宽而致密，张于寰椎前弓上缘和枕骨底大孔前缘之间，在正中线为一自枕骨底部至寰椎前弓前面的结节的圆形韧带所加强，和前纵韧带的上端愈合，寰枕后膜张于寰椎后弓上缘和枕骨大孔后缘之间。椎动脉即由此韧带穿过入颅，而 C_1 神经由此穿出，有时寰枕后膜远侧部分可以钙化，在椎动脉及 C_1 神经的后方形成一个骨弓。黄韧带由寰椎后弓的内面至枢椎椎板的上面，可以防止头和寰椎在枢椎上向前移动，对脊髓也起保护作用。稳定寰枢关节周围的韧带，也张于枢椎和枕骨间，非常坚韧，可以防止寰椎和枕骨的移位。

三、颈椎椎间关节

由上位颈椎的下关节突与下位颈椎的上关节突构成，关节面较平，向上约呈45°倾斜，但 $C_{2\sim3}$ 间倾斜度常有变化。关节面覆盖一层透明软骨，关节囊附着于关节软骨的边缘，较为松弛，外伤时容易引起半脱位。椎间关节构成椎间孔的后壁，其前方与椎动脉相邻近。下部颈椎的椎间关节所承受的压力较上部者大，引起增生的机会也较多。

四、颈椎的韧带

（一）前纵韧带

前纵韧带起自枕骨的咽结节，向下经寰椎前弓及各椎体的前面。前纵韧带坚固附着于椎体，但疏松附于椎间盘，它仅为一层纤维带，较后纵韧带为弱。

（二）后纵韧带

后纵韧带位于椎管的前壁，起自枢椎，向上移行为覆膜。后纵韧带较强，分为两层：浅层为覆膜的延续，深层呈齿状，坚固附着于椎体及椎间盘，可以防止其内容物向后突出。钩椎关节的关节囊韧带即起自后纵韧带深层及椎体，斜向外下附着于钩突。颈椎间盘多次重复慢性损伤，可使椎管前静脉丛出血，以后钙化形成后纵韧带骨化，日本人发病率较高，约占颈椎疾患的1.7%。用CT检查，后纵韧带骨化的厚度可达椎管矢径的17%～80%，宽度可达椎管横径的28%～67%。可无症状，常为无意发现，但如椎管矢径缩小至40%，即可引起症状，如手麻臂痛及痉挛性步态，严重者可引起脊髓半横切征或脊髓中央综合征。

有严重脊髓症状者，其横切面狭窄率多小于30%。下部颈椎椎管较窄，又是颈髓膨大区，如该部后纵韧带骨化厚度超过椎管矢径30%以上时，多出现脊髓症状。

（三）黄韧带

黄韧带向上附着于上位椎板下缘的前面，向下附着于下位椎板上缘的后面，薄而较宽。在中线，两侧黄韧带之间留一缝隙，有静脉通过，连接椎骨后静脉丛与椎管内静脉丛。黄韧带向外延展至椎间关节囊，但并不与其融合。黄韧带有一定弹性，颈椎屈曲时，可使相邻椎板稍分开，过伸时可稍缩短，而不致发生皱褶突入椎管内，这样其弹性张力可协助项部肌肉维持头颈挺直。

五、椎间盘

在颈椎只有6个椎间盘，$C_{1\sim2}$ 之间阙如。颈椎椎间盘前缘高度约为后缘的2～3倍，这样可使椎间盘适合于上、下位椎体的形状，并维持颈椎的生理前凸。颈椎椎间盘高度的总和约为颈段脊柱高度的1/4。髓核多在椎间盘中部稍前，颈段脊柱运动轴线由此通过。从矢状面来看，纤维环在后部较前部为厚。椎间盘不伸展至相邻椎体的后外缘，此处可作为钩椎关节的内侧边界。

成年人的椎间盘除纤维环的周缘部外，无血管和神经，其营养主要靠椎体内血管经软骨板弥散而来，椎间盘的弹性及张力取决于软骨板的通透性和髓核的渗透能力，椎间盘这种吸液性能如发生改变，不仅影响椎体间的稳定性，而且与椎间盘的变性有关。由于椎间盘突出、变窄或者核内容物丢失，椎间盘可能出现裂缝，与钩椎关节相连。每个椎间盘及相邻椎体与骨突应视为一个运动单位，具有一定动力及机械功能，一个运动单位任何紊乱必影响其邻近运动单位，X线测量，颈椎椎间盘的高度与相邻椎体高度的比例为1∶2～1∶4。椎间盘发生退行性变时，其高度变小，致使相当椎间关节及钩椎关节关系发生紊乱而致骨质增生，相邻椎体后缘亦可发生骨嵴，引起神经根或脊髓受压。由于上一椎体下面的前缘有骨嵴样突起覆盖下一椎体的前上缘，故椎间盘实际较从椎体前方看到的椎间隙较高，经前路进行颈椎椎间盘摘除术时，应注意这种解剖特点，避免过多切除椎间盘下方的椎体骨质。

六、项韧带

由 C_7 棘突向上，棘上韧带移行于项韧带。项韧带为三角形弹力纤维膜。底部向上，附着于枕外隆凸和枕外嵴，尖向下，附着于寰椎后结节及颈椎棘突的尖部；后缘游离而肥厚，斜方肌附着其上，作为两侧项肌的纤维隔。人类项韧带的弹性远较四足动物为小，属于退化结构，支持项部肌肉的作用也较小。

项韧带含有很多弹性纤维，可以含纤维软骨小结，X 线片显示项韧带内有致密体，女性占 3.5%，男性占 11.3%，年龄越大越多。项韧带内钙化纤维软骨小结，可为子骨、骨化性肌炎或小骨，一般不引起症状，有时感到不适。项韧带钙化可呈分节、棒状、条状或小斑点状，其粗细、长短不等，最长可达 3 ~ 4 cm，多发生于退变椎间盘后方 1 ~ 2 cm 处，且常在颈椎棘突后方。项韧带钙化应与棘突的额外骨化核相区别。

第四节　头颈部的运动

在头颈部，因 $C_{1\sim2}$ 特殊分化，形成寰枕关节和寰枢关节，使头可以在各个方向上运动，这两个关节因由椭圆状关节和枢轴关节联合产生三轴性运动，并因有翼状韧带和十字韧带加强，显得特别坚固。

头向一侧旋转为寰椎连同枕骨在枢椎齿突上的旋转运动，点头的运动多在寰枕关节，只有在深鞠躬时，颈椎、胸椎和腰椎关节才加入运动。如头向左侧旋转，参与的主要肌肉为右侧的胸锁乳突肌、头半棘肌及左侧的头长肌、头夹肌、头最长肌、头后大直肌和头下斜肌，此时右侧的胸锁乳突肌和颈后左侧纵沟内诸肌因收缩变硬，使头前屈的肌肉为头长肌和头前直肌，后伸的肌肉为头后大、小直肌、头半棘肌、头夹肌和斜方肌。使头向侧方倾斜的肌肉为本侧的头外直肌、胸锁乳突肌和斜方肌等。

颈椎的运动可分为前屈、后伸、左右侧屈和旋转运动。颈椎中立位时，上关节突向后上，下关节突向前下；屈曲时，上一颈椎的下关节突在下一颈椎的上关节突上向前滑动，椎间盘前窄后宽，亦向前滑动（图 1 - 7）。颈椎侧屈及旋转时，凹侧下关节突向后下滑动，凸侧上关节突向前上滑动。

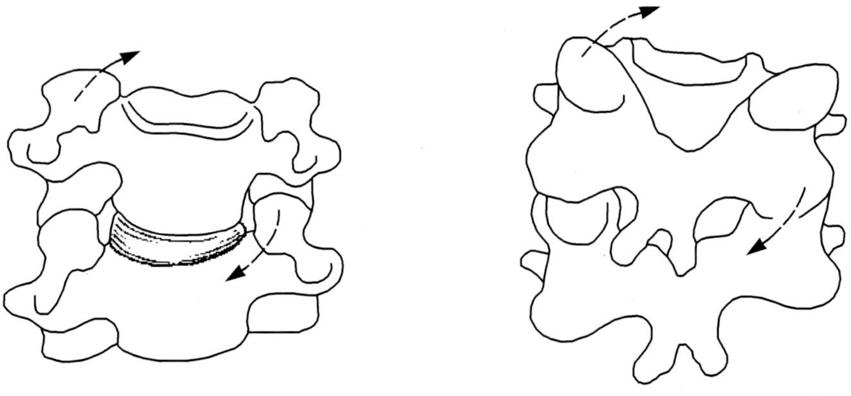

（1）前面观　　　　（2）后面观

图 1 - 7　颈椎的侧屈及旋转运动

颈椎的屈伸运动主要在寰枕关节发生，而旋转运动则主要在寰枢关节，占整个颈部旋转运动的一半。

颈部后伸为项半棘肌和多裂肌的作用，头部后伸则是头半棘肌和头上斜肌的作用，头部前屈是头长肌的作用。

颈部前屈和左右侧屈主要是斜角肌的作用，如果两侧一同收缩，可以发生前屈，如仅一侧收缩，则仅发生侧屈，在这个动作中，斜方肌可起协助作用，斜角肌与胸锁乳突肌一道作用可使下部颈椎发生旋转。在寰枢椎间发生的旋转运动系由于一侧夹肌、下斜肌和对侧胸锁乳突肌一同收缩的结果，颈部后伸、侧屈和旋转运动都能有相当大的范围，尤以后伸的活动范围最大。

第五节　颈部肌肉

一、胸锁乳突肌

胸锁乳突肌为颈部的重要标志（图1－9），作为颈前后三角的分界，颈后三角很多重要组织即由其后缘穿出。

胸锁乳突肌的前缘自乳突尖至胸骨头起点内侧，后缘自乳突尖至锁骨头起点外侧，胸锁乳突肌的浅层为颈筋膜和颈阔肌所覆盖。该肌受双重神经支配，即副神经脊髓根及颈神经前支。

胸锁乳突肌有两个头：胸骨头呈腱性，较窄，起自胸骨上缘的前面；锁骨头呈肌性，较宽，起自锁骨内侧部，肌纤维斜向外上，止于乳突和上项线。锁骨头的纤维发出后，逐渐走在胸骨头的深面，为胸骨头所覆盖，但两侧的肌纤维在下2/3为结缔组织间隔所分开，在上1/3相互愈合。

二、斜角肌

斜角肌有前、中、后3个（图1－8）。

前斜角肌全部位于胸锁乳突肌的深面，由4条肌束起于第3～6颈椎横突前结节，其纤维向下而微向外，止于第1肋骨内侧缘和斜角肌结节。前斜角肌下部渐成腱性，虽较薄，但非常坚韧。偶有前斜角肌与锁骨下动脉相邻处的肌纤维呈纤维化而使动脉受压。

中斜角肌起于第1或第2～6颈椎横突后结节，止于第1肋骨上面锁骨下动脉沟之后。

后斜角肌在中斜角肌的深面，起于第4～6颈椎横突后结节，止于第2肋骨。

前斜角肌后缘、中斜角肌前缘和锁骨构成斜角肌三角。

臂丛经过斜角肌三角的外上方，锁骨下动脉经过三角的前下方，颈横动脉多跨经臂丛前面，也可经过其后面，或自臂丛中间穿过。

以上3个斜角肌皆由第4、5或第6颈神经支配，能提第1及第2肋骨，止端固定时，则能屈头至颈的本侧。

3个斜角肌中，以前斜角肌最为重要，它是颈部的重要标志，肌的浅面有膈神经，自外上斜向内下，由其外侧缘穿出者，上有臂丛，下有锁骨下动脉第三段，在它下部浅面横过者有锁骨下静脉，在左侧尚有胸导管经其下部浅面。

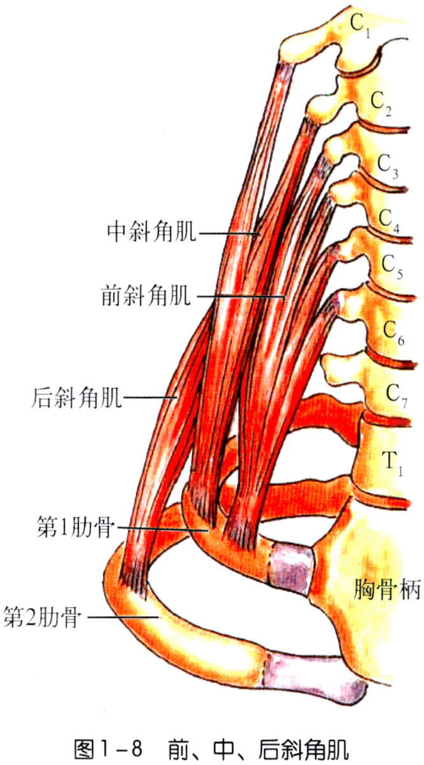

图1－8　前、中、后斜角肌

颈、胸、腋区有3个连续的狭窄通道，即肋斜角肌裂孔、上部胸廓出口和肋锁通路。在构成这些通道的骨性支架结构中，肩胛骨是活动骨，而第1肋骨参与每个通道，其改变必然影响3个通道。

胸廓出口综合征系指胸腔上口处血管、神经受压而产生不同程度症状的总称，包括前斜角肌综合征和颈肋综合征。

胸廓出口（或上口）的界限，外为第1肋骨，前为第1肋软骨及胸骨柄，后为第1肋骨小头及第1胸椎体，此出口主要为肺尖所占据。

胸廓出口其他结构从前向后为：锁骨下静脉，颈内静脉，膈神经，迷走神经，锁骨下动脉，颈总动脉，喉返神经，C_8T_1 神经，交感链及星状神经节。所谓胸廓出口综合征，有的作者认为定名为臂丛神经血管受压症更能确切表明病变的本质与部位。主要病因为骨性畸形（如颈肋、第7颈椎横突过长，第1肋骨或锁骨畸形）或软组织因素（如斜角肌先天性束带、斜角肌挛缩、锁骨下肌或颈部迷走神经压迫、肋锁间或斜角肌间间隙狭窄等），陈旧性锁骨骨折畸形愈合或骨痂过多，也可引起。此处肿瘤可引起广泛疼痛，刺激支配胸膜壁层的上部肋间神经可引起冈上部及锁骨上部疼痛，如累及膈神经，可引起第3～4皮节疼痛及膈肌功能障碍。交感链及星状节被累及时，可引起霍纳（Horner）综合征。

胸廓出口综合征患者主诉常不太明确，一般有颈部间歇性疼痛、麻木及手的尺侧发凉，有时累及前臂、肩胛部及胸壁，患者手臂位置的改变可产生手的外观改变，如肤色发白、紫绀及多汗，严重者可能有肌肉萎缩及指尖坏死，随年龄增长而发生的身体姿态改变，如垂肩、头部向前、脊柱后凸或侧凸等均能促使症状发展。检查时如使上肢过度外展，患者桡动脉搏动消失且有症状出现时，可协助诊断，但应与颈椎骨关节炎、颈椎椎间盘突出及神经紧张状态相鉴别，某些手术如切除颈肋及切断前斜角肌等可解除神经血管的压迫。

前斜角肌综合征，即前斜角肌将锁骨下动脉和臂丛神经向第1肋骨挤压，也可能向颈肋的纤维带延长部挤压。前斜角肌过度发育或肩胛带下垂均可引起此症。胸肋骨高位固定、臂丛低位起始，以及前斜角肌痉挛而牵引第1肋骨时可引起同样症状。颈肋所产生的症状与前斜角肌综合征极为相似，后者往往即由于颈肋引起。

颈肋本身一般并不引起任何症状，如不占据斜角肌间间隙或胸廓出口，则不致使锁骨下动脉和臂丛神经遭受压迫。颈肋的长短不一，短小颈肋其前端常有一纤维带与第1肋骨相连，如纤维带较短，常不出现症状，纤维带较长，则可造成神经挤压。颈肋亦可长而大，几乎如一完整的肋骨，可引起或不引起锁骨下动脉及臂丛神经受压。

前斜角肌综合征有可能是颈、肋所产生的症状，最常见的是疼痛，旋转患者的头部或用力向下拉肩部可增加疼痛，上肢的感觉可过敏、异常或消失，手指坏死或血管舒缩障碍，臂丛神经特别是 C_8 及 T_1 合成的下干最易累及，故尺神经所支配的肌肉可发生萎缩。

血管的症状可因血流障碍引起，如锁骨下动脉被压于前斜角肌与颈肋和臂丛神经之间，亦可因锁骨下动脉或其分支发生器质性变化或交感神经障碍引起。如颈肋的长度超过5 cm，将锁骨下动脉和臂丛神经推向上方，胸部因增加一肋而变长，锁骨下动脉弓的位置较高而曲度尖锐，易引起外伤。

颈肋常与第1肋形成关节或相融合，少数颈肋可以抵达胸骨。如果颈肋不太发达，其长度不足以扶持锁骨下动脉。颈肋对臂丛特别是下干的压迫，可以引起上臂和前臂尺侧疼痛，疼痛发生于受侵各神经支所分布的部位。除此以外，手的内在肌可以发生萎缩甚至瘫痪。如果锁骨下动脉受到压迫，则桡动脉的搏动不能触及，严重者可以引起手指坏死。

三、舌骨上、下肌群

舌骨虽然很小，但其上附着众多肌肉，它们对于吞咽动作、下颌骨的运动以及喉的支持有很大作用。根据肌肉所在位置，可以分为舌骨上肌群和下肌群。

1. 舌骨下肌群　舌骨下肌群有肩胛舌骨肌、胸骨舌骨肌、胸骨甲状肌和甲状舌骨肌（图1－9）。四肌均位于舌骨之下。其中，肩胛舌骨肌和胸骨舌骨肌成为一层，前者在后者之外侧，胸骨甲状肌和甲状舌骨肌位于前二肌的深面。除甲状舌骨肌外，其他三肌的下部均在胸锁乳突肌的覆被下，在胸锁乳突肌和各肌之间对喉下部有舌下神经襻越过，贴于颈动脉鞘上。

舌骨下肌群除甲状舌骨肌系直接由舌下神经支配外，其他三肌均由舌下神经襻分支供给。各肌的主要作用为降舌骨，此为吞咽时不可缺少的动作，胸骨甲状肌尚能降喉，当舌骨为舌骨上肌群固定，甲状舌骨肌也能向上提喉。

2. 舌骨上肌群　舌骨上肌群亦有四肌，即二腹肌、茎突舌骨肌、下颌舌骨肌及颏舌骨肌，后二肌位于颌下部之内。

二腹肌有前后二腹和一中间腱，为颈上部重要的肌性标志（图1－9）。后腹起于颞骨乳突部的乳突切迹，位于胸锁乳突肌的深面，向前下内行经颈内静脉、副神经、迷走神经、舌下神经、枕动脉、上颌动脉及颌外动脉的浅面，最后终止于中间腱，此腱被一由深筋膜发出的悬带系于舌骨大角上，由中间腱发出的纤维即为前腹，向上内在正中线止于下颌骨下缘的二腹肌窝内。前腹位于下颌舌骨肌浅面，一部分为颌下腺所覆盖。

茎突舌骨肌和二腹肌后腹同行，起于茎突，止于舌骨大角和舌骨体的交界处，止端常分二支，以通过二腹肌的中间腱。

下颌舌骨肌起于下颌骨的内侧颌舌线，肌纤维向前内行，前纤维止于由颏联合至舌骨的正中缝，后纤维止于舌骨体。

颏舌骨肌在下颌舌骨肌的覆盖下，起于颏棘下部，止于舌骨体，二肌的内侧缘互相靠近，其深面为颏舌肌。

二腹肌后腹和茎突舌骨肌的神经均由面神经支配，只有前腹和下颌舌骨肌由三叉神经的下颌神经的下牙槽神经分出的下颌舌骨神经支配，颏舌骨肌由舌下神经支配，其纤维来自第一颈神经。

舌骨上肌层的主要作用为提舌骨，如舌骨为舌骨下肌群固定时，则能下降下颌骨，这与吞咽作用有很大关系。

第六节　颈部的分区

以胸锁乳突肌为界，可将颈部区分为颈前三角及颈后三角（图1－9）。

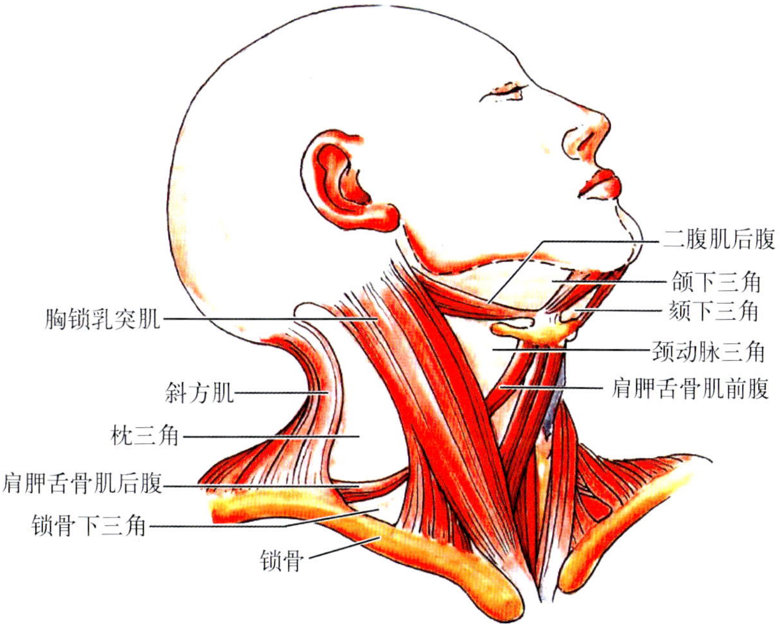

图1－9　颈部的分区

颈前三角可分为颈动脉三角、颌下部和肌三角。这些三角是人为划分，无任何临床意义，其中以颈动脉三角最为重要，它的后下界为胸锁乳突肌，上界为二腹肌后腹和茎突舌骨肌，下前界为肩胛舌骨肌前腹，其内含有颈总动脉上段及其分支、颈内静脉、迷走神经和舌下神经等。每侧的颌下部又可分为一个颌下三角和半个颏下三角，两侧的颏下三角共同形成一个完整的颏下三角。

颈后三角之尖向上，前为胸锁乳突肌的后缘，后为斜方肌的前缘，下为锁骨中1/3，三角之顶为颈深筋膜，底为数肌所组成。颈后三角又被肩胛舌骨肌后腹分为上、下二部。上部大，称为枕三角；下部小，称为锁骨下三角，因其内含有锁骨下动脉，此部除一些浅部神经血管和肌肉外，无任何重要组织。

第七节 颈部血管及淋巴管

一、颈动脉

颈部的动脉主干即颈总动脉和锁骨下动脉，右侧者发自头臂干，左侧者直接发自主动脉弓。

（一）颈总动脉及其分支

颈总动脉由胸锁关节之后入颈，由胸锁乳突肌前缘覆盖，向上而微后行，全长与颈内静脉和迷走神经同居于颈血管鞘内，静脉在动脉之外，迷走神经则介于两者之间，并居于较后平面。颈血管鞘前壁上段有舌下神经降支和舌下神经襻，颈总动脉的后壁和颈交感神经节链、椎前筋膜、椎前肌和颈椎横突前面相邻，右颈总动脉可阙如，右颈内、外动脉直接自头臂干发出。

颈总动脉上2/3在前方和颈部蜂窝组织相邻，下1/3在前方则与气管前筋膜相邻。颈动脉在肩胛舌骨肌以下部分与颈根部的大静脉干密切相关，在外科学中是一个危险部位。

在颈总动脉的行程任何一段均可发生动脉瘤，但一般多发生于起始或分叉处，如果动脉瘤发生于内侧，可以压迫气管、喉、咽和食管，使其变位或梗阻。迷走神经、膈神经、交感神经、喉返神经和颈内静脉都可能和肿瘤粘连，引起一系列神经压迫症状。

颈总动脉上行至甲状软骨的上缘即分为颈内、外动脉；其分叉灶局部膨大，名颈动脉窦。此处动脉壁较薄，接受由舌咽、迷走和交感神经发出的许多细小纤维支配，有调节大动脉血压的反射功能。

1. 颈外动脉　颈外动脉（图1－11）起端在胸锁乳突肌的覆盖下，在下颌角处为二腹肌后腹和茎突舌骨肌所越过，由此向上穿过腮腺后内侧面，在下颌颈处分为颞浅与上颌动脉二末支。

结扎颈外动脉时，舌骨大角是个良好标志，在其平舌骨大角处，亦即在其分出甲状腺上动脉和舌动脉之间结扎最为适宜，在甲状腺上动脉的近侧结扎也可。结扎时，因面总静脉的甲状腺、舌、面等属支均位于颈外动脉之上，故必须切断或牵开，喉上神经正位于动脉后方，结扎时应注意避开。

颈外动脉在颈部共有6个分支：由前侧发出者，自下而上有甲状腺上动脉、舌动脉和面动脉；由后侧发出者，由下至上有枕动脉和耳后动脉；由内侧发出者，有咽升动脉。颈外动脉分支常有变异，如甲状腺上动脉可起自颈总动脉，舌、面动脉共干，或耳后动脉起自枕动脉，咽升动脉高位发出。

（1）甲状腺上动脉：甲状腺上动脉（图1－11）由起端附近发出，胸锁乳突肌的前缘覆盖其上，向前下行，和喉上神经相伴行，但居其浅面。甲状腺上动脉的起点常有变异，并非总起于颈外动脉。屠业骏发现起于颈外动脉者占38.8%，起于颈总动脉分叉处者占25.4%，起于颈总动脉者占35.8%。

（2）舌动脉：在舌骨大角处发出，至舌骨肌深面，先水平向前，继垂直向上，最后在舌下面迂曲向前至舌尖；在舌骨肌表面，有舌下神经经过。

（3）面动脉：面动脉在舌动脉平面以上发出，在二腹肌后腹的深面上行，与颌下腺密切贴连，当其进入面部以前，在颈部发出颏下动脉，沿下颌舌骨肌的外侧前行至颏部。面动脉单独由颈外动脉分出者占85%，与舌动脉共干起自颈外动脉者占15%，其起始部位平下额角处最为多见。

（4）枕动脉：枕动脉（图1－11）于面动脉相当的平面发出，在二腹肌后腹的覆盖下向上后行，至颞骨乳突印迹的内侧，全程被胸锁乳突肌、头夹肌等覆盖，在此发出一降支下行，和由肋颈干（锁骨下动脉分支）分出的颈深动脉相吻合，如此使颈外动脉和锁骨下动脉两系统互相交通。枕动脉单独起自颈外动脉者占85.75%，与咽升动脉共干起于颈外动脉者占11.25%。

（5）耳后动脉：耳后动脉在二腹肌后腹上缘的平面发出，在腮腺的深层向上后行，越过乳突的浅面由耳后上行，分布于耳后和头顶后部皮肤。

（6）咽升动脉：咽升动脉在下颌角内侧发出，沿咽侧壁上升至颅底。

2. 颈内动脉　颈内动脉（图1-11）为颈总动脉的续行段，位于颈外动脉的外后，但向上即转至颈外动脉的内侧，贴咽侧壁走行，最后上行经颞骨岩部的颈动脉管而入颅内。它在颅中窝分为大脑前、中两动脉而终止，参与构成大脑动脉环，分布于脑。颈内动脉供应脑的血运约占3/5。颈内动脉的全程均与颈内静脉伴行，在颈部并无分支。

颅底骨折致颈内动脉床突下段发生破裂时，可形成颈内动脉—海绵窦动静脉瘘，临床表现为搏动性突眼。

3. 颈动脉的侧支循环　颈内动脉的眼动脉分支和颈外动脉前面动脉分支有广泛吻合，颈外动脉可通过甲状腺上动脉和锁骨下动脉的甲状颈干的分支甲状腺下动脉相交通，颈内动脉亦可通过大脑动脉环的后交通动脉与基底动脉的大脑后动脉相交通，舌、面、枕、耳后和咽升各动脉也广泛相通，形成丰富的颊周围和咽周围动脉环，将两侧的颈外动脉连接起来。两侧的颈内动脉通过大脑前动脉的前交通动脉横过脑底间接相交通，它也和基底动脉相交通，因此，结扎颈外动脉的任何一支，不致引起血液循环障碍。

结扎颈总动脉前，即使每日压迫颈动脉以促进侧支循环，而术后仍有发生对侧瘫痪及失语的可能，如不得不结扎颈总动脉，同时结扎对侧颈外动脉，脑内血液供应容易代偿，不致产生脑血循环障碍。结扎正常颈总动脉而发生偏瘫的几率可高达30%~40%，因此在治疗头颈部恶性肿瘤需要结扎颈总动脉时，必须慎重，但在颈总动脉动脉瘤或动静脉瘘患者，尤其病史较长、动脉瘤较大或已有明显局部压迫症状者，脑部常已有较丰富的侧支循环形成，结扎颈总动脉引起偏瘫的危险则较小。

（二）锁骨下动脉

锁骨下动脉为一对较粗大的动脉干，右侧起于头臂干，常有变异，较常见的是成为主动脉弓的第4支，向右经过脊柱与食管之间，以后径路与一般相同。左侧直接起自主动脉弓，弯行向外，它不但位于颈根部，同时也位于上纵隔，其内侧端对胸锁关节，外侧端对锁骨中点，顶端在锁骨上1.25 cm处。

1. 锁骨下动脉的分支　根据锁骨下动脉与前斜角肌的关系，可分为3段（图1-10）。

（1）第一段：在前斜角肌的内侧，左侧者位于左头臂静脉之后，胸导管呈弓状跨过。左锁骨下动脉第一段的后部紧与胸膜囊顶和肺尖贴连。第一段的分支有椎动脉、甲状颈干和胸廓内动脉。

1）椎动脉：起于锁骨下动脉的后上部，沿前斜角肌内缘上行，进入第6颈椎横突孔，少数也可经第5、第4、第3或第7颈椎横突孔进入。然后沿各颈椎横突孔上行。

椎动脉至第2颈椎水平围绕寰椎上关节面的后外侧，经寰椎侧块后方的椎动脉沟进入椎管。椎动脉随后经枕骨大孔入颅，穿过蛛网膜，在脑桥下缘左右汇合形成基底动脉，和颈内动脉形成大脑动脉环，供应脑后部及脊髓血运。对颈段椎管各个节段，两侧颈部椎动脉各发出脊支，经椎间孔入椎管分为两支，一支在颈椎椎体后面，与对侧同名支吻合，发小支至椎体及骨膜，并与上、下位同名动脉吻合；另一支沿脊神经根内行，营养脊髓及其被膜。在延髓外缘，每侧椎动脉发出脊髓后动脉，沿脊髓后外侧面下降，在枕骨大孔另发一支，与对侧者相汇合，形成脊髓前动脉，沿脊髓前面下行。

椎动脉可分为3段，在上颈区有3个弯曲，分别位于$C_{2\sim3}$之间、寰枢侧关节和寰椎侧块之后。正常上颈区椎动脉3个弯曲可能是适应寰枢部复杂旋转运动的功能上的需要，对颈部动脉流通起一定代偿作用。然而，异常或过度弯曲可使椎动脉增长。例如，椎间盘退变后，颈段脊柱缩短，颈曲变直，或老年人动脉硬化、血管壁弹性降低，均可使椎动脉相对增长。

椎动脉由8个颈神经和第1胸神经以及迷走神经的感觉神经支配，也接受颈交感神经节的神经纤维

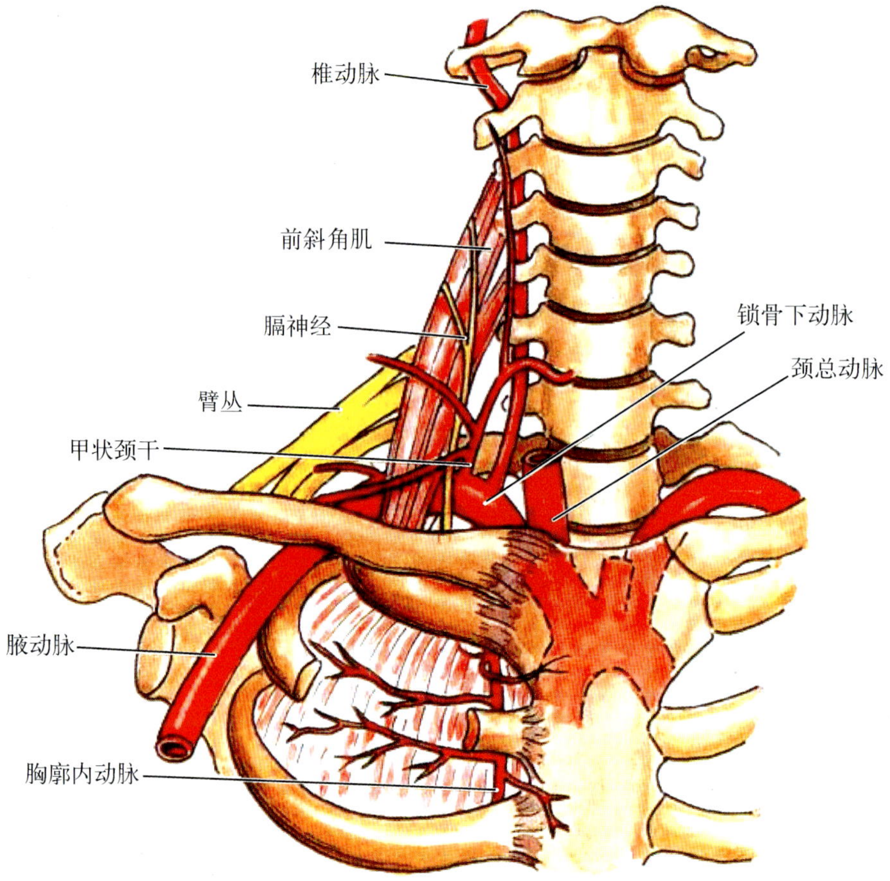

图 1－10　锁骨下动脉与前斜角肌的关系

支配，每个邻近的上、下交感神经节和脊神经分支都彼此交错，参与组成椎动脉的血管周围丛。在颈椎发生骨质增生或存在半脱位时，椎动脉壁的交感神经纤维受到刺激，引起血管痉挛，使椎－基底动脉血流减少。椎动脉在寰枢椎部位走行迂曲，寰枢关节移位可使椎动脉血流发生障碍而引起脑缺血。

椎动脉为颈髓血供的主要来源。颈椎病时，椎动脉走行异常者占 78%；后纵韧带骨化症时，则占 84%；临床上有颈髓损伤体征而椎体移位不大者，76% 走行正常。

椎动脉脊柱段位于椎体钩椎关节前外方，如该关节发生退行性变，有骨赘增生时，可使椎动脉发生迂曲或压迫椎动脉，使其管腔变小，动脉周围交感神经丛来自星状神经节、颈中节及椎神经，沿椎动脉进入颅内，形成基底动脉周围动脉丛，再沿其分支至内耳动脉，一旦受到刺激而致反应性血管痉挛，可产生椎动脉供血不足而引起眩晕。

椎－基底动脉供血不足可引起后脑神经（Ⅸ～Ⅻ）、延髓的锥体交叉及颈髓的病损。舌咽神经传导咽下反射的向心性兴奋，和咽上缩肌所致咽下运动有关。迷走神经损害可引起咽下及喉头感觉障碍、声带和软腭麻痹。副神经损害，可引起斜方肌和胸锁乳突肌瘫痪；舌下神经损害，可引起舌肌瘫痪，患者伸舌无力或偏向患侧。脑干缺血还可引起眩晕，颈神经的病损则可引起颈肩部及上肢不同程度的肌肉萎缩。

2）胸廓内动脉：起于锁骨下动脉，经胸膜前面下降，行于胸前壁的内侧。分支分布于胸前壁、心包和膈。

3）甲状颈干：亦起于锁骨下动脉的上缘，其分支代表型为甲状腺下动脉、颈升动脉、颈浅动脉、肩胛上动脉及颈横动脉等 5 支。甲状颈干发出后，立即分为肩胛上动脉，颈横动脉和甲状腺下动脉。

甲状腺下动脉在颈内静脉之后，沿前斜角肌内侧缘上行，在第 6 颈椎横突平面经过颈血管鞘之后而达于甲状腺叶，在此与喉返神经相钩绕。在甲状腺切除时，结扎甲状腺下动脉应避免损伤喉返神经。当此动脉行经颈总动脉之后时，另发一支颈升动脉，此支又分出小支供给咽、喉，气管和食管周围肌肉。甲状腺下动脉少数可直接起于锁骨下动脉或椎动脉，有时甚至可阙如。

肩胛上动脉向外横行，越过锁骨下动脉的第三段和臂丛之前，随后至肩胛上切迹，经肩胛上韧带的上方至肩胛骨的背面，参与组成肩胛骨背面的动脉吻合网。

颈横动脉可由锁骨下动脉任何一段发出，但以自第一段发出者为多见，其中颈横动脉直接起自锁骨下动脉者最多。颈横动脉向上外行，越过前斜角肌、膈神经和臂丛上干，当其由肩胛舌骨肌进入枕三角后，又分为升降二支。升支也叫浅支，在斜方肌的深面上行；降支也叫深支，下行经肩胛提肌和菱形肌的深面，也参与组成肩胛骨背面的血管吻合网。

（2）第二段：锁骨下动脉的第二段在前斜角肌之后，在前、中斜角肌之间隙内，位于胸膜囊顶及肺尖之前。其下为第1肋骨，上方和后侧有臂丛干，右锁骨下动脉在此段通常发出分支有肋颈干，在左侧此支则发自第一段。

1）肋颈干：可起自锁骨下动脉任何一段，但左侧以第二段为多，右侧以第一段为多。在胸膜囊顶向后行，在第1肋骨颈处分为颈深动脉和最上肋间动脉，前者上升于颈后，在头半棘肌的深面和枕动脉分支相吻合；后者经第1肋骨颈之前下降，分支布于上二肋间隙。

2）副颈升动脉：起于锁骨下动脉第二段，但也可自颈横动脉或肋颈干发出，向上方走行，分支供应臂丛的某些神经根和斜角肌，并伴随 $C_{5\sim6}$ 进入脊髓。

（3）第三段：锁骨下动脉的第三段在前斜角肌的外侧向下外行，经锁骨之后至第1肋骨外缘，易名为腋动脉，此段并无分支。

锁骨下动脉第二段常较第三段缩窄，成年人尤为明显，其后方小斜角肌的出现率，左右侧都超过43%，左侧锁骨下动脉有2/3以上比右侧粗大。

如一侧锁骨下动脉在其自主动脉弓发出处至发出椎动脉之间发生栓塞，患侧上肢血供障碍，出现臂痛、麻木无力、脉搏减弱，甚至肢端坏死；有时因为健侧椎动脉及基底动脉的血流返流而得到部分补偿，但可出现头痛、眩晕及视觉障碍，此即所谓锁骨下动脉缺血综合征。

二、颈部静脉

颈部静脉与动脉伴行，主要有颈内静脉及锁骨下静脉，均注入头臂静脉，然后经上腔静脉返回心脏。

（一）颈内静脉

颈内静脉自颅底的颈静脉孔穿出，和颅内的横窦相续，下行而略向前，全程皆在胸锁乳突肌的覆被下，上段接近颈前三角，下段接近颈后三角，颈内静脉下行至颈根，与锁骨下静脉相汇合形成头臂静脉，它的下段接受各分支的血液，管径逐渐增大（参见图1-11）。

呼吸对颈内静脉有极大影响，吸气时静脉内血液排空，而在呼气时注满，因此它的管壁或者松弛塌陷，或者膨大。颈内静脉损伤后，吸气时空气可以经静脉壁的裂口被吸进静脉内，在肺静脉内形成气栓而造成严重呼吸困难，空气过多进入心脏时可导致死亡。

颈内静脉接受分支自上而下有岩下窦、面总静脉、舌静脉和甲状腺上、中静脉。岩下窦在颈静脉孔前部汇入。面总静脉由面前、后二静脉在下颌下腺的外面合成，向后下方走行，穿过颈血管鞘，在舌骨大角进入颈内静脉，它接受来自甲状腺静脉和舌静脉的血液，在下颌后淋巴结清扫术中，应注意勿损伤此静脉。咽静脉和舌静脉汇入颈内静脉，或汇入于面总静脉。甲状腺上静脉和甲状腺上动脉伴行，也有时汇入面总静脉，甲状腺中静脉则面对环状软骨而汇入颈内静脉，有时阙如。

颅内血液回流一般靠4个主要途径，即两侧颈内静脉、椎静脉、咽静脉、颅内静脉穿过颅骨与头皮直接交通。当一侧颈内静脉切除或结扎后，如患者合并有上述侧支先天异常或阙如时，将引起颅内压增高，如以后侧支循环不能代偿，颅内压增高将持续存在。

（二）锁骨下静脉

锁骨下静脉是腋静脉的直接延续，在锁骨下动脉的下方，借前斜角肌与锁骨下动脉相隔，完全在锁骨下肌之后，后面越过膈神经和前斜角肌下端。锁骨下静脉行至前斜角肌内侧缘，在胸锁关节处即与颈内静脉相汇合形成头臂静脉，与锁骨下动脉第一段各支的伴行静脉大都直接汇入头臂静脉。

进行锁骨下静脉穿刺置管术时，宜自右侧进入，在锁骨下，于锁骨内、中1/3交点处进针，深度不要超过3 cm，插管在静脉内的深度左侧为15 cm、右侧为12 cm。

三、颈深淋巴结和胸导管

颈深淋巴结在胸锁乳突肌下，沿颈内静脉而列，分为3群：上群近颅底部，中群在甲状软骨平面，下群即锁骨上淋巴结群。这些淋巴结都在颈深筋膜和椎前筋膜层之上，口腔、咽喉、甲状腺、颌下腺及腮腺的恶性肿瘤，颈淋巴结转移为第一站，一般先累及颈深淋巴结，以后再扩展到颈浅淋巴结。锁骨上淋巴结的转移，一般来自锁骨下的器官。颈部是全身淋巴的汇总区，全身各种肿瘤的转移，都可在颈部出现。

胸导管颈部（末梢部）位于左锁骨下窝，在第1肋骨、前斜角肌、食管和颈长肌之间的Waldeyer三角内，前内方为颈总动脉、颈内静脉、颈淋巴干和迷走神经，后外方为椎动脉和膈神经，下方为锁骨下动脉。胸导管行程凸向上方，形成淋巴弓，其顶点高出锁骨上方1～1.8 cm，相当于C_5或C_6平面。淋巴弓有壶腹状膨大的淋巴窦，然后缩小注入左颈静脉角，也有少数注入左颈外锁骨下静脉角或颈外静脉。

胸导管颈部多为单干型，其次为双干型，三干以上者少见。胸导管直径为0.05～1.2 cm其末端注入颈静脉处较窄。胸导管周围有增厚的括约肌和较恒定的瓣膜，多为双瓣。瓣膜的作用在于保证乳糜从胸导管流入静脉，防止血液逆流至胸导管内。

在右侧，右淋巴导管为一短干，长约1.5 cm，由右颈干、右锁骨下干及右支气管纵隔干汇合而成，注入右静脉角，但可有变异，或者分别注入颈内静脉或锁骨下静脉，或者右颈干与右锁骨下干汇合为右淋巴导管，而支气管纵隔干单独注入锁骨下静脉。

第八节　颈部神经

颈部的神经包括脑神经和脊神经，前者在颈部看到的有下四对脑神经，后者形成颈丛和臂丛，由三叉神经的下颌神经分出的舌神经亦有一部分入于颈部。在下四对脑神经中，依次有舌咽神经、迷走神经、副神经和舌下神经，其中以舌咽神经最深，舌下神经和副神经最浅（图1－11）。

（一）Ⅸ、Ⅹ、Ⅺ、Ⅻ脑神经

1. 舌咽神经　舌咽神经与迷走神经和副神经同由颈静脉孔出颅，入颈以后，在颈内动、静脉的间隙，在茎突与其所附着肌肉的深面下降，随后在颈内外动、静脉之间弯向前行，分为咽支和舌支（图1－11）。

舌咽神经是混合神经，运动纤维支配茎突咽肌；副交感纤维控制腮腺的分泌，感觉纤维分别管理舌后1/3味觉和咽后部、舌后部、扁桃体、咽鼓管、鼓室等处黏膜，以及颈动脉窦、颈静脉球的感受器。

2. 迷走神经　迷走神经亦由颈静脉孔出颅，出颅时与舌咽神经、副神经、舌下神经和颈内静脉相邻近。颈内动脉居其前，颈内静脉位于其后，下行在颈上部位于颈内动、静脉之间，在颈下部则位于颈总动脉与颈内静脉之间（图1－11）。

迷走神经有颈神经节和结状神经节。颈神经节在颈静脉孔内，体表不能看出，结状节很大，即迷走神经出颈静脉孔的膨大部，结状节同时还接受副神经的一个大分支。

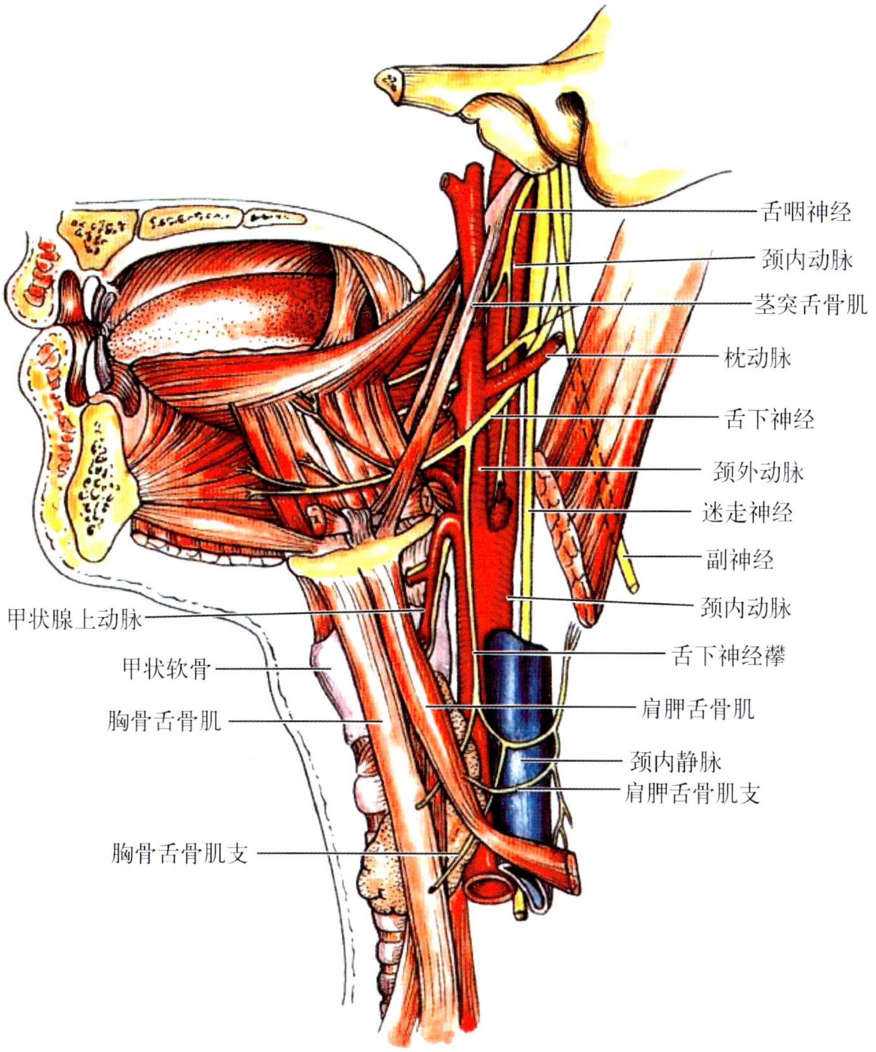

图1－11　颈上部血管、神经

迷走神经在颈部的分支，自上而下有耳支、咽支、喉上神经、喉返神经和心支。耳支起于颈神经节，由外耳道口后的鼓乳裂穿出，分布于外耳道深部和乳突基部的皮下。

迷走神经损伤时，主要造成软腭和咽喉的麻痹，可以产生吞咽困难、声音嘶哑、说话不清、有鼻音等症状，还可有心动过速的表现。

3. 副神经　副神经由延髓根和背髓根合成，副神经在颈静脉孔出颅之后，即分出一大支（延髓根）加入迷走神经，为其运动纤维，副神经于分出此支后，即越过颈内动、静脉，然后由二腹肌后下方显出。副神经与颈内静脉关系密切，可在其外面（占70%）或内面（占26.8%）越过，甚至从其中间穿过（占3.2%）（图1－11）。

副神经支配胸锁乳突肌和斜方肌。

临床上切断副神经后，胸锁乳肌完全瘫痪，而斜方肌仍保持部分运动能力。

副神经受损伤时，不能旋转头颈和耸肩，在颅底颈静脉孔骨折时，常同时伤及Ⅸ、Ⅹ、Ⅺ 3 大脑神经，这时除有斜颈外，还可有吞咽困难、失音及同侧舌后部味觉丧失。

4. 舌下神经　舌下神经由枕骨舌下神经管出颅，立即与舌咽神经、迷走神经和副神经相接触，介于颈内动、静脉的间隙内，前行越过颈内动脉、枕动脉、颈外动脉和舌动脉，随后在二腹肌后腹和舌下腺的深面入舌，支配舌的内、外在肌的运动（图1－11）。

舌下神经在绕过枕动脉处发出舌下神经降支，在颈总动脉的前面或颈血管鞘内下降，与第2～3颈神经组成的降支结合，形成舌下神经襻，支配舌骨下肌群（图 1－11）。

舌下神经损伤时，有舌肌瘫痪和萎缩；伸舌时，舌尖偏向患侧。

（二）颈丛神经

颈丛神经为上 4 个颈神经前支所构成（图 1－12）。上部的颈神经自脊髓发出的平面与相应椎体一致，呈水平方向向外下部者则高于相应椎体一节，略向下倾斜，各神经根之间相当于椎间盘平面有一小的间隔，每个神经根的上部纤维斜行，但越向下越近乎水平。相邻神经根之间常有吻合纤维。在椎管外方，前、后根分别自硬脊膜穿出，离开椎管后则走行于共同的硬膜鞘。前根与钩椎关节边缘紧密相贴，后根则与下位椎骨的后上关节突接近。由于神经根在穿过椎间管时，与其前后壁贴近，故后者的任何机械性紊乱及炎症，均可引起神经根的刺激及压迫症状。

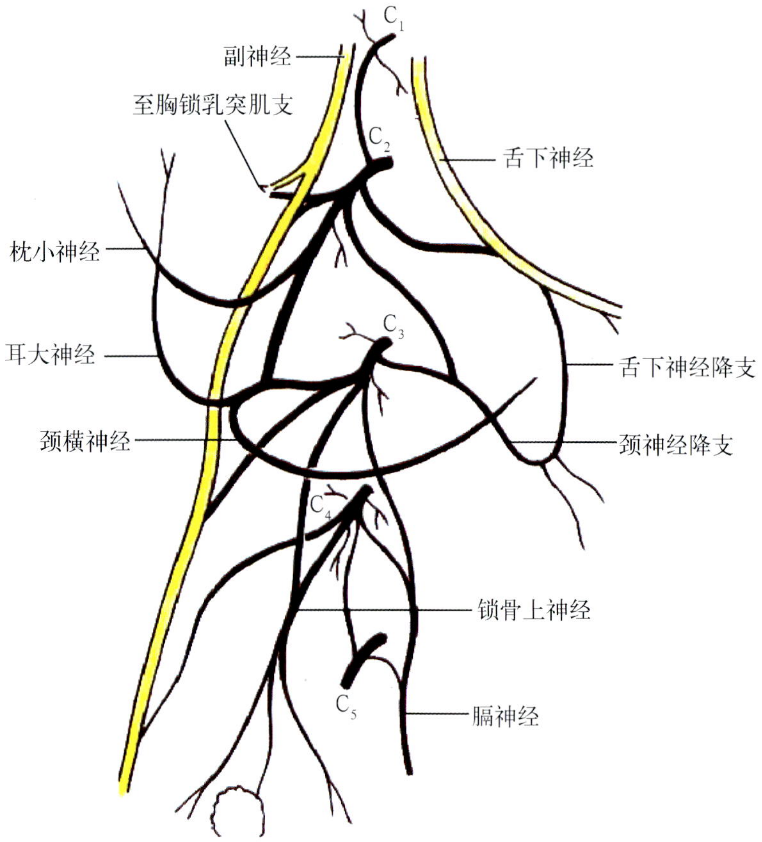

图 1－12　颈丛神经

第 1 颈神经离开硬膜囊，立即经过寰椎后弓的外侧部，在椎动脉围绕环椎侧块基底进入硬膜的下方，以后在动脉之后，再向后供应枕骨下肌群。寰椎上关节凹的后方椎动脉及第 1 颈神经根通过，容易引起神经根刺激症状。

第 2 颈神经离开硬膜囊后，向外位于寰枢关节内缘的中部，然后沿关节边缘向外下，在寰椎后弓之下，直至向后进入上项部肌肉内。每一颈神经又接受来自颈上交感神经节的灰交通支，位于胸锁乳突肌深面、头长肌下和中斜角肌上，它的诸终支穿过椎前筋膜，分布于肌肉，并和其他神经相吻合。

颈丛神经的分支中，浅支有枕小神经、耳大神经、颈前皮神经和锁骨上神经等皮神经。肌支有至中斜角肌、后斜角肌、肩胛提肌和至斜方肌分支。

颈丛神经的主要分支为膈神经，它的主要纤维发自第 4 颈神经前支，也接收第 3 和第 5 颈神经的纤维，此神经在前斜角肌的浅面由上外向下内斜行，与肌纤维的方向略异并有交叉。此神经绝大多数经过锁骨下静脉之后下经胸腔布于膈肌。

（三）臂丛神经

1. 臂丛神经的组成及分布　臂丛神经（图 1－13）由第 5 ~6 颈神经前支和第 1 胸神经前支的大部分构成，偶尔也有第 4 颈神经和第 2 胸神经分支参加。这些神经根从椎间孔穿出后，经过由颈椎横突前后结节形成的沟槽，以后经过前、中斜角肌间的间隙穿出，而在颈外侧三角的下部出现。各前支在中斜角肌前联合形成神经干，第 5 ~6 神经的前支合成上干，第 7 颈神经的前支单独形成中干，第 8 颈神经和第 1 胸神经的前支形成下干，每干又分为前后二股，当这些前后股在锁骨后向下外走行的过程中，集合成致密的神经束。上、中两干的前股构成外侧束，下干的前股形成内侧束，三干的后股共同形成后束。由臂丛神经根发出的分支在前、中斜角肌之间穿出，包括至颈长肌和斜角肌分支、肩胛背神经和胸长神经。臂丛各神经根皆分出至颈长肌和斜角肌之支。肩胛背神经循肩胛骨的脊柱缘在肩胛提肌及大、小菱形肌的深面下行发出分支至各肌。胸长神经共有 3 根，分别起自第 5、6、7 颈神经，上 2 根在臂丛深面穿过中斜角肌，下根行于中斜角肌的前面，经腋窝达于前锯肌。

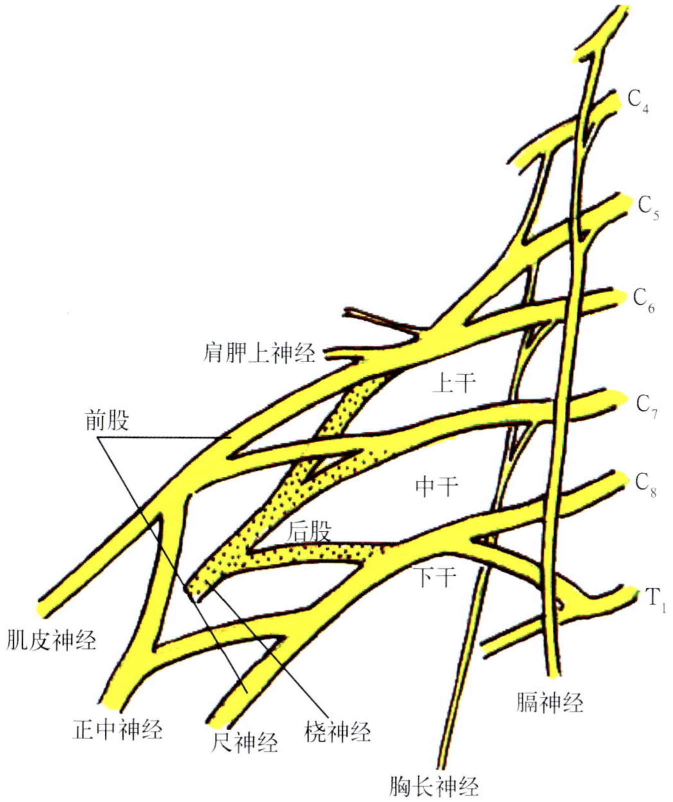

图 1－13　臂丛神经组成及分布

由臂丛干发出的分支皆来自上干，包括肩胛上神经和至锁骨下肌的神经。肩胛上神经由上干外侧发出，下行经肩胛上切迹，供给冈上、下肌和肩肱关节。至锁骨下肌的神经甚细，在肩胛舌骨肌后腹的上方，由上干前面发出，经锁骨下动脉第三段之前，达于锁骨下肌。

由臂丛外侧束发出的大支有肌皮神经和正中神经外侧头，小支有胸前外侧神经至胸大肌；由内侧束发出的大支有尺神经和正中神经内侧头。小支有胸前内侧神经、与胸前外侧神经所发分支结合成襻，发分支至胸大、小肌，另外，尚有臂内侧皮神经和前臂内侧皮神经。由后束发出的大支有腋神经和桡神经，小支有上、下肩胛下神经和胸背神经，前者至肩胛下肌和大圆肌，后者至背阔肌。

臂丛神经有很多变异，正常型由 C_5 ~ T_1 前支组成，占 88.4%，臂丛的干、股、束任何一部分在编排度数目上均可有变异，占 11.6%。

2. 臂丛神经损伤　臂丛神经横过锁骨上窝和腋窝，因此，这部分的任何损伤、肿瘤、异物、骨痂、纤维性瘢痕和单纯血肿，均可引起臂丛神经的病变。上肢向上或向下牵引过甚以及肩部被拉往下时，不论有无脱位均可使臂丛神经受牵扯。颈神经由椎间孔穿出分为前后支，几乎立即再行分支，后支不仅支配项部肌肉，而且也支配项部皮肤。

臂丛神经的根、干、束均可受到损伤，按照其损伤部位不同，临床上表现也不同。上干所受到的损伤也称作上臂麻痹，这种损伤系因肩部被往下牵拉所致。病变发生于第5颈神经和第6颈神经的一部，如损伤在肩胛背神经和胸长神经的远侧和肩胛上神经的近侧，由肩胛上神经支配的冈上、冈下肌以及由腋神经支配的三角肌、小圆肌均发生瘫痪，上臂外展外旋动作消失。相反，背阔肌（由第6～8颈神经支配）和胸大肌胸骨头（由第8颈神经及第1胸神经支配）的作用，可以使上臂内收、内旋，另外，由于肱二头肌及肱桡肌瘫痪，旋前圆肌受第6颈神经支配，虽亦瘫痪，但因旋前方肌（受第7、8颈神经及第1胸神经支配）的作用仍可使前臂旋前，在此位置下，指总伸肌及尺侧腕伸肌（由第6～8颈神经支配）可使肘关节轻度伸直。

如果肩部过度往上牵引，可以引起Klumpke麻痹或前臂麻痹，分娩时胎儿臀部先露即可引起，通常损伤部位在第1胸神经，也有时整个下干（第8颈神经及第1胸神经）受到损伤，由尺神经支配的手内在肌如骨间肌及第3、4蚓状肌发生瘫痪，引起爪形手。如下干全部受损，则各指的屈伸肌均发生麻痹，上臂、前臂和手部内侧面的感觉灵敏度减低。

如损伤仅限于第5颈神经前支，将不引起皮肤感觉改变，但如第6颈神经亦受损伤，一般将引起上臂及前臂外侧感觉消失。

至菱形肌神经发自第5颈神经刚离开椎间孔时，发至$C_{5\sim7}$的至前锯肌神经亦在同一位置，因此在臂丛神经损伤时，如此二肌良好或早期恢复，则表示$C_{5\sim6}$的损伤在硬膜外。

臂丛神经损伤时，如同时出现Horner综合征，预后不佳，后者的发生可能由于至星状神经节的白交通支受到损伤所引起，颈交感神经功能的紊乱显示第1胸神经严重损伤或同时有臂丛神经其他支严重损伤。

臂丛神经内侧束受伤时，发生麻痹的肌肉有由尺神经和正中神经内侧头支配的手内在肌、尺侧腕屈肌以及由尺神经支配的指屈深肌一部，除此以外，由尺神经和正中神经发出的皮神经所支配的皮肤发生麻木。

臂丛神经外侧束受伤时，由肌皮神经支配的肱二头肌、喙肱肌和肱肌，由正中神经外侧头支配的前臂浅、深肌肉将发生麻痹，由前臂外侧皮神经和正中神经发出的皮神经所支配的皮肤亦将发生麻木。

锁骨上部的外伤可能损伤、压迫或撕裂臂丛神经的不同部分，位于远端而靠近锁骨的锁骨下动、静脉常幸免。斜角肌部的损伤几乎均牵连臂丛神经各根，在锁骨上窝范围以外的损伤可累及诸干，锁骨后方和腋窝上部的损伤则牵连诸束，各干束均可因锁骨骨折而损伤，也可能受到肿瘤和动脉瘤的压迫。

3. 臂丛神经阻滞　施行臂丛神经阻滞麻醉时，可在锁骨中点上方施行，当针尖触及第1肋骨时，向上抬起并沿不同方向注射，在臂丛神经之下即为锁骨下动脉，注意勿损伤。臂丛神经麻醉也可在环状软骨下缘水平相当于第6颈椎横突前结节，自胸锁乳突肌后缘刺入斜角肌间间隙，后者位于锁骨下动脉及肺部之上，而不致损伤。

（四）颈部交感神经系统

一般认为，颈髓不直接发出交感神经纤维，颈部交感神经纤维的节前纤维来自第1、2胸髓节灰质的外侧中间柱，但Laruelle发现在第4～8颈髓节灰质前角基底的外侧中间柱也存在交感神经细胞，其节前纤维随$C_5\sim T_1$躯体运动纤维传出。节前纤维经脊神经前支发出的白交通支上行至颈部交感神经节。灰交通支或节后纤维再从交感神经节至颈神经前支，并措其分支分布。其他灰交通支直接或间接至大部脑神经，至咽、心脏及头、颈、上肢的血管；头颈部皮肤的汗腺、瞳孔括约肌、眼睑平滑肌等。这些节后纤维还在脊神经脊膜支返回椎间孔前参加其内。脊膜支或称返神经，为窦椎神经的一个组成部分，后者还包括体躯感觉神经纤维。窦椎神经供应硬脊膜、椎体后骨膜、椎间盘纤维环浅层、后纵韧带及硬膜外间隙内的血管和疏松结缔组织。

颈部交感神经链由颈上、中及下交感神经节及彼此相连的交感干组成，传出支至颈胸部的内脏，而传入支参加脊神经。颈上交感节白交通支连接第9～12脑神经，灰交通支加入第1～4颈神经的前支，颈内神经沿颈内动脉上行形成颈内动脉丛，而颈外神经绕颈外动脉形成颈外动脉丛。咽支至咽的侧面，与喉上神经相连，参加咽丛。在左侧，心支沿颈动脉至胸部，而在右侧沿气管终于心深丛神经。

自颈中交感节发出分支至甲状腺下动脉及甲状腺，心支至心丛神经，另有一支锁骨下襻，先下行至锁骨下动脉，随后又上升至颈下交感节。

第九节　颈椎退行性变的解剖基础

颈椎病是中老年人常见病，主要是因颈椎椎间盘退行性变而引起的一系列症状。颈椎病的发生可能与颈椎的慢性重复性劳损、全身代谢、内分泌改变等因素有关。骨嵴的形成是由于上下相邻椎体唇形增生相互融合引起，不仅突入椎管，也可突向椎间孔，引起神经根或脊髓等一系列症状，患者主诉为一侧或两侧颈肩部、臂部、腕部或手指放射性疼痛或麻木感，可出现感觉和反射改变，在头颈或患肢运动时，症状常加剧；严重者，可发生肌萎缩，步态不稳，甚至发生瘫痪。

临床上可分为下列几种类型：①神经根型；②脊髓型；③椎动脉型；④交感型。后两者很难分开。少数还可以为食管型。

病变主要表现为颈椎椎间盘退行性变，髓核水分减少，吸湿及缓冲能力下降，椎间隙变窄，纤维环及周围韧带松弛，相邻骨面接触椎体表面应力发生改变，应力集中，遂发生骨质增生。根据髓核膨胀及椎间盘缩窄程度，骨唇可呈离盘型、向盘型或平行型，随年龄加大而逐渐增多。

很多因素可以促进间盘退变，如长期反复应力、过度屈伸、曲度改变、椎间不稳及椎骨畸形变异等。在椎骨各部位中，$C_{5\sim6}$与其他椎体相较，特别是钩突，其有效应力处于相当高水平，容易发生骨质增生。正常钩突所处位置与椎动脉及颈神经根紧邻（图1－14）。如钩突增生向后外发展，可使横突孔变小，甚至压迫椎动脉。神经根后方即为上关节突，其增生也必然影响神经根的通过。

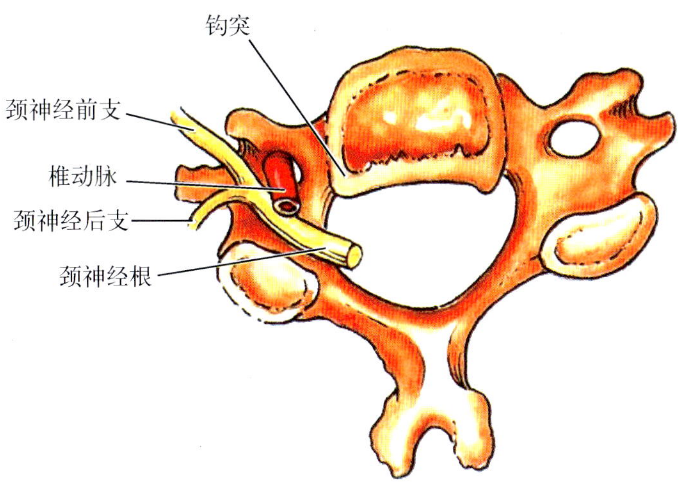

图1－14　钩突所处位置与椎动脉及颈神经根的关系

椎体上、下缘也是骨质增生好发部位，与此同时还可出现椎间盘退行性变、椎间隙变窄、椎间关节紊乱、脊椎曲度异常、椎体缘或钩椎关节骨刺形成，以及椎间孔缩窄等。结果，颈椎稳定性减弱，患者颈椎运动范围减少，可造成脊神经根、脊髓刺激或受压症状。

在颈椎部，窦椎神经从后根神经节远端数毫米处发出，立即接受交感神经节来的交通支，主干返回椎间孔，在椎管内分出上行支、下行支与横支，与相邻的上下节段及对侧来的分支吻合，分布于纤维环外层，前、后纵韧带，项韧带及硬脊膜等，椎间关节主要由脊神经的后支的内侧支支配，颈椎病使窦椎神经末梢受到刺激，神经冲动可通过节段反射弧由后根进入脊髓，再经前角细胞与前根，反射至颈肩臂部，引起肌肉痉挛与疼痛。这说明，颈椎病也可引起类似肩关节周围炎的疼痛。

颈神经根的感觉根较运动根为大，位于椎间孔的上半，占据较大空间，而运动根在感觉根的前下方，位于椎间孔的下半。不同部位的唇形骨质增生引起的症状常不同，如上一椎体后下缘增生，感觉根最先受累，如下一椎体后上缘增生，则运动根受累，但相邻根体的后缘常同时增生，因此，感觉根及运动根可同时累及。运动根对缺血更为敏感，遭受压迫时，更易引起症状，$C_{5\sim6}$及$C_{6\sim7}$最易累及，神经根可有充血、肿胀，也可出现萎缩，在硬膜囊内尚可出现扭曲。

在颈椎病时，脊髓可因不同原因受压，如椎管前壁的隆起软骨嵴（骨赘的前身）或骨嵴、椎弓根及椎板的增生以及脊髓受移位齿突韧带的牵扯，其他如蛛网膜粘连及脊髓血管血流障碍均可引起脊髓病变。在动物实验中，用电刺激颈部交感神经干或软脊髓上的交感神经丛，可引起脊髓前动脉与动脉冠交界区血管痉挛，甚至栓塞，使其所支配的脊髓组织发生变性或坏死。

颈椎病如引起椎动脉受压，即椎动脉型颈椎病，可引起椎—基底动脉供血不足（图1－15）。主要症状为眩晕、血管性头痛、视觉障碍和上肢麻木，可伴有耳鸣、眼球震颤等。

椎动脉本身如有动脉硬化、管腔狭窄，突然转头时，可使椎动脉血流更加减少，导致脑短暂性供血不足发生猝倒。

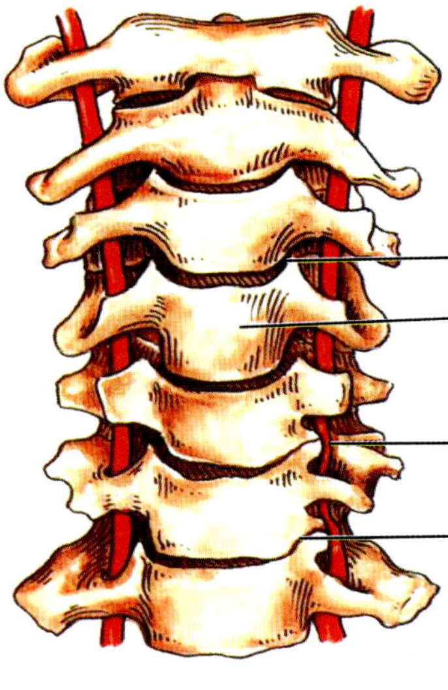

图1－15　钩椎关节增生使椎间孔变窄

（张少臣　黄丹奇）

第二章　腰椎的应用解剖

第一节　脊柱的骨性标志

上 6 个颈椎的棘突埋于增厚的项韧带之下，不易摸到，自第 7 颈椎以下直至脊柱的终端，所有棘突均可摸到。各棘突应位于正中线上，如果自第 7 颈椎向下悬一重物，应经过两臀部中间的沟内。

在棘突的两侧各有一沟，为背部坚厚的肌肉所填充，胸后壁肋角所在处即表示骶棘肌的外缘，向前弯腰时，棘突彼此间的距离加大，上、下肋骨角连线如有偏斜，说明脊椎发生旋转。

直立并两手下垂时，两侧肩胛冈内缘线应通过第 3 胸椎棘突。第 7 胸椎的棘突在两侧肩胛骨下角连线上，平脐部所画横线应通过第 3 腰椎，两侧髂嵴最高点连线通过第 4 腰椎棘突，两侧髂后上棘连线通过第 1、2 骶后孔之间，相当于蛛网膜下隙终末处。

在髂后上棘的内侧有一凹陷，相当于骶髂关节，在骶尾部有一凹陷，凹的上端平 L_5 棘突，下端为两侧髂后上棘至骶尾关节连线交界处。

骶骨背面的正中线上，有纵形隆起，称为骶正中嵴，此线上有 3～4 个结节，以第 2、3 骶骨背面最显著。在尾骨底的后外侧，可以摸到 2 个隆起，即骶骨角、骶骨角之间为骶骨孔。

从两侧骶骨后孔向外 1 横指处有两排隆起，为骶外侧嵴，是经骶后孔骶神经阻滞麻醉时的良好标志。

在腰椎正位的 X 线成像，由于男女性骨盆结构不同，男性第 5 腰椎一般位于髂嵴水平线以下，而女性第 5 腰椎整个或一半位于髂嵴水平线以上。

第二节　腰骶尾椎的结构组成

脊柱由 26 块脊椎骨合成，即颈椎 7 块、胸椎 12 块、腰椎 5 块、骶骨和尾骨各 1 块，由于骶骨是由 5 块骨、尾骨由 4 块骨合成，故正常脊柱也可以说由 33 块骨合成（图 3－1）。这样众多的脊椎骨，由于周围有坚强的韧带相连系，所以能维持得相当稳定，又因彼此之间有椎间关节相连，具有相当程度的活动。每个脊椎骨活动范围虽然很少，但如全部一起活动，范围就增加很多。

脊柱的长度，3/4 是由椎体构成，1/4 由椎间盘构成。

一、脊椎骨的构造

每个脊椎骨可分为椎体和椎弓两部分。椎体在前，是椎骨最大的也是负重的部分，由颈椎至第 1 骶椎（S_1）负重逐渐增加，椎体也逐渐加大，第 4、5 腰椎（$L_{4\sim5}$）和第 1 骶椎（S_1）椎体最大，也最坚强。自此以下，因负重力线转至髂骨和下肢，椎体逐渐变小。

由于体重产生垂直方向的压应力，因此，椎体内部形成纵、横两种呈90°交叉排列的骨小梁，压应力最大的部位，骨小梁呈垂直方向走行，厚度大，能有效地防止椎体塌陷；而在拉应力最大的部位，骨小梁呈水平方向走行，能有效地防止椎体崩裂（图2－1）。

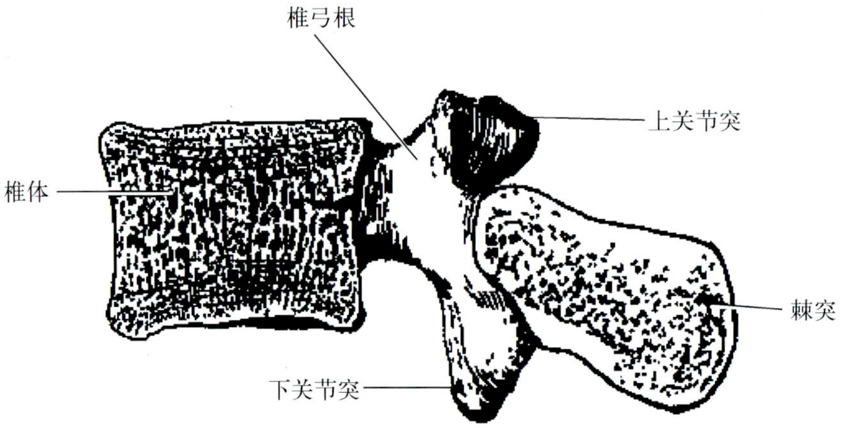

图2－1　椎骨

椎体的前面圆凸，有许多小孔，有滋养血管通过；椎体的后面即椎管的前壁，上下平，左右稍凹，居中有1～2个大孔，椎体静脉由此通过。椎体的上、下面扁平粗糙，周围稍隆起，椎间盘的纤维环附着其上。

椎弓根（图2－2）起于椎体两侧上端，向后突出，做成椎管的侧壁，椎弓根的上、下缘各有一小切迹，称为椎骨上、下切迹，与相邻上、下椎骨切迹相连形成椎间孔，脊神经根即由此离开椎管。椎间孔含有脂肪，骶、腰及胸下部脂肪较多且疏松。

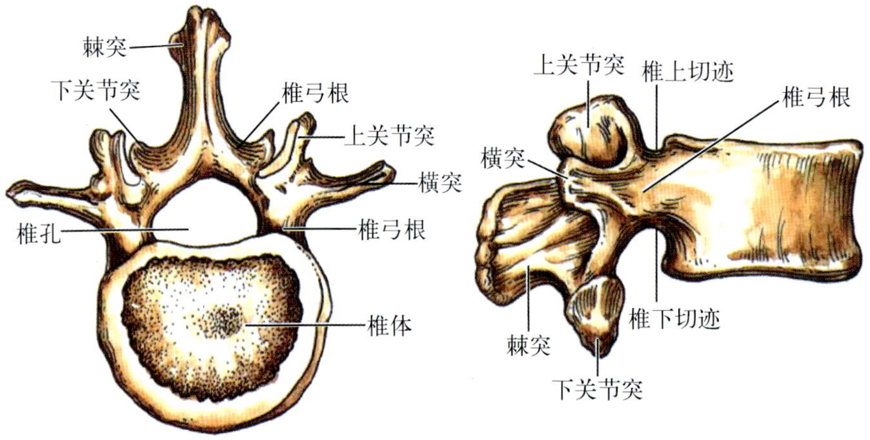

图2－2　腰椎

椎板构成椎管的后壁，两侧和椎弓根相连，相邻椎板之间借黄韧带相连。

每个椎弓有7个附属突起，即1个棘突、4个关节突及2个横突。棘突起于椎板的中部，向后突出，为肌肉和韧带附着处，彼此借棘上韧带和棘间韧带相连。脊柱过度伸展或骶棘肌过度收缩，可发生棘突骨折。4个关节突中，上关节突向上后，下关节突向下前，关节突位于椎弓根和椎板相连处，构成椎间关节。横突起于椎弓根及椎板会合处，向两侧突出，位于上、下关节突之间，也是肌肉的附着处。腰椎横突由于损伤或附着于其上的肌肉过度收缩可发生骨折，如治疗不当，形成粘连，可遗留有腰痛，并向下肢或腹部放射。

腰椎关节突间部亦称峡部，其前外侧及后内侧皮质骨之间只有少量骨小梁，较坚固，皮质最厚部最窄，脊椎崩解好发于此部位。关节突间部主要承受来自关节突间的剪力，此力量的作用随位置而发生变化，关节面之间的角度随姿势而发生改变，此角在侧屈时最明显，在伸展位较屈曲位为大。

在弯腰中使躯干呈水平位时，重力可使一椎体有在其下一椎体上向前移位的倾向。这样，上关节小面阻止向下的垂直力量及下关节小面阻止向上的力量，使关节突之间产生应力。

相对的关节小面多少平行，关节面接触的部分在屈曲时由于相邻椎弓的分开而减少，直立时，椎体伸展，但由于 S_1 倾斜，椎弓之间仍有剪应力，但此时与屈曲位不同，上一椎骨关节突的下缘与下一椎骨的关节突之间部相接，两关节面之间形成一个角度，此时关节突间部将承受集中于上关节突下缘的压力，而屈曲力量主要产生于前外区的张力。

在腰前屈及后伸时，正常峡部可以支持较大应力。可以认为，行走、跑跳时在伸展位的脊柱，重复的侧屈动作可以引起疲劳骨折。

二、腰骶段脊椎骨的组成

1. 腰椎

（1）椎体：腰椎椎体因为负重关系，在所有脊椎骨中，体积最大，呈肾形，上下扁平，腰椎曲度前凸。腰椎椎体横径及矢径自 $L_{1\sim5}$ 逐渐增大，与椎体负重自上向下逐渐增加相一致。

椎体由纵向及横向略呈弧形的骨小梁构成，交织成网，以抵抗压应力及拉应力。随年龄增长，骨质逐渐疏松，即单位体积骨量减少，横行骨小梁变细，甚至消失，而纵行骨小梁增粗，周围皮质变薄。椎体由于长期负荷，可逐渐压缩变扁，或呈楔形，髓核也可经软骨板突向椎体，形成施莫结节；椎间盘退变后，椎体边缘出现骨质增生。

（2）椎板腰：椎板较厚，并略向后下倾斜，因此椎孔在下部比上部大。如椎板厚度超过 8 mm，即可视为增厚。

（3）椎弓根：腰椎的椎弓根向后外，椎骨上切迹较小，自腰向下矢径顺序下降，而下切迹较大。

椎弓根的厚度自上而下逐渐递增，L_5 几乎为 $L_{1\sim2}$ 的 1 倍。

（4）关节突：腰椎的上关节突由椎弓根发出向内，与上一节腰椎的下关节突相接，后者由椎板发出，向外，因此椎间关节的方向为矢状位，但向下逐渐变为斜位，至 L_5，几乎呈冠状位。

L_5 上关节突的关节面多数呈凹面型，少数为平面位，下关节突的关节面变化较大，以凸面型和平面型为主。关节突可以增大，在后外侧突向椎管，或向前突至侧隐窝，使椎管呈三叶形。

（5）横突：腰椎横突在发生上由肋部和横突部愈合形成，其前部即代表肋部。横突由椎弓根与椎板会合处向外突出，横突可看作是由腹横肌后筋膜内骨化而成，呈带状，较薄，与腹壁的圆形相适合，其上有腹横筋膜和腰方肌附着，一部分较厚。

L_3 横突最长，其次为 $L_{2,4}$ 横突，$L_{1,5}$ 最短并向后方倾斜。L_3 横突弯度大，活动多，所受杠杆作用最大，受到的拉应力也最大，其上附着的筋膜、腱膜、韧带、肌肉承受的拉力较大，损伤机会也较多。

腰神经后支自椎间孔发出后，其外侧支穿横突间韧带骨纤维孔后，沿横突的背面和上面走行，并穿过起于横突的肌肉至其背侧。腰椎横突有众多大小不等的肌肉附着，相邻横突之间有横突间肌，横突尖端与棘突之间有横突棘肌，横突前侧有腰大肌及腰方肌，L_2 横突前尚有膈肌，横突的背侧有骶棘肌，尚有腹内、外斜肌和腹横肌，借助腰背筋膜起于 $L_{1\sim4}$ 横突。

附于 L_3 横突上的肌肉如强烈收缩，可产生撕脱性骨折，合并广泛性肌肉、筋膜、腱膜撕脱伤，造成出血和浆液性渗出。急性损伤如处理不当或慢性劳损，可引起横突周围瘢痕粘连、筋膜增厚和肌腱挛缩，使穿过肌筋膜的神经血管神经束受到卡压，引起腰、臀部疼痛。此即 L_3 横突综合征，局部封闭或经腰部将骶棘肌及其他横突棘肌自第三腰椎横突剥离，经过松解多可使症状消失。

L_5 横突短粗，呈圆锥形，自椎体与椎弓根连接处发出，先伸向外方，后转向外上方，倾斜度较大。L_5 横突如过度发育，与 S_1 融合，称为腰椎骶化。

横突根部的后下侧有一小结节，称为副突。在上关节突的后缘有一卵圆形隆起，称为乳状突。腰椎乳状突与副突之间可形成浅沟、切迹、孔或管。这可能由于人类长期负重劳动及上半身体重向下传递之故，在下部腰椎变宽的同时，乳状突与副突间的距离越来越接近，形成切迹，或完全融合形成孔或管。

（6）棘突：腰椎的棘突呈长方形骨板，为水平方向，后缘较厚。棘突的末端膨大，下方如梨状，为多裂肌腱附着处。腰椎的棘突具杠杆作用，肌肉、韧带附着其上，更增加脊柱的坚固性及稳定性。

2. 腰段椎管　各腰椎椎孔相连成椎管。椎孔形状，$L_{1\sim2}$多呈卵圆形，$L_{3\sim4}$多呈三角形，L_5 多呈三叶形，其他也可呈钟形或橄榄形（图 2－3）。其前界为椎体、椎间盘纤维环后面及后纵韧带；后界为椎板、棘突基底及黄韧带；两侧为椎弓根；后外侧为关节突。腰椎椎管自 $L_{1\sim2}$间隙以下包含马尾神经根，其被硬脊膜包围的部分形成硬膜囊，各神经根自硬膜袖发出后在椎管内的一段称为神经根管，以后分别自相应椎间孔穿出。

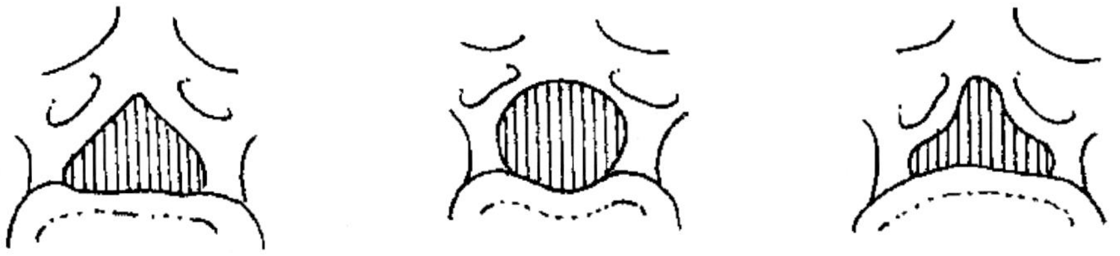

（1）三角形　　（2）卵圆形　　（3）三叶形

图 2－3　椎孔形状

腰椎椎管的正中矢径（前后径）自椎体后缘中点至棘突基底，平均为 17 mm（14～20 mm）。正常最低值为 13～15 mm，男女椎管矢径差别不大。横径（弓根间径）为两侧椎弓根内面连线，平均为 24 mm（19～29 mm）正常最低值为 18～20 mm，在 $L_{2\sim4}$最窄。男性椎管横径平均值较女性大 1.12 mm。

侧隐窝是椎管最狭窄部分，为神经根的通道，其矢径越小，横径越大，表示侧隐窝越窄越深。

L_5 椎孔最易引起侧隐窝狭窄，原因是：①椎孔多呈三叶形；②侧隐窝明显、矢径可小至 2～3 mm；③上关节突增生变形较多。

引起椎管狭窄的原因很多，不仅骨性椎管由于发育障碍而狭窄，表现为横径、矢径变小、侧隐窝狭窄、椎板增厚、椎板间角度小等，后天最常见的原因为腰椎退行性脊柱炎，表现为椎间盘退行性变，向后膨出，椎体后缘和椎板上、下缘骨质增生，特别是关节突增大并靠近中线，从前方、后方及后外方突向椎管，引起三叶状椎管，有可能使腰神经根遭受压迫。与此同时，黄韧带及后纵韧带也可增厚、钙化，发生皱褶，椎板间隙减小使椎管容积进一步减少。某些病理改变，如腰椎滑脱、外伤及椎板融合术后也可引起椎管狭窄。

正常椎管，硬脊膜周围有相当空间允许其与神经鞘活动，而在椎管狭窄时，硬脊膜及其内含的马尾神经根被紧紧包裹，一旦椎管容积稍有减少，腰椎从屈曲位至伸展位运动时即受到阻碍，站立及行走时，腰椎前凸增加，更防止其移动，神经受到牵扯，必然影响微循环，延迟神经传导，临床上常出现间歇性跛行，行走稍多，即疼痛难忍。坐位及蹲位时，腰椎转为轻度后凸，椎管容积稍有增加，血供增加而症状也有所缓解。

3. 骶骨　骶骨为 5 节，至成年后，互相愈合，呈三角形、底朝上，尖朝下，有上、下、前、后、两侧 6 面。骶骨底宽大，呈椭圆形，和腰相接，向前凸出，成为骶岬；尖部和尾骨相连。骶骨的前部由上而下凹进，平滑，两边各有 4 个骶前孔，骶神经前支由此孔穿出骶管。骶骨的后部粗糙，不整齐，中部的隆起小，为骶中嵴，两侧在骶关节嵴外侧各有 4 个骶后孔，骶神经后支由此通过。在骶骨两侧，上 3 节共有 1 个耳状面，和髂骨的耳状面相连形成骶髂关节。骶骨的下 2 节侧面无关节面，骨面粗糙，有韧带附着（图 2－4）。

骶骨的关节突甚为重要，原因是：①与 S_1 及 L_5 神经相关，可能直接或间接压迫这些神经；②第 5 腰椎椎孔多有一侧隐窝，前界为第 5 腰椎间盘及椎体，后为骶骨关节突的内侧部（位于额状面上），当第 5 腰椎间盘退化并变窄，第 5 腰椎椎体向后移位，因此侧隐窝矢径变小。在腰骶部进行手术或穿刺

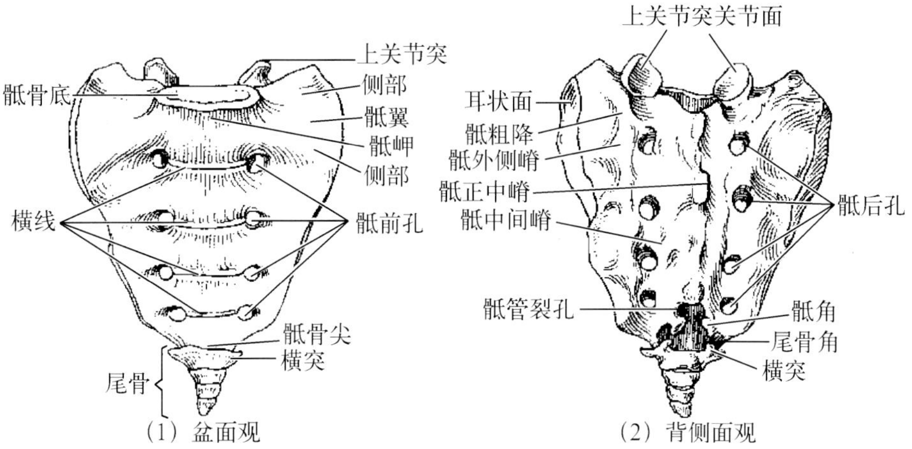

（1）盆面观　（2）背侧面观

图2－4　骶骨

时，应考虑这种解剖特点。

骶骨后面上下部，各有一缺损，称为腰间隙和骶尾间隙，蛛网膜下隙麻醉和骶管阻滞分别由此两间隙进入。骶尾间隙成“∩”形，这个间隙也可叫骶管裂孔或骶管裂隙。两个间隙表面均为一坚韧的纤维膜所覆盖。卧床久的患者，由于营养不良形成骶部压疮时，如穿透此纤维膜，可引起神经炎、脊膜炎甚至脊髓炎。

4. 骶管　在骶骨体的后部有一扁平的管，称为骶管，下开口于骶管裂孔，前后借骶前、后孔与外界相连（图2－5）。蛛网膜下隙至第2骶椎部即终了。

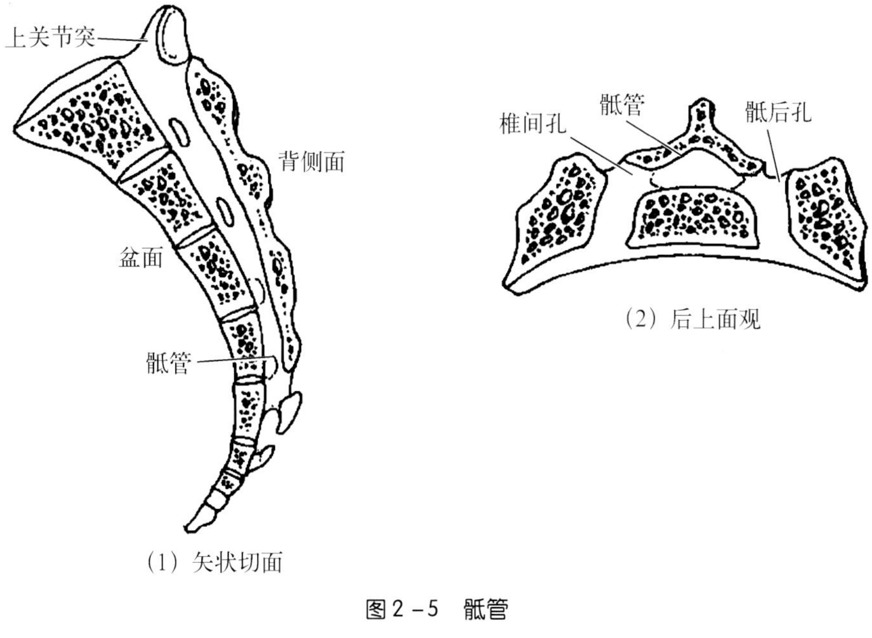

（1）矢状切面　（2）后上面观

图2－5　骶管

骶管出口如矢径小于2 mm，骶管阻滞有困难。个别人骶管出口甚至完全闭塞。

骶管在发生上常有变异，它的后壁在22%的人有缺损，甚至完全敞开，这种缺损可发生于一侧、两侧或中部。

因骶尾骨不发育，骨盆可显著变窄，臀部有明显的陷窝和萎缩，下肢肌肉萎缩常随骨骼生长而逐渐加重。

正常情况下，硬脊膜囊及马尾神经根为坚强的椎板所保护，如出现隐性脊柱裂，椎板阙如，游离棘突或浮棘为黄韧带所支持，可对前方的硬脊膜囊发生挤压，在后伸时尤其明显。

骶椎裂常是引起腰痛的原因，这种缺损能使韧带的附着变得软弱和不稳定，同时由于该部负重和活动不平衡，易使韧带肌肉、关节囊和关节面发生劳损。

5. 骶管及骶后孔阻滞术　经骶管裂孔注射麻醉药，属于硬膜外麻醉，为低位骶管麻醉，经 L_5 ~ S_1 之间的穿刺称高位骶管穿刺。行骶管阻滞术时，循正中线扪得骶尾韧带，穿刺后，如顿觉阻力消失，针尖接触到光滑的骨面，即到达骶管。骶管内静脉丛很丰富，容易刺破，当抽吸无回血，试验注射无阻力且局部无隆起时，即可将药液缓慢注入。麻醉药亦可分别由各骶后孔注入。

骶管腔较腰部硬膜外腔广阔，除非剂量增大，一般不易向腰部或胸部硬膜外腔扩散。$S_{1\sim2}$ 神经根于 L_5 ~ S_1 附近已由硬脊膜穿出，硬脊膜的终端又位于 S_2 水平，药液的容积只要扩散到 S_2 以下水平，骶丛神经的阻滞即很完全。无须将骶管全部充满，因此，高位骶管穿刺有其一定的优越性。如拟阻滞骶神经后支，可在中线旁开 1.5 cm 处。在相邻二骶后孔之间进针，朝前外，与皮肤呈 10°，针尖向上至上一骶后孔，向下至下一骶后孔。

6. 尾骨　尾骨呈三角形，为脊柱的终末部分，在人类为退化骨，切除后并无多大影响。坐位时，尾骨并不着力，而是坐骨结节负重。尾骨最初由 4 ~ 5 节合成，以后互相愈合，也可能为 3 节。尾骨有时和骶骨相愈合形成一骨。尾骨下端尖，上端为底，其卵圆形关节面和骶骨尖相关节，其间有纤维软骨盘，尾骨后上部的凹陷与骶骨相连部分称为骶尾间隙，在关节面后部两侧各有一尾骨角，相当于第 1 尾椎的椎弓和上关节突。尾骨的侧缘是韧带和肌肉的附着处。尾骨底的后缘较前缘为高，朝前下，它的前面稍凹，平滑，后面突出并粗糙。

尾骨的形状可有很多变异，长短不一，两侧可不对称，其曲度可前弯，或向一侧倾斜。尾骨各节还可成角。骶尾关节可以发生骨性融合（图 2 - 6）。尾骨尖一般呈圆形，但有时可呈分枝状。尾骨可以改变骨盆出口形状，如尾骨不能活动，分娩时可发生骨折。

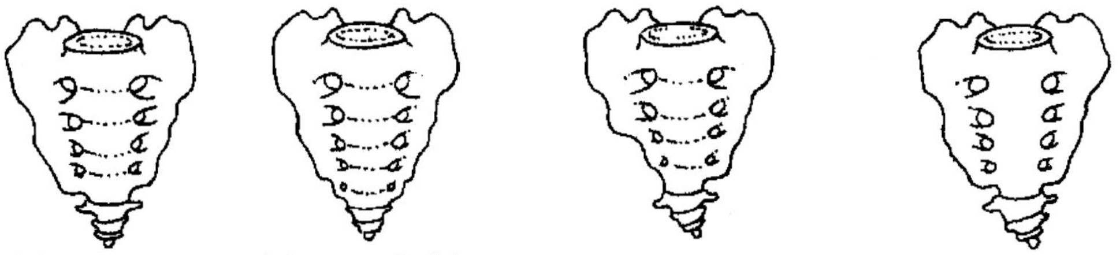

(1) 正常骶尾骨　(2) 骶尾关节融合　(3) 骶骨末节及尾骨第一节两侧不对称，尾骨向一侧倾斜　(4) 尾骨第一节两侧不对称，尾骨向一侧倾斜

图 2 - 6　骶尾骨畸形变异

第三节　腰骶尾椎的关节及连接

脊柱关节由椎体间、椎弓间关节及其连接组成。

一、椎体间关节及连接

椎体之间的连接由前、后纵韧带和椎间盘构成。

（一）前、后纵韧带

前纵韧带位于椎体的前面，上起枕骨的咽结节和寰椎前结节，下至 $S_{1\sim2}$，在其行程中借纤维束紧密附着于各椎体边缘，但与椎体连接疏松。此韧带在最上部为一束带，附着于寰椎前结节，并延至枕骨基底。前纵韧带是人体最长的韧带，较宽，非常坚强，有人在尸体上试验，在 300 kg 的压力下也不致断裂。前纵韧带由 3 层纵行纤维构成，浅层跨越 3 ~ 4 个椎体，中层跨越 2 ~ 3 个椎体，而深层仅连接相邻两个椎体。

后纵韧带比较薄弱，位于椎体的后部，上起枢椎，下达骶骨，最上部延展为覆膜。后纵韧带较前纵韧带狭窄，宽窄不齐，不能完全避盖椎体的后部和椎间盘，其纤维呈齿状，与椎体疏松相连，其间隔以静脉丛。

在强直性脊柱受损时，脊柱附近的韧带常骨化，其中前纵韧带骨化最早，以后相继是纵韧带、黄韧带、棘上韧带及棘间韧带，在正值 X 线片上呈“竹节状脊柱”。腰部后纵韧带也可单独发生骨化，但较颈部为少。

（二）椎间盘

椎间盘即椎间纤维软骨，除 $C_{1\sim2}$之间外，其他椎体之间包括 L_5 与 S_1 之间均有这种结构，因此成人的椎间盘总数为 23 个。

椎间盘柱横断面上与其所连接的椎体形状一致。椎间盘的厚薄在脊柱不同部位有所不同，一般说，凡是运动较多的地方，椎间盘较厚，在颈、腰部就是如此；相反，胸、骶部则较薄，特别在骶椎部，椎间盘骨化，使原来分离的五节骶椎完全融合。椎间盘在下腰部最厚，而在 $T_{2\sim6}$最薄。

1. 椎间盘的形态构造　椎间盘由透明软骨板、纤维环和髓核构成。

（1）透明软骨板：透明软骨板即椎体的上下软骨面，构成髓核的上下界，与相邻椎体分开。在椎骨发生过程中，椎体的上下面各有一次级骨化中心，其周围虽成骨，形成骺环，但其中心仍一直保留为软骨，软骨板的大小和形状与上下相连的椎体相当。椎体上下无血管的软骨板如同膝、髋关节的关节软骨，可以承受压力、保护椎体，防止椎骨遭受压力，只要软骨板保持完整，椎体不会因压力而发生吸收现象，软骨板还可视作半渗透膜，在渗透压下，水分可以扩散至无血管的椎间盘。

（2）纤维环：在上、下透明软骨板的周围有一圈坚强的纤维组织，由胶原纤维及纤维软骨组成，称为纤维环，是椎间盘的最主要维持负重的组织，与上下软骨板和脊柱前、后纵韧带紧密相连。纤维环呈同心层排列，各纤维的方向彼此交错。纤维环的前部及外侧部较后部约宽 1 倍，最内层纤维与髓核的细胞间基质相融合，无明显界限。

纤维环连接相邻椎体，使脊柱在运动时作为一个整体，纤维环甚为坚固，紧密附着于软骨板上，保持脊柱的稳定性，必须有极大力量广泛撕裂纤维环，才能引起椎体间脱位。纤维环的特殊排列方向，使相邻椎体可以有轻度活动，但运动到一定限度时，纤维环紧张，又起节制韧带的作用，控制旋转运动。纤维环主要为胶原纤维，但也含有一定弹性纤维，其纤维可能伸长。过去认为，椎间盘的弹性性质，系由于髓核的压缩及相邻纤维环的胶原纤维方向改变所致；实际上，形成弹性纤维的弹性蛋白是低应变主要的应力负荷部分，能在变形后恢复组织大小及形状，纤维环及髓核的弹性纤维的不同排列及形状能反应不同功能。纤维环包绕髓核，使其维持一定的位置及形状，在压力下，因力量平均分散于纤维环，又具有吸收震荡的作用。

（3）髓核：髓核是一种富有弹性和韧性的半液体的胶状物质，占椎间盘切面的 50% ~60%。髓核由软骨样细胞组成，分散于细胞间基质。髓核含有 85% 的水分及退化的脊索残余，髓核一般位于纤维环的中部，较偏后，并不绝对在中心。髓核随外界的压力而改变其位置及形状，其位置在不同脊椎有所不同。髓核的密度有所不同，随年龄而增大。

2. 椎间盘的功能　椎间盘不但是椎体间主要的坚强连系与支持结构，同时也是脊柱运动和吸收震荡的主要结构，起着“弹性垫”的作用，能承受身体的重力，将施加于脊柱的力吸收并重新分布（图2－7）。椎间盘能保护和控制脊柱各种活动，有平衡缓冲外力的作用。椎间盘受

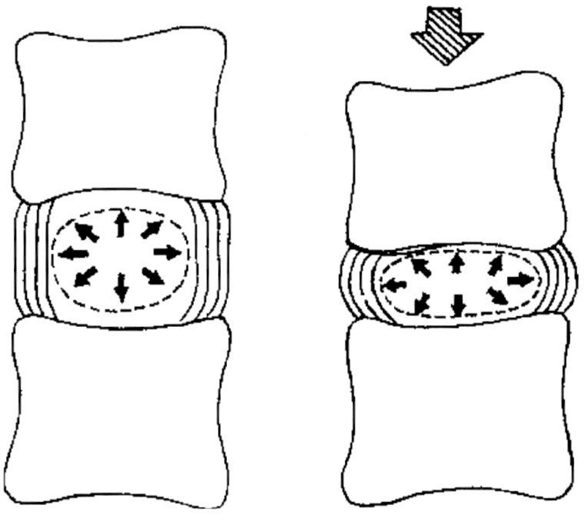

图2－7　髓核的内压力

到压缩或牵引后，能很快恢复原来形状。正常椎间盘髓核各方面的压力均相等，中心重力可使椎间盘向各方向膨出。椎间盘内压力与体重直接有关，并随体位改变而不同，体重 70 kg 的人，直坐位时，腰椎曲度变平，纤维环前部高度下降，椎间盘内压力增加，L_3 椎间盘为 140 kg，直立时由于腰前凸增加，重力线靠近髓核，下降为 100 kg，坐位并向前倾 20°，腰椎后凸，椎间盘内压力增加至 190 kg。侧卧位时下降为 70 kg，仰卧位时仅为 20 kg。弯腰从地上举起 50 kg 重物时，$L_{4\sim5}$椎间盘内压力可增至 750 kg。

在直立时，椎间盘的完整决定于：①纤维环的纤维层排列；②完整的髓核；③周围组织。椎间盘及其周围支持结构关系密切。

椎间盘主要由胶原纤维及黏多糖构成。

髓核具有可塑性，虽然不能被压缩，但在压力下变为扁平，加于其上的力可平均向纤维环及椎体软骨板各个方向传布。在相邻脊椎骨间的运动中，髓核具有支点作用。随脊柱屈伸向后或向前移动。此外，髓核在椎体与椎间盘之间起液体交换作用，其内容物中的液体可借渗透压扩散至椎体。

髓核的营养经软骨板渗透，后者与海绵骨密切相连，椎体的海绵骨有丰富血供，与软骨板之间无致密骨相隔。压力的改变可使椎体内的液体流出流进。直立时压力加大，躺下时，由于上面施加的压力消除，肌肉张力减少，液体经软骨板渗透至髓核。椎间盘组织虽然消耗甚少，但血运贫乏可能为引起早期退化的原因。

椎间盘一直处于正压下，后者由重力、肌肉张力、肌内运动共同产生。睡眠时因重力减少及肌肉松弛，此时渗透压超过间盘流体静压，水分进入椎间盘内；白昼时情形相反，椎间盘水分减少，故稍显萎缩。

液体的交换与软骨板的改变有关，年龄增加后，软骨板渗透性降低，髓核内的水分亦减少，纤维环破裂后，髓核作为不渗透的溶质性能消失，椎间盘变干燥并呈纤维化。

正常脊柱伸直时，髓核内液体流向前方，屈曲时流向后方，由上面来的压力平均分布于椎间盘内部，传递至下位椎体，但如无髓核萎缩，伸直时重力集中于后方，屈曲时集中于前方。髓核使压力在椎体整个上下面均匀分布，在脊柱任何位置压力均在凹侧最大。

髓核的固有功能决定于其界膜的完整，即上下软骨板及其周围的纤维环。髓核的半液体性质允许其在脊柱的活动中改变形状，从而很好地行使功能。

髓核的功能使压力由上位脊椎骨传达至下位脊椎骨，髓核承受的压力朝所有方向转移，影响软骨板及纤维环。

3. 椎间盘钙化　椎间盘钙化较常发生于髓核，且多见于小儿的颈椎椎间盘，可能因外伤、感染或无菌性坏死引起，多为暂时性，经过短时间可以完全吸收。

成人的椎间盘钙化多发生于胸腰椎椎间盘的纤维环，为无症状的永久性钙化，系由于退行性变所致。椎间盘软骨板的钙化则极少见。

二、椎弓间关节突连接

椎弓间关节突连接包括椎间关节和骨突间的韧带连接。

（一）椎间关节（关节突间关节）

椎间关节属于滑膜关节，由上下相邻关节突构成。上腰椎关节面的方向近似矢状，在腰骶部近似冠状。上关节突从侧面观呈凹面，而从上下观呈平面，下关节突从侧面观呈凸面，上下观亦呈平面。关节囊松弛，借薄弱的纤维束而加强。关节囊韧带主要为胶原纤维，在下腰部，其下部加强，有坚强纤维性结构至椎板，并部分为棘间韧带所代替，前部几乎为黄韧带构成。

在上部腰椎，关节囊附着紧靠关节突的边缘，在其内侧 1 ~ 2 mm，越向下越朝内，至腰骶部几至其内侧 13 mm。

关节突构成椎间孔的后界。不同腰椎间盘的后面与关节突的关系也有不同，在下腰部，特别是在 $L_5\sim S_1$ 或较少范围内在 $L_{4\sim5}$，当人直立时，椎间盘的后面与下一脊椎骨的上关节突前面相接，这部分椎间盘正常位于椎间孔的下部。

椎间关节由脊神经后支的内侧支发出的关节支支配。此内侧支恰在横突根的近侧，以后在上关节突之上，位于乳突及副突之间，有时被骨化的乳突副韧带所覆盖，由其发出关节支，近侧支小，在关节突之下钩住骨，支配关节小面，第2个比较大的降支向下。支配其下关节囊的上内侧；另有一附加支，恰在横突间筋膜之前，至上关节小面的上部。如此每个内侧支至少供给同一平面和下一平面的两个椎间关节，而每个椎间关节至少接受两个脊神经后支发出的关节支。椎间盘退变致椎间隙变窄，关节小面肥大或不对称，可使椎间孔相对变小，因而脊神经根可受到压迫，引起所谓关节小面综合征。

（二）椎弓及骨突间连接

骨突间连接虽无关节的构造，但在功能上与一般关节无异，在这些连接中，重要的有黄韧带、棘上韧带、棘间韧带和横突间韧带。

1. 黄韧带　黄韧带由薄而坚韧的黄色弹力组织所构成。腰部黄韧带正常厚度中线为4 mm，侧方为2 mm。黄韧带厚度由上向下逐渐增加，$L_{1\sim3}$外侧部较内侧部稍厚，$L_{3\sim4}$两者相等，$L_4\sim S_1$内侧部较厚。

黄韧带纤维方向近乎垂直，连接毗邻的二椎板，在上附着于上一椎板下缘的前面，向外至同一椎骨的下关节突的根部，直至横突根部，在下附着于下一椎板上缘的后面及上关节突前上缘的关节囊，犹如屋瓦互相叠盖。在正中线，两侧黄韧带之间有少许脂肪，在外侧与椎间关节的关节囊相融合，并参与椎间关节囊前部的构成，它的侧缘构成椎间孔的软性后壁。因此，除椎间孔和后方正中线的小裂隙外，黄韧带几乎充满整个椎弓间隙。

由于外伤或其他原因，黄韧带失去其正常柔软和能折起的特性，变为坚厚的纤维组织，甚至可厚达8～16mm。连续的外伤是引起黄韧带肥厚的主要原因，这种过度肥厚可引起椎管狭窄症及神经根的压迫症状，通常易发生在$L_{4\sim5}$椎板之间，使该部马尾神经受到压迫，同时毗邻的椎板也往往增厚。第5椎间孔因较小而神经根较粗大，如黄韧带亦过度增厚，该处的神经根极易受到压迫。据Kingo统计，黄韧带肥厚的发病率可以占到坐骨神经痛手术探查病例的14%。

脊柱屈曲时，黄韧带变为紧张，上位椎骨的前移依靠大致同一方向纤维环的纤维层得以防止。

2. 棘上韧带　棘上韧带呈连续的细索状突起，是一条坚强连接棘突的韧带（图3－88）。腰椎的棘上韧带于中线相接而附着于棘突末端的后方及两侧，能控制脊柱过度前屈。颈椎的棘上韧带特别增厚，形成项韧带。

棘上韧带起自C_7棘突至骶中嵴，在腰部发育良好，具有纵行胶原纤维，其深部纤维连接相邻棘突，浅部纤维越过3～4节。在腰部，起自棘突的骶棘肌腱性起始易被误认为棘上韧带。构成骶棘肌腱性起始的肌束密切相接，借坚强的横行纤维束相连，靠近棘突的弹性纤维发育良好，在靠近棘突的起始处，弹性纤维并不连接相邻棘突，而是或者连接两个相邻腱束，或者连接一个腱束及一个棘突。

3. 棘间韧带　棘间韧带薄而无力，不如棘上韧带坚韧，附于二棘突间的较深处，附着于下一椎板的上缘及椎骨棘突的基底，向上后至上一椎骨曲棘突。前与黄韧带融合，棘间韧带的厚度由下胸部至下腰部逐渐增加。

棘间韧带的纤维呈3层排列，两侧浅层纤维由上一棘突下缘斜向后下。附着于下一棘突上缘和黄韧带，中层纤维由后上向前下。$L_{1\sim3}$的棘间韧带分为前部、前中部、中部和后部4部分。$L_{4\sim5}$和$L_5\sim S_1$的棘间韧带只有前、中、后3部分。韧带由胶原纤维和少量弹性纤维构成，其间有少量脂肪组织。棘间韧带有腰神经后支分布。棘间韧带在腰部发育最好，其纤维方向可与直立时肌肉过度收缩相对抗，在下腰部，棘间韧带有稳定腰椎的作用。

棘间和棘上韧带均有限制脊柱过度前屈的作用。脊柱前屈超过90°时，骶棘肌松弛，仅由韧带维持脊柱姿势。由于棘上韧带在腰骶部多阙如，因此极度弯腰时，该部所受拉力更大，当膝关节在伸直弯腰时，骨盆被紧张的股后肌群固定在旋后位，棘间韧带受到高度牵拉。$L_5\sim S_1$棘间韧带损伤，占全部棘间韧带病变的92.6%。腰部旋转时，棘间和棘上韧带离旋转轴最远，受到的扭力也大。如骶棘肌和多裂肌软弱或萎缩，则这些韧带特别是腰骶部承受的应力也更大，容易损伤变形。

4. 横突间韧带　横突间韧带分内、外两部，在上腰椎横突间隙，外侧部发育不良，仅为薄的筋腱层，在下两个腰椎横突间隙，参与构成髂腰韧带。横突间韧带内侧部呈腱弓排列，保护脊神经后支及血管，其厚度由上向下逐渐增加，在 L_5 与 S_1 间，横突间韧带即髂腰韧带的腰骶部。

第四节　腰背部肌肉

一、腰背部浅层肌肉

（一）第一层肌肉

第一层肌肉有斜方肌与背阔肌。

1. 斜方肌　斜方肌位于项部和背的上部，呈扁平三角形，起自上项线、枕外隆凸、项韧带和全部胸椎的棘突，纤维向外，止于锁骨的肩峰端、肩峰及肩胛冈。斜方肌受副神经及 $C_{3\sim4}$ 神经前支支配。

斜方肌主要由颈横动脉供应。颈横动脉经过中斜角肌、臂丛和肩胛提肌围成的三角区，此处可作为寻找该动脉的标志。颈横动脉可为 1 ~ 2 支。

斜方肌上部纤维收缩可以提肩，并使肩胛骨下角外旋；下部纤维收缩，使肩胛骨下降；两侧共同收缩，则可使肩胛骨向中线靠拢；如肩胛骨固定，两侧共同收缩，则使头颈后仰；斜方肌中部纤维收缩，可以内收肩胛骨；上、下部纤维同时收缩，可使肩胛骨外旋。检查时，使颈后伸，向检查侧屈曲，面部转向对侧，检查者以手对抗抬肩动作，斜方肌上部纤维收缩；肩外展 90°，抗阻力内收肩胛骨，斜方肌中部纤维收缩；使肩外展、外旋，抗阻力后伸肩部，斜方肌下部纤维收缩；使肩外展、外旋，内收肩胛骨，即挺胸动作，此时斜方肌所有三部纤维均收缩。斜方肌上部纤维，如果止点固定，一侧肌肉收缩，可使颈后伸，屈向同侧，头部向对侧旋转。虽然肩胛提肌在同样情况下亦可使颈部向同侧屈曲，但头部向同侧旋转，借此可互相区别。

2. 背阔肌　背阔肌呈扁平三角形，位于背部下半部和侧胸部皮下，以腱膜起自髂嵴外缘后 1/3，下 6 个胸椎和全部腰椎棘突、骶中嵴以及腰背筋膜后层，其纤维向上外聚合为一扁平腱，附着于肱骨小结节。背阔肌受胸背神经支配，从肌肉近止腱的上缘进入肌深面下行，发出肌外及肌内分支，进入上下二部。

背阔肌能内收、内旋和后伸肱骨，起止点易位时，可上提躯干如引体向上。背阔肌的前缘在跨过腹外斜肌处在下方与腹外斜肌后缘分离，形成一个小的三角形间隙，即腰三角，也称腰间隙。此三角的下缘为髂嵴的一部，其底面为腹内斜肌。在腰三角的上内侧，另有一菱形结构，其后覆以背阔肌，上方为下后锯肌下缘，内侧缘为骶棘肌，外下缘为腹内斜肌，外上缘为第 12 肋骨，菱形的底面为腰背筋膜 3 层相融合的腹横肌腱膜。此菱形为进入腹膜后间隙的良好入路，做胸腰椎后外侧斜行显露时必须经过此处。

（二）第二层肌肉

第二层肌肉有肩胛提肌及大小菱形肌。

1. 肩胛提肌　肩胛提肌以各个肌束起自上位 3 ~ 4 颈椎横突，附着于肩胛骨内侧角及脊柱缘的最上部，能上提肩胛骨，如止点固定，一侧肌肉收缩，可使颈屈曲，头部向同侧旋转。检查时，使患者头部向一侧屈曲，面部亦向同侧旋转，同时抬肩，检查者以双手在头及肩部加以抵抗，在胸锁乳突肌与斜方肌之间可看到肩胛提肌的收缩。

2. 大菱形肌和小菱形肌　大、小菱形肌在肩胛提肌的下方，位于同一肌层。小菱形肌呈窄带状，起自下位二个颈椎的棘突而附着于肩胛骨脊柱缘的上部，在大菱形肌上方，与大菱形肌之间隔以菲薄蜂窝组织层。大菱形肌菲薄而扁阔，呈菱形，起自上位 4 个胸椎的棘突，向外下，几乎附着于肩胛骨脊柱缘的全长。大、小菱形肌能内收及内旋肩胛骨，并上提肩胛骨，使之接近中线。检查时，患者手背置于腰部，使肩胛骨外展及外旋，以放松斜方肌，检查者以手指伸入肩胛骨脊柱缘前方，嘱患者将手离开腰部，此时肩胛骨内收、内旋，检查者可感觉其收缩，置于肩胛脊柱缘的手指可被挤出。

上述三肌的血供均由颈横动脉降支供应，此支由锁骨下动脉发出，沿肩胛骨脊柱缘全长下行，适在菱形肌（后方）与后上锯肌（前方）之间，由此血管尚发出至冈上、下窝的分支，至冈下窝的分支与肩胛上动脉及旋肩胛动脉在肩胛骨后面形成丰富侧支吻合。

三肌均受肩胛背神经支配，此神经发自第5颈神经，沿肩胛骨脊柱缘下降。

二、腰背部深层肌肉

腰背部深层肌肉分为3层。

（一）第一层肌肉

1. 头肌夹肌　分为头夹肌和项夹肌，起自项韧带的下半、第7颈椎棘突、上部胸椎棘突及棘上韧带，纤维向上向外，头夹肌止于颞骨乳突后缘及枕骨上项线，项夹肌止于上3个颈椎横突后结节，前者在胸锁乳突肌的深面，后者在肩胛提肌的深面。

2. 骶棘肌　骶棘肌是一纵行肌群，位于脊椎棘突和肋角的沟内，起点由筋膜和肌性两部分组成。筋膜部分实际上和腰背筋膜后层融合，肌性部分起于骶髂骨韧带和髂嵴上部，纤维向上，至肋下缘稍上，延展成为3柱，其中只有最长肌上升止于头部。

1）髂肋肌作为外侧柱，分为腰、胸、颈3部分。腰髂肋肌由肌的总腱向上止于下数肋角，胸髂肋肌起自下数肋角止于上数肋角，颈髂肋肌起自上数肋角止于下数颈椎横突后结节，纤维彼此重叠，其止点使肋角变得粗糙。

2）最长肌作为中间柱，为3柱中最宽最厚者，分为胸最长肌、颈最长肌和头最长肌3部分，胸最长肌止于腰椎的副突和横突、胸椎的横突尖及其附近的肋骨部分；在它的上内侧，颈最长肌由上6个胸椎止于第2~6颈椎横突后结节；头最长肌自上数胸椎横突与下数颈椎关节突成一宽条，在头夹肌和胸锁乳突肌的深面，上行止于颞骨乳突后部和下部。最长肌恰巧将肋骨结节与胸椎横突间的关节遮盖，因此在做肋骨小头切除时，必须将最长肌自其上牵开。下胸神经后支的外侧支即由髂肋肌与背最长肌的缝隙中穿过。

3）棘肌作为内侧柱，为3柱中最短者，主要为筋膜部分构成，约宽1 cm，扁平，紧附于棘突的两侧，起自下数棘突，止于上数棘突，自上腰部一直延展至下颈部。

髂肋肌管理腰部的侧屈，最长肌是伸肌，腰部扭伤后，骶棘肌起保护作用而痉挛。

（二）第二层肌肉

第二层肌肉为横突棘肌，包括半棘肌、多裂肌及回旋肌。

1. 半棘肌　分为胸半棘肌、颈半棘肌和头半棘肌3部分，此群肌肉在此层位置最浅，跨过4~6节脊椎骨，起点靠近横突尖，止点则靠近棘突尖，行程比较垂直。胸半棘肌起于下数胸椎横突，止于上数胸椎和下数颈椎棘突，作为脊椎骨的旋转肌。颈半棘肌起于上数胸椎横突，止于上数颈椎棘突。头半棘肌起于上数胸椎横突和下数颈椎关节突，向上止于枕骨上、下项线间的骨面，肌纤维完全直行上升，颈半棘肌和头半棘肌可以牵引颈部向后，加深颈段脊柱前凸。

2. 多裂肌　为多数小肌束，属于中间层，止点跨越2~4节椎骨。在下起自骶骨后面，在腰部起自乳突，在胸部起自横突，在颈部起自关节突，止于上位2~3棘突的下缘。多裂肌是脊椎的背伸肌，可以加大腰椎前凸，在颈、胸部尚可以防止脊椎向前滑脱。

3. 回旋肌　在胸部最为显著，居于最深层，为一排小肌，起自脊椎横突，止于上位脊椎骨的棘突根及其邻近的椎板。

（三）第三层肌肉

第三层肌肉有枕下小肌群、棘突间肌、横突间肌和肋提肌等。

棘突间肌左右成对，介于棘突之间，以颈、腰二部为显著。横突间肌介于上、下二横突之间，头外直肌即此肌的最高部分。肋提肌仅胸椎有，左、右各十二，可以说是肋间外肌的向后延长部，起于C_7～T_{11}横突尖，止于下位肋骨上缘，在肋骨结节的外侧。

所有背部深肌大部分都为脊神经后支的分支所支配。

腰背部深层肌肉的主要作用在于维持身体的姿势。坐位或立位时，腰背部肌肉无时不在收缩以抵抗重力，作用于头、脊柱、肋骨和骨盆，按照运动情况而使各部屈、伸、侧屈与回旋。它不仅控制前屈时身体向下传达的重力，且能恢复直立姿势。脊柱伸肌较脊柱屈肌的数量多2倍。

脊柱后伸超过直立姿势时，胸锁乳突肌、腹肌和椎前肌均松弛，同时也予以相当的控制，在反对抗力或反对重力前屈脊柱时，如由仰卧姿势坐起或立起，椎前肌也起作用。两侧椎前肌和椎后肌斜部相对肌纤维协同动作时，则发生回旋运动，多见于颈、腰部。

因为姿势不良、床铺不合适或腰背部扭伤常能引起腰背痛，此乃由于腰背部肌肉失去正常平衡所致。分布于腰背部肌肉、韧带、骨骼或关节的腰骶神经后支如遭受刺激压迫或破坏，均可产生腰痛，一般多局限于腰部，但也能产生一侧或两侧反射性坐骨神经痛，因刺激可沿后支反射到前支。

三、腰背筋膜

腰背筋膜保护肌肉，加强对腰部的支持。其后、中两层，分别包被骶棘肌的后、前面。后层最厚，向上与胸部深筋膜相续，在骶棘肌后面形成一坚韧的被膜，其后为背阔肌和后下锯肌，同时也是这两肌的一部分肌腱，附于棘突和棘上韧带。中层附于腰椎横突尖，向上附于第12肋，向下附于髂嵴。在骶棘肌外缘，前、中、后层相连形成腹横肌腱膜，构成腹横肌的起始部，中层的上部因附有腰肋后韧带而更加坚强，后者连接第1、2腰椎横突与第12肋的外侧缘，如第12肋阙如或太短，则附着于第11肋，韧带的锐缘是胸膜反褶部的重要标志。前层即腰方肌筋膜，最弱，覆盖腰方肌的前面，起自腰椎横突的前面及椎体的基底，其上部因有腰肋外侧弓附着而加强；后者位于腰肋后韧带的前侧和外侧，为膈肌一部分后部纤维起始处，此韧带有保护胸膜的作用。前层在腰方肌外侧缘与后、中两层融合而成的腱膜相连接。

第五节　腰骶部血管

一、腰段的血管

（一）腰段脊柱前侧血供

腰段脊柱的前侧为腹膜后间隙，有腹主动脉、下腔静脉等血管。

1. 腹主动脉　腹主动脉续于胸主动脉，起自第12胸椎平面，在第4腰椎平面分为左、右髂总动脉，其分叉的角度约为70°，位于腰椎椎体稍偏左，右方有下腔静脉，前方有胰、十二指肠下部及小肠系膜根。

腹主动脉沿路发出许多支，其中有到腹腔脏器3个很粗的不成对的干，即腹腔动脉、肠系膜上动脉及肠系膜下动脉，其成对的支一部分到内脏，即肾上腺动脉、肾动脉及精索内动脉，另一部分到腹壁，即1对膈下动脉和4对腰动脉，最后尚有1根不成对的壁支，即骶中动脉。

腰动脉几乎呈直角由腹主动脉后壁发出，两侧开口相距仅数毫米。左侧腰动脉以起于左后外侧壁和后中壁者多见，右侧者以起自右后外侧壁者为多。

腰动脉多为4对，第4对腰动脉一侧偶可阙如，也偶可出现5对腰动脉。第1～4对腰动脉的起点与腰椎的对应关系分别以L_1～$L_{1\sim2}$、L_2～$L_{3\sim4}$、L_3和L_4居多数。腰动脉与腹主动脉间的下夹角从上到下逐渐变小。

腰动脉沿$L_{1\sim4}$椎体的前面及侧面向后走行，直至椎间孔，以后潜入腰大肌的深面，右侧者通过下腔静脉后方，在其走行过程中，发出分支至腹膜后组织，其中最大一支入椎体和髂腰肌。每个腰动脉在椎间孔平面又分为3大支：①前侧支，又名腹壁支；②后侧支，又名背侧支，向后与椎板相贴，经椎间关节内侧进入骶棘肌，向内后至每个棘突，形成血管丛，在椎间关节周围形成动脉弓；③中间支，又名脊支，经椎间孔而至椎骨内，营养马尾神经和硬脊膜。

2. 下腔静脉　下腔静脉在第5腰椎椎体的前面或第4、5腰椎间由左右髂总静脉汇合而成，其起始处位于右髂总动脉起点之后，在腹主动脉分叉处的右下。下腔静脉在腹主动脉右方上行，其间仅隔有淋巴结，静脉贴近右侧腰大肌的起端，而上部贴近膈肌腰部右侧的内侧脚，最后平第8、9胸椎平面，经膈肌中心腱右前方穿过下腔静脉孔而入于后纵隔。

下腔静脉的属支大致与腹主动脉相当，但腹膜腔内脏的静脉回流系经门静脉，以后通过肝脏而间接入于下腔静脉。直接注入下腔静脉的属支中，脏支有肝静脉、睾丸静脉（或卵巢静脉）、肾静脉、肾上腺静脉，壁支有膈下静脉及腰静脉。后者是节段性血管，通常是4对，与腰动脉伴行，左侧较长，各静脉都由前、后两支构成。前支收集腹侧壁的血液，与腹前壁的静脉吻合，向内侧行，在腰大肌后方与后支汇合；后支由腰部的皮肤及肌肉的静脉汇合而成，通过腰横突之间并接受脊支。前、后支合成的腰静脉，沿椎体前面而行，在腰动脉上方，进入下腔静脉的后壁。两侧上、下位腰静脉之间有纵向吻合，形成腰升静脉，左、右分别与半奇静脉及奇静脉相续，因之在下腔静脉的两侧有两个静脉干与其平行，并构成上、下腔静脉间的吻合。

下腔静脉的发生很复杂，胚胎时先后由后主静脉、下主静脉、上主静脉及其吻合衍变而成，所以下腔静脉可以有不少畸形变异，如下腔静脉阙如或双下腔静脉借奇静脉回流。其属支左髂内静脉与下腔静脉分叉处有吻合支相连，或右髂内静脉注入左髂总静脉。

根据文献报告，下腔静脉结扎术可以用来治疗盆腔或下肢血栓性静脉炎，防止肺部栓塞，结扎宜在睾丸静脉（或卵巢静脉）以下，结扎后，侧支循环借腹壁静脉、生殖系静脉、椎静脉系统来维持。必须注意，结扎下腔静脉危险性仍然很大，死亡率可高达30%。结扎下腔静脉后，动脉压一般下降5～30 mmHg，静脉压亦下降20～25 mm水柱，有的甚至下降85～100 mm水柱，手术中如发现静脉压有显著波动，无论上升或下降预后均不良。

（二）脊椎骨的血供

1. 腰椎动脉系统　腰椎的血供来自腰动脉，由腹主动脉的后壁发出，沿椎体的中部向后外侧走行，沿途发出一些垂直小支进入椎体前方，以营养椎体。腰动脉至椎间孔前缘先后分为脊椎前支、横突前支及背侧支，形成椎管外、内血管网两组（图2－8）。前者以横突为界又分为：①椎管外血管网前组，由横突前支（横突前动脉）形成。此支比较粗大，沿途在横突前方尚发出许多肌支，还有许多交通支与相邻横突前动脉吻合。此动脉位置较深，破裂可产生巨大腹膜后血肿，随后可发生顽固性肠麻痹。②椎管外血管网后组，由背侧支的关节间动脉及上、下关节动脉组成。关节间动脉绕过椎弓根峡部向后方延伸，行走于椎板与肌筋膜之间，然后向中线行走，沿途发出许多肌支，最后分布于椎板间韧带及棘突。椎管内血管网包括脊前、后支（椎间孔前、后动脉）。脊前支先分出一个小支供应神经根，然后经椎间孔的前缘进入椎管内，随即分为升、降支，由升支再分出横支，在中线汇合，经椎体后面的静脉窦孔进入椎体，相邻节段脊前支的升、降支彼此吻合，形成纵行的血管网。动脉分支、神经支与椎管内窦椎神经沿脊椎上下伴行。脊后支较前支细，呈网状分布于椎板和黄韧带内侧，然后穿入椎板，以微细小支在硬膜外脂肪中走行，与硬脊膜动脉丛相连。

腰椎椎体的营养动脉，中央支数目较少而恒定。由椎体前外侧面进入的有1～3支；由背面进入的有1～2支，为椎体的主要营养动脉。中央支位于椎体中1/3平面，主干向心直行，分支小，末端在椎体中心部形成螺旋状弯曲，以后呈树支样分支，分别伸向椎体上、下端。周围支数目较多，但不恒定。周围支短而分支早，向椎体上、下端伸展，分布于椎体周围骨质。椎弓的营养动脉数量较少，管径较细。椎骨营养动脉的终动脉只存在于骨化期的软骨区内。

2. 腰椎静脉系统　脊柱静脉系统由3个互相交通的无瓣膜的静脉网构成。腰椎也不例外（图2－9）。

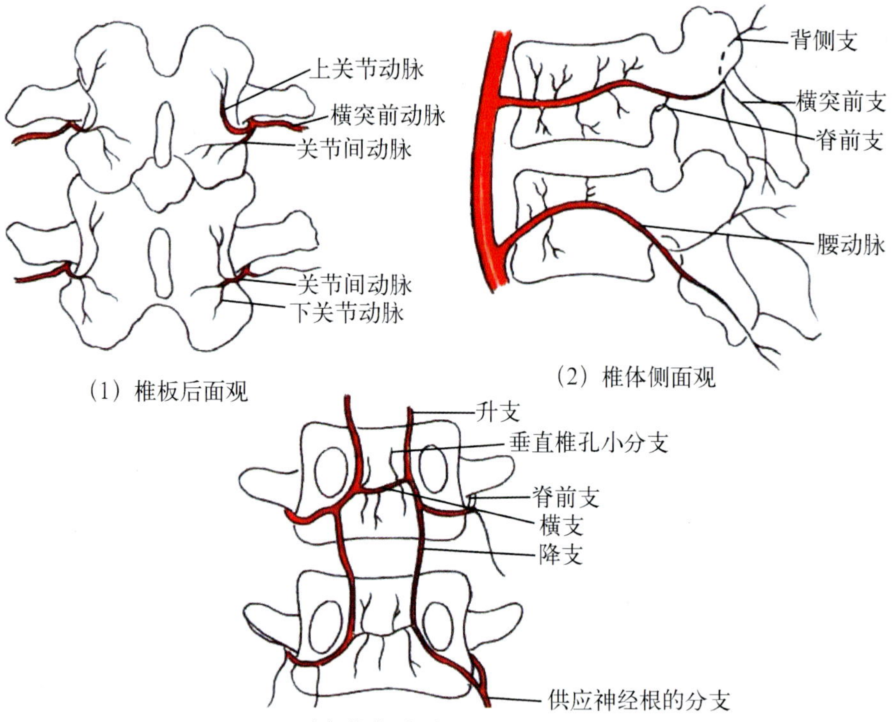

(1) 椎板后面观　(2) 椎体侧面观　(3) 椎体后面观

图2－8　腰椎的血供

(1) 椎骨（内）静脉：椎体周围静脉注入椎体中央管道，然后在后纵韧带及骨膜的深面经椎体后部滋养孔汇入静脉窦内，与椎管内静脉相交通。

(2) 椎（管）内静脉：分为3组：①椎管内后静脉，离椎间盘较远；②椎管内前静脉，在椎管横突冠状线之前，沿椎管前面有2个纵行静脉系统，此静脉在椎弓根部弯行向内，在椎间盘部弯行向外。在椎弓根内侧，这个静脉在滋养孔与椎骨内静脉相交通。椎管内前静脉紧贴椎间盘后面，位于硬脊膜及马尾神经之前；③根静脉，为节段静脉，在每1个腰椎成对分布，分别在两侧椎弓根的上、下，下一对静脉与神经根密切相关。根静脉经椎间孔穿出。

(3) 椎管外静脉：主要为两侧的腰升静脉，在椎体、横突及椎弓根交界处形成的沟内纵行向上。在远侧，此静脉与髂总静脉相交通；在近侧，左腰升静脉注入半奇静脉，右侧的一般较小，可以在 $L_{4\sim5}$ 椎间隙终为一个根静脉，向上又与其他根静脉重新会合，最后汇入奇静脉。

在骶骨，骶管内前静脉不明显，代之以根静脉，与相当的骶神经根平行，经骶孔向前与髂内静脉相交通。S_1 根静脉也称骶升静脉。

脊椎的静脉没有瓣膜，血流呈双向性，一般注入下腔静脉，但在腹压加大情况下，也可以流向相反方向。硬脊膜外静脉丛位于疏松网状脂肪组织内，由于胸腹压增高，血流向相反方向流动，使硬脊膜外静脉增高，再加某些诱因，如咳嗽、翻身、弯腰等，静脉压可急剧增加，如静脉壁发育异常，即可导致静脉壁破裂，引起硬脊膜外血肿。

腰椎的静脉分为4组：即前组、后组、脊椎（管）内静脉丛和椎间孔—神经根管静脉丛。前组以腰静脉为主，在腰动脉上方，接受椎体小静脉，最后流入髂总静脉及下腔静脉。后组以关节间静脉和上关节静脉为主，与同名动脉伴行，接受后方附件的回流，汇入椎间孔静脉丛。椎（管）内静脉丛接受椎体后半部的回流，在椎体后面的静脉窦孔处形成粗大的薄壁静脉，横行向神经管内延伸，在椎管侧方形成纵行的椎（管）内静脉前丛，从椎内静脉前丛发出椎间静脉，进入神经根管静脉丛。椎间孔—神经根管静脉丛以椎间静脉（神经根静脉）和腰升静脉为主干。每一腰椎有2对椎间静脉，与神经根伴行。直接接受椎弓根，上、下关节突和横突前静脉的回流。椎间静脉注入腰升静脉，下端与髂总静脉相通，上端

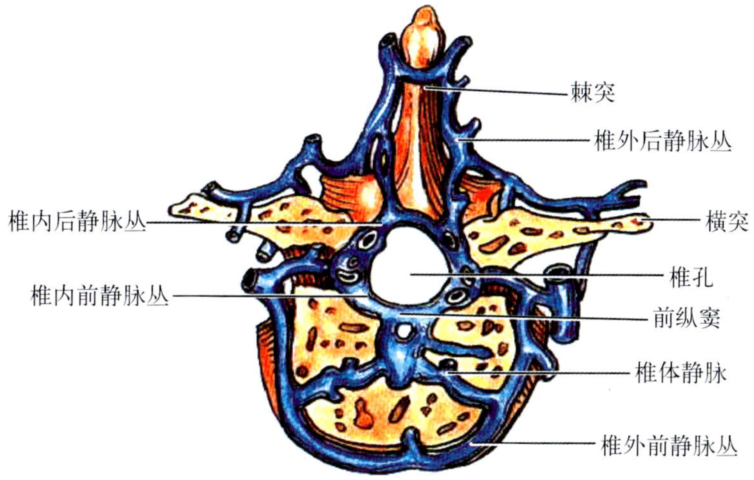

（1）横切面观

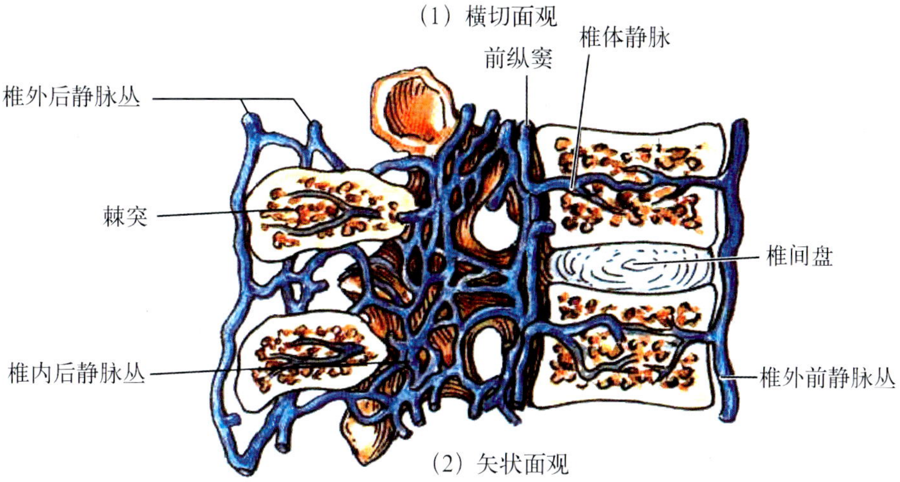

（2）矢状面观

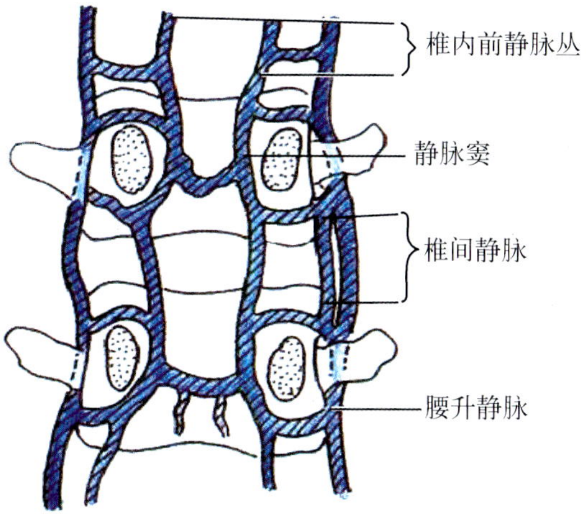

（3）冠状切面观（椎骨后部已切除）

图2－9　腰椎静脉丛

注入奇静脉或半奇静脉。

了解腰椎血管的解剖特点，在进行腰部手术时，可以防止大量出血，如进行腰部软组织手术，不宜扩大至横突前方。做全椎板切除时，为了充分减压，特别对神经根管进行减压时，因为神经根管为骨性管道，上、下各有椎间静脉通过，其前内侧有椎内静脉前丛，外侧有腰升静脉，出口处为椎间孔，充满网状的静脉丛，所以只有后方为安全区。

根据椎内静脉前丛与椎间盘的关系，加压下腔静脉，自股静脉注入造影剂，可使椎静脉系显影，或经腰升或骶升静脉做选择性腰骶部硬膜外静脉造影，如椎内静脉前丛有移位或中断，可诊断为腰椎间盘突出，又因腰椎静脉系无瓣膜，俯卧位可使下腔静脉压力升高，手术时宜架空患者腹部，防止静脉血逆流至椎管内。

硬膜外腔内有丰富的椎内静脉丛，由后纵韧带两侧的椎纵窦和椎体与后纵韧带之间连接纵干的吻合支以及椎板内面的椎静脉网，彼此上下、前后、左右相连，构成纵贯脊柱全长并包围硬脊膜的静脉网，它收纳脊髓和椎骨的血液，并经椎间孔、椎弓间静脉而与椎外静脉丛相交通。

骶部椎静脉网细小而分散；腰部椎静脉网呈三角形多支密网，列于椎板间角的两侧，与邻近网相交通，胸下部网亦呈三角形，但支少而稀疏；胸中部以上两侧各形成一、二条纵行支，并以粗大的横行、斜行或纵行吻合支相连，颈部支少而细小。

椎静脉网一般位于椎板内面，但也有小支至黄韧带间角，还有少数的横行、纵行或斜行的吻合支跨越黄韧带的内面。在硬膜外腔进行穿刺时，这些静脉网很易受损，高位（$C_3 \sim T_1$）穿刺者出血率最低，中胸部（$T_{5 \sim 11}$）出血率最高，T_{10}以下出血率介于二者之间。

椎基底静脉系统在椎体中部与放射动脉伴行，形成一个大的静脉，椎体上下的垂直静脉进入椎基底静脉，后者呈水平方向向后从椎体穿出，汇入椎内静脉前丛。

主要的垂直静脉支管径较大，迂曲走行，沿途在一定间隔接受相等大小斜行注入的小支，后者又由众多短的细支形成。

在椎体矢状切面或冠状切面邻近椎体终板，大的水平关节下静脉集合系统与终板平行，后者在椎体中部由垂直静脉大的属支构成，这些属支由垂直方向改为水平方向，或向前，或向后，或向两侧。在椎体后部，这个水平方向的静脉网一些属支可直接注入椎内静脉前丛，在椎体前面或其周围，静脉属支直接注入椎外静脉丛，也参与组成水平关节下集合静脉系统。

在椎体终板，另有一个管径较小的血管网，呈水平方向，与关节下集合静脉系统相平行，这些位于穿通的椎体皮质终板，形成所谓软骨下毛细血管后静脉网。从这个静脉网，有短的垂直属支汇入水平关节下集合静脉系统。而在周围，则有一些属支直接注入椎体表面的静脉。

3. 椎静脉系　Batson 首先提出椎静脉系是一个独立的静脉系统，是人体除了腔静脉系、肺静脉系和门静脉系以外的第 4 静脉系统。此系统由位于椎管内的椎内静脉丛、位于脊柱外的椎外静脉丛以及位于上两者之间的椎骨内静脉 3 部分组成。椎内静脉丛尤为发达，呈纵行排列，通过一些节段性侧支和胸、腹腔内静脉有广泛的吻合。整个系统无瓣膜存在，其容量为 100 ~ 200 ml。椎静脉系的静脉壁很薄，组织学上难以分出 3 层，但仍有较薄的平滑肌组织，并有少量弹性纤维和大量胶原纤维。血管口径可有一定程度改变，但不可能有过度扩张。

椎静脉系可调节和平衡身体不同静脉系的压力差，当其他静脉发生梗阻时，可起代偿循环通道作用。心力衰竭或门脉高压时，椎静脉系可因血量增加而引起慢性充血，造成对神经系统的损害。恶性肿瘤的瘤栓或气栓、菌栓均可由此途径蔓延，一些盆腔的癌瘤或化脓感染容易引起椎骨转移或发生化脓性脊柱炎，均可由这种解剖基础而得到解释。

根据椎静脉系的特点，可经骨内（椎体、棘突或肋骨）、静脉（股静脉、肋间静脉、奇静脉）注射造影剂，可获得椎管良好显影，为诊断椎管或椎骨疾病提供形态依据。经股静脉做选择性腰升静脉插管，根据椎内静脉前丛的移位和中断现象，可诊断腰椎间盘突出，其正确率可达 91%，在 $L_5 \sim S_1$ 水平的正确性更优于脊髓造影。

二、髂总动脉及其分支

髂总动脉对第 4 腰椎由腹主动脉分叉处起始，至骶髂关节处分为髂内、外动脉，其前面为腹膜和小肠曲。两侧髂总动脉多在骶岬或腰骶椎间盘水平分为髂内、外动脉，且两侧常对称；如两侧不对称，一般总是左侧低于右侧（图 2 – 10）。

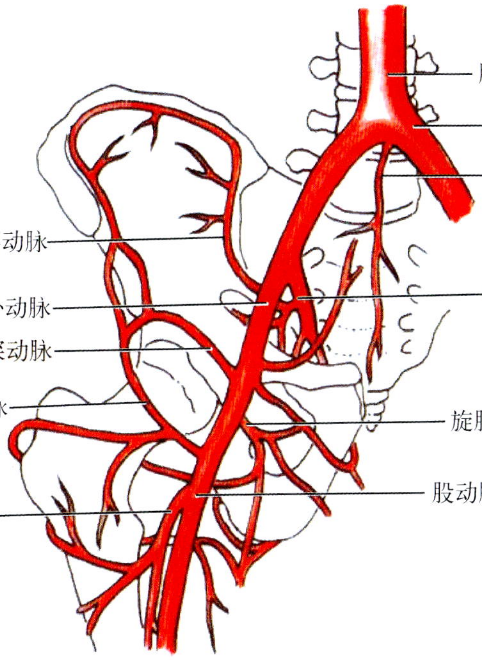

图 2－10　髂总动脉及其分支

（一）髂外动脉

髂外动脉（图 2－10）由髂总动脉分叉处至腹股沟韧带中点，以后经血管腔隙移行为股动脉。如由脐下左一指远处至腹股沟韧带中点画一线，则此线上 1/3 相当于髂总动脉的行程，下 2/3 相当于髂外动脉行程。

髂外动脉沿腰大肌内侧缘与盆缘下行，在腹股沟韧带的深面，腹横筋膜位于其前，髂筋膜位于其后，这两层筋膜随股动脉入股形成股鞘。髂外动脉在腹股沟上方的分支，有腹壁下动脉和旋髂深动脉。髂外动脉通过股动脉的分支旋股内、外侧动脉与髂内动脉的分支臀下动脉在股后形成十字吻合。

旋髂深动脉的主干沿腹股沟韧带外侧半的后侧斜向外上，经髂前上棘至髂嵴上缘后行。旋髂深动脉除发支营养邻近肌肉外，还通过腹壁肌肉的髂嵴附着面，进入和营养髂嵴前部骨质。动脉在髂嵴内侧行于腹横筋膜与髂筋膜愈合处，向髂嵴方向发出 2～8 支，其中以 3～5 支为最多，占 76.47%。旋髂深动脉在髂嵴上缘又向髂嵴发出 2～9 支，其中以 3～6 支多见，占 84.31%。旋髂深静脉有 72.86% 与动脉紧密伴行，其余静脉的回流形式变化较大。根据解剖，旋髂深血管适于作为髂骨显微血管游离移植的血管蒂。

（二）髂内动脉

髂内动脉（图 2－10）为髂总动脉的内侧末支，供给盆腔脏器、盆壁和外生殖器，它的分支均向下行于覆盖腰大肌和梨状肌腹膜壁层的深面，同时越过腰骶丛的浅部，它的变异很多。

1. 髂内动脉前干的分支　髂内动脉前干的分支多数至内脏，末端以臀下动脉出骨盆。脏支有脐动脉、膀胱下动脉、直肠下动脉、阴部内动脉和输精管动脉（男）或子宫动脉（女），壁支有髂腰动脉、骶外侧动脉、闭孔动脉和臀上、下动脉。

（1）髂内动脉前干壁支包括闭孔动脉、阴部内动脉和臀下动脉。

1）闭孔动脉：闭孔动脉由闭孔沟出盆，在耻骨的盆面与腹壁下动脉之间有通畅的吻合。闭孔动脉发出至髂骨的滋养动脉，供应闭孔肌，并发出至髋臼内充填的脂肪及股骨头韧带动脉，闭孔动脉尚发出耻骨支，与腹壁下动脉的耻骨支相吻合。

2）阴部内动脉：阴部内动脉由坐骨大孔出盆，绝大多数经骶丛前方出盆。随后再由坐骨小孔入会阴管，在坐骨直肠窝的侧壁，分出直肠下动脉、会阴动脉和阴茎动脉。

3）臀下动脉：臀下动脉由坐骨大孔出盆，由梨状肌下孔下行，与臀上动脉之间有丰富的血管吻合，臀下动脉本身向下参与形成臀后十字吻合。

臀下动脉发小支供应梨状肌、肛提肌及骶结节韧带，另外，一小部分也参与供应股后肌、髋关节、臀后及大腿后侧皮肤。

（2）髂内动脉前干脏支：有膀胱上、下动脉和直肠动脉，女性另有子宫和阴道动脉。胚胎时，髂内动脉的末端为脐动脉；出生后，此段的终末部分变为脐外侧韧带。男性膀胱下动脉的变异较多，有时很大，代替一部分阴部内动脉的功能，分出一支输精管动脉至输精管。女性，没有膀胱下动脉，但有一个相应的阴道动脉，自子宫动脉发出。子宫动脉行至阔韧带的基部，在离子宫 2 cm 处越过输尿管，然后弯曲向上，分支供应输尿管，和卵巢动脉相吻合。子宫动脉向下，与阴道动脉相吻合，形成宫颈的冠状动脉。

2. 髂内动脉后干的分支　髂内动脉后干的分支全为壁支，包括臀上动脉、髂腰动脉和骶外侧动脉。

（1）臀上动脉：短粗，由梨状肌上孔穿出，分为浅、深支，浅支供应臀大肌及覆盖其上的皮肤，深支发出至髂骨的滋养动脉，另外，尚供应臀小肌、阔筋膜张肌、同侧髋关节和大转子。

（2）髂腰动脉：经腰大肌和闭孔神经的深面，在腰骶干之前向上后外行。多起自髂内动脉本干或其后干。髂腰动脉分出腰支和髂支，腰支供应腰大肌、腰方肌和腰椎的一侧，髂支供应髂肌及髂骨。

（3）骶外侧动脉：有 1 ~ 3 支，以 2 支者最多，多起自髂内动脉的后干。骶外侧动脉上支至骶骨上部，下支至骶骨下部和尾骨，供应骶尾骨。

骨盆骨折因盆腔内动脉及静脉丛破裂出血，盆腔壁肌肉及盆腔脏器也可被骨折端刺伤而出血，再加上骨折面出血，可形成巨大腹膜后血肿，甚至合并低血容量性休克。为了抢救患者，有时不得不结扎一侧或两侧髂内动脉，但必须慎重考虑。

三、髂总静脉及其分支

髂总静脉一般在骶髂关节前方，由髂内、外静脉汇合而成。

（一）髂外静脉

髂外静脉为股静脉的续行段，由腹股沟韧带至腰骶关节，与髂内静脉形成髂总静脉。右侧者先居动脉之内，渐至其后；左侧者位于动脉的内侧，接收腹壁下静脉与旋髂深静脉。

（二）髂内静脉

髂内静脉位置较深，贴骨盆侧壁在髂内动脉的后内侧上升，在骶髂关节前方与髂外静脉汇合成髂总静脉。盆腔脏器的静脉多先聚集为丛，而后形成数干，与同名动脉伴行，汇入髂内静脉。静脉蔓状丛在男女性分别成为睾丸和卵巢静脉，与同名动脉伴行，而不汇入髂内静脉。髂内静脉无静脉瓣。

在骨盆筋膜内有丰富的静脉网，在各脏器附近又组成许多静脉丛，彼此吻合，均无瓣膜配备。在正常生理条件下，大部分静脉均经髂内静脉的支回流至下腔静脉。在直肠壁上，有注入髂内静脉的直肠中、下静脉，也有经肠系膜下静脉注入门静脉系统的直肠上静脉。因此，在门静脉发生堵塞而压力增高时，这些吻合的静脉就发生曲张，可能形成痔核。

第六节　腰骶部神经

一、腰神经后支

腰神经后支较细，于椎间孔处在脊神经节外侧从脊神经发出，向后行经骨纤维孔，在下位关节突与横突根部的上缘之间，至横突间肌内侧缘，立即分为后内侧支及后外侧支。

骨纤维孔位于椎间孔的后外方，上界为横突间韧带，下界为下位椎骨横突的上缘，内侧界为下位椎骨上关节突的外侧缘，外侧界为横突间韧带的内侧缘。$L_{4\sim5}$的骨纤维孔有时被 1 ~ 3 条横行纤维束分隔为几个不同间隙，而将其中通行的神经及伴行血管隔开。

脊神经后支之间常形成“襻”，不仅存在于皮支之间，而且在深层肌肉，后支干之间也存在。

1. 后内侧支　腰神经后内侧支在下位椎骨横突后面，向下位于横突及上关节突所形成的沟内，绕过上关节突的外侧缘，进入后内侧支骨纤维管。腰神经后内侧支的直径以 L_2 最粗，L_1 次之，L_3 以下按序数逐渐变细。

腰神经后内侧支骨纤维管位于腰椎上关节突根部的背面，在腰椎乳突与副突间的骨沟内，由外上向内下。后内侧支骨纤维管有 4 个壁：上壁为乳突，下壁为副突，前壁为乳突副突间沟或有腱膜附着，后壁为上关节突副突韧带。如后壁的韧带发生骨化，则形成一个完整的骨管。

骨纤维管是一个近似“拱形”的隧道，从上外到内下有一个转折，即乳突副突间沟骨面向后突起的部分，此处上关节突副突韧带较厚，在 $L_{3\sim5}$更是如此，是骨纤维管一个狭窄区。

腰神经后内侧支进入骨纤维管后，先向上外，以后翻越骨嵴，转向内下。神经在此狭窄区折曲走行，如管的入口呈裂隙状，或上关节副突韧带骨化，使骨纤维管变为一个完整的骨管，失去退让余地，更易使腰神经后内侧支遭受挤压而引起腰腿痛。与腰神经后内侧支伴行的血管表面有来自腰交感干的纤维包绕动脉，形成神经丛，也同样会受到挤压。在椎管、神经根管以及椎间孔，动、静脉及毛细血管遭受挤压后，也会引起腰痛。

腰神经后内侧支在骨纤维性管内呈扁圆形，直径为 0. 8 ~ 1. 3 mm，而骨纤维性管内径为 2. 1 ~ 3. 9 mm。神经及伴行血管周围充满疏松结缔组织。由于后内侧支在走行过程中紧邻椎间关节及横突间韧带，又须通过骨纤维性管，故腰椎椎间关节病变、韧带损伤或骨纤维性孔内径改变，均可能刺激、压迫而引起后正中旁一侧疼痛和压痛，疼痛还可放射至椎间关节、多裂肌、黄韧带、棘间韧带和棘上韧带等部位。需要时，可根据各支所在部位的深度及至中线距离进行封闭或手术切开骨纤维性管，以松解受压的神经。

后内侧支出骨纤维管后向内下方斜行，至椎板的后面转向下方，跨越 1 ~ 3 个椎骨，重叠分布于关节连线内侧的关节囊韧带及肌肉。后内侧支经腰骶关节的下方，发支至该关节囊及多裂肌。向下行走，发出分支至棘突两侧的肌肉、韧带和皮肤，同时又发出细支至下一平面的椎间关节内侧上部的关节囊。在腰背肌肉内分支与上下平面来的分支相连，紧与椎板相贴，一直到棘突的下缘，棘上韧带受上一平面的后内侧支支配。

2. 后外侧支　腰神经后外侧支沿横突背面向外下方斜行。$L_{1\sim3}$的后外侧支本干在骶棘肌表面向下走行一段较长距离后，再穿过腰背筋膜至皮下，构成臀上皮神经，后者也可有 T_{12}或 L_4 的纤维参加。

后外侧支的分支主要分布于椎间关节连线以外的结构，如横突间韧带、髂腰韧带、横突间肌、骶棘肌和腰背筋膜等。

腰神经后外侧支向下外，其行程分为 4 段：①第一段（骨表段）：穿骨纤维性孔（出孔点）后，沿肋骨或横突的背面和上面走行；②第二段（肌内段）：走行于骶棘肌内；③第三段（筋膜下段）：走行于腰背筋膜浅层深面；④第四段（皮下段）：走行于浅筋膜内。神经走行并非直出直入，各段之间均有转折角，此角既是神经固定点，又是迂曲回转处。后支全部走行有 6 个固定点，顺序为出孔点、横突点、入肌点、出肌点、出筋膜点及入臀点，其中出孔点、横突点和入臀点均有纤维骨性管固定，这些部位如遭受损伤或牵拉，可产生局部或牵扯性腰腿痛。

脊神经后内侧支和后外侧支支配脊柱后侧的韧带、肌肉和椎间关节，不仅调节脊柱正常的生理性活动，还能控制非生理性活动。支配韧带的神经传导韧带的本体感觉至中枢神经系统，反射性地引起肌肉收缩，以保持稳定，防止脊柱发生不应有的损伤。腰神经后支尚能调节骶棘肌紧张度，以与腹直肌保持平衡。

腰神经后支及其分支之间均有广泛吻合，可视为腰后丛，因此，一个内侧支或外侧支常含有邻近 2 ~ 3 个脊髓节的纤维成分。

平 $L_{2\sim4}$ 棘突向外 2 ~5 cm，可分别阻滞 $L_{1\sim3}$ 后支的内侧支。在 L_5 棘突与髂后上棘连线中点附近，可分别阻滞 $L_{4\sim5}$ 后支的内侧支。平齐 $L_{2\sim5}$ 棘突向外 3.5 ~4 cm，可分别阻滞 $L_{1\sim4}$ 后支的外侧支。进行上述阻滞时，深度均为 4 ~5 cm。紧贴髂后上棘内侧面扇形刺入 3 ~4 cm，可阻滞 L_5 后支的外侧支。

在横突背面可以找到外侧支，在上关节突的外侧面或其内下方可找到内侧支，在椎间孔处可以找到后支。

乳副突间的骨纤维管或骨管被累及时，内侧支易受挤压，可引起腰痛，切开、切除增厚的纤维束或凿开骨壁，即可解除内侧支的压迫。

二、窦椎神经

窦椎神经或称 Luschka 神经，由脊神经和交感神经两种成分复合形成。窦椎神经的主支较恒定，每一椎间孔内有 1 支，粗细约为 0.2 mm。此主支由脊神经的脊膜支和交感神经纤维构成。脊膜支或称返神经或脊膜神经，仅包含脊神经的体躯感觉神经。副支一般不恒定，可有 2 ~6 支。其来源或来自邻近交感干，或来自脊神经前、后支甚至脊神经节。主支和副支共同支配椎管内和椎管壁的各种结构。主支常与根动、静脉伴行，神经分布丰富，支配区靠前。主支主要分布于神经根袖和硬脊膜前面、椎体后骨膜和椎间盘纤维环后壁浅层、后纵韧带表面和深层以及前硬膜外间隙内的血管和疏松结缔组织。副支分布稀少，支配区靠后。副支多在脊神经根的后方及上、下方走行，分布到硬脊膜后面、侧面、黄韧带前面、椎弓前骨膜以及后硬膜外间隙内的血管和疏松结缔组织。椎间盘纤维环的浅层、硬脊膜后面和黄韧带内，均有神经支配和游离神经末梢，但远比后纵韧带和硬脊膜前面稀少，黄韧带尤少。

窦椎神经在后纵韧带处发出升支、降支和横支。故与来自上、下节段和对侧的分支有广泛重叠分布。窦椎神经的末梢可呈丛状或树枝状。椎管内的软组织的感受器如受到强烈的伤害性刺激，可通过窦椎神经传入中枢，与腰腿痛的发生密切相关。由于窦椎神经在相邻节段之间和两侧之间有广泛吻合，因此，伤害性刺激必然会跨节段和跨侧传入中枢，疼痛很少呈局限性。

腰骶部椎管内软组织包括椎间盘及韧带受到刺激时，可引起腰部及股后肌群反射性痉挛及腰腿痛，切断窦椎神经可使椎间盘、后纵韧带、硬膜的本体感觉、痛觉和交感兴奋消失。

三、腰交感神经节

腰交感神经节一般为 4 ~5 个，较胸部的小，在椎体前面沿腰大肌内侧缘排列，右侧的被下腔静脉所掩盖，左侧的沿主动脉的边缘伸延，神经节不仅以纵的节间支，也以横的神经纤维束互相连接。后者横过腹主动脉与下腔静脉后面，连接两侧的神经节。

支配下肢的腰、骶丛神经在第 4 腰椎处互相交织。Chayen 称此区为腰大肌间沟；其前面为腰大肌及其筋膜，后面为腰椎横突、横突间韧带和肌肉及腰方肌，内面为腰椎椎体。在腰部，平第 4 腰椎棘突下方 3 cm 的外侧旁开 3.5 cm 处穿刺可进入此区，注射局麻药物即可阻滞下肢所有神经。

四、腰丛神经及其分支

（一）腰丛神经的组成及分型

腰丛神经由第 1 ~3 腰神经前支和第 4 腰神经前支的一部合成。

第 4 腰神经的一部下降，与第 5 腰神经合成腰骶干。腰丛神经位于腰大肌的肌质内，在腰椎横突之前。

（二）腰丛神经的分支

在腰大肌的内、外及前侧有腰丛神经各支穿出，自其内缘穿出者为闭孔神经，自其外缘穿出者自上而下为髂腹下神经、髂腹股沟神经、股外侧皮神经及股神经，自其前侧肌腱中穿出者为生殖股神经，各神经皆位于髂腰筋膜之后，髂腹下神经随后穿过腹横肌腱膜并在其与腹内斜肌之间向前走行一个短距离。髂腹股沟神经沿腹横肌膜内侧走行，在髂嵴前部附近穿过腹横肌，然后再穿过腹外斜肌进入腹股沟管。股神经与股外侧皮神经经腹股沟韧带之后入股。

1. 髂腹下神经（L_1）及髂腹股沟神经（L_1）　两神经均由腰大肌外缘穿出，向下外方经肾脏后面行走，以后髂腹下神经越腰方肌穿腹横肌而至腹前壁。髂腹股沟神经则越腰方肌与髂肌而至髂嵴，穿腹横肌及腹内斜肌，由腹股沟管浅环穿出。

髂腹下神经及髂腹股沟神经多于 L_1 平面离开腰丛，由于 T_{12}常发支加入 L_1，因此，此两神经之一常含有 T_{12}的纤维。

髂腹下神经均在腰大肌外缘穿出，大多数起自 T_{12}及 L_1。

髂腹股沟神经在髂前上棘的内侧进入腹壁肌层的深面，穿过腹横肌和腹内斜肌，然后在腹外斜肌腱膜的深面沿精索行走，发出一个短的腹股沟支和一个感觉支到大腿内侧。

髂腹股沟神经在腹壁肌层间的走行呈多次折曲，其特殊走行易于受到机械性刺激，腹股沟疝手术，阑尾切除术常可引起此神经的损伤，有时虽然手术未直接累及此神经，但以后由于瘢痕牵拉也可使此神经受到刺激，特别在腹股沟区再次手术时，由于瘢痕妨碍手术显露，此神经容易无意地被缝线结扎，可引起髂腹股沟综合征。

临床上表现为腹股沟区顽固性疼痛，患者为减轻疼痛，髋关节轻度屈曲，下肢内收。如在髂前上棘内侧和稍下方二横指处，即在此神经穿过肌层处进行封闭后达到完全暂时止痛，诊断即可确立，在该处将髂腹股沟神经近端切除，即可达到完全和永久止痛，不致引起感觉消失，效果较神经松解术为好。

2. 生殖股神经（$L_{1\sim2}$）穿腰大肌，沿肌纤维方向下行，至腹股沟韧带的上方，又分为生殖支和股支。生殖股神经多起自 $L_{1\sim2}$，亦可起自 T_{12}及 L_3。

3. 股外侧皮神经　由腰大肌外侧缘的中部显出，多发自 $L_{1\sim2}$。

4. 股神经　为腰丛最大之支，向下行于腰大肌与髂肌的间隙内，在腹股沟韧带深面经股动脉的外侧入股，在盆腔内发支至髂肌，多发自 $L_{2\sim4}$。

副股神经是腰丛在股神经与闭孔神经之间发出的一个额外支，在腰大肌的浅面，髂腰筋膜深面，下行入股部，分支分布于股神经的分布区，或发支与股神经的分支相吻合。

5. 闭孔神经　（$L_{2\sim4}$）对小骨盆缘由腰大肌内侧缘出现，在弓状线的微下方，沿盆内侧壁向下前经闭孔沟入股。副闭孔神经（$L_{3\sim4}$）或发自闭孔神经，沿腰大肌内缘下行，约占29%。

闭孔神经向下至大腿分布于各内收肌，对某些疾患所引起的大腿内收挛缩畸形，如将闭孔神经切断，可将挛缩状态转变为弛缓性瘫痪，对关节畸形的矫正有所帮助。

副闭孔神经的发出部位及与髂腰筋膜的关系均与副股神经相似。当其经过耻骨上支的浅面入股时，贴近骨膜，到达股部后，分支分布于闭孔神经的分布区或与闭孔神经相吻合。

五、骶丛神经及其分支

骶丛较大，由腰骶干及全部骶神经及尾神经前支所构成。由骶丛发出长的坐骨神经和股后侧皮神经，以及一些短的神经。

坐骨神经是由第4、5腰神经前支和第1、2、3骶神经前支所组成，为混合性神经，在腰椎下部间盘髓核突出症时，突出的椎间盘可压迫坐骨神经的某一神经根或马尾神经，引起坐骨神经痛或麻痹，常须手术切除突出的椎间盘。

短神经有：①臀上神经，支配臀中、小肌及阔筋膜张肌；②臀下神经，支配臀大肌；③阴部神经，支配会阴和外生殖器的皮肤和肌肉；④肌支，至梨状肌、闭孔内肌、股方肌等。

六、皮肤的神经节段性分布

皮节，即由一个脊神经后根及其神经节供应的皮区。由于每一皮节（第2颈节除外）总有相邻上、下位皮节的神经纤维参加支配，因此至少要有3个后根同时损坏，才有一个皮节区的感觉完全丧失，而单独损坏一个脊神经后根，只会出现感觉减退，而不出现感觉丧失。

身体各部皮肤的感觉神经分布分为根性的节段分布及神经周围性分布两种。颈部、胸部、腹部、上肢、下肢、臀部及会阴部的皮肤，分别由颈、胸、腰、骶、尾脊神经的皮支分布。

颈部的脊神经根性分布自耳后达肩部，属于$C_{2\sim4}$节来的皮支。

上肢的脊神经根性分布主要为$C_{5\sim8}$节及T_1节来的皮支，其节段分布，不似躯干那样有规律。

下肢的脊神经根性分布主要为$T_{12}\sim S_3$节来的皮支。

第七节　腰骶部解剖特点与腰痛

临床上常见腰背痛患者，其原因很复杂，牵涉面也最广，固然有些腰背痛系由于腰背部以外其他系统引起，但腰骶部本身引起者仍占绝大多数。从解剖观点看，腰骶部表现有下列特点。

1. 腰骶部的位置　腰骶部正常位于活动度较大的腰椎与甚少活动的骨盆交接处，同时又位于腰椎生理前凸与骶椎生理后凸的交接处，杠杆作用特别大，容易受到损伤。

2. 腰骶部关节　腰骶部关节特别多，达20余个，此部关节又经常处于运动状态，不论行走、站立或坐位时均在负重，维持关节稳定的因素如关节囊、韧带稍有损伤或关节面稍有不对称，即可发生疼痛。骶髂关节是脊柱与下肢间的重要缓冲部分，抬重物时，背伸肌与腘绳肌同时紧张，该关节易受到劳损。

3. 腰骶部的软组织　腰骶部的软组织结构也较复杂，肌肉过度收缩时，常使骶棘肌或臀大肌的起始部发生撕裂，该部可以出血、肿胀、肌肉痉挛。当暴力作用于腰骶部，肌肉来作预防如不能制止，以致超过正常活动范围时，韧带可发生扭伤，并发肌肉痉挛。韧带受伤后的出血及机化可使其失去正常张力及韧性，造成关节松弛。软组织损伤后，充血及血肿可压迫神经。急性损伤后如未及时处理，可发生粘连，牵扯周围肌肉，减少运动范围，更易再次遭受损伤；粘连又可引起肌肉反射性痉挛，造成不正常体位，因而使韧带处于慢性紧张状态。肌肉痉挛时，因发生肌肉缺血，牵扯痛面积扩大。

4. 腰神经根　腰骶部的腰神经根径路很长，下部腰椎的椎间孔相对较小，但神经根却相对较大。途中任何周围组织变化均可压迫或刺激神经，常见者如椎间盘突出、黄韧带肥厚，其他如梨状肌肥厚或一个椎间孔通过两个神经根时均可引起。

5. 先天性畸形　腰骶部的先天性畸形特别多，常使腰部力量不平衡，引起损伤性关节炎或使韧带肌肉附着部分减弱，一旦成人从事较多体力劳动时，即可出现症状。

6. 姿势不良与慢性劳损　姿势不良常引起慢性劳损。瘦长体型者，脊柱细长，活动范围大，胸椎后凸及腰椎前凸常增大。腰骶部棘突常互相抵触，短粗体型者，关节突常呈半月形，运动受限，腰椎前凸也增加。身体其他部分畸形，如胸椎后凸、脊椎侧凸、一侧下肢短缩、扁平足、婴儿瘫均能引起腰骶部慢性劳损。

腰骶部各组织中，如末梢神经受刺激而发生疼痛，一般为局限性，如同时产生下肢疼痛，为放射性，可由于病变直接压迫神经根所致，也可为牵扯性，某一神经束梢将刺激传至脊髓中枢后可使同一种神经根所分布的其他区域感到疼痛。

腰痛最常见的原因为腰椎韧带、关节囊劳损与扭伤，腰部脊柱用力前屈时，可引起椎体前部或后部的组织如筋膜、韧带、关节囊及椎板的损伤，有时两者能同时受伤。损伤轻重视暴力大小、方向、解剖情况及受伤时的姿势而定。脊柱过度前屈时，骨折多发生于胸腰段脊柱，很少在下部腰椎。原因是胸腰段脊柱的前后活动范围较大，而下部腰椎与不活动的骨盆相连，又有韧带连接，活动范围较小。同时，腰段脊柱的前凸又可抵抗前屈的损伤，腰椎前屈受伤时，后部韧带往往先断裂，然后发生椎体前缘骨折。

在相当大的外力下，腰骶关节附近的棘上韧带、棘间韧带，有时后纵韧带及纤维环的后部都能发生破裂，黄韧带因有弹性而不破裂，如 L_5 有部分或全部骶化，或其横突过大，该椎体具有相当稳定性，韧带破裂则发生于 L_4 及 L_5 之间，如 L_5 横突小，S_1 棘突发育不佳，或有脊柱裂。该处韧带组织薄弱，也易于受伤。

7. 椎间盘退行性变　椎间盘退行性变表现为椎间隙狭窄、椎体边缘不齐和骨质密度增高，髓核后移，椎间盘进一步退变，向周围膨出，在椎体边缘掀起前纵韧带，在其下方小三角形空隙内逐渐骨化，而形成唇样变（图 2－11），椎间孔及侧隐窝变窄。

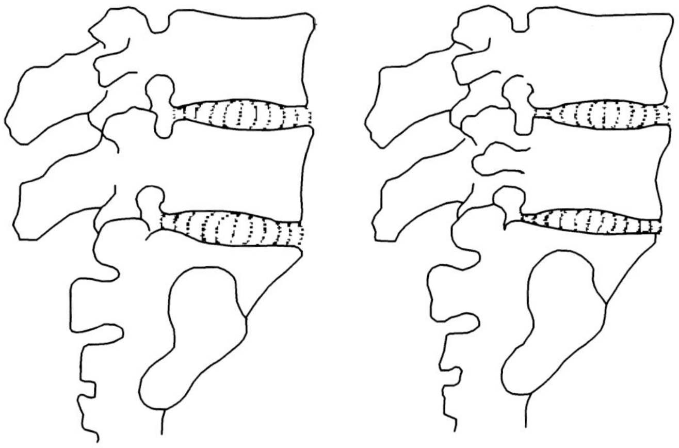

（1）椎间孔正常　　（2）椎间孔变窄

图 2－11　正常椎体和椎间盘退变

腰骶椎间隙狭窄后，椎体不仅下降，同时 L_5 在 S_1 上有移位倾向，原因是下腰部的上关节突向后倾斜成角，但更重要的是，正常在直立位作用于 L_5 使其固定于 S_1 的强有力的肌内力量将脊椎骨向后拉，由于椎间盘内容的丧失，棘间韧带及纤维环变为松弛，不再能抵抗肌内的收缩力，使脊柱变为不稳，产生退行性滑脱及椎管狭窄，同时使关节突增加额外负担，继以椎间关节退变。纤维组织及纤维软骨过于承担张力，当其承受压力时可发生退行性变，这种过程肯定与椎间隙的变窄有关。

8. 椎间盘突出（椎间盘纤维环破裂症）　椎间盘由于外伤或本身变性，髓核或纤维环或两者向椎管内或椎间孔内突出，均伴有纤维环破裂，呈环形、纵行或幅射形破裂（图 2－12）。突出的部分挤压神经根，引起充血、水肿或变性等变化，时间较久后，突出的组织可呈纤维化或钙化。如椎间盘退化，椎间隙变狭窄。加以邻近椎骨的关节小面向前移位，椎间孔大为缩小，亦能引起神经压迫症状。一般椎间盘突出多发生于 L_5S_1 椎间隙及 $L_{4\sim5}$ 椎间隙，相对较少发生于 $L_{3\sim4}$ 椎间隙。

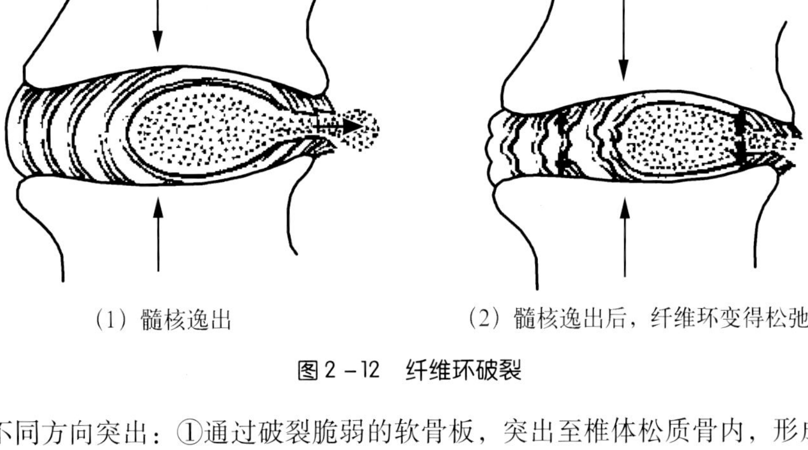

（1）髓核逸出　　（2）髓核逸出后，纤维环变得松弛

图 2－12　纤维环破裂

椎间盘可向不同方向突出：①通过破裂脆弱的软骨板，突出至椎体松质骨内，形成施莫结节（Sehmorl's Node），使受累的椎间隙变窄；②向前，固有坚强的前纵韧带所阻挡，且椎体前方即腹后壁，有

较大空间，不致产生症状；③向前下；④向后至椎管。由于在中部有后纵韧带，一般向侧方突出，但少数也可在中央突出（图2－13）。

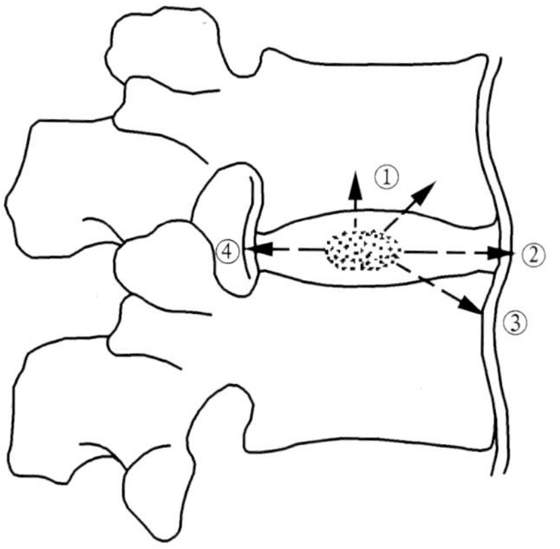

图2－13 椎间盘向不同方向突出

突出物仅累及1个神经根，但可同时侵犯相邻上、下神经根。突出物也可横行，同时侵犯2个神经根，或有双椎间盘突出，突出物可位于神经根的内侧、外侧，或神经根之前，向不同方向移动（图2－14）

根据纤维环外层的完整性，将椎间盘突出可分为3种类型：①完整型：球状，纤维环外层完整；②骨膜下破裂型（剥脱型）：呈椭圆丘状，可高低不平，纤维环外层本身仍完整，但它在骺环处的附着已破裂，突出组织移位至邻近上下椎体的后面，其上覆盖的骨膜仍保持完整；③纤维环完全破裂，突出组织仅被后纵韧带遮盖，或后者同时破裂，突出组织可游离于椎管内。时间较久后，后纵韧带自椎体剥离处也可发生钙化，脱出的髓核内有钙盐沉着。

椎间盘突出的临床表现随椎间盘突出位置不同，神经症状表现也不相同。

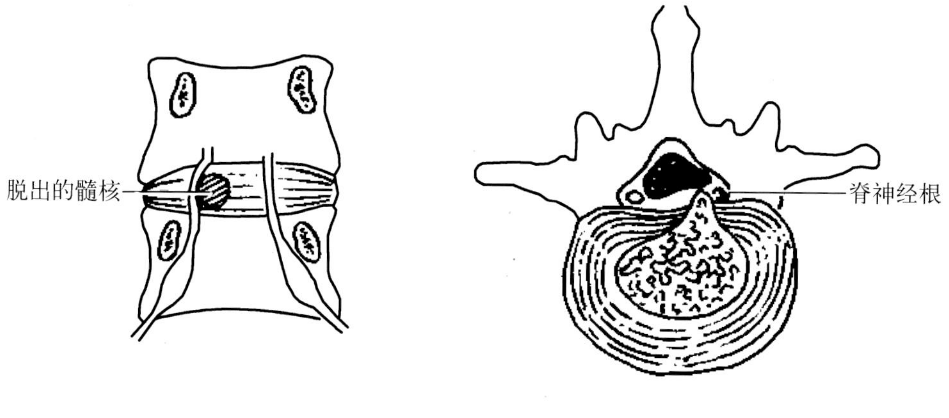

（1）位于神经根的内侧

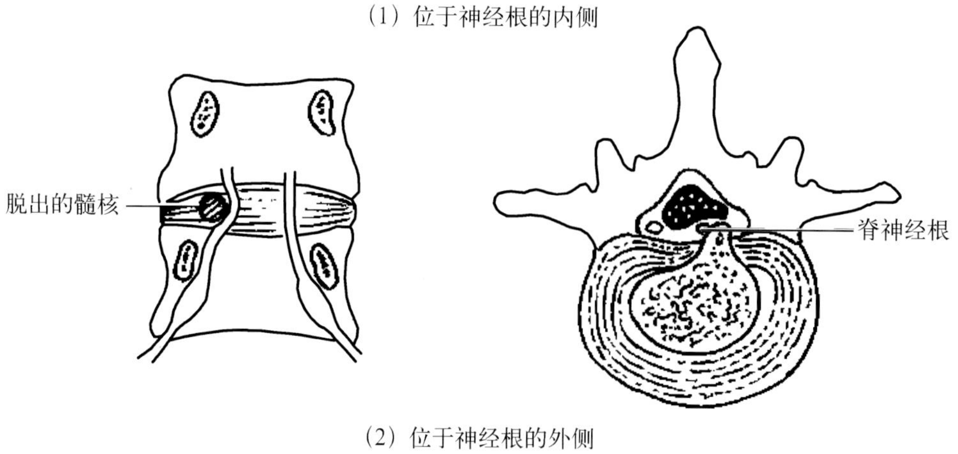

（2）位于神经根的外侧

图2－14 髓核突出与神经根关系

第八节　脊柱的曲度与运动

一、脊柱曲度的形成

脊柱的曲度从前后看，成一直线，如从侧面看，则有4个曲度。是由于发育和生理上的需要而形成，曲度虽大小不同，但重力垂线应通过各段曲度交界处（图2－15）。

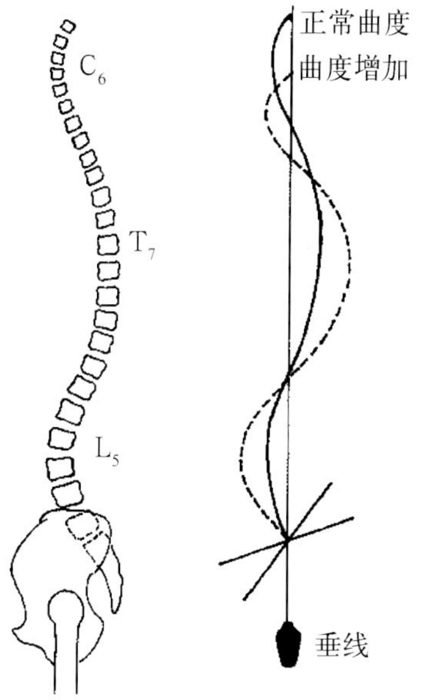

图2－15　脊柱曲度

在胚胎晚期和新生儿，整个脊柱只有一个向后凸的曲度，当时头和膝相接近，呈虾米状，婴儿开始坐位时，头逐渐抬起，颈段脊柱就形成一个向前凸出的曲度，至9月、10月，婴儿练习行走时，髋关节开始伸直，由于髂腰肌将腰脊柱向前牵拉，就形成了腰段脊柱向前凸的曲度。

根据以上发育的经过观察，可见颈段脊柱和腰段脊柱前曲是次发的，身体为保持平衡，在这两个曲度之间，不得不维持两个相反的曲度，即胸段脊柱及骶尾段脊柱后曲，或者说维持原有的曲度。这种次发曲度的发生使躯干的重力在站立时更容易向下传达，并且减少了肌肉的负担。

胸椎和骶椎椎体的后侧较前侧为厚，但骶骨前面的曲度常因人而异。在女性，其弯曲多位于骶骨下部；相反，颈椎椎体前后侧等长，在腰椎部，虽然$L_{4\sim5}$椎体的前侧较后侧为厚，但$L_{2\sim3}$椎体的厚度前后常有改变，L_1椎体的后侧则显然较厚，颈腰段脊柱的向前凸出的曲度，一部分系由于其间椎间盘形成之故。

站立时椎间盘内的髓核受到挤压，同时足弓减低，因此，人的高度在晚间可能比清晨略低。

脊柱生理曲度正常者，其头和躯干的重心线，侧面看从颞骨乳突向下经过髋关节的中心横轴、S_2、膝和踝的前面，而落到负重的足上。

二、维持脊柱正常曲度的因素

维持正常脊柱曲度的因素甚为复杂，主要为不同躯干肌的作用。躯干肌指所有作用于躯干并与姿势有关的肌肉，又分为：①脊柱肌，浅纵行肌群主要作用为后伸，较少为侧屈；深斜行及横行肌群主要作用为旋转，其次为侧屈。②脊柱外肌：腹肌、腰方肌、腰大肌、肋间肌、菱形肌、斜方肌及背阔肌，肌电图显示所有上述肌肉均与维持姿势有关，如脊柱肌软弱或瘫痪，则脊柱外肌将对姿势维持起重要作用。腹肌和背肌以及髋关节的屈肌和伸肌平衡地将骨盆前倾角维持在30°。骶棘肌和腹直肌是两组重要的抗重力肌肉，屈髋则重心前移，骶棘肌由于本体感觉兴奋发生反射性收缩；伸髋则重心后移，腹直肌就收缩；四肢运动时，这两组肌肉均发生反射收缩，维持骨盆正常前倾角，使躯干稳定。另外，脊椎骨的形状、韧带的附着、大小及方向、椎间盘的固有坚固性对维持脊柱曲度也起一定作用。

三、脊柱曲度的生理意义

脊柱曲度的存在，使脊柱如同一个大的弹簧，增加了脊柱缓冲震荡的能力，生理曲度还扩大了躯干重心基底的面积，加强直立姿势的稳定性；腰椎生理曲度前凸，对负重及维持腰部稳定甚为重要。

骨盆前倾角对于脊柱曲度的稳定亦甚重要，如前倾角大于30°，就发生腰椎前凸或形成病理性凹背（Sway back）。

有曲度的脊柱比没有曲度的笔直脊柱稳定，胸段脊柱和骶尾骨向后弯曲，可增加胸、盆腔的容积，其内部脏器可有活动余地，这些都是生理上所需要的。

脊柱的曲度是不固定的，事实上，许多人在胸腰都有很轻微的侧凸，可能与使用左右手的习惯有关。

脊柱曲度随年龄而有所改变，老年人有普遍性骨关节退行性变，椎间隙变窄，胸椎后凸明显增加，其脊柱曲度有趋向简单化或胚胎化的表现。长期卧床患病的幼儿和青年，由于脊椎骨发育过快，脊柱的肌肉未能相应迅速配合生长，韧带的牵引增加，亦可引起脊柱曲度的改变。

有些人站立时，胸段脊柱上部后凸显著，头部相对地移至肩部以前；也有些人腰段脊柱显著前凸，骨盆可能前倾；更有些人胸段脊柱后凸和腰段脊柱前凸的曲度均同时显著增加而形成驼背。因姿势关系，腰段和胸段脊柱的曲度也可能同时变平。

四、脊柱关节的运动

任何两个相邻椎体间的运动范围都很小，但总体则很大。脊柱可以沿 3 个轴运动，在额状轴上的屈伸运动是脊柱所有运动中最灵活者；在矢状轴上可以做侧屈运动，沿纵轴所做运动是旋转运动。除此以外，脊柱尚能做弹拨运动，如在跳跃时。在运动过程中，椎间盘可以减少冲击和震荡，构成坚固而又富于弹性的连接体；椎间盘越厚，脊柱的运动越大。椎间关节可限制在所有方向过度运动。黄韧带、棘间韧带、棘上韧带及后纵韧带在脊柱前屈时紧张，借助其弹性也可使脊柱伸直。前纵韧带可以防止过伸，横突间韧带在脊柱向侧方运动时也起同样作用。

腰段脊柱的运动有前屈、后伸和侧屈运动，范围均较大，屈伸运动经过椎间盘的横轴发生，前屈时，棘突间的距离加大。在腰部，因椎间关节的关节面方向和旋转运动的方向呈直角，所以旋转运动很受限制。

腰段脊柱前屈由腹直肌和腰大、小肌作用，腰段脊柱过分前凸可以因腹直肌而防止。髋关节伸直时，由于髂肌紧张，可以加大腰椎的前凸，如果这个肌肉的伸展因为某种病理原因而受到限制，平卧使下肢伸直时，腰椎的前凸将会加大。脊柱后伸的范围较小，伸脊柱的肌肉主要为骶棘肌各肌柱，脊柱侧屈主要为骶棘肌、半棘肌，腰方肌、腰大肌和腹外斜肌。上述各运动联合起来即为环行运动，腰部几乎没有。

脊柱的旋转与侧屈密切相关，前屈时侧屈与旋转相偕朝向凸侧，后伸时侧屈与旋转相偕朝向凹侧。旋转轴位于椎体中心，关节面的方向在腰部可防止旋转，在胸部可防止侧屈。在直立或中性位，腰椎前凸，女性较大，一般 $L_{3\sim4}$椎体前凸最大。直立位置下，脊柱的纵轴经过胸腰及腰骶关节。尽量弯腰时，运动弧的大部分发生于髋关节，约为 80%。

腰椎的后伸范围较前屈为小，并较颈椎为小，正常时受前纵韧带及棘突相互抵触的限制。腰椎侧屈相当灵活，但因椎间关节小面横过旋转面的障碍，不具旋转作用。腰椎运动轴经过椎间盘后 1/4，约在椎管前 5 mm，腰椎后伸时，椎间盘向后下突出，嵌于下一椎骨上切迹，$L_3 \sim S_1$ 间的椎间盘尤其如此，此时椎间孔最小。腰椎极度后伸时，椎间隙前部开大，后部缩小；极度前屈时，情形则相反。在腰段脊柱中，椎间盘的总厚度几占整个腰段脊柱长度的 1/3，而腰椎及其椎间盘约占脊柱可活动部（即除骶骨以外）的 1/3。Charnley 曾计算腰椎及椎间盘的前面总长度，由全屈至全伸时增加 12 mm，虽然这种改变只可能在椎间盘发生，每个椎间盘增加 2.4 mm，而腰椎及椎间盘的后面总长度在同样运动中只减少 5 mm，每个椎间盘为 1 mm。运动时，椎间盘内的髓核可能起支点作用，但因髓核系半液体性，运动轴可以发生改变。后伸时，运动轴前移；前屈时，则后移。

腰椎前屈或后伸时，脊髓及马尾神经根活动自如，离枕大孔越远，相对运动越大。马尾神经根在硬膜囊内极度松弛并有相当弹性，即使在极度前屈时，神经根亦不显紧张。Charnley 指出，腰椎部的硬脊膜后面显松弛，即使在完全屈曲时，椎管后面增长 11 mm，硬脊膜亦不会显过分紧张，腰椎部硬脊膜前面虽然紧靠椎体后面，其间无疏松组织，借各个腰神经根维持固定，此处靠运动轴较近，由全屈至全伸时，椎管前部仅增长 5 cm，故硬脊膜亦不致过分紧张。

脊柱轻微的侧屈，如行走时，使身体的重量加于一侧肢体，骨盆向对侧倾斜，身体的重量因而转移。由于在骨盆提高的一侧腰椎发生侧凸，因此，躯干的上部仍可维持平衡。这种侧屈的改变，可以使身体的重心随时得到矫正并相适应。

脊柱好似分节状的弹性柱，被脊柱两旁肌肉支持，分居于胸、腹两室内，其间仅隔以膈肌，躯干肌肉的作用可将此两室变为一个有坚硬壁的圆柱，部分抵抗施加于躯干的应力，减少脊柱的负重。

吸气时，肋间肌稳定肋骨，增加胸腔内压，变为一坚固的单位，可以支持一定负荷。膈肌及腹肌特别是腹横肌的收缩可以压迫腹腔变为一个半坚硬的圆柱，也可支持较大的负荷。由于胸腹腔的参加，腰椎负荷减少 30%，而下部胸椎减少 50%。

（黄丹奇　张少臣）

第三章 上肢的应用解剖

第一节 上肢的体表标志

一、肩部骨性标志

自锁骨干向外触摸，可发现锁骨的外端向后，与肩峰成斜面相接。肩峰甚易触得，如将手放于椅上，因三角肌松弛而较明显。肩峰尖在肩锁关节微前，在其外缘向后 5 cm 处与肩胛冈相连，两者相接处成肩峰角，由此至肱骨外上髁的距离常为测量上臂长度的标志。

肩胛骨的喙突为三角肌前缘所覆盖，在锁骨外侧部前下 2.5 cm，在三角肌及胸大肌的间隙内向后下触摸，可清楚显出，在瘦人更易触到。

肩胛冈相当于第 3 胸椎平面，起自肩胛骨的脊柱缘，向外终于肩峰。肩胛骨的脊柱缘及下角在上肢下垂时极易摸到，唯当伸手向前时，则因前锯肌及菱形肌的收缩而不显；在肌肉萎缩时，这些标志特别明显。

正常情况下，肱骨头在肩峰之下，由前、外两面向外突出，肩的圆形即因肱骨上端覆有三角肌之故。上臂运动时，可发现肱骨头在转动。在三角肌瘫痪时，肩峰与肱骨间的距离增大，手指可深入凹陷内。

肱骨大结节突出于肩峰之外，为肩部最外的骨点。在肩肱关节脱位时，因上臂极度外展，大结节与关节盂边缘相抵触，有 1/3 患者合并大结节骨折；如无骨折，一般大结节移向内侧，肩峰变为最外点，肩遂变为方形。肱骨小结节位于喙突尖外侧 2.5 cm 处而微低，置指尖于该处，旋转肱骨时即可觉其在指下滚动。

二、臂部表面解剖

臂部肌肉均位于肱骨的前、后面。前部的肌肉隆起，主要为肱二头肌。其肌腱止于桡骨粗隆的后部，其内缘为肱二头肌腱膜所遮盖，不如外缘显著。上臂背侧的隆起在中部特别显著，为肱三头肌，下部平坦部分相当于肱三头肌腱。伸肘时，肱三头肌的外侧头在三角肌后缘之下显著隆起。在上臂后内侧的隆起为其内侧头，长头由三角肌的覆被下穿出。

肱二头肌的内侧沟起自腋窝后襞，沿上臂内侧向下直至肘窝，其上部作为肱二头肌、喙肱肌与肱三头肌的分界，下部至肘窝，作为肱二头肌与旋前圆肌的分界。肱二头肌内侧沟有上臂血管神经束走行，贵要静脉由此向上汇入腋静脉，也是显露肱动脉及正中神经的良好标志。肱二头肌外侧沟较短，不如内侧沟显著，起于三角肌的止点，终于肘窝，其下部作为肱桡肌、桡侧腕伸肌与肱二头肌的分界。头静脉沿此沟向上，然后沿三角肌前缘注入腋静脉。此血管在肱静脉血栓性静脉炎时，常是唯一保持静脉回流的血管，在手术中应注意保护。在寻找锁骨下血管时，头静脉是良好的标志。

臂部外展时，如自腋窝后襞至肘窝中心沿上臂内面画一线，即代表肱动脉及正中神经的行路。尺神经在上部与肱动脉伴行，唯在下部则向下后行至内上髁之后。桡神经从肱三头肌间隙穿出后，即向后下沿桡神经沟绕肱骨而行，至三角肌止点下 2.5 cm 处，从臂外侧肌间隔穿出，随后下行至肱骨外上髁前，分为深、浅二支。

三角肌止点在臂部为一重要标志，不仅代表肱骨主要滋养动脉穿入骨骼水平，桡神经也在此平面绕肱骨背面而行，同时又相当于喙肱肌附着肱骨内侧水平。

三、臂部浅层结构

在臂浅筋膜内，头静脉沿肱桡肌与肱二头肌之间向外上，经前臂外侧皮神经表面，至臂的上 1/3 处，位于三角肌和胸大肌之间的沟内，与胸肩峰动脉的三角肌支伴行，然后经锁骨下窝入于腋静脉。贵要静脉沿肱二头肌内侧缘上升，约至臂的中点稍下方，穿固有筋膜至臂深部，在肱动脉内侧上升至大圆肌下缘，与腋静脉相续。

臂内侧皮动脉来自尺侧上副动脉、肱动脉、肱深动脉及腋动脉。尺侧上副动脉与尺神经、桡神经的肱三头肌内侧头支伴行。

臂内侧皮瓣上界为腋窝，有毛皮边缘，下界为肘窝上界，前界为臂前正中线，后界为臂后正中线。臂部皮肤除内侧一小部分受肋间臂神经（来自第 2 肋间神经，有时也来自第 3 肋间神经）支配外，其余皮神经全部来自臂丛。

臂内侧皮神经一般来自 C_8 及 T_1，布于前臂内面的掌侧及背侧皮肤，占 54.17%。但臂内侧皮神经可被肋间皮神经分支或前臂内侧皮神经分支所代替，各占 10.42%。在后一种情况下，前臂内侧皮神经有时在腋腔内就分成掌、背侧两支，而臂内侧皮肤由背侧支分布，占 12.5%。臂外（上外）侧皮神经（$C_{5\sim6}$）来自腋神经，支配肩外侧及上臂外侧皮肤。臂后皮神经（$C_{5\sim8}$）有时尚有 1 ~2 支臂下外侧皮神经，来自桡神经，分别支配上臂后侧及上臂下外侧皮肤，臂后皮神经尚可与前臂背侧皮神经借一共同干由桡神经发出（占 8%）。前臂内侧皮神经（$C_8 \sim T_1$）支配近肘窝处，前臂外侧皮神经在头静脉的深面穿出，前臂内侧皮神经于贵要静脉穿入固有筋膜处浅出，并与此静脉伴行。

四、肘部骨性标志及表面解剖

（一）骨性标志

在肘关节两侧，肱骨下端内、外上髁及鹰嘴极易触及，肱骨内上髁更为显著。在肱骨内上髁的内后方有一明显的沟，介于肱骨内上髁及鹰嘴之间，尺神经由此通过，甚易触得。肘关节半屈时，肱骨外上髁也易摸到，唯在肘关节伸直时则隐入凹陷内，凹陷之内侧为肘后肌，外侧为桡侧各伸肌。肱骨外上髁距鹰嘴较肱骨内上髁为远。

肘关节伸直时，肱骨内、外上髁与尺骨鹰嘴同在一条横线上。肘关节屈曲成直角时，后面观察，此三点相连成一等边三角形，侧面观察，此三点位于一直线上，与肱骨纵轴相当。继续屈肘至最大限度，鹰嘴尖则居于肱骨关节面之前，在此位置上，肱三头肌的附着点可被触知。肘关节脱位时，此三点的关系无论从后面及侧面观察，均发生改变。鹰嘴位于肱骨两上髁之后上，而在伸展型肱骨髁上骨折或肱骨下端骨骺分离时并不引起改变，但从侧面观察，鹰嘴与肱骨两上髁的连线移位至肱骨干轴线之后。

在肱骨外上髁之下有一凹陷，为肱桡关节所在。如使前臂交替做旋前、旋后动作，桡骨头可被清晰触知。在肘关节伸直时，可将一手指伸入此凹陷内，当关节腔内有积液时，此凹陷即不复存在。肘关节屈曲时，桡骨头居于肱骨外上髁前约 2.5 cm，与肱骨外上髁及鹰嘴突在肘关节的外侧也形成一三角形，相当于肘后肌部位，其深面则为肘关节的后外侧部。当桡骨头骨折造成肘关节积血时，血肿即由此处膨出。自此三角的中心，与上述三点的等距离处向前并在远侧穿刺，较易进入肘关节腔内。

肘关节面的表面投影相当于从肱骨外上髁下 1 cm 至肱骨内上髁下 2.5 cm 处的连线上。

（二）表面解剖

前臂旋后及肘关节完全伸直时，在肘前部可以看到 3 个肌肉隆起，居中间者为肱二头肌，近肘窝部变为一窄腱，向深处止于桡骨粗隆的后部，其深面为肱肌，两侧有两条浅沟及两个肌肉隆起，内侧为旋前圆肌、桡侧腕屈肌及掌长肌，外侧为肱桡肌及桡侧腕伸肌。内外两组肌肉隆起向下会合之点代表肘窝的下角。肱骨两上髁的连线则代表肘窝的基底。自肱二头肌腱内侧发出一腱膜横行向内，呈薄板状，横架肘窝上，移行于前臂筋膜，此腱膜的存在使得肱二头肌的止点及旋前圆肌在表面不易区分。如在腱膜的近侧下压，可触知肱动脉的搏动。在肘后内侧沟可以触及尺神经。

五、前臂的骨性标志及表面解剖

桡、尺骨下部均可清楚摸到。前臂在外形上颇似截断的锥体，其上部因系肌肉起始处，主要为肌腹，显得宽大，向下变为肌腱，逐渐细小。

前臂掌侧肌肉远较背侧发达，前臂骨背面，特别是尺骨背面的全长由鹰嘴至尺骨茎突均可明显触得。桡骨头在肘后区的小窝中可清楚摸到，该窝位于鹰嘴的外侧及肱骨外上髁的下方。桡骨头稍下为肌肉所覆盖，但桡骨中点以下重新可被触及，向下一直到桡骨茎突。

前臂掌侧肌肉的投影可以根据若干引线确定，肱桡肌的内侧缘相当于肱二头肌腱外侧缘与桡骨茎突连线，旋前圆肌的方向相当于肱骨内上髁至桡骨中点连线，而尺侧腕屈肌的内缘则相当于从肱骨内上髁至豌豆骨的连线。

在前臂掌面，自肱二头肌腱向外下至桡骨茎突可见一沟，屈肘时更为明显。此沟也作为前臂前内侧群肌肉与前外侧群肌肉的分界。在前臂背面，相当于尺骨背侧缘常看到一个凹陷。其尺侧为尺侧腕屈肌及其他屈肌，桡侧为尺侧腕伸肌与其他伸肌。在桡骨头后凹窝的下方可以确定一沟，该沟走向桡骨外侧面的中点。沟的前方，为肱桡肌及桡侧腕长伸肌；沟的后方，即相当沟与尺骨之间有桡侧腕短伸肌、指总伸肌及尺侧腕伸肌。

桡动脉的投影可根据肱二头肌腱内侧缘与腕部可以触及桡动脉的搏动点之间的连线来确定。尺动脉的投影可根据肱骨内上髁与豌豆骨的外侧缘连线来确定，该线相当于尺动脉在前臂下 2/3 的行程。

第二节 上肢的关节及连接

一、肩关节

肩关节一般仅指肱骨头与肩胛骨关节盂之间的关节。在日常生活中，肩部的活动并不只限于此关节，实际上是由肩肱关节、胸锁关节、肩锁关节及肩胛骨与胸壁之间的连接（肩胛胸壁关节）、肩峰下机制（第二肩关节）、喙锁关节等6个关节彼此共同运动，故在讨论肩关节时，应包括上述所有关节。

（一）肩肱关节

肩肱关节（图3－1），是人体最灵活的关节，主要决定于两个解剖因素，首先两个关节面显著不相称；其次，关节韧带装置薄弱，对关节稳定作用很小，而为具弹力的肌肉所代替，使上臂内旋、外旋肌群的肌腱附着于肱骨大、小结节，犹如支持关节的韧带装置。肩肱关节的主要功能为运动，支持重力仅占次要地位，关节囊很松弛。肩胛骨关节盂的关节面很小、很浅，此种结构使肱骨头的运动具有很大灵活性，但其稳固性则远不如髋关节。

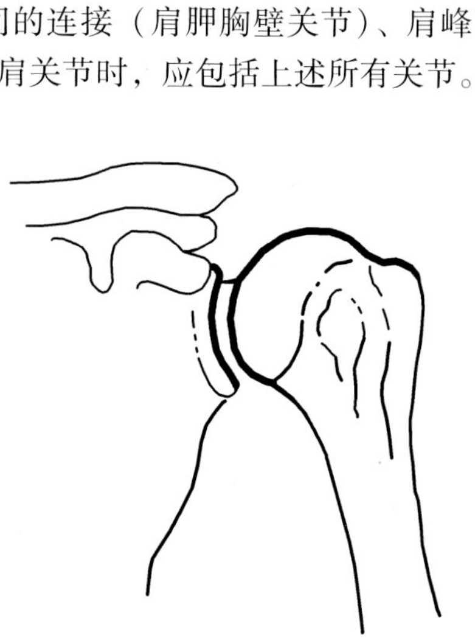

图3－1 肩肱关节

1. 骨结构组织

（1）肩胛骨的关节盂：呈梨状，上窄下宽，关节面浅小，向前、外、下，与肱骨头的关节面极不相称。关节盂的表面覆以一层透明软骨，中央较边缘为薄，关节盂的边缘镶有一层纤维软骨，名盂缘，以增加关节盂的深度。关节盂缘切面呈三角形，在儿童，此结构的基底紧与关节盂的边缘相附着，并与透明软骨相混，而在关节囊边缘则与纤维性关节囊相续。在老年人，盂唇的上部游离似软骨盘。关节盂唇前缘如脱落、缺损或关节囊从关节盂唇边缘撕破，可引起习惯性肩肱关节脱位。

关节盂的上、下各有一突起，名盂上粗隆、盂下粗隆，分别为肱二头肌长头及肱三头肌长头附着处。

(2) 肱骨头：呈球状，占圆球面积的1/3，关节面向上、内、后，较肩胛骨关节盂为大，故仅有一部与其接触。肱骨头的后外部如有缺损，亦可引起习惯性肩关节脱位。如将肱骨头与股骨头作比较，后者占圆球面积的2/3，向上、内、前。

(3) 肩峰：位于肱骨头的上后方，向外、后、下，是防止肱骨头向上脱位的重要结构。当肱骨头上抬时，肱骨大结节正位于肩峰之下，除非肩肱关节在后伸位，外力直接向肩前及肩顶，否则，不易引起肱骨头的损伤。

(4) 喙突：向前、外、下，做拥抱肱骨头的姿势。在喙突与锁骨外1/3之间有坚强的喙锁韧带相连，形成喙锁机制。在喙突与肩峰之间有喙肩韧带，甚为坚强，其内侧起于喙突上面的外侧，形成喙肩弓，为第二肩关节的上界，也是防止肱骨头向上、向内脱位的结构。

2. 关节的连接

(1) 关节囊：关节囊的纤维层由斜行、纵行及环行纤维构成（图3－2），关节囊的后下部起于关节盂唇的周缘及相邻关节盂的骨质，其前部起点随滑膜隐窝的有无及大小而不同，如有较大滑膜隐窝，纤维性关节囊前部不与盂唇相续，而向内伸展至喙突基底，以后借一薄层纤维组织沿肩胛颈前面反折至盂唇；如无滑膜隐窝，关节囊则起于关节盂唇的周缘及邻近骨质。在远侧，纤维性关节囊的上部止于解剖颈的上部，下部止于肱骨干的骨膜，距肱骨头关节软骨一定距离。纤维性关节囊的内部衬以滑膜，向下沿肱骨解剖颈反转至肱骨头关节软骨的周围，其纤维与关节软骨相混，但不至关节盂的关节软骨。

关节囊的前部有盂肱韧带三束加强，关节囊的上部一般不附着于盂唇，此处有短的旋转肌，即小圆

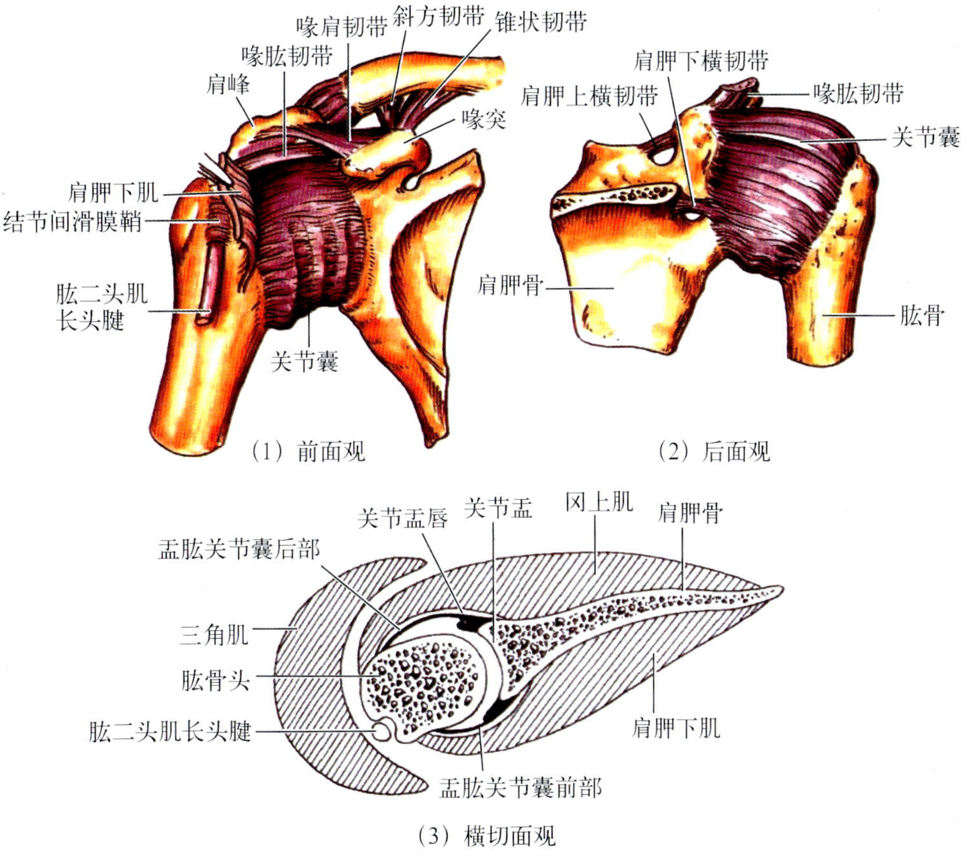

图3－2 盂肱关节囊

肌，冈上、下肌及肩胛下肌组成的肌腱袖加强。这些肌腱约长 2.5 cm，肌腱与关节囊纤维彼此紧密融合，一般很难分开，特别在肱骨结节间沟，更是如此。各肌腱的纤维也彼此相混，肌腱袖可使肱骨头保持于原位。在关节囊下方，有腋神经及旋肱后动脉通过，前者尚发一关节支至关节囊。

50 岁后，肌腱袖的滑膜面的最内侧纤维常发生不完全撕裂、磨损或破碎等病变，有的甚至整层均受到侵犯而发生完全撕裂，缺损近侧的滑膜组织加厚但平滑，形成镰状韧带，这种退行性变随年龄增加而愈益加重。另外，尚有血管及纤维增生。50 岁后，结缔组织由于化生不完全形成的纤维软骨、类骨质、骨组织常可见到，但最常见到的为附着于肱骨头的肌腱袖纤维的透明变性及纤维软骨、关节囊的病变，较该关节的软骨组织及骨组织更为显著。软骨病变在 50 ~ 60 岁最多，但关节囊的病变随年龄递增。引起肌腱袖病变的原因，除了年龄是一个因素外，关节囊正处于肩峰及肱骨之间，当上臂外展时，旋转肌不能将肱骨头固定于关节盂，而使肱骨头向上，顶住肩峰下面，因此容易使其间的软组织受到钳夹，而使肌腱袖重复遭受扭伤。

3. 韧带

（1）喙肩韧带：虽非肩肱关节本身韧带，但为构成第二肩关节上界喙肩弓的组成部分，是肩肱关节上部强有力的屏障，其前后部较厚，宽广的基底起自喙突外缘，以后缩窄，在肩锁关节前止于肩峰尖部的前缘，中部纤维很薄或阙如，因此形成两个坚强纤维束，呈分歧状。此韧带将肩峰下滑膜囊自肩锁关节隔开，其下面构成肩峰下滑膜囊后部的顶。上臂抬起时，肱骨大结节位于喙肩弓之下，作为肱骨头外展时的支点，喙肩弓与其下的滑膜囊及疏松组织便利肩部浅、深层肌肉滑动。

（2）喙肱韧带：为一坚强的纤维束，贴于关节囊上面，可以视作胸小肌的游离部，此韧带起于喙突水平部的外缘，向前下经冈上肌及肩胛下肌之间，其纤维至关节囊并与大、小结节间的肱骨横韧带相连。喙肱韧带好似肱骨头的悬吊韧带，其近侧纤维在外旋时紧张，有约束外旋的作用，并可使肱骨头不致向上脱位。肩关节周围炎时因韧带挛缩，肱骨头处于内旋位，限制肩肱关节的外展外旋。

（3）盂肱韧带：为关节囊比较致密的部分，增强关节囊的前部，起于肱骨解剖颈的前下部，向上向内，止于关节盂的盂上粗隆及关节盂唇，与肱二头肌腱相续，分为上、中、下 3 束，称为盂肱上韧带、盂肱中韧带及盂肱下韧带。这些韧带仅能在关节囊内部看到，有约束肩肱关节外旋的作用。其中盂肱中（内）韧带最为重要，位于关节囊的前下部，在肩胛下肌和肱三头肌长头起始部之间的裂隙中，该处构成腋隐窝。此韧带可以阙如，因而关节囊这部分变成薄弱点，容易引起肩肱关节脱位。由于肩肱关节脱位经常发生于上肢外展及外旋时，所以肩胛下肌常为脱位的肱骨所撕裂，行经关节囊前下部内方的腋神经亦常遭受损伤。所有 3 个韧带在引起前方盂唇脱落及骨赘的产生上均起重要作用。

4. 滑膜　关节囊的内面完全衬以滑膜，很为松弛，肩关节的滑液性关节囊向下扩展至外髁颈（图 3 - 3）。该囊有两个延长部分，其一包围肱二头肌腱，形成骨纤维性鞘；另一延长部分在肩胛下肌腱及盂缘处，形成滑膜囊。

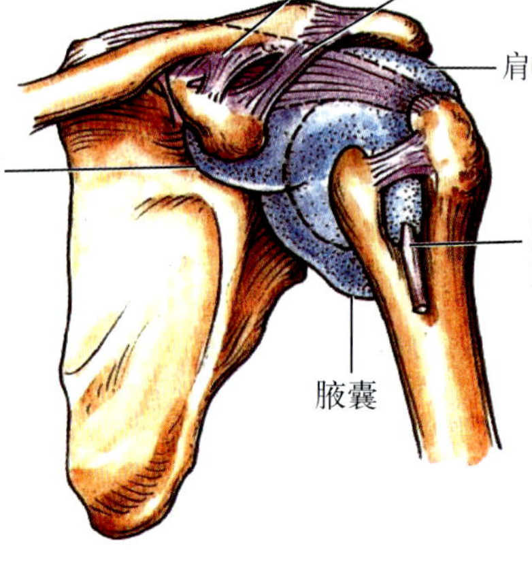

图 3 - 3　肱二头肌长头腱及其滑膜

5. 滑膜囊

（1）肩峰下滑膜囊：肩峰下（三角肌下）滑膜囊介于三角肌深面与喙肩弓及肩肱关节外侧面之间。在儿童，可有一薄隔将它分为肩峰下及三角肌下两部。但在成人，两者常互相交通，应视为一个整体。肩峰下滑膜囊上为肩峰，下为冈上肌腱止点，由于冈上肌腱与关节囊相融合，可视作滑膜囊的底。当上臂外展成直角时，肩峰下滑膜囊几乎不见。

肩肱关节周围的肌肉在外层为三角肌、大圆肌等，在内为较小的旋转肌，这两层肌肉的动作是独立而互相合作的。肩峰下滑膜囊一方面协助骨骼肌运动顺利进行，另一方面保证肱骨大结节顺利通过肩峰进行外展运动。

肩峰下滑膜囊可随年龄增加发生退行性变，囊壁可以增厚，滑膜囊常为厚而平滑的粘连分为数个腔隙。正常时滑膜囊的底坚固附着于大结节的上部、外部及肌腱袖上，并越过结节间沟。肌腱袖完全破裂时，肩肱关节腔直接与肩峰下滑膜囊相通，囊腔在所有直径扩大，囊壁亦增厚，此时肱骨头直接位于肩峰下滑膜囊顶之下。这种改变系由于上臂外展时经常扩大肩峰下滑膜囊之故。

值得注意的是，肌腱袖完全撕裂的患者并不发生肩关节周围炎，这可能由于滑膜囊内的滑液有阻止形成粘连性滑膜囊炎或肌腱炎之故，而后者正是肩关节周围炎形成的条件。

在少数老年人，肩峰下滑膜囊可以完全闭塞，在三角肌下筋膜及肌腱袖外面之间并不存在间隙，只有采用锐解剖方法始能将三角肌与肌腱袖分开，后者一般多呈退行性变。冈上肌腱可部分断裂或形成钙化性肌腱炎。

肩峰下区可视作一个功能性关节，或称第二肩关节。上为喙肩弓，包括肩峰、喙突及其间的喙肩韧带，下为肌腱袖及肱骨结节，其间大的肩峰下滑囊可视为关节腔。此部的病变是肩韧带最常见者，其共同特点为上臂外展时，上方的喙肩弓及下方的肱骨结节间失去正常界限，滑膜囊壁失去正常滑动作用，上臂外展60°～120°时引起的肩痛弧综合征，多由于肩峰下区病变引起。冈上肌腱做为肩峰下滑膜囊的底，撕裂时必然减弱滑膜囊的功能，由于失去冈上肌腱支持，肱骨头在关节盂内变为不稳定。

冈上肌腱的断裂是引起肩峰下滑膜囊炎最常见的原因，老年患者，特别是过去从事体力工作的劳动者，因经常使用肌腱而导致磨损并减弱，更易断裂，可为部分性或为完全性，肌腱的断端可窜入关节腔内。因冈上肌腱断裂而使肩峰下滑膜囊与肩肱关节的关节囊相通时，肱骨的大结节与肩峰因经常摩擦而硬化，其间的软组织亦逐渐磨损，肱二头肌的长头腱亦可能被累及，遭受磨损，其残留部分附着于肱骨结节间沟内。

肩峰下滑膜囊发炎时，滑膜囊常与肩肱关节囊相通，上臂内收时，滑液流入关节内，肿胀不显；而当外展时，液体重新流回滑膜囊，故显隆起。在此种情况下，抬臂时由于肱骨大结节与肩峰的摩擦，外展及外旋动作非常疼痛，但在开始外展与超过直角时，因为大结节不再与肩峰接触，疼痛顿时消失。

（2）肩胛下肌滑膜囊：开口于盂肱中韧带的上下，在关节盂处，有些滑膜皱襞互相重叠。

（3）胸大肌、背阔肌及大圆肌腱：止于肱骨结节间沟两侧的滑膜囊。

（4）喙突下滑膜囊：当胸小肌在喙突有一不正常的起点时具有。

（5）前锯肌下滑膜囊：在肩胛下角及胸壁之间。

（6）肩峰上滑膜囊：在肩峰背侧及皮肤之间，其基底附着于肩峰。

（二）胸锁关节

胸锁关节为锁骨的胸骨关节面与胸骨柄锁骨切迹及第1肋软骨所形成的摩动关节。锁骨的胸骨端较大，呈球形，而胸骨的锁骨切迹与第1肋软骨形成的关节面呈鞍形，可以摸到，上肢运动时更为明显。胸锁二骨的关节面大小很不相称，接触面也很不合适。关节囊围绕关节，上、下二部较薄，但其余部分为韧带装置所加强，其前后加厚部成胸锁前、后韧带，甚为坚强，胸锁后韧带较前韧带薄而紧张。此外，尚有连接对侧锁骨胸骨端的锁骨间韧带及连接锁骨内侧端的肋粗隆与第1肋骨和肋软骨间的肋锁韧带（或菱形韧带），这些韧带能稳定胸锁关节，后者还使锁骨连于胸壁上，有限制锁骨胸骨端向上的作用。关节的韧带装置说明关节囊前下部是较薄弱部分，锁骨的胸骨端容易向前方脱位，有时成为习惯性。如果胸锁韧带或肋锁韧带慢性松弛，可发生胸锁关节半脱位或全脱位。胸锁关节的后部解剖关系甚为重要，不但有大血管、气管及食管，同时尚有丰富的静脉网及胸膜顶，但因此处有胸骨甲状肌及胸骨舌骨肌附着于关节囊之后，对其下经过的大血管起一定保护作用。如系后脱位，有时可压迫其后的大血管、气管及食管，必须立即复位。在胸、锁二骨之间存在有坚而厚的纤维软骨性关节盘，周围较厚，中心较薄，将关节腔分为上、下二部。关节盘的上部附着于锁骨胸骨关节面的上缘和后缘，下部附着于第1肋软骨贴近胸骨处，其大小与锁骨的胸骨端相适应，周缘与关节囊韧带相融合。关节盘约半数不完整，4%阙如，老年人有时有穿孔，其功能为在肩肱关节运动时，减少胸骨的震荡并制止锁骨向内脱位。也有人认为，关节盘的存在系胸锁关节在很大范围内运动的功能性适应结果，如此可使锁骨在各个方向倾斜并沿长轴而旋转。

胸锁乳突肌的胸骨头位于关节囊前部的上内侧，与其相贴连。在关节之后有胸骨舌骨肌及胸骨甲状肌，均能辅助加强关节的稳定。锁骨下肌则在其下外侧，对于行经锁骨及第1肋骨间的血管、神经起保护作用，同时可以防止锁骨突然向上。在关节的前下部，尚有胸大肌的胸骨头及锁骨头与其相贴近，加强前部稳定。

胸锁关节是肩韧带与躯干相连的唯一关节，肩肱关节无论向何方向运动，均需要胸锁关节的协同，在肩部抬高时，可使锁骨旋转。此关节因病变而固定时，肩肱关节的运动即受限制，但此关节因病变所引起的障碍远较肩锁关节为少。切除整个锁骨或先天性锁骨缺损的患者，对上肢运动引起的障碍不大。某些锁骨陈旧性骨折畸形愈合，骨痂过多或锁骨畸形，可压迫锁骨下动脉第1段及静脉，引起胸廓出口综合征。

（三）肩锁关节

肩锁关节由肩胛骨肩峰关节面与锁骨肩峰关节面构成，紧位于皮下，可以摸到，提高肩部时，在两骨连接之间可以看到小凹陷。其稳定靠下列装置维持：①关节囊及其加厚部分形成的肩锁韧带；②三角肌及斜方肌的腱性附着部分；③喙锁韧带的锥状韧带及斜方韧带，由喙突至锁骨。此两韧带对于维持肩锁关节的完整性甚为重要，如两韧带完整，只能引起肩锁关节半脱位，而完全脱位多伴有此两韧带的断裂。锁骨及肩峰的关节面在大小及方向上有很多变异，最常见的为斜行，锁骨肩峰关节面的方向向下外，呈卵圆形，易引起锁骨向上脱位；但有时可垂直，或斜行向上外，较为稳定。关节面的大小可有很大不同，随年龄增大，关节面可向后扩展，也有时两个相应的关节面不合适，而发生退行性变。

对肩锁关节稳定性起主要作用的喙锁韧带向内下，可以防止肩胛骨向内。喙锁韧带按形状分为二部，前外侧部名斜方韧带，后内侧部名锥状韧带；在二韧带之间有时形成小滑膜囊，这两个韧带使锁骨固定于肩胛骨。

切断斜方韧带及锥状韧带，并不增加锁骨在肩峰上的活动，切断肩锁韧带可引起肩锁关节的半脱位；如同时切断肩锁韧带及喙锁韧带，则可引起完全脱位；如切断关节囊，同时再切断斜方韧带或锥状韧带，也可引起完全脱位。如上述韧带切断同时，再将三角肌及斜方肌腱膜做骨膜下剥离，则锁骨的活动性将大为增加。

如肩锁关节的关节囊完全断裂，将引起锁骨的肩峰关节面在肩胛骨肩峰关节面上的过度前后活动，经常是向后的活动。X线片显示关节间隙加大，如同时锥状韧带及斜方韧带也被切断，锁骨端将过度向上，此种损伤常同时伴有关节盘及肌肉撕裂。

（四）喙锁关节

正常时锁骨与肩胛骨喙突之间为韧带连接，但有时可形成喙锁关节，两者均具关节面，按其结构属于平面关节，运动幅度不大，与肩锁关节和胸锁关节共同组成联合关节。

（五）肩胛骨与胸壁间的连接

肩胛骨与胸壁间的连接也称肩胛胸壁关节，虽不具关节的结构，在功能上应视为肩关节的一部分。肩胛骨与胸壁间的负压对于保持肩胸连接也有很大作用。

肩胛前间隙为位于肩胛骨前面的肩胛下筋膜及胸壁间的狭窄间隙，肩胛骨即沿此间隙而活动，此间隙又被前锯肌分为彼此独立的两个间隙。后肩胛前间隙位于覆盖肩胛下肌的肩胛下筋膜及前锯肌之间，是腋窝的直接延续，该处充填有大量疏松蜂窝组织，腋窝脓肿可蔓延至此间隙。在此间隙内通行的血管、神经有肩胛下动脉及其分支，肩胛下静脉、肩胛下神经及胸背神经。前肩胛前间隙位于覆盖前锯肌前面的筋膜和贴附于胸壁外面的筋膜之间，是各方均密闭的间隙，其间充填以板样蜂窝组织，可保证肩胛骨沿胸廓活动。

在前肩胛前间隙常见的有两个滑膜囊：①前锯肌内滑膜囊，位于前锯肌深处，适在肩胛骨下角的内侧缘，占5%；②前锯肌下滑膜囊，位于前锯肌和胸廓上外侧部之间的蜂窝组织中。上述滑膜囊可形成巨大滑膜囊肿，在肩胛骨运动时，出现所谓“肩胛骨破裂声”。

二、肘关节

肘关节为肱骨下端及尺、桡二骨上端形成的复合关节。包括3个关节，即肱尺关节、肱桡关节和桡尺近侧关节（图3－4），在功能上彼此密切关联，应当作一个整体看待。肘关节为复杂关节，包括不同性质的屈戌关节和滑车关节。从前面看，肘关节位置较深，肘窝构成其顶。肘关节的主要作用，一方面

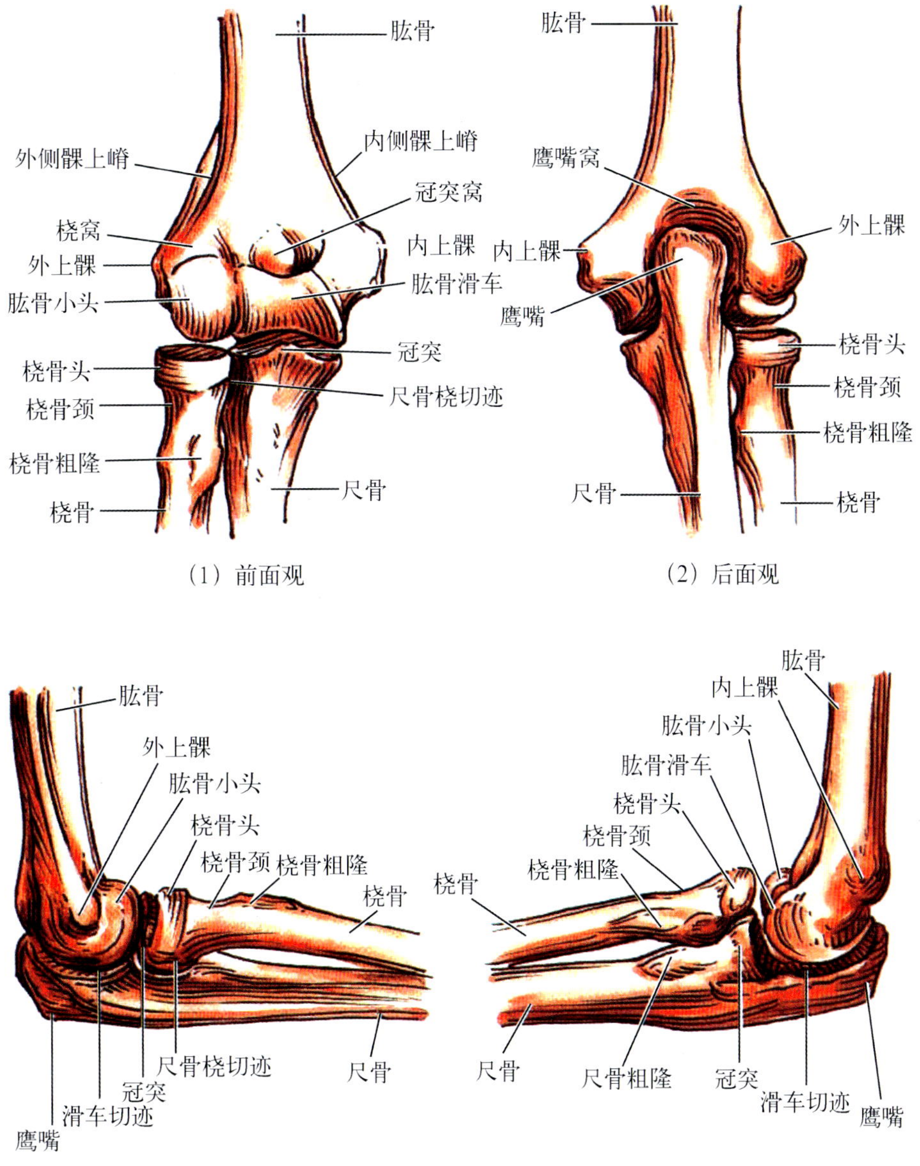

图3－4 肘关节

协助腕关节及手的操作，另一方面起杠杆作用，减轻肩关节运动时的负担。

肘关节在解剖上具有以下特点：①构成肘关节的骨骼一方呈凹面，另一方呈凸面；②肘关节的前后肌肉相当发达，屈伸运动有力，两侧骨骼因无肌肉覆盖，显得突出；③肘关节囊前后比较松弛，可使屈伸运动有充分余地；④在肘关节的骨性组成部分中，尺骨鹰嘴的松质骨最多，肱骨内、外髁次之，桡骨头所含的松质骨最少；⑤肘关节的两侧有坚强的侧副韧带保护，增加关节的稳固性，避免向两侧脱位。所有这些解剖特点均有利于肘关节的屈伸运动。

（一）肘关节的组成

1. 肱尺关节　肱尺关节由肱骨滑车与尺骨滑车切迹构成，是肘关节的主要部分。滑车切迹覆盖一层透明软骨，并由一横沟分为前、后二部。肱骨滑车前上部的冠突窝在肘关节屈曲时容纳尺骨冠突，而后上部的鹰嘴窝在肘关节伸直时容纳尺骨鹰嘴。此关节的运动主要系尺骨滑车切迹在肱骨骨车上的屈伸运动。肱尺关节易向后方脱位。

2. 肱桡关节　肱桡关节由肱骨头与桡骨头凹构成。在肱尺关节屈伸运动时，肱桡关节本身无任何特殊运动，但可以协助桡尺近侧关节的运动。切除桡骨头后，对整个肘关节的活动并不产生多大影响。桡骨头比较不稳定，屈肘时，容易向后脱位，伸肘时则容易向前脱位，有了肱桡关节，桡骨头就不易脱位。

3. 桡尺近侧关节　桡尺近侧关节由尺骨的桡骨切迹与桡骨头的环状关节面构成。桡骨头下部被环状韧带紧紧包绕，此韧带连于尺骨的桡骨切迹的前、后缘，将桡骨头紧紧固定于尺骨的桡骨切迹外侧。环状韧带与尺骨的桡骨切迹共同形成一个圆弧，前者占圆弧的4/5，后者占圆弧的1/5，桡骨头即在此圆弧内做旋前及旋后运动。环状韧带借肘关节的桡侧副韧带与肱骨附着。桡尺近侧关节的功能远较肱桡关节为重要。幼儿桡骨小头发育不完全，桡骨头的直径并不比其下部的桡骨颈大，因而环状韧带的支持力量比较薄弱，如前臂牵拉过甚，易引起桡骨头半脱位。

桡尺近侧关节所以包括在肘关节内，有下列理由：①滑膜腔彼此相通；②肘关节的桡侧副韧带与桡尺近侧关节的环状韧带相连；③肱骨小头的形态不但适应肘关节的屈伸运动，同时也适应桡尺近侧关节的旋转运动。

肱骨下端与桡骨上端可能愈合，结果肱桡关节阙如，使肱桡关节运动的肌肉也可能发育不全或阙如，肱骨头及桡骨头无骨骺发育，骨的长度受到一定影响，尺骨也可能发生弯曲。由于上肢长度的增长主要在肱骨上端及桡骨下端，故影响不大。

（二）维持肘关节稳定的组织

1. 关节囊　肘关节囊（图3－5）前面近侧附着于肱骨冠突窝和桡骨窝的上缘，两侧附着于肱骨内、外上髁的远侧，远侧附着于环状韧带和尺骨冠突的前面，后面近侧附着于鹰嘴窝底及其内、外侧缘，远侧终于尺骨滑车切迹两侧及环状韧带。桡骨头及尺骨冠突完全位于关节腔内，骨折后易于游离并造成关节腔内出血。鹰嘴骨折可使鹰嘴皮下滑液囊与关节腔相交通。肘关节囊的前后部分又分别称为关节前、后韧带，比较薄弱，对肘关节稳定的维持不十分重要，但被肱二头肌腱及肱三头肌腱加强，关节囊的前后部分在肘关节屈伸时，因松弛形成皱襞凹窝。肘关节渗液时，首先出现于肱三头肌腱两侧的肘后内、外侧沟，瘘管也多于此处形成。

2. 韧带　肘关节的韧带包括尺侧副韧带、桡侧副韧带及环状韧带。

（1）尺侧副韧带：尺侧副韧带呈扇形，行于肱骨内上髁、尺骨冠突及鹰嘴之间，分为3束（图3－5）。前束自内上髁前面至冠突的内侧缘，为一坚强的圆形束，伸肘时显得紧张。后束较薄弱，呈扇形，自内上髁后部至鹰嘴的内侧面，屈肘时紧张。中束较薄，止于冠突与鹰嘴之间的骨嵴上，亦称Cooper韧带，为斜行纤维，可加深滑车切迹。Cooper韧带下缘游离，与尺骨之间有一裂隙，肘关节运动时，滑膜可由此膨出。尺侧副韧带前束也是指浅屈肌的起点，有人认为是由指浅屈肌蜕化而成。尺侧副韧带可以稳定肘关节的内侧，防止其向外脱。

（2）桡侧副韧带：呈扇形，起于肱骨外上髁下部，向下至环状韧带，并延长至桡骨的外面，最后部

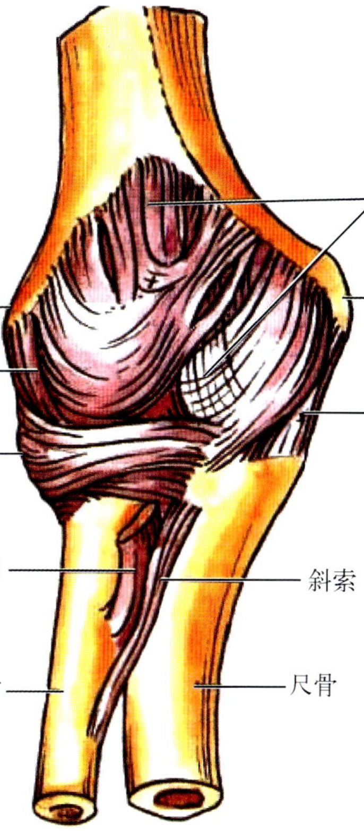

图3－5　肘关节囊及韧带

的一些纤维越过桡骨，而止于尺骨旋后肌嵴（图3－5）。此韧带实际上是关节囊外侧的增厚部分，能稳定肘关节的外侧，并能防止桡骨头向外脱位，如环状韧带及关节囊外侧松弛，可引起肘关节习惯性脱位。桡侧副韧带同时是旋后肌及桡侧腕短伸肌的一部分起点，有人认为它是由旋后肌止点腱蜕化而成的韧带。

（3）环状韧带：环状韧带围绕桡骨颈，对维持桡骨头的位置有重要作用，由坚强的纤维构成，内面衬以一薄层软骨。韧带的前后两端分别附着于尺骨的桡骨切迹前、后缘，形成3/4～4/5环，与尺骨的桡骨切迹合成一个完整的环，实际环状韧带呈杯状，上大，下小，可防止桡骨头脱出（图3－5）。环状韧带仅外侧有桡侧副韧带附着，比较活动。肘关节强度内收时，紧张的桡侧副韧带可以牵拉相对活动的环状韧带。

第三节　上肢肌肉

上肢肌可按不同部位分为上肢带肌、臂肌和前臂肌。

一、上肢带肌

上肢带肌分布于肩关节周围，能运动肩关节，又能增强关节的稳定性。

（一）三角肌（$C_{5\sim6}$）

肩外侧部主要由三角肌构成，三角肌底向上，尖向下。三角肌起点很广，纤维起自锁骨外1/3前缘、肩峰尖与其外侧缘及肩胛冈嵴，向下缩窄变成一腱，止于肱骨三角肌粗隆，在肱骨干中点偏上。三角肌肌束分为前、中、后3部，三角肌前部肌束较长，从前方走向后下方，与结节间沟的外侧唇在一线上；后部肌束也较长，从后方斜向前下方，构成桡神经沟的上界，向上与肱三头肌外侧头的起点在一线上，中部纤维构造甚为复杂，肌束较短，似羽毛状，由肩峰下行，三五束肌纤维与由下部止点向上的腱索彼此镶嵌、腱性组织在近侧部伸展到整个肌的起始处，在远侧部则附着于不大的区域中。

三角肌由腋神经支配。腋神经起自臂丛后束（$C_{6\sim7}$）。

上臂外展运动主要由三角肌及冈上肌协同作用，三角肌的前部纤维同时可内旋及屈曲上臂，后部纤维可以外旋及伸展上臂，两者作用相反。三角肌前部纤维也参与肩肱关节内旋。检查时，使患者屈肘，自中立位外展肩关节并加阻力，可见三角肌全部收缩；肩外展时，前屈、内旋并加阻力，三角肌前部纤维收缩；肩外展时，后伸、外旋并加阻力，三角肌后部纤维收缩。

（二）冈上肌（$C_{5\sim8}$）

冈上肌相当厚，呈圆锥形，起自冈上窝骨面的内侧2/3，向外行经肩峰之下，移行为短而扁平的肌腱，止于肱骨大结节最上的小面。检查时，使患者颈后伸，屈向检查一侧，面部转向对侧，以放松斜方肌，上肢下垂于体侧，肩部抗阻力外展，于冈上窝可扪及冈上肌收缩。冈上肌腱密切黏着于肩关节囊的上部，肌腱表面与肩峰深面有肩峰下滑液囊，有时与三角肌下滑液囊相交通。此肌由肩胛上神经支配，在上臂整个外展及屈曲动作中，能协助三角肌发挥作用，将肱骨头稳定在关节盂内，在上臂外展时，并能使其外旋。

冈上肌受肩胛上神经支配，该神经由 C_5 发出，也有时自 C_4 或 C_6 发出。此神经损伤可导致冈上、下肌瘫痪，影响肩关节稳定，引起关节摆动。

（三）冈下肌（$C_{5\sim6}$）

冈下肌较厚，起于冈下窝的内侧半，一部分肌纤维固定于冈下筋膜，向上外移行为短而扁平的肌腱，止于肱骨大结节中部的小面。此肌包绕于冈下骨性纤维鞘中，该鞘由肩胛骨冈下窝及附着于它边缘的冈下筋膜所构成，远较冈上筋膜为厚，冈下肌能使下垂的上臂外旋。冈下肌为斜方肌及三角肌外缘所覆盖，检查时，使肩关节外展并屈肘，以放松三角肌，检查者以食、中指扪肩胛骨外缘，肩关节抗阻力外旋，两手指之间即可扪及冈下肌收缩。

冈下肌受肩胛上神经支配，后者与肩胛上动脉并行。排球运动员，特别是攻球手，由于肩胛上神经长期遭受反复牵拉摩擦，在转折角处发生水肿变性而引起冈下肌瘫痪，属于神经卡压综合征。

冈下肌的异常，冈下肌原来分为上、中、下3部，上部由肩胛冈下面起始，有的尚起自冈下筋膜内面，同时与中部多少有分离倾向，称小冈下肌。冈下肌尚可与小圆肌愈合。

（四）小圆肌（C_5）

小圆肌起自肩胛骨的腋缘中1/3处，在冈下肌之下，止于肱骨大结节最下的小面。小圆肌亦包绕于冈下骨性纤维鞘中，但与冈下肌隔以菲薄筋膜层，冈下间隙肌肉前方的疏松蜂窝组织，在肩胛颈处相当发达，由此可与冈上间隙相交通，肌肉后方蜂窝组织在外侧沿肌腱走行，可通过不太发达的冈下筋膜而与三角肌下间隙相交通，该筋膜实际不能阻挡脓液的扩散。

小圆肌由腋神经支配，能外旋及内收上臂，特别在上臂外展时，其外旋作用增大。小圆肌检查法同冈下肌。

冈上肌、冈下肌、小圆肌与肩胛下肌共同组成肌腱袖，它们的完整是肩肱关节稳定有力的保证（图3－6）。上臂运动时，冈上肌在上，冈下肌及小圆肌在后，肩胛下肌在前悬吊肱骨头，使其固定于关节盂，上臂外展，肱骨头由关节盂下降时，则冈上肌及肱二头肌长头由上方予以固定。冈下肌及小圆肌在外旋时收缩，肩胛下肌在内旋时收缩。冈上肌或肩胛下肌腱的抵止部分撕裂可使肌腱松弛，引起习惯性肩关节脱位，如完全破裂，则使肩峰下滑液囊与肩肱关节囊相通，引起肩峰下滑液囊炎。

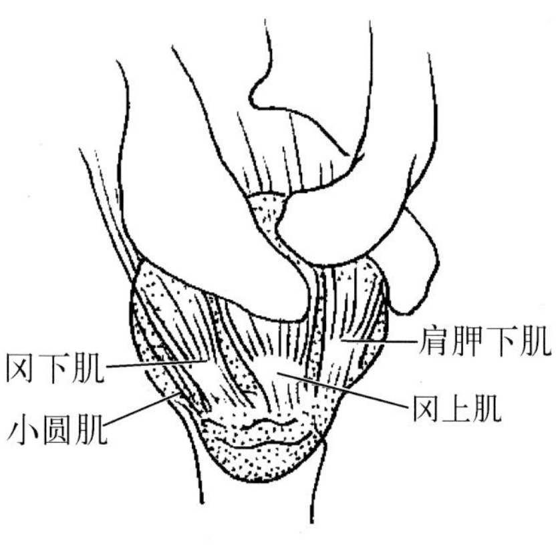

图3－6 腱袖

在组成肌腱袖的4肌中，冈上肌最易撕裂，因其位于肌腱袖的顶点，同时又位于肩峰及喙肩韧带之下，抬肩或外展时，经常引起摩擦。40 岁后，冈上肌腱常发生退行性变，可能因肌腱过度使用而逐渐脆弱，也可能因为肌腱血供不良引起。冈上肌断裂可为部分性，或为完全性，而使肩关节腔与肩峰下滑囊相通，肌腱断端并可窜入关节腔中。冈上肌撕裂后，肱骨头失去支点，尽管三角肌收缩，只能将肱骨头拉向肩峰，肱骨固定于这个位置不能外展，患者虽极力耸肩，但外展最多只能达 70°。如帮助患者使肩外展超过 90°，上臂又可继续上举。

患者上臂外展上举时，因失去冈上肌的作用，往往借助健侧上肢的帮助或向前弯腰，使患肢下垂外展至 90°；或先耸肩，旋转肩胛骨，然后扭身，使上臂外展达 90°后才能上举。

肌腱袖撕裂后对上臂运动的影响取决于其健康部分是否能固定肱骨头并与三角肌保持平衡，有时影响不大，但在一个三角肌发达的人，较小的撕裂也可引起严重功能障碍。

（五）大圆肌（$C_{5\sim6}$）

大圆肌起于肩胛骨下角外侧缘的后面，斜行向外上，止于肱骨小结节嵴，此肌将四边孔及肱三头肌长头与外侧头间的间隙分开。

大圆肌由肩胛下神经分支或胸背神经分支支配。大圆肌的功能为内收及内旋上臂。检查时，使患者站立，手背置于髂部后方，使肩关节外展、内旋及后伸，检查者以手按压肘后方，抗阻力后伸肩关节，在肩胛骨外侧可扪及大圆肌的收缩。

以上各肌均覆有坚强的筋膜，冈下窝的脓肿极难破至表面，但可沿旋肩胛血管向下至腋后缘的下部，此部肌下的出血，表面仅有甚少斑纹而不显著。软组织的肿瘤亦可能误为骨瘤。

（六）肩胛下肌（$C_{5\sim7}$）

起自肩胛骨外侧缘和肩胛骨前面的粗糙肌附着线，彼此以筋膜隔互相隔开，在肩胛骨外侧角处移行为一短而宽的扁腱，止于肱骨小结节。肌腱贴附于肩关节囊的前面，部分纤维编织于关节囊中，与冈上、下肌及小圆肌共同组成肩部肌腱袖，协助维持肩关节的稳定。在肩胛下肌深面与肩关节囊之间有肩胛下肌滑液囊，常与肩关节腔相交通，在肩关节化脓性关节炎或结核时，脓液可以扩散至此囊，并有时穿通它的薄壁，蔓延至肩胛骨前面。

肩胛下肌位于肩胛下骨性纤维鞘中，该鞘由肩胛下窝及肩胛下筋膜所组成，后者向肩胛下肌深处发出 2～3 个纤维隔，将肩胛下骨性纤维鞘分成若干更小的间隙，肩胛下筋膜向外至肌腱处变薄，因此肩胛下间隙内的脓肿可以穿透此筋膜而扩散至三角肌下蜂窝组织间隙，另外，此间隙尚可沿供应肩胛下肌的血管、神经与腋窝蜂窝组织间隙相交通。

肩胛下肌薄弱或松弛比较多见，肌肉的解剖变异、发育不良或损伤可引起肩关节习惯性脱位。

肩胛下肌能使上臂内收并内旋。检查时，使患者站立弯腰，两上肢自然下垂，手掌向内，检查者置手指于肩胛骨的肋面，使肩肱关节内旋，即可扪及肩胛下肌收缩。

肩胛下肌由肩胛下神经支配，它是臂丛神经后束的分支。

二、臂部肌肉

臂部的深筋膜在肱二头肌两侧各自其深面发出肌间隔，向后附着于肱骨干及髁上嵴，如此将上臂分为两个骨筋膜间隙，向上分别与腋窝及肩部的组织间隙交通。

（一）肱二头肌（$C_{5\sim7}$）

肱二头肌有二头。短头起于肩胛骨喙突尖，长头起于肩胛骨盂上粗隆，与关节盂后唇相续，起始为一长圆形腱，行经肩肱关节囊之内，随后穿出关节，沿肱骨结节间滑液鞘下行（图 3－7）。二头向下各成一膨大的肌腹，在上臂下 1/3 彼此融合。肱二头肌腱止于桡骨粗隆的后部。

肱二头肌为肌皮神经所支配，主要功能为屈肘，并为前臂强有力的旋后肌，作用于肩肱关节，同时可使上臂屈曲与内收，前臂旋后位，抗阻力屈肘，可见肱二头肌收缩，其远端深部为肱肌。

由于肱二头肌的退行性变或猛烈收缩，此肌可在任何部位断裂，但长头起始处或结节间沟内断裂较常见。因肌腹内血供丰富，所引起的血肿甚为显著。

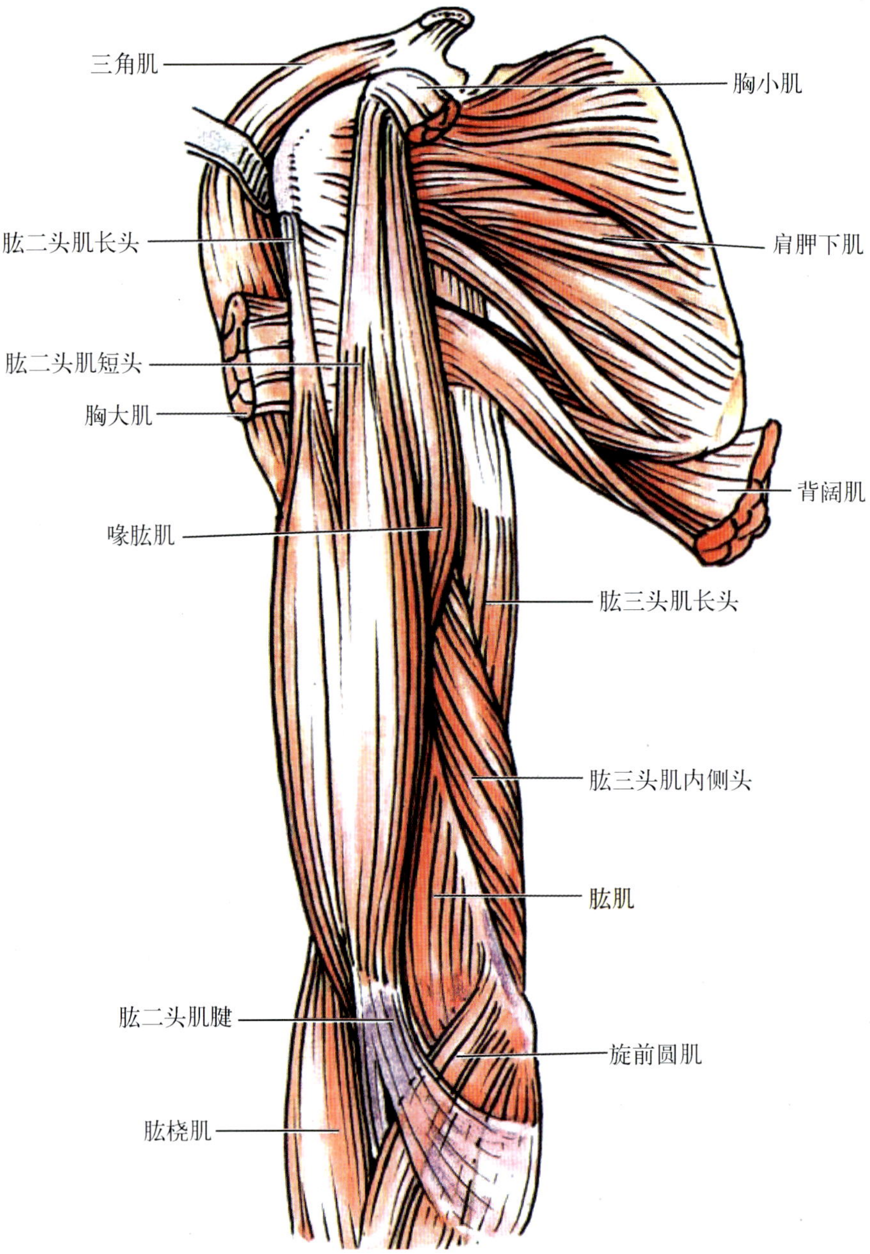

图 3 －7　臂部前部浅层肌

肱二头肌长头仅当上臂外旋时位于肱骨头的顶，在此位置时，它可协助肩肱关节外展。因此，在小儿麻痹而引起三角肌瘫痪时，肩肱关节尚稍能外展。在肱二头肌瘫痪的病例，屈肘运动将受到障碍。

（二）喙肱肌（$C_{6\sim7}$）

喙肱肌（图 3 －7）与肱二头肌短头同起于喙突尖，沿肱二头肌内侧向下，止于肱骨内侧缘的中点，此肌也受肌皮神经支配，为肩肱关节的屈曲与内收肌。喙肱肌常为肌皮神经分裂为二半，稀有情况下可为三半。

（三）肱肌（$C_{5\sim7}$）

肱肌（图 3 －7）起于肱骨前内侧面与前外侧面下 2/3，上端呈“V”形，与三角肌的止端相接，止端与肘关节囊紧相贴连，附着于尺骨冠突之前。此肌大部为肱二头肌所覆盖，其与肱二头肌外侧缘下部之间有肌皮神经穿出。肱肌主要受肌皮神经支配，也自桡神经获得 1 ~2 小支，它的作用主要为屈肘。在肱骨干骨折时，肌质常嵌入断端之间而阻碍愈合。

（四）肱三头肌（$C_{6\sim8}$）

肱三头肌（图3-7）有三头，长头起于肩胛骨盂下粗隆，经小圆肌（外旋肌）及大圆肌（内旋肌）之间，将三边孔与四边孔分开；外侧头起于肱骨大结节的下部至三角肌粗隆的骨嵴，在桡神经沟之上；内侧头在桡神经沟之下，起于肱骨干后面及臂内、外侧肌间隔。三头向下合成一扁腱，止于尺骨鹰嘴上面后部及前臂深筋膜。由腱的外侧缘发出一个甚为坚强的扩张部，向下外与覆被肘后肌的筋膜相续。肱三头肌的长头及外侧头在内侧头的表面向下。桡神经后为长头及外侧头，而前为内侧头及肱骨之间。

肱三头肌受桡神经支配，为肘关节的伸肌，且能内收上臂。偶尔肱三头肌内侧头发生松弛，与整个肌腹分离，可在肱骨内上髁上发生脱位，造成弹响肘，使尺神经经常遭受摩擦而发生尺神经炎。

三、前臂肌肉

前臂肌肉共20块，分为前、后两群。前群肌起自肱骨内上髁及髁上嵴，主要为屈腕、屈指及使前臂旋前的肌肉，共9块。后群肌大都起于肱骨外上髁，主要为伸腕、伸指及使前臂旋后的肌肉，共11块。

（一）前臂前侧肌肉

前臂前侧肌肉位于前臂前面及内侧，可分为四层、第一、二层属于浅层，第三、四层属于深层。

1. 第一层肌　位于最浅层，自外向内，分别为肱桡肌、旋前圆肌、桡侧腕屈肌、掌长肌和尺侧腕屈肌。

（1）肱桡肌（$C_{5\sim7}$）：为长而扁的梭状肌，起于肱骨外上髁上方和外侧肌间隔，下行于肱三头肌与肱肌之间和前臂前面桡侧，在前臂中部移行为扁腱，止于桡骨茎突的基部。

肱桡肌的主要作用为屈肘，并能协助已旋前或旋后的前臂回至中立位，即前臂旋前时能旋后，而在前臂旋后时又能旋前。

（2）旋前圆肌（$C_{6\sim7}$）：为圆锥形长肌，位于前臂前面上部。起始处有两个头：一是肱骨头，大而浅，附着于肱骨内上髁屈肌总腱及臂内侧肌间隔，肱骨头以肌性为主，有时可含明显腱束，另一是尺骨头，小而深，起自尺骨冠突的内侧缘，此头以腱性为主，尺骨头有时阙如。旋前圆肌肌束斜向外下，止于桡骨中1/3段的掌面、背面和外侧面，即桡骨弓状外缘最凸出点。

旋前圆肌受正中神经支配，有1~3支肌支，正中神经有时不发肌支至旋前圆肌，其神经支配可来自肌皮神经。

旋前圆肌的作用为屈肘，使前臂旋前。因其止点与桡侧腕长、短伸肌紧相贴连，故在桡神经损伤引起该二肌瘫痪时，可将旋前圆肌转移与其缝合，以恢复伸腕力量。由于旋前圆肌缺少肌腱，转移时必须连同其附于桡骨骨膜的一部分，否则，不易缝合。

（3）桡侧腕屈肌（$C_{6\sim7}$）：位于前臂前面中部，在旋前圆肌及肱桡肌的内侧、起自肱骨内上髁和前臂筋膜，肌纤维斜向外下，移行为细长的腱，穿过腕横韧带深面，止于第2、3掌骨基底的掌侧面。其作用为屈腕，并使手外展。此肌有时阙如，或多一个起于肱二头腱，尺骨冠突或桡骨的副头。

（4）掌长肌（$C_7\sim T_1$）：位于前臂前面的中线上。起于屈肌总腱，向下移行为长腱，越过腕横韧带的浅面和掌腱膜相连。掌长肌受正中神经支配，血供来自尺动脉上段及尺侧返动脉，一般有2~3束，穿过指浅屈肌由肌腹的中3/5段入肌。掌长肌可屈腕，使掌腱膜紧张，并稍有使前臂旋前的作用。

掌长肌变异很多，最常见者为阙如。

（5）尺侧腕屈肌（$C_7\sim T_1$）：位于前臂尺侧，为扁平的半羽状肌。起点有两头，一为肱骨头，起自屈肌总腱，另一为尺骨头，起于尺骨鹰嘴及尺骨背侧缘上2/3，尺神经即经两头之间进入前臂。肌束向下移行为短腱，经腕横韧带的深面下行止于豌豆骨。此肌可屈腕并使手向尺侧屈。

2. 第二层肌

（1）指浅屈肌（$C_7\sim T_1$）：位于前臂前面第一层肌的深面。起点宽大，有两个头，肱尺头起于屈肌总腱、尺侧副韧带前束和尺骨冠突的内侧缘，桡骨头起于桡骨掌侧面的上半。指浅屈肌附着于肱、尺、桡骨的起点广泛，对于进入前臂的尺动脉、正中神经和尺神经系一良好保护。肌腹向下分为四腱，排成浅、深两层，浅层至中指及环指，深层至食指及小指，分别止于各指的第 2 节指骨底掌侧面的两缘。主要作用为屈近侧指间关节，也能屈掌指关节、腕关节及肘关节。

第一、二层肌多位于前臂掌面内侧。除肱桡肌受桡神经支配，尺侧腕屈肌由尺神经支配外，全由正中神经的分支支配。

3. 第三层肌　位于指浅屈肌的深面，包括拇长屈肌及指深屈肌。

（1）拇长屈肌（$C_{6\sim8}$）：位于前臂前面的桡侧，在肱桡肌和指浅屈肌的深面，指深屈肌的外侧，紧贴桡骨前面。起于桡骨前面上 2/3 及前臂骨间膜，止于拇指末节指骨。其作用为屈拇指各关节并协助屈腕。

（2）指深屈肌（$C_8 \sim T_1$）：位于前臂前面尺侧，指浅屈肌的深面。起自尺骨前面及内侧面上2/3 及前臂骨间膜，肌腹较大，呈菱形，向下分为 4 腱，分别止于第 2 ~5 指末节指骨底的掌侧面。主要作用为屈第 2 ~5 远侧指间关节，也能协助屈近侧指间关节及掌指关节。

第二、三层肌肉，除指深屈肌至第 4 ~5 指的内侧半为尺神经支配外，均由正中神经的骨间掌侧神经支配。

4. 第四层肌　旋前方肌（$C_{6\sim8}$）位于前臂前面远侧 1/4，紧贴尺、桡骨的前面，为一方形小肌，起于尺骨下 1/4 的前缘，止于桡骨下 1/4 掌侧面及前缘，做成一光滑平面，与腕管的背侧壁相续。一般认为旋前方肌的旋前作用较弱。

（二）前臂后侧肌肉

前臂后侧肌肉位于前臂后面及外侧，共 11 块，分成浅、深两层，浅层肌 6 块，深层肌 5 块。

1. 浅层　前臂后面浅层肌自外向内依次为桡侧腕长伸肌、桡侧腕短伸肌、指总伸肌，小指固有伸肌和尺侧腕伸肌及位于肘关节后面的肘肌。

（1）桡侧腕长伸肌（$C_{5\sim7}$）：位于前臂桡侧缘，肌腹呈长纺锤形，起自肱骨外侧髁上嵴下 1/3 和臂外侧肌间隔。向下移行为长腱，经腕背韧带深面，止于第 2 掌骨底的背面。

其作用主要为伸腕，并协助屈肘，使手外展。

（2）桡侧腕短伸肌（$C_{6\sim8}$）：位于桡侧腕长伸肌的深面，为梭形肌，肌腹较前者为短，起自伸肌总腱，肌束向下移行为长而扁的肌腱，下行于桡侧腕长伸肌的背内侧，经腕横韧带深面，止于第 3 掌骨底的背面。其作用为伸腕，协助手外展。

（3）指总伸肌（$C_{6\sim8}$）：位于桡侧腕短伸肌的内侧，起于肱骨外上髁的伸肌总腱及前臂背面深筋膜，肌纤维向下移行为四条并排的长腱，经腕背韧带的深面下行，连于第 2 ~5 指的指背腱膜，分别止于第 2 ~5 指的第 2、3 节指骨底的背面，其作用为伸指及伸腕。

（4）小指固有伸肌（$C_{6\sim8}$）：位于指总伸肌的内侧，肌腹细长，起自伸肌总腱，向下成为一细长腱，下行于指总伸肌至小指的肌腱的内侧，连于小指的指背腱膜，止于小指第 2、3 节指骨底的背面。其作用为伸小指，主要作用于掌指关节。

（5）尺侧腕伸肌（$C_{6\sim8}$）：位于前臂背面的最内侧皮下，呈长梭形，起于肱骨外上髁的伸肌总腱和尺骨背侧缘，向下移行为长腱，经腕背韧带的深面，止于第 5 掌骨底的背面，尺骨背侧缘恰介于尺侧腕伸肌和尺侧腕屈肌之间。

（6）肘肌（$C_{5\sim6}$）：为三角形小肌，位于肘关节的后外侧，起自肱骨外上髁和桡侧副韧带，肌束向内下方，止于尺骨上端的背面。作用能伸肘及牵引肘关节囊。

2. 深层　前臂后面深层肌共 5 块，贴附于前臂骨的背面，自上外向内下依次为旋后肌、拇长展肌、拇短伸肌、拇长伸肌和食指固有伸肌。

（1）旋后肌（$C_{5\sim8}$）：位于前臂背面的上方，短而扁，为肱桡肌、桡侧腕长、短伸肌，指总伸肌等所覆盖。起于肱骨外上髁、桡侧副韧带、环状韧带和尺骨的旋后肌嵴，肌束紧贴桡骨的后面、外面及前面，向前下止于桡骨上1/3的前面，较旋前圆肌的止点在稍高平面。骨间背侧神经穿过该肌达于前臂后面，其作用为使前臂旋后。

(2) 拇长展肌（$C_{6\sim8}$）：位于前臂背面中部，在尺侧腕伸肌和指总伸肌的深面和拇短伸肌的上方。起自尺骨和桡骨后面的中1/3及介于其间的骨间膜、肌束斜向下外移行于长腱，经指总伸肌与桡侧腕短伸肌之间穿出，越桡侧腕长、短伸肌的浅面，再经腕背韧带的深面，止于第1掌骨底的外侧。此肌可使拇指和全手外展，并使前臂旋后。

(3) 拇短伸肌（$C_{6\sim8}$）：紧贴拇长展肌的外侧，较小，在拇长展肌起点的下方，起自桡骨背面和邻近骨间膜，肌纤维向外下移行为长腱，止于拇指第1节指骨底的背侧。此肌可伸拇指第1节指骨并使拇指外展。

(4) 拇长伸肌（$C_{7\sim8}$）：位于前臂背面中部，在指总伸肌和尺侧腕伸肌的深面，拇长展肌和拇短伸肌的内侧。起自尺骨中1/3及邻近骨间膜，肌束向下移为长腱，越过桡侧腕长、短伸肌，止于拇指末节指骨底的背面，其作用为使拇指内收，伸指关节。

(5) 食指固有伸肌（$C_{7\sim8}$）：位于前臂背面下部，在指总伸肌深面，拇长伸肌的内侧。在拇长伸肌起点的下方，起自尺骨背面的下部及邻近骨间膜，肌束向下移行为长腱，经腕背韧带深面在食指第1节指骨的背面与指总伸肌至食指腱的指背腱膜相结合，作用为伸食指。

后群肌中，除桡侧腕长伸肌直接受桡神经支配外，其余均受桡神经发出的骨间背侧神经支配。当桡神经本身或骨间背侧神经损伤后，前臂背侧肌功能障碍，表现为“腕垂症”。

第四节　上肢神经

上支神经均为臂丛神经的分支，依据其发出的局部位置分为锁骨上、下两部。

一、锁骨上部

其分支是一些短的肌支，发自臂丛神经的根和干。主要的上肢肌支如下。

1. 胸长神经（$C_5\sim C_7$）　起自神经根，从臂丛神经后进入腋窝，沿前锯肌表面下降，支配此肌。其损伤引起前锯肌瘫痪，发生“翼状肩”。

2. 肩胛背神经（$C_{4\sim5}$）　起自神经根，穿中斜角肌，在肩胛骨与脊柱间下行，支配菱形肌和肩胛提肌。

3. 肩胛上神经（$C_{5\sim6}$）　起自臂丛神经上干，向后经肩胛骨上缘入冈上窝，绕经肩峰与肩胛颈之间入冈下窝，支配冈上、下肌。

二、锁骨下部

其分支发自臂丛神经的3个束。多为长支，分肌支和皮支，分布于肩、胸、臂、前臂和手部的肌肉与皮肤。

1. 肩胛下神经（$C_{5\sim7}$）　起自臂丛神经后束，沿肩胛下肌表面下降支配肩胛下肌和大圆肌。

2. 腋神经（$C_{5\sim6}$）　在腋窝发自臂丛神经后束，穿四边孔，绕肱骨外科颈的后方至三角肌深面。肌支支配三角肌和小圆肌。皮支（臂外侧皮神经）由三角肌后缘穿出，分布于肩部和臂外上部的皮肤。

肱骨外科颈骨折，肩关节脱位或腋杖的压迫，均可损伤该神经而导致三角肌瘫痪，臂不能外展，三角肌区皮肤感觉丧失。如三角肌萎缩，肩部骨突突出，形成方肩。

3. 肌皮神经（$C_{5\sim7}$）　肌皮神经起自臂丛神经外侧束，穿入喙肱肌后，下行于肱二头肌与肱肌之间，分支分布于喙肱肌、肱二头肌及肱肌，于肱二头肌腱的外缘，近肘窝部穿出，而成为前臂外侧皮神经。

4. 正中神经（$C_5 \sim T_1$） 由分别发自内、外侧束的内、外侧根合成，两根夹持着肱动脉，向下汇合成正中神经，在上臂正中神经位于肱二头肌内侧沟内，与肱动脉伴行。多数情况下（82%），初在肱动脉外侧，随后在上臂中部由前方越过肱动脉而至其内侧。少数情况下（13%），也可能自肱动脉后方越过。正中神经在上臂一般无分支，但有11.6%，可在肱骨内上髁上方发出肌支至旋前圆肌。自肘窝向下穿旋前圆肌走在前臂正中之浅、深屈肌间达腕部。然后自桡侧腕屈肌腱和掌长肌腱之间进入腕管，在掌腱膜深面到达手掌，发出数支指掌侧总神经。每一支指掌侧总神经下行至掌骨头附近，又分为两支指掌侧固有神经，沿手指向对缘行至指尖。在肘部、前臂和手掌的主要分支有：①肌支，分数支，支配除肱桡肌、尺侧腕屈肌和指深屈肌尺侧半以外的所有前臂的屈肌。在屈肌支持带下缘的桡侧，正中神经发出一粗短的返支，行于桡动脉掌浅支的外侧并进入鱼际，支配拇收肌以外的鱼际肌。此外，另有肌支至第1、2引状肌。②皮支分布于掌心、鱼际、桡侧3个半指的掌面及其中节和远节背面的皮肤。

旋前圆肌近侧部如有筋膜或腱性狭窄，可压迫正中神经引起旋前圆肌综合征，患者有前臂疼痛、不适、手无力及拇、食指麻木等症状，旋前圆肌近侧有压痛，对抗前臂旋前、屈肘或指浅屈肌收缩时，均可使压痛加重。手术探查可发现旋前圆肌内有腱性束带，撕裂的肌肉纤维化所致瘢痕，偶尔也可看到旋前圆肌肥大，有镰状缘。

骨间掌侧神经是正中神经最大分支，在肱骨内上髁下方2~8 cm，自正中神经后侧发出，行于指深屈肌之上，并在此肌与拇长屈肌之间，以后与骨间掌侧动脉行于骨间膜上。此神经供应指深屈肌至第2、3指的部分、拇长屈肌及旋前方肌。骨间掌侧神经综合征表现为拇指及食指肌力减弱，但感觉无改变。

正中神经在前臂中下1/3交界处，位于前臂前面正中稍偏前处，亦即在桡、尺骨之间稍偏前处。进行正中神经前臂阻滞时，注射针即在此处向桡、尺骨之间进入，当针尖触及神经时，患者食指的掌侧出现特殊麻木感，即可注药。

5. 尺神经（$C_7 \sim T_1$） 尺神经在上臂上部，初在肱动脉的内侧，肱三头肌的前侧，至上臂中部，则远离动脉而至臂内侧肌间隔，随后在肱三头肌内侧头筋膜下下行，尺神经在上臂并不分支。在肘部介于尺骨鹰嘴与肱骨内上髁之间的尺神经沟内，易在皮下触及，此处尺神经紧贴骨膜，为臂深筋膜和肱三头肌腱的扩张部所覆盖，然后行于尺侧腕屈肌及指深屈肌之间，于前臂下半部行于尺侧腕屈肌的桡侧，位于前臂筋膜的深面，尺神经在前臂支配尺侧腕屈肌及指深屈肌的尺侧半。向下经腕横韧带的浅面至手。在腕部发出深肌支支配小鱼际肌、拇收肌、骨间肌和第3、4引状肌。皮支分布于手部尺侧半、小指和环指尺侧半背面的皮肤以及环指桡侧半和中指尺侧半近节背面的皮肤；在腕部发出的浅支，分布于小鱼际、小指和环指尺侧半掌侧皮肤。自肱骨内上髁至豌豆骨外侧连一线，即代表尺神经的表面投影。

尺神经发生的肌支可在上臂发出，但均支配前臂掌侧肌肉，而与上臂肌肉无关。

在肘后内侧的浅沟内，尺神经通过“肘管”离开臂部。肘管的前壁（底壁）为肘关节的尺侧副韧带，后壁为连结尺侧腕屈肌两个头的三角韧带，内侧壁是肱骨内上髁及尺侧腕屈肌的肱骨头，外侧壁是尺骨鹰嘴和尺侧腕屈肌的尺骨头。三角韧带呈一底向上、尖向下的横行纤维束带，肘管内不仅通过尺神经，而且通过尺侧后返动脉，多在尺神经的外侧或前外侧。尺神经由肘管向下潜入尺侧腕屈肌肱骨小头的深面，行于指深屈肌之前。支配尺侧腕屈肌、指深屈肌和手肌的运动支一般在“肘管”或其远侧，由尺神经发出。尺神经的位置接近内上髁及尺侧副韧带，一旦肘后病变引起软组织增厚或骨与软骨增生，可使肘管容积变小，发生肘管综合征。有时尺神经可因陈旧性骨折骨痂的压迫而发生迟发麻痹。肱骨外上髁骨折或骨骺分离引起发育障碍而致肘外翻时，也可引起迟发性尺神经炎。

6. 桡神经（$C_{5\sim8}$，T_1） 桡神经起自臂丛后束，由肱三头肌间隙穿出，支配肱三头肌及肘后肌。发出一支至肱三头肌后，即沿桡神经沟绕肱骨而行，介于肱三头肌内、外侧头之间，由于肱肌有一延长部分向上止于桡神经沟之上，因而使桡神经与三角肌的止点分开。桡神经随后穿过臂外侧肌间隔至上臂前面，穿出点相当于自三角肌粗隆至肱骨外上髁所画一线的上、中1/3交点稍上。距三角肌止端为2~3 cm。桡神经穿臂外侧肌间隔处，后外侧为臂外侧肌间隔和肱三头肌外侧头，前内侧为肱肌和肱骨外侧面。肱三头肌外侧头往往扩大，形成肱三头肌纤维桥接。桡神经穿过臂外侧肌间隔处，可能遭受压迫。

桡神经穿臂外侧肌间隔后，其走行方向发生改变，形成向内开放的钝角。桡神经穿臂外侧肌间隔处伴行结构有肱深血管。

在上臂下部前面，桡神经位于肱肌的外缘，其近侧为肱桡肌所覆盖，远侧为桡侧腕长伸肌所覆盖。在上臂前面寻找桡神经时，应将肱桡肌与肱肌分开，不要将出肱肌与肱二头肌外侧缘之间穿出的肌皮神经误认为桡神经。

桡神经主要为运动神经，其所含运动纤维与感觉纤维之比为13:7，此神经损伤后进行吻合，在上肢所有神经中效果最好。

桡神经自后束发出后，在腋窝位于腋动脉的后侧，先后经肩胛下肌、大圆肌及背阔肌之前，在上臂上部位于肱动脉之后及肱三头肌长头之前，以后伴肱深动脉，在肱三头肌长头的深面转至上臂后面螺旋下行，位于肱三头肌内、外侧头之间。当桡神经仍在腋窝时，发出臂后侧皮神经，分布于臂上1/3的背侧有限区域，与由臂内侧皮神经及肋间臂神经支配的区域相邻近或互相重叠。此皮神经可能单独发出，也可能与支配肱三头肌的肌支共同发出。约在臂的上部，桡神经通常发出4支分别支配：肱三头肌长头、肱三头肌内侧头上部、肱三头肌外侧头，最下一支为支配肱三头肌内侧头的主支，距肩峰尖11.2 cm，此支尚发出一小支，向下穿过肌质，支配肘后肌。桡神经在上臂后面发支可多至5~10个，其发出部位一般较高。可以认为，除支配肱三头肌内侧头的主支外，其余多在桡神经沟以前发出。肱骨干骨折伴有桡神经损伤时，如神经损伤部位在桡神经主干发出至肱三头肌的肌支以下，肱三头肌未累及则伸肘良好。

在桡神经未穿出臂外侧肌间隔以前，尚发出前臂背侧皮神经，近肘关节处分为上、下支。靠上的一支较小，称臂下外侧皮神经，与头静脉邻近、支配区域很小。靠下的一支较大，分布于前臂背侧皮肤，其支配区域位于前臂内、外侧皮神经之间，有时甚至可下行支配手背，部分地代替通常由桡神经浅支支配的区域。

桡神经的上臂及前臂皮支至少有3支。第1支臂背侧皮神经，绕肱三头肌长头的内侧而达其背面，分布于臂背侧的皮肤。第2支为臂下外侧皮神经，于桡神经沟处由桡神经本干发出，贯穿外侧肌间隔，分布于臂下半桡侧的皮肤。另一支为前臂背侧皮神经，在肱三头肌外侧头起始腱与肱桡肌的起始腱之间显于皮下，分布于前臂背侧皮肤。除上述3皮支外，约有一半情况尚能见到贯穿肱三头肌的不定皮支。

桡神经绕肱骨桡神经沟后，在肱骨外上髁近侧约10 cm处穿外侧肌间隔至肘窝前下缘，与肱深动脉的前降支（即桡侧副动脉）伴行，为肱肌突出的外缘所覆盖，以后沿肱肌及肱桡肌之间下行，再至肱肌与桡侧腕长伸肌之间即在桡管内下行。在桡神经未分出深、浅支以前，一般发出二肌支，分别支配肱桡肌及桡侧腕长伸肌。桡神经在此部位有时尚发出小支，支配肱肌的下外侧部。

桡神经本干分为浅、深支的部位，一般约在肱桡关节上、下3 cm之间的范围内，在外上髁尖水平或稍下。

桡神经浅支进入前臂后，为肱桡肌所覆盖。桡神经深支即骨间背侧神经，紧靠肱桡关节，绕过桡骨头进入旋后肌的深层与浅层之间，然后穿过旋后肌，沿前臂骨间膜背面走向远端。旋后肌表面的近侧部分类似肌腱，形成一个纤维性弓，称为Frohse腱弓或拱道（图3-8）。孟氏骨折只是在桡骨头向

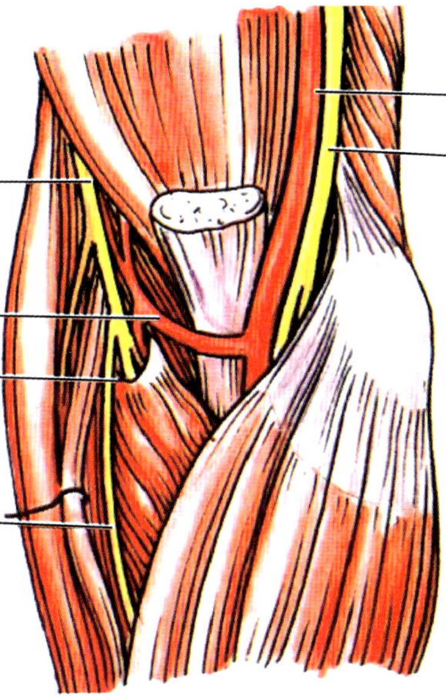

图3-8　Frohse腱弓

前脱位时，才能牵扯和压迫桡神经，引起桡神经损伤，而桡骨头向后脱位则不会引起。完全的骨间神经损伤可能为神经在拱道内受压所致，称为骨间背侧神经受压综合征。

支配桡侧腕短伸肌的神经发出部位可有不同。如桡神经浅支自本干发出部位较低，则支配桡侧腕短伸肌的肌支多自桡神经本干发出；相反，如桡神经浅支自本干发出部位较高，则此肌支可能由桡神经浅支发出。在做肘关节前外侧切口时，如将桡神经干向外牵引，在其内侧切开关节囊，即可避免损伤神经。显露肱骨下端或桡骨颈时，如使前臂旋前，旋前圆肌可携同桡神经远离肱桡关节，减少损伤机会。桡神经浅支主要为感觉神经，在肱桡肌的覆盖下，一般分布于外侧两个半手指第1指节背面和手背外侧的皮肤。

7. 肘部神经损伤　肱骨髁上骨折后常引起神经损伤，其中以桡神经损伤最为常见，其次为正中神经，再次为尺神经。在肘部损伤中，特别是肱骨髁上骨折时有以下表现：

（1）正中神经遭受损伤，表现为：

因指浅屈肌及指深屈肌的桡侧半瘫痪，屈指动作除第4、5指外大部丧失。

因旋前圆肌及旋前方肌瘫痪，前臂旋前动作消失。

因拇对掌肌瘫痪，拇指的对掌动作消失。

大鱼际肌肉萎缩，手掌平坦，呈“猿手”。

手掌桡侧半和外侧三指末节皮肤感觉丧失或明显降低。在肱骨髁上骨折，由于远侧断端向后及向桡侧移位，可引起骨间掌侧神经损伤。

（2）桡神经损伤，则表现为：

因前臂伸肌和旋后肌瘫痪，不能伸腕、伸指，前臂不能旋后。

由于伸肌瘫痪和重力的作用，患者举起前臂时，表现为“垂腕”征。

前臂背面及手背桡侧半，尤其是虎口区皮肤感觉障碍。桡骨颈骨折，也可伤及桡神经深支，其主要症状为伸腕肌力减弱，不能伸指。

（3）尺神经损伤，则表现为：

骨间肌瘫痪，不能屈掌指关节及伸指间关节，呈“爪形手”。但因至手2、3指的蚓状肌受正中神经支配，也具有同样的功能，故2、3指的畸形不如4、5指显著。

骨间肌另一功能为内收及外展各指，尺神经损伤后，手指不能并拢或分开。

尺侧腕屈肌及指深屈肌至第4、5指的部分发生瘫痪，影响屈腕功能。但因其他屈腕肌均受正中神经支配，故屈腕障碍不显著。

拇收肌瘫痪，拇指内收动作消失，患者不能以拇、食二指并拢夹物。

小鱼际肌肉萎缩。

内侧一个半手指掌、背侧皮肤感觉消失。

尺神经肘部阻滞术　患者侧卧，注射侧朝上，肘屈曲90°，在肱骨内上髁与尺骨鹰嘴之间的肘后内侧沟内扪得尺神经并以食指和拇指将其捏住，按神经走行方向穿刺，如触及尺神经，患者小指即出现麻木感，即可注射药液。

第五节　上肢血管和淋巴系统

一、上肢动脉

（一）腋动脉

腋动脉为锁骨下动脉的延续，由第1肋骨外缘起，至大圆肌下缘，易名为肱动脉。在上臂外展成直角与外旋时，由锁骨中点至肘窝中点画一连线，上1/3为腋动脉的表面投影，下2/3为肱动脉的表面投影。

腋动脉在胸小肌之后，距喙突尖一指宽处，臂丛神经各束分别位于其内、外、后，腋静脉在其内侧。腋动脉为旋肱动脉及肩胛下动脉所固定。

根据腋动脉对胸小肌的位置，腋动脉可分为3段。第一段在胸小肌的近侧，被喙锁胸筋膜及胸大肌的锁骨头所覆盖，分支有胸最上动脉，分布于第1～2肋间隙；第二段最短，在胸小肌之后，其周围有臂丛神经各束，分支有胸肩峰动脉及胸外侧动脉，前者穿过喙锁胸筋膜，又分为锁骨支、三角肌支、肩峰支及胸肌支，后者行于胸小肌之下外侧缘；第三段在胸小肌的远侧，与臂丛神经之支相联属，其外侧为肌皮神经及正中神经外侧头，后侧为桡神经及腋神经，内侧为尺神经及前臂内侧皮神经。第三段的分支有肩胛下动脉和旋肱前、后动脉，前者为一重要的分支，一般发自肩胛下肌的下缘，但有时发出部位较高，沿肩胛下肌至肩胛下角，距其起源不远处又分出旋肩胛动脉，绕肩胛骨外侧缘而至冈下窝，旋肱后动脉与腋神经伴行，穿过四边孔。

1. 腋动脉的分支　腋动脉的分支数目变动很大，可为2～8支，有总干型或多分支型。

常见者为5～6支，出现率达90%以上。一些由锁骨下动脉或肱动脉的分支如肩胛上动脉、颈横动脉、胸廓内动脉、肱浅动脉、肱深动脉及所谓胸翼动脉（起于胸肩峰动脉与胸外侧动脉之间，向下分布于臂部浅层，甚或到达肱二头肌）也可自其发出，肩胛下动脉的两个主要分支——旋肩胛动脉与胸背动脉，也可单独直接由其发出。

6个主要分支中，胸最上动脉、胸肩峰动脉、胸外侧动脉与旋肱前动脉多单独由腋动脉发出。肩胛下动脉与旋肱后动脉两者共干者达41.3%。肩胛下动脉为腋动脉最大分支，多起于第三段，起于第二段者也不少，偶尔起于第一段。

旋肩胛动脉穿过三边孔后，在大、小圆肌之间向后并略向内行走，沿途发出肌支，至大、小圆肌、肩胛下肌及冈下肌。至肩胛骨腋缘稍外方的筋膜下，发出一皮支主干，穿过深筋膜，并再分出数皮支，分布于肩胛冈下及附近的浅筋膜与皮肤，其主干继续前行，发出数肌支及终末支。

旋肩胛静脉与旋肩胛动脉伴行，99%为二支。

鉴于旋肩胛动脉为一较恒定的血管，有2个静脉伴行，长度较长，其皮动脉主干及众多分支供应冈下区皮肤面积达12 cm×14 cm，故可利用作为带血管蒂的游离冈下皮瓣，尤其适用于需要较厚皮肤的部位。

2. 腋动脉损伤　腋动脉与肩肱关节囊密切相邻，肩关节向前脱位，特别当肱骨头脱位至喙突的内侧时，腋动脉很易受损伤，但不致发生完全断裂。腋动脉位于肩胛下肌腱之前，在肱骨外科颈骨折及骨骺分离时也易被累及。

腋动脉破裂很为罕见，老年人由于腋动脉为肩胛下动脉所固定，一旦为脱位的肱骨头所压迫并过度外展及后伸时可发生，但不伴有肩关节脱位或肱骨外科颈骨折，可能因腋动脉的管壁原来已有粥样变而突然遭受强力外展，或曾发生暂时性脱位所致。腋动脉断裂，尤其伴有腋窝血肿时，常同时压迫其主要分支，可引起组织严重缺血，甚至坏死。

腋动脉结扎后，肢体坏疽发生率为15.0%。

腋动脉至大圆肌腱下缘即易名为肱动脉，或称臂动脉，有两条静脉伴行。肱动脉分为3段：上段在上臂内侧，位于肱三头肌长头及内侧头之前，其表面为深筋膜覆盖。中段向前外行，被肱二头肌的内侧缘覆盖，其与前臂内侧皮神经及贵要静脉之间为臂内侧肌间隔所隔开。下段仍为肱二头肌的内侧缘所覆盖，在桡骨颈水平处分为桡、尺二动脉（图3－9）。

肱动脉的全程均很浅，仅需切开筋膜将肱二头肌及喙肱肌牵开即可显露。

肱动脉的分支有肱深动脉、肱骨滋养动脉、尺侧上副动脉、尺侧下副动脉及肌支等（图3－9）。肱深动脉自肱动脉本干起始点不远处，在大圆肌之下发出，向后与桡神经伴行，也行于桡神经沟内，以后分为1个升支及2个降支。升支与旋肱后动脉相吻合，此吻合支常位于肱三头肌的长头及外侧头之间。降支与桡、尺侧返动脉相吻合，并发出侧支至尺、桡、正中、前臂后侧皮神经及至肱三头肌内侧头的神

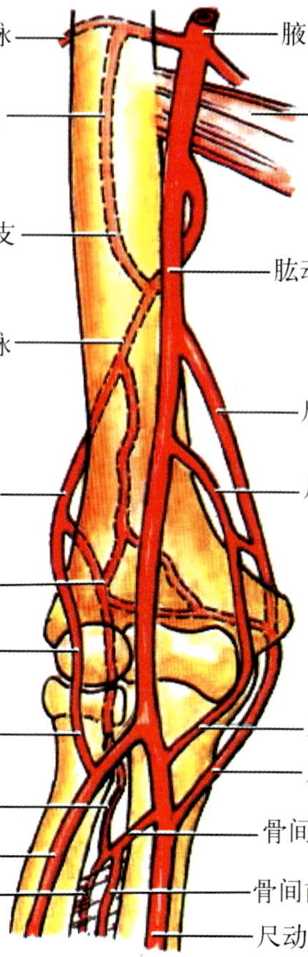

图 3-9 肱动脉及其分支

经。肱骨滋养动脉常在桡神经沟内起于肱深动脉，也有时起源于肌支，常在桡神经沟内穿入肱骨。此动脉受到损伤后，能引起骨折迟延愈合。肱动脉的各支向下均与前臂桡、尺动脉的分支吻合，在肘关节周围形成一丰富的血管网。如在肱深动脉发出以上结扎肱动脉，血供可借结扎近端的腋动脉、旋肱动脉及结扎远端的肱深动脉升支彼此交通。如在肱深动脉以下及在尺侧上副动脉以上结扎，则可借结扎近端的肱深动脉降支及结扎远端的桡侧返动脉、尺侧返动脉及尺侧下副动脉的吻合而使血供畅通。

（二）前臂动脉

肱动脉行经肘窝时，其内侧为正中神经，外侧为肱二头肌腱。至桡骨颈稍下方，肱动脉分为桡动脉和尺动脉，各与其同名静脉伴行（图 3-10）。

1. 桡动脉　桡动脉（图 3-10）较细，在前臂上 1/3，先行于旋前圆肌与肱肌之间，向下则位于外为肱桡肌腱及内为桡侧腕屈肌的桡侧沟内。桡神经在前臂上 1/3 处紧位于桡动脉的外侧，至前臂下1/3 则与动脉分离。在前臂，桡动脉介于两组肌肉之间。桡动脉在前臂下部浅露于皮下，至腕上 2~3 指处即转至前臂背面。桡动脉除发出肌支外，也发出桡侧返动脉。桡动脉的上段位置较深，其余部分接近表面，易于显露。桡动脉在前臂远侧 1/4 可分为等粗的 2 支，桡动脉的全长可有变异。

桡动脉在前臂中 1/3 段分为不同类型分支：①皮支：上部由肱桡肌内侧缘穿深筋膜浅出至皮，下部则穿深筋膜至皮，各皮支在皮下吻合成网；②肌支和肌皮支；③腱支及腱皮支。桡动脉尚发出至桡骨的骨膜支和肌骨膜支，桡骨亦从骨间前、后动脉接受骨膜支。从前、外、后 3 面分布于骨膜，呈网状吻合，血供丰富。

在前臂下半段，沿途除发出数目不等的较细小肌支外，偶尔见 2~3 个微细皮支，下半皮支有 10 支左右。

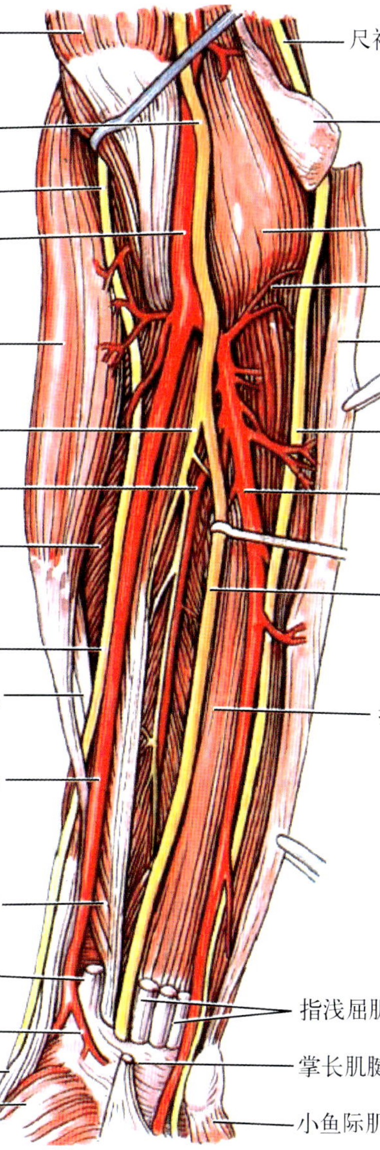

图3－10　前臂动脉血管

2. 尺动脉　尺动脉（图3－10）较粗大，在前臂中部，尺动脉对手的血供较桡动脉更为重要。在前臂上1/3，尺动脉位置较深，在旋前圆肌尺骨头的深面，向下行于指浅屈肌和尺侧腕屈肌所形成的尺侧沟内。尺血管神经束在指深屈肌的表面，筋膜深层的深面，而在筋膜深层的表面有尺侧腕屈肌。近腕部时，尺动脉行于尺侧腕屈肌与指浅屈肌的间隙内，较接近表面。在前臂上部，尺动脉与尺神经相距很远，向下则互相接近，尺动脉自肘窝斜向内下方达前臂尺侧，构成凸向内侧的弓，而神经则从肘后内侧沟移行于前臂前面的尺侧，尺神经在尺动脉的内侧。尺动脉除发出肌支外，尚发出尺侧返动脉的掌、背侧支及骨间总动脉，后者发出正中动脉，伴正中神经下行，此分支一般很小，但有时可较大，向下达手部。

尺动脉结扎后，对肢体血供一般不会受到影响。

桡、尺浅动脉有时与头静脉或贵要静脉行程一致，行静脉穿刺时，注意勿损伤动脉。

3. 正中动脉　在前臂，除桡、尺动脉外，尚可有正中动脉，口径较粗大的正中动脉，参与掌浅弓的构成。断臂或断腕，而桡、尺动脉缝合有困难时，如正中动脉较粗，缝接后仍有可能维持手的大部血供。

二、上肢静脉

（一）桡静脉和尺静脉

桡静脉有2支，起于手背深静脉网，与桡动脉伴行，上至肘窝，与尺静脉汇合成臂静脉。尺静脉较桡静脉粗大，也为2支，与尺动脉伴行，接受来自掌深静脉弓的属支，在肘窝，接受骨间掌侧静脉与骨间背侧静脉，并以交通支与肘正中静脉相通。

（二）肘部浅静脉

肘窝浅部有许多浅静脉，行于外侧者为头静脉，内侧者为贵要静脉，行于前臂正中者为前臂正中静脉。肘正中静脉及许多交通支连接以上各静脉。肘正中静脉还借交通支与深部静脉相连。肘正中静脉与肱动脉接近，两者隔以肱二头肌腱膜。肘窝的皮神经位置较浅，静脉靠近深面。

副头静脉一般行于头静脉的桡侧，多在肘部与头静脉汇合。所谓“岛头静脉”，为位于头静脉桡侧的静脉干，其远端和近端皆连于头静脉，与头静脉之间形成小岛，有时在岛内还存在有小吻合支。肘部浅静脉的组成有较大变异。

（三）腋静脉

贵要静脉至大圆肌下缘向上易名为腋静脉。头静脉沿三角胸大肌间隙，在胸小肌上缘注入其内，腋静脉还接收腋动脉各支的伴行静脉，全程均位于腋动脉的前内侧，腋动、静脉彼此接近，外伤后易引起动静脉瘘。腋静脉上部损伤时，不但大量流血，且因其壁易为四周的喙锁胸筋膜牵开，致空气进入而引起气栓。

三、上肢淋巴管和淋巴结

上肢的浅淋巴管较多，伴随浅静脉行于皮下，深淋巴管与上支深血管伴行，二者都直接或间接注入腋淋巴结。上肢的淋巴结有两群，即肘淋巴结和腋淋巴结。

（一）肘淋巴结

肘淋巴结又名滑车上淋巴结，有1~2个，位于内上髁的上方，搜集随贵要静脉上行的手和前臂尺侧半的部分淋巴管。

（二）腋淋巴结

腋淋巴结数目较多，有15~20个，位于腋窝内，按其排列位置可分为外侧、胸肌、肩胛下、中央和腋尖5群淋巴结。外侧淋巴结，位于腋动、静脉周围，收纳上肢所有浅、深淋巴管；胸肌淋巴管，位于胸外侧动、静脉周围，收纳胸、腹前外侧壁和乳房外侧和中央部的淋巴管；肩胛下淋巴结，位于腋窝后壁，接受项、背部的淋巴管；中央淋巴结，位于腋窝中央脂肪组织内，接受以上3群淋巴结的输出管；腋尖淋巴结，沿腋静脉近侧段排列，收纳中央淋巴结的输出管和乳房上部的淋巴管，其输出管大部分组成锁骨下干，少数注入颈外侧深淋巴结下群。锁骨下干由肺尖淋巴结的输出管合成，左侧的注入胸导管，右侧的注入右侧淋巴管。

（张少臣　黄丹奇）

第四章　下肢的应用解剖

第一节　下肢的体表标志

一、髋部骨性标志及体表解剖

（一）髋部体表解剖

1. 髂骨　髂嵴全部可在皮下摸到，其上无任何肌肉或肌腱越过，深筋膜直接附着其上，其明显程度与人的胖瘦有关。

从后面观察，髂嵴最高点相当于第4腰椎棘突。髂嵴最外的部分为髂结节，从前面看是髂骨最高点。结节间线乃两侧髂结节相连的线。

髂前上棘位于髂嵴的前端，瘦人甚为明显，为缝匠肌及阔筋膜张肌的起点，可作为测量下肢长度的标志。髂后上棘在髂嵴的后端，位于臀上部的凹陷内，距中线小于一手掌宽处，相当于第2骶椎水平，恰对骶髂关节的中点，这个平面同时相当于蛛网膜下隙的终了处。

2. 耻骨　耻骨结节位于腹股沟的内侧，瘦人易于触得，由耻骨结节向内为耻骨嵴，两侧耻骨之间有纤维软骨相连，形成耻骨联合。

3. 坐骨　坐骨结节在髂后下棘之下，其下端与小转子在同一平面，这个平面同时也是股方肌及大收肌坐骨部的分界线，在站立时覆盖臀大肌，但在坐位时即由肌的下缘滑出。由坐骨结节向下可以摸到坐骨下支，坐位时并非由尾骨尖负重，而是由坐骨结节承担身体的重量。尾骨尖实际上位于坐骨结节平面之上，可在两臀部间皱襞内触得，在肛门后3～4 cm处。

4. 股骨　对腹股沟韧带中点以下用力下压，再使下肢旋转，可觉股骨头在指下滚动。股骨大转子的尖端约在髂嵴下一手掌宽处，相当于髂前上棘至坐骨结节一线的中点，在瘦人因其上方的臀中肌比较明显，大转子处成一凹陷，在内收时较为凸出。大转子的上缘因阔筋膜紧附于髂嵴及大转子尖端之间，不易摸出，但如使大腿外展，因阔筋膜松弛，大转子即比较容易摸到。检查者的手指可深入至转子窝内。

（二）髋部骨性标志

1. Nelaton线及Bryant三角　正常情况下，如由髂前上棘至坐骨结节间做一连线，即Nelaton线，此线应经过股骨大转子。使患者仰卧，自髂前上棘画一线垂直于床面，再由大转子尖端画一线垂直于此线，即Bryant线，正常时此线的长度约为5 cm。由髂前上棘、股骨大转子尖以及两垂直线相交点所成的三角即为Bryant三角。

2. Shoemaker线及Kaplan点　仰卧时，两髋伸直，呈中立位，两侧髂前上棘连线应与身体纵轴相垂直，两侧髂前上棘与大转子的连线（Shoemaker线）向前腹壁延长相交点（Kaplan点），正常应位于脐部或脐以上，在髋关节脱位或股骨颈骨折后，此点即移至脐以下。

3. 髂转子前、后线　髂转子前线为髂前上棘至股骨大转子的连线，它与两髂前上棘间连线所成的角度正常时为30°，名髂转子角。髂转子后线为髂后上棘至股骨大转子间之线，相当于臀中肌及梨状肌的分界，这条线的内、中1/3交界处为寻找臀上动脉由骨盆穿出最好的标志。自髂后上棘至坐骨结节连一线，此线下、中1/3交界处即相当于臀下动脉的表面投影。

二、大腿骨性标志及表面解剖

缝匠肌自髂前上棘起始，向下内越过髂腰肌直至胫骨，在大腿屈曲及外旋时特别显著。大腿内侧肌肉隆突部分相当于耻骨肌及长收肌。大腿强力内收时，长收肌的内缘甚为清晰，其圆形肌腱一直可摸到耻骨结节起点处。

缝匠肌的内缘，腹股沟韧带及长收肌的内缘构成股三角的界线。肌肉丰满的人，由股三角的尖向内下至股骨内侧髁有一沟，当大腿屈曲及外展时特别明显，此沟正相当于股内侧肌与大收肌的分界，缝匠肌沿此沟下行，覆盖股动、静脉，构成收肌管的前界。

在股三角底，由髂前上棘至耻骨结节中点向下可触及股动脉的搏动，在屈膝、外旋及外展时，股动脉的走行可由上述中点至收肌结节画一连线以表示之，其外侧为股神经，内侧为股静脉。在股三角内尚可触到腹股沟下浅淋巴结，在缝匠肌的外侧及髂前上棘的远侧有一三角凹陷，其外缘为阔筋膜张肌，凹陷处相当于股直肌的近端，髋关节显露可由此处进入。

在髌骨之上为股直肌的扁平腱，其内侧呈圆形者为股内侧肌，由髌骨外缘向上内至股骨干中部另有一沟，作为股直肌及股外肌的分界线。

大腿外侧的凹陷即髂胫束所在处，深筋膜在此向内至股骨嵴的外侧唇发出外侧肌间隔，将大腿伸、屈二肌群分开。在大腿后上1/3处，股后肌的隆起很明显，向下分为股二头肌腱、半腱肌腱及半膜肌腱，可在皮下摸到。

三、膝部骨性标志及表面解剖

（一）膝部骨性标志

股骨下端的收肌结节相当于股骨骺线平面，用指尖沿股的内侧缘向下，首先所摸到的骨性隆起即收肌结节。

股骨髁几乎全在皮下，外侧髁较内侧髁尤为显著，屈曲时能摸到髌面，该面的外侧缘在皮下有一隆起的嵴胫骨髁非但能摸出，且可直接视出。胫骨上端全部都很明显。沿髌韧带向下可摸到胫骨粗隆，在其外上方约4 cm处，在胫骨外侧髁表面可触得一个结节，为髂胫束主要附着处。

腓骨头在胫骨外侧髁后外且微下，与胫骨粗隆在一平面上，屈曲时，沿股二头肌肌腱向下，即可摸到腓骨头的隆凸。

髌骨位于皮下，界限明显，当股四头肌松弛时，髌骨可向上下及左右做相当程度的活动。起立时髌骨在膝关节线的前上突出；屈曲时即陷入两髁间，髌尖对关节线，在此位置髌骨很稳定，同时股骨与胫骨前侧的距离也最大，跪位时，髌骨及胫骨粗隆支持身体大部重量。

（二）膝部表面解剖

1. 前侧　股直肌的肌腱虽在下端与其他肌肉形成股四头肌腱，其本身的腱向下附着于髌骨上缘处可摸到，由其向下延长止于胫骨粗隆的髌韧带附着处也可摸到。股直肌腱约长5 cm，中点正位于膝关节线。股直肌的两侧为股内侧肌及股外侧肌的扩张部。髌韧带本身不能伸缩，因此，当屈膝或伸膝，髌骨的位置虽然发生改变，但髌骨下缘与胫骨粗隆却永远保持一定的距离。

在髌骨与股骨两髁之间，有两纵行凹陷，为内、外侧髌旁沟，如皮下脂肪较多，此沟即消失。被动伸膝使股直肌松弛时，内、外侧沟与髌骨上缘的浅沟共同呈马蹄形，围于髌骨四周，只有在膝关节肿胀时，此马蹄形沟即不复见。

在内、外侧髌旁沟之下，位于髌韧带的两侧有两个隆起，特别在股四头肌收缩时更为显著，代表膝关节滑膜外脂肪垫，介于股骨髁及胫骨髁之间。伸膝时，脂肪垫给人以一种波动感觉，不要误认为膝关节内有积液。

在胫骨上端与髌韧带之间，另有一髌下滑膜囊，发炎时向两侧隆起。

2. 两侧　股骨外侧髁为髂胫束的下端及股二头肌腱所越过，腓总神经最初行于股二头肌腱的内侧，以后行至表面，紧绕腓骨颈而至小腿。腓总神经接近表面，打石膏过紧，可引起神经压迫损伤。用手指按压腓骨头，可感觉腓总神经在手指下滑动。在腓骨头的前上内方，可摸到胫骨的外侧髁，髂胫束即止于此。

在腓骨头上方，可以摸到附着于腓骨头的股二头肌腱，在后者的前方可以确定髂胫束，该束在膝关节伸直时，呈凹槽状，适位于股外侧肌隆起的外方。

股骨内侧髁之后，有缝匠肌及股薄肌腱越过，此二肌腱向下均止于胫骨上端的内侧，其后另有半腱肌及半膜肌附着。

3. 后侧　膝伸直时，腘筋膜紧张，腘窝内容不易触知，然在此位置下，腘窝的血管、神经变为紧张，手术时容易显露。屈膝时，腘窝的界限甚为清楚，上外为股二头肌腱，上内为半腱肌腱，下内及下外为腓肠肌的内、外侧头，如以手指向下按压，可触得腘动脉的跳动。腘动脉的表面解剖，上端在收肌结节平面以上平均7.6 cm，在膝部中线以内平均0.9 cm；下端在腓骨头平面以下平均2.5 cm，在膝部中线以外平均0.9 cm，上、下端连线即为腘动脉表面投影。腓总神经在未绕腓骨颈以前，居于股二头肌的内侧，以后行至浅面，也可摸得。

膝关节线可以在屈膝时从前面髌韧带两侧的横沟来确定，关节裂隙可以沿胫骨髁及股骨髁之间触知。在膝的外面，关节线约在腓骨头上方2 cm。在膝部的后面，关节线几乎与膝关节微屈时皮肤上所形成的横行皱襞相当。

四、小腿骨性标志及体表解剖

胫骨粗隆是明显的骨性标志，由髌韧带向下摸到的骨性隆起即胫骨粗隆，由此向下为胫骨前缘或胫骨前嵴，微弯行，直至踝部。胫骨前嵴在上部很尖锐，至小腿下1/3，即与圆形的胫骨干相融合，胫骨内侧缘虽不如前缘显著，也可全部被摸到。

在胫骨前缘及内侧缘之间为胫骨内面，在缝匠肌及半腱肌止点以下，仅覆盖以皮肤及浅筋膜，全部皆位于皮下，其上不规则的凸面很易摸到。

腓骨头在胫骨上端的外后侧，腓骨上3/4因被肌肉紧紧包围，不用力深按不易触得，腓骨下1/4位于皮下，由此至外踝均显于表面。植骨需取坚质骨时，多在外踝以上切除一段腓骨干下端。其上不覆盖肌肉，并接近表面，易于显露。

发育良好的人，小腿呈圆锥形，在幼童及女性非常圆滑，男性的小腿肌肉发达。小腿由胫骨前嵴及前外侧部二纵沟分为4部，二纵沟即由深筋膜发出至骨骼的小腿前、后肌间隔。

1. 前内侧部　前内侧部介于胫骨前嵴及后肌间隔之间，大隐静脉在皮下，由内踝前经此向上至膝的内侧，静脉曲张多发生于此处。

2. 前外侧部　上部的隆起由胫骨前肌及趾长伸肌所组成，踝背伸时，胫骨前肌向下的肌腱可在内下侧摸到，胫前动脉即在此肌的外缘经过。胫骨前肌的上部因被致密的深筋膜所覆盖，显得紧张。在小腿外侧，可以触知分隔外侧肌群与前侧肌群的凹槽，腓浅神经在该凹槽出现于皮下。

3. 外侧部　外侧部介于小腿前、后肌间隔之间，狭窄。外翻足时，上部的隆起为腓骨长肌，紧贴于腓骨干的外侧，下部则为腓骨长、短肌腱。在腓骨头之后，有腓总神经绕过，在腓骨颈骨折时甚易引起神经损伤。腓总神经进入腓骨长肌后，随即分为腓浅及腓深二支，后者与胫前动脉伴行。

4. 后部　上部隆起部分钝圆，为腓肠肌及比目鱼肌，在腓肠肌内、外侧头之间有一沟，为寻找小隐静脉的标志，后者初在外踝的外侧，继沿小腿后正中向上至腘窝注入腘静脉。腓肠肌与比目鱼肌向下合成一坚强跟腱，但比目鱼肌的肌肉纤维较腓骨长肌向下。在跟腱的两侧有二纵沟，为踝后沟。

第二节 髋关节

髋关节是全身位置最深的关节，也是典型的杵臼关节。髋关节的构造既坚固又灵活，其主要功能为负重，将躯干的重量传达至下肢，能进行相当范围的运动，并减轻震荡。

髋关节位于全身的中部，担负因杠杆作用而产生的强大压力。治疗髋关节的原则，主要为恢复其稳固性，如能同时兼顾运动，则效果更为满意。

髋关节的投影可以用髂前上棘及耻骨结节之间的连线加以确定，通过该线中点的垂线，几乎将股骨头分为相等的两部分。

一、髋关节的重力及动力组织

（一）髋臼

髋臼呈倒置环形，约占球面的2/3，周围关节面部分称为月状面，呈马蹄形，较厚，覆被以关节软骨；非关节面部分称髋臼窝，位于马蹄形二臂之间，较薄。髋臼切迹之间有髋臼横韧带横过，恰好将髋臼下部的缺口弥补为完整的球凹。通过髋臼切迹与髋臼横韧带的小孔，有股骨头韧带动脉及神经进入关节内。

在髋臼的非关节面部分，通常为移动性脂肪占据，随着关节内压力的增大或减小，移动性脂肪在屈曲时被吸入，而在伸直时又被挤出，以维持关节内压力的平衡。

髋臼及髋臼横韧带四周镶有一圈盂缘，为纤维软骨，借以增加髋臼深度。盂缘倾斜，口小，股骨头可牢固地固定于髋臼内。

（二）股骨头

股骨头向上内前，除顶部稍显扁平外，全体呈球状，约占圆球的2/3。股骨头除股骨头凹外，均为关节软骨覆盖，但其厚度并非均匀一致。与髋臼相比，股骨头的关节面较大，可以增加活动范围；覆盖髋臼的软骨则少得多，呈倒置马蹄形，两侧面之间为髋臼窝，包含脂肪垫，覆以滑膜，因此在任何位置上，股骨头总有一部分与髋臼窝的软组织相对，而非与关节软骨相对。在传达关节应力时，股骨头的下内面因不接触关节软骨而不参与。股骨头的前部、上部，还有后部的一小部分边缘，关节软骨突出至髋臼外面，仅在极度屈伸时，股骨头周围的软骨面始与髋臼软骨面相接。股骨上端骺软骨板未愈合前，骨小梁从下面皮质经股骨颈下部向上至骺软骨板。骺板愈合后，此组骨小梁一直向上至股骨头的关节面。成年人股骨头的骨小梁多呈柱状，上部分散，冠状切面呈扇状，此组骨小梁因从躯干向下肢，或相反从下肢向上至躯干传达力量，称为压力系统。这组骨小梁可越过关节向上经髂骨，一直至骶髂关节。

二、维持髋关节完整的组织

（一）髋关节囊

关节囊近侧附着于髋臼边缘、髋臼盂缘及髋臼横韧带，远侧在前面止于转子间线，向下达于小转子，后面在转子间嵴内侧约1.25 cm，相当于股骨颈外中1/3交界处，故股骨颈前面全部都在关节囊内，而后面只有内侧2/3在关节囊内。分隔股骨头与股骨颈的骺软骨板横行，并整个位于关节腔内。关节囊的纤维由浅层纵行及深层横行纤维构成，后者构成一个围绕股骨颈的坚韧轮匝带；部分纤维呈螺旋形、斜形或扭转，系因直立的结果。关节囊的厚度并非一致，在髂股韧带的后面显得特别坚厚，而在髂腰肌腱下则显得薄弱，甚至部分阙如，但在此处有髂腰肌腱加强。关节囊后部纤维方向向外，横过股骨颈的后面，但并不直接附着其上，实际上有一部分滑膜突出于关节囊的外下，因为闭孔外肌腱正好由股骨颈的下部越过。这个突出的滑膜部分犹如闭孔外肌腱下的滑膜囊。关节囊的前、后均有韧带加强，其中以前侧的髂股韧带最为坚强，在髂腰肌腱的浅面有股动脉，动脉的外侧为股神经，沿髂肌前面下降，覆以髂筋膜，与髂腰肌同位于肌腔隙中。股动脉的内侧为股静脉，走行于耻骨肌上，这 3 个组织均与关节囊贴连。至股骨颈的动脉压力，以致造成长骨弯曲、肥厚和皮肤上小靥形成，后者常常位于弯曲部的顶点，可能系受压的痕迹。

这种弯曲可以在两年时间完全消失，凹侧骨皮质由向内变为向外增厚，逐渐填平凹陷部分。这很适合力学的要求，同时凸侧骨皮质亦轻微增厚。

三、髋股关节的韧带

1. 髂股韧带　髂股韧带呈倒置“V”形，长而坚韧，位于髋关节之前，在股直肌的深面，并与其贴连，起于髂前下棘及其后 2 cm 的髋臼缘，向下分为 2 支，外支至转子间线的上部，内支至转子间线的下部。在 2 支之间，韧带甚为薄弱，有时成为一孔，如此髂腰肌下滑膜囊即与关节腔相通。纤维的方向向下并大部分向内，内旋时显得特别紧张。

髋关节在中性位时，髂股韧带两支长度在正常生理张力下分别为 12 cm 及 8 cm，股骨外展 24°时，髂股韧带两支变短并松弛，其长度分别为 10 cm 及 5.5 cm。

髂股韧带特别是尖部甚为坚强，有时髂前下棘发生骨折而韧带不被撕裂，髂股韧带能限制髋关节过度后伸，站立时，能使身体的重量落于股骨头上，此韧带与臀大肌能将身体牵拉至直立位。髂股韧带的内支能限制大腿的外展；外支能限制大腿的外展和外旋。在髋关节所有动作中，除屈曲外，髂股韧带均维持一定紧张状态。整复髋关节脱位时，即利用此韧带作为支点。

2. 耻股韧带　耻股韧带在关节囊内面，略呈螺旋形，起自髂耻隆起，耻骨上支、闭孔嵴及闭孔膜，向下外，移行于关节囊及髂股韧带的内侧部，能限制髋关节过度外展及外旋。

3. 坐股韧带　坐股韧带较薄，起自髋臼的后部与下部，向外上经股骨颈后面，移行于股骨大转子根部及轮匝带，能限制髋关节内收及内旋。

4. 轮匝带　轮匝带为关节囊韧带深部增厚部分，纤维环行，环绕股骨颈的中部，仅股骨颈后部纤维较浅，具有扶持之力。

5. 股骨头韧带（股圆韧带）　股骨头韧带为一束三角形扁平纤维带，起于髋臼切迹及髋臼横韧带，止于股骨头凹。被滑膜管所包绕，向下在髋臼切迹开放，与覆盖髋臼窝内脂肪的滑膜及覆盖髋臼横韧带的滑膜相续。关节下方的脂肪，在屈曲时被吸入髋臼窝。股骨头韧带的功能甚难确定，在关节半屈、内收或外旋时即行紧张，其有无保持股骨头于髋臼的作用，仍属疑问，因后者主要靠负压维持。由闭孔动脉后支发出至股骨头的头凹动脉由髋臼切迹进入此韧带，其作用很似肠系膜。一般说来，股骨头韧带在人类是退化残余的构造，有人认为它由关节囊或耻骨肌一部衍化而来，有时可完全阙如。

四、髋关节周围的肌肉

髋关节周围有很多肌肉，虽然比起肩肱关节重要性较小，但也是维持髋关节稳定的一个有力的因素。直接覆盖关节囊和关节韧带者有下列肌肉：臀小肌覆盖关节囊上面，闭孔外肌靠近关节囊的下面及股骨颈，髂腰肌腱在关节囊下部。在关节囊前面，由内向外为耻骨肌、腰大肌及髂肌，少数髂肌纤维也止于关节囊，在髂肌的外面为股直肌，其直头覆盖髂股韧带的上端，反折头覆盖髂股韧带的侧部。股直肌的外面为阔筋膜张肌，其间隔以一层纤维脂肪组织。其内是旋股外侧动脉的升支。关节囊后部有许多小的外旋肌，如梨状肌，上、下孖肌，闭孔内肌及股方肌等。在髋关节的外侧，臀中、小肌及阔筋膜张肌是有力的外展肌，其前部纤维同时可以帮助内旋。大转子上面的隆起对于附着其上的肌肉起着有力的杠杆作用。

五、髋关节的润滑及散热组织

1. 滑膜　滑膜衬于关节囊的内部、覆盖盂缘的两面、髋臼窝的脂肪垫及股骨头韧带，滑膜反折至股骨头的关节边缘。髋关节的滑膜构成皱襞，或称 Weibrecht 支持带，内侧与外侧皱襞恒定，前皱襞不恒定。这些皱襞具双重作用，一方面是血管的路径，供应股骨头及股骨颈的血管由此潜行入骨内，另一方面又可作为关节内韧带。髋关节穿刺时，前侧宜在腹股沟韧带下方及股动脉外侧，后侧宜在髂后下棘及大转子连线中点稍外进入。股骨颈骨折时，如滑膜完整，对于骨折的愈合将起良好作用。

2. 滑膜囊　主要为髂耻囊，通过髂股韧带与耻股韧带的小孔，位于髂腰肌腱与髂耻隆起及关节囊之间，80% 与关节囊相通。在臀大肌腱膜与大转子之间有一个很大的臀大肌转子囊，该囊下方有 2 ~ 3 个小的臀肌股骨囊，位于臀肌粗隆附近与臀大肌肌腱之间。在坐骨结节部也有一个滑液囊，称为臀大肌坐骨囊。这些滑膜囊均直接或间接有助于髋关节的运动，减少肌腱与关节的摩擦。

第三节　下肢肌肉

一、臀部肌肉

（一）浅层肌肉

1. 臀大肌（L_5 ~ S_2）　臀大肌是身体中最大的一块扁肌，但覆盖其上的深筋膜则很薄，肌肉呈菱形，起于髂骨臀后线以后的髂骨臀面，并以短腱起自髂后上棘、臀后线以后的髂骨臀面、骶骨下部与尾骨的背面以及两骨之间的韧带、腰背筋膜和骶结节韧带，肌纤维非常粗大，平行向外下，大部分移行于髂胫束的深面，小部分止于股骨的臀肌粗隆（图 4 – 1）。由尾骨尖至股骨干上、中 1/3 交点连线代表臀大肌的下缘，另外，自髂后上棘画一线平行于上述连线，所成的菱形即代表臀大肌的表面投影。

臀大肌在髂嵴的附着部约占髂嵴全长的后 1/4。臀大肌上半的浅、深层纤维与阔筋膜融合。臀大肌的止腱呈腱板状，斜越股骨大转子，连于髂胫束，使后者明显加厚，下 1/4 经大收肌与股外侧肌之间止于臀肌粗隆。

除阔筋膜张肌外，臀大肌覆盖臀中肌的后部、其他臀肌、血管及神经等。

臀大肌在越过坐骨结节时有一滑膜囊将其分开，称为臀大肌坐骨囊。此滑膜囊发炎时，使患者仰卧，将大腿屈曲或将躯干前屈，则滑膜囊因紧张而发生疼痛，放射至臀部。另一滑膜囊介于臀大肌与大转子之间，称为臀大肌转子囊。上述二囊化脓时，脓液可在臀大肌下缘穿出，向下沿大腿深筋膜深面蔓延。

股骨大转子滑膜囊有保护及减少大转子被摩擦的生理功能。滑膜囊被压迫或过分受到刺激，易引起炎症，如合并结核菌感染，则成为原发大转子滑膜囊结核。

固定臀大肌起端时，能使已屈的髋伸直；大腿被固定时，则使骨盆后倾，使前屈的躯干回复至直立位；此外，臀大肌还能使大腿外旋。臀大肌是伸髋的强有力肌肉。臀大肌瘫痪时，身体向

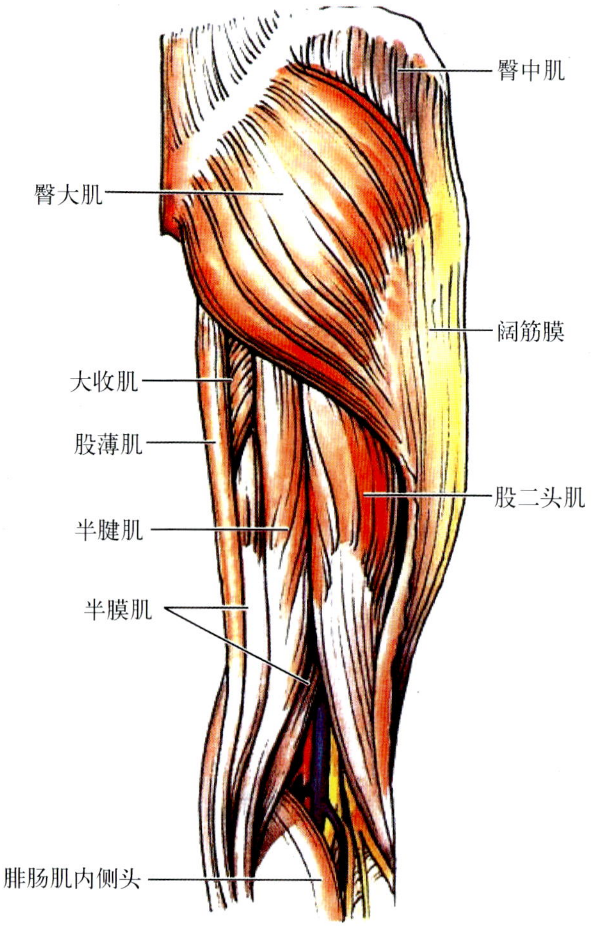

图 4 – 1　臀部浅层及大腿后侧肌肉

后倾斜，患者常以一手扶托患侧臀部帮助行走。为使臀大肌发挥作用，其起点与止点大转子之间必须保持一定距离。

臀大肌的神经支配来自臀下神经。

偶尔臀大肌可发生纤维化。有的作者认为系先天性肌营养不良，有的认为可能与多次肌内注射有关。表现为：患者臀肌块缩小，向内移位，外侧皮肤凹陷，患髋屈曲受限，只在外展外旋情况下才能完全屈曲患髋，行走站立均困难。

2. 阔筋膜张肌（$L_{4\sim5}$） 阔筋膜张肌（图4－1）起于髂前上棘及髂嵴外唇前2.5 cm处，覆被以阔筋膜，在缝匠肌与臀中肌之间，在股骨上、中1/3，移行于髂胫束。

阔筋膜张肌由臀上神经下支支配，此神经经臀中、小肌之间向外，由后上外向前下内方。

阔筋膜张肌能向上牵引髂胫束，臀大肌能向后上牵引髂胫束，二肌共同收缩，能沿大腿纵轴向上牵引胫骨并伸膝。

（二）深层肌肉

1. 臀中肌（$L_4\sim S_1$） 臀中肌起于臀后线及臀前线以前的髂骨臀面、髂嵴外唇和阔筋膜，成一扁平扇形肌束，止于股骨大转子尖端的上面和外侧面。前部为阔筋膜张肌所覆盖，后部则为臀大肌所掩蔽，在臀大肌与阔筋膜张肌之间的臀中肌浅面仅为皮肤和臀筋膜所覆盖。

神经支配来自臀上神经。其前部纤维可使髋内旋，后部纤维可使髋外旋，但其主要功能为使大腿外展，当大腿被固定时，则使骨盆侧倾，行走时每迈一步，肌的止端即行固定，将躯干拉于着地的下肢上。臀中肌在一足支重时对固定髓关节起重要作用，在髋关节后伸动作也起作用。

臀中肌抵止于大转子处，有1～2个臀中肌的转子囊，有时可发生钙质沉积，也可受到结核病的侵袭。

2. 臀小肌（$L_4\sim S_1$） 臀小肌起于臀前线以下及髋臼以上的髂骨背面，渐成扁腱，止于大转子的上面和外侧面。臀小肌在臀中肌的深面，覆盖髂骨，并从上面覆盖髋关节。其前部纤维较厚，覆盖股直肌的两头。臀小肌抵止处有一不恒定的臀小肌转子囊，有利于外展及内旋髋关节。神经及血供与臀中肌相同。

正常时，如一侧下肢屈髋、屈膝离地，另一侧下肢站立，骨盆即向站侧倾斜，站侧髂前上棘降低，此即为Trendelenburg征阴性。如站侧有髋脱位、股骨颈骨折或臀肌瘫痪时，骨盆不向站侧倾斜而向对侧倾斜，结果站侧髂前上棘升高，此即Trendelenburg征阳性。臀中、小肌瘫痪时，在悬垂姿势下，有倾向使关节囊扩张，股骨头极易自髋臼内脱出，患侧站立时，骨盆摇摆不稳，患侧Trendelenburg征阳性，身体重心移向站立侧下肢，健侧坐、耻支朝向小转子，患者跛行，上下楼梯困难或不可能。这种情况系由于大转子上升，肌纤维松弛，遂使臀肌收缩无力。结果骨盆和大转子不能紧紧靠拢，重力不能通过髋臼和股骨头。

3. 梨状肌（$S_{1\sim3}$） 梨状肌大部起于第2～4骶椎前面骶前孔外侧，出盆后，还有起自骶髂关节囊、骶棘韧带和骶结节韧带的附加纤维加入，几乎充满坐骨大孔，由此出盆移行为肌腱，紧贴髋关节囊的后上部，向外止于大转子上缘的后部。如自尾骨尖至髂后上棘连线中点至大转子尖画一线，即大致代表梨状肌下缘的表面投影。

梨状肌为臀部一个重要标志，在其上缘有臀上动脉及臀上神经穿出，在其下缘有臀下动脉、臀下神经、坐骨神经、阴部内动脉、阴部神经及股后侧皮神经等结构穿出。梨状肌在伸髋时能使髋外旋，屈髋时能使髋外展。

4. 闭孔内肌（$L_4\sim S_2$） 闭孔内肌为贴于小骨盆侧壁的三角形扁肌，起自闭孔膜周围的骨面及膜的内面，其肌束向坐骨小切迹集合，肌腱绕过为透明软骨所覆盖的骨面，其间有恒定的闭孔内肌坐骨囊，以后几呈直角方向经坐骨小孔而入臀深部，最后越过髋关节的后面，止于转子窝的内侧面。

5. 上、下孖肌 闭孔内肌腱上、下缘各伴以上、下孖肌，这3条肌肉位于梨状肌股方肌之间。上孖肌起自坐骨小孔的上缘（坐骨棘），下孖肌起自坐骨小孔的下缘（坐骨结节）。

6. 股方肌　起自坐骨结节的外侧，止于股骨大转子后面的股方肌结节。股方肌的下缘与坐骨结节下端在同一平面，越过小转子的后面。

以上3肌及梨状肌均为髋的外旋肌。这些肌肉形成一平面，髋关节后脱位好发于此处，坐骨神经由于这些肌肉的保护，使这样重要的组织有可能避免损伤。

二、大腿肌肉

（一）髂腰肌（T_{12}～L_4）

髂腰肌为髂肌及腰大肌的合称，由髂窝及腹后壁下行，其联合腱止于股骨小转子。肌腱与小转子间有一不恒定的髂肌腱下囊。

髂腰肌由腰丛的分支支配，在腹后壁或髂窝淋巴结发炎时，因腰大肌受刺激，患者的下肢往往成屈曲姿势。

（二）缝匠肌（$L_{2\sim3}$）

缝匠肌为身体最长的肌，由髂前上棘斜越大腿前面的全长，至下端变为一扁平薄腱，越过股薄肌及半腱肌的浅面，止于胫骨粗隆的内缘及胫骨前缘上端的内侧，一部分移行于小腿筋膜，其抵部附近有缝匠肌腱下囊，多与鹅跖囊相交通。

缝匠肌由股神经接受1～5支，以1～2支最多。

缝匠肌收缩时能使大腿及小腿屈曲，并使已屈的大腿外旋、外展及已屈的小腿内旋。缝匠肌为股部重要的肌性标志，其上端作为股三角的外界，下部作为收肌管的顶盖，在其外缘的斜线上可寻找股前侧各皮神经。

（三）股四头肌（$L_{2\sim4}$）

1. 股四头肌的组成　股四头肌由股直肌、股内侧肌、股外侧肌及股中间肌四肌组成，各肌均有其单独的起点，在下部互相融合成一坚强的股四头肌腱，止于髌骨，并向下延长成为髌韧带。在股四头肌四个组成部分中，仅股直肌越过髋、膝两关节。

（1）股直肌：为长而厚呈纺锤形双羽状肌，起点为一短而坚强的分叉腱，直头起自髂前下棘，与肌肉方向一致，反折头起于髋臼上部，覆盖髂股韧带的侧部，与直头相交成直角或钝角。屈膝时，其下端显圆形隆起。股直肌腱可因股四头肌挛缩发生断裂，肌腱可自髌骨上缘撕脱，影响膝关节的伸直动作。

（2）股内侧肌：为一个大而扁平且肥厚的肌肉，位于大腿的前内侧部，其起点由转子间线下部至粗线的内侧唇和内侧肌间隔，与内收肌的附着点相连，其外缘与股中间肌相融合，下端发一扩张部，至膝的内侧，其绝大部分在股部下1/3。股内侧肌远端由于覆盖其上的筋膜较薄，纤维斜行，止点靠下，因此显突出，收缩时就更为明显。正常情况下，股内肌有牵引髌骨向内，防止其向外脱位的作用。

（3）股外侧肌：也为一大而扁平且坚强的肌肉，构成股外侧部肌肉最主要部分，为四肌中最宽阔者，较股内侧肌更为坚强，其起点颇长，在大转子之下，覆盖股骨干的前面及侧面，由转子间线上部环绕大转子基部，循臀肌粗隆至粗线的外侧唇，并起自外侧肌间隔，下端亦发一扩张部至膝的外侧。股外侧肌上部较下部坚强，主要位于股部上1/3及中1/3，其外侧为一广阔的腱膜所覆盖，内缘则遮蔽股中间肌，并与其相融合。

（4）股中间肌：为一扁平肌肉，其前面呈腱性并凹陷，以容纳股直肌，其侧缘与股外侧肌及股内侧肌密切不可分开。股中间肌起于股骨前面及外侧面上2/3，纤维由后上向前下，在股直肌及股外侧肌的覆被下，紧贴股骨干的前面，位于股内侧肌及股外侧肌之间，并与其相融合，其与股内侧肌的融合更为明显。股中间肌一些深部纤维向下止于膝关节及髌骨上缘，形成膝关节肌。

股四头肌由股神经支配，至股外侧肌的神经与旋股外侧动脉降支并行，形成一血管神经束，斜行向下分为数支，进入股外侧肌。

2. 股四头肌的功能　股四头肌除股直肌起于髋骨，能屈髋外，其他各肌均不能屈髋。对整个股四头肌来说，其主要功能为伸膝，在股四头肌的四个组成部分中，股内侧肌最为重要，可以维持髌骨的位置，不但参与整个伸直过程，在伸直最后10°~15°时尤为重要，这最后几度包括拧紧动作，是全都伸直过程的最重要阶段。因此，股内侧肌对膝关节起稳定作用，保护关节免受损伤，有人甚至将股内侧肌视为膝关节的钥匙。膝部损伤后，股内侧肌明显萎缩，最后甚至消失，表现为股四头肌软弱。

股四头肌腱、髌骨及髌韧带全体组成膝关节伸直装置。在维持人体直立姿势上，虽然下肢抗重力的肌肉有臀大肌、股四头肌及小腿三头肌，但以股四头肌最为重要。对维持下肢直立来说，最大的弱点为膝关节，由于此关节为屈戍关节，主要沿水平轴做屈伸运动，膝关节的伸直运动及侧方运动为骨骼本身及韧带所限制，唯一能防止膝关节屈曲者仅有股四头肌。

此外，在日常生活中如步行、上台阶或攀缘时，无不需股四头肌伸直膝关节。股四头肌也是最强有力的伸膝关节肌肉，同时尚能协助韧带保持关节稳定，除在膝关节完全伸直时以外，此肌可以在任何位置下防止膝部旋转。

（四）大腿内收肌

1. 股薄肌（$L_{2\sim4}$）　位于大腿内侧，成人股薄肌呈条索状，上端粗大，以宽而薄的腱起自耻骨弓，下端细薄，位于缝匠肌与半膜肌之间，腱尾呈扇形，止于胫骨内侧髁，在缝匠肌的覆被下。该肌与诸内收肌作用一致，缺少此肌，对大腿运动不受影响。其神经来自闭孔神经前支。

2. 长收肌（$L_{2\sim3}$）　肌面倾斜，为长三角形扁肌，其内侧缘前倾，构成股三角的内界，起于耻骨体和耻骨上支前面上部，止于股骨粗线的内侧唇中1/3。长收肌参与构成收肌管，股动脉有相当长的一段受其支持。其神经来自闭孔神经前支。

3. 耻骨肌（$L_{2\sim3}$）　在长收肌之上，起于耻骨梳及耻骨上支，向下外后斜行，绕过股骨颈向后，止于耻骨肌线，即由小转子至粗线一线的上半。耻骨肌受股神经的分支支配，偶尔也受闭孔神经的分支支配。

4. 短收肌（$L_{2\sim4}$）　起于耻骨体及其下支的前面，止于股骨粗线内侧唇上1/3，短收肌在耻骨肌与长肌之后，大收肌之前。短收肌的神经支配多数来自闭孔神经前支，少数来自后支。

5. 大收肌（$L_{2\sim5}$）　起自坐骨结节、坐骨下支及耻骨下支上1/3的前面，向外扩张，止于粗线全长及内髁上嵴的上部。由闭孔神经后支和坐骨神经的胫神经共同支配。

内收肌的斜行部在附着股骨部分构成腱弓，股深动脉的各穿动脉由此穿过至股后。大收肌垂直部的止腱与股骨形成收肌腱裂孔，即收肌管的下口，股动、静脉即由此孔通过，移行为腘动、静脉。

内收诸肌除耻骨肌系由股神经、大收肌坐骨部受坐骨神经分支支配外，余均由闭孔神经支配，其功能为使大腿内收。耻骨肌、长收肌、短收肌、大收肌能屈髋及外旋髋，股薄肌并能使小腿屈曲及内旋，后者的屈膝作用较大收肌更为有力。大腿后部肌肉瘫痪时，股薄肌及缝匠肌能补偿一部分屈膝力量。

（五）大腿后侧肌

1. 股二头肌（$L_4\sim S_2$）　长头起于坐骨结节上部的下内压迹，短头起于股骨粗线外侧唇的下部外侧肌间隔、外髁上线，至下端两者融合为一腱，止于腓骨头，作为腘窝的外侧界。股二头肌腱与腓侧副韧带之间有一恒定的股二头肌下囊。

2. 半腱肌（$L_1\sim S_1$）　与股二头肌长头起于坐骨结节上部，止于胫骨结节的内侧面。

3. 半膜肌（$L_4\sim S_1$）　起于坐骨结节上部的外上压迹，止于胫骨内侧髁后面的横沟及腘肌筋膜。

大腿后侧三肌可以屈膝关节，伸髋关节。屈膝时股二头肌可以使小腿旋外，而半腱肌及半膜肌则使小腿旋内。

（六）大腿深筋膜

深筋膜也称阔筋膜，包被整个股部，向下延长至股四头肌腱及膝关节囊，在大腿外侧因接受臀大肌及阔筋膜张肌来的纤维，特别坚强，是全身最厚的筋膜。向下止于胫骨外侧髁，称为髂胫束，与覆盖股四头肌的深筋膜相续。

髂胫束上方起自髂嵴外唇，由阔筋膜张肌深、浅两层筋膜较薄的环行纤维，中间夹以一层坚强的纵行纤维而成，为一纵行的带状腱膜，后部与臀大肌腱相续，它越过大转子后方，附着于股骨嵴，与外侧肌间隔密切相连，向下止于胫骨外侧髁，一部分纤维延续于髌外侧支持带。因此在解剖上，髂胫束可认为是阔筋膜张肌与臀大肌的结合腱，位于髋关节轴线的前外侧及膝关节轴线的后外侧。

髂胫束挛缩可引起髋关节屈曲、外展、外旋及膝关节屈曲、外翻、小腿外旋畸形，由此并能产生足部代偿性马蹄内翻畸形；不仅如此，髂胫束还能导致骨盆倾斜和代偿性脊柱侧凸。双侧髂胫束挛缩可引起腰前凸明显加大。X线图像显示腰椎凸向患侧，骨盆向患侧并向前倾斜，因而闭孔显影变小。由于侧方倾斜，常导致对侧髋关节继发性半脱位或脱位。

髂胫束挛缩是脊髓灰质炎较常见的后遗症，其发生机制，有人认为是由于下肢肌肉瘫痪后，患者长时期采取坐位和卧位而引起，也有人认为早期挛缩是由于对抗肌之间失去平衡的结果，特别是髋关节内收、伸直肌群的瘫痪，晚期则主要由于髂胫束和保持正常肌力的肌肉（如髂腰肌）挛缩的结果。

髂胫束挛缩时，大腿内收受限，Ober 试验即用来检查髂胫束挛缩的情况。

髂胫束向下的纤维除止于胫骨外侧髁外、尚止于腓骨小头及膝关节囊。髂胫束挛缩多发生于髂嵴及大转子尖端之间，一旦切断，情况即可改善。髂胫束下部过于挛缩或有附着于髌骨外方止点的异常时，往往可能是髌骨向外脱位的原因，切断后可减少一部分向外牵引之力，因而是治疗髌骨习惯性脱位的一种有效方法。

三、小腿肌肉

（一）前侧群肌肉

前侧群肌肉有4块，即胫骨前肌、趾长伸肌、踇长伸肌及第三腓骨肌。

1. 胫骨前肌　起于胫骨外侧面上2/3、邻近骨间膜及深筋膜的深面，肌腱经小腿横韧带及小腿十字韧带之下，止于第1楔骨与第1跖骨底的内侧，能背伸踝关节及内翻足（图4－2）。

2. 趾长伸肌　起于腓骨前面上2/3和邻近骨间膜、胫骨上端、前肌间隔及小腿深筋膜，在足部分为4支，止于外侧4趾，其中间束止于第2节趾骨底的背侧，两侧束止于第3节趾骨底背侧，趾长伸肌能伸第2～5趾及背伸足。此肌与胫骨前肌有起于胫腓骨上端及骨间膜的共同起点（图4－2）。

3. 踇长伸肌　起于腓骨内侧面下2/3及邻近骨间膜，介于胫骨前肌及趾长伸肌之间，止于踇趾末节趾骨底的背面，能伸踇趾及背伸足（图4－2）。

4. 第三腓骨肌　此肌可能是趾长伸肌的一部分，不恒定存在，起于腓骨前面下1/4，止于第5跖骨底的背侧面，能背伸及外翻足（图4－2）。

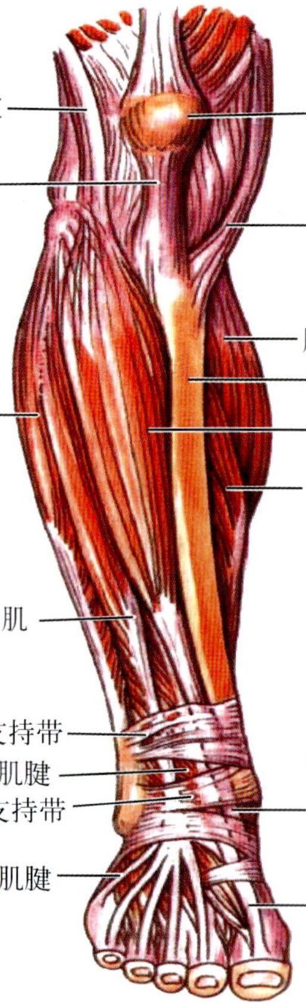

图4－2　前外侧群浅层肌肉

（二）外侧群肌肉

外侧群肌肉介于小腿前、后肌间隔之间，有腓骨长、短肌（图4－2）。肌质内尚穿过腓浅神经。

腓骨长肌起于腓骨头、腓骨外侧面上2/3和小腿深筋膜，腓骨短肌起于腓骨外侧面上2/3及前、后肌间隔。在中1/3部，两肌互相重叠，短肌在长肌之前，两肌相偕下行，至小腿下1/3部，长肌移行为肌腱，短肌至外踝的后下方始移行为肌腱，短肌止于第5跖骨底，长肌则由足的外侧缘进入足底，止于第1跖骨底的外侧及第1楔骨的内侧。腓骨肌表面覆一层深筋膜，小隐静脉在小腿上部位于中线，在腘窝下部穿过深筋膜注入腘静脉。腓肠神经初位于腓肠肌两头之间，在小腿后面中部穿过深筋膜向下外与小隐静脉伴行。

腓骨长、短肌均由腓浅神经供给，在近侧进入肌肉，其作用能外翻足，并微能跖屈踝关节。其血供由腓动脉及胫前动脉的分支供给。

（三）后侧群肌肉

后侧群肌肉在上部特别肥大，又分为深、浅二组，二组之间有稀疏的结缔组织相隔，此组织经比目鱼肌孔与腘窝相沟通，故感染可由腘窝入于此间隙内。

1. 浅组肌肉　介于小腿后面的深筋膜与后筋膜隔之间，此组肌肉有腓肠肌、跖肌及比目鱼肌。

（1）腓肠肌：有内、外二头，内侧头起于股骨内侧髁上的三角形隆起，外侧头起于股骨外侧髁的压迹近侧端，有时有一籽骨，在二头的深面各有一滑膜囊。腓肠肌的二肌腹增大，在腘窝下角彼此邻近（图4－3）。

腓肠肌两个头虽然在腘窝下角即会合，但实际仍互相分开，直至小腿后部中点始相连为一扁宽的腱膜，向下与比目鱼肌腱相融合为跟腱。

腓肠肌是屈膝肌。其内、外侧头可内、外旋小腿，另外，还可跖屈足，站立时上提足跟。有协助股四头肌产生伸膝作用。

腓肠肌萎缩或瘫痪时，足纵弓加深。在所有瘫痪性足畸形中，腓肠肌与比目鱼肌瘫痪引起的仰趾弓形足的功能最差，不仅步态受到严重影响，如肌肉不平衡未得矫正，将会发生严重足畸形，主要表现在距跟关节，幼儿腓肠肌瘫痪而足背伸肌仍良好时，一方面由于牵拉失去对抗能力的跟腱，跟骨骨骺缺少跟腱正常的牵拉刺激，跟骨后部发育欠佳而变得短小，传达至跟骨的拉力作用大为减少，跟骨处于弓形状态；另一方面，由于足背伸肌有力的牵拉，足跟与地面成垂直位，足内在肌必须短缩，始能使前足接触地面，如此诸跖骨原有的负重点发生改变，足内在肌与跖腱膜的挛缩均使仰趾弓形足畸形加重。

（2）跖肌：有时阙如，与前臂的掌长肌相似，肌腹呈细小梭形，但腱很长，起于股骨外上髁的下部及膝关节囊，向内移行于跟腱或止于跟骨的内侧面。

跖肌阙如显然较掌长肌阙如为多，可能与跖肌的肌腹细、肌腱长、其提跟骨作用可由强大的腓肠肌和比目鱼肌代替有关，而掌长肌尚有屈腕作用。

跖肌可有两块，均起自股骨内上髁和膝关节囊后方，其肌腱与正常跖肌的肌腱交叉后，止于腓肠肌肌腱。

（3）比目鱼肌：起于胫骨腘线、胫骨内侧缘中1/3、腓骨头及腓骨干上1/3的后面及胫腓间的纤维弓，向下到小腿中部以下，移行为扁腱，参与跟腱的构成（图4－3）。肌纤维的排列

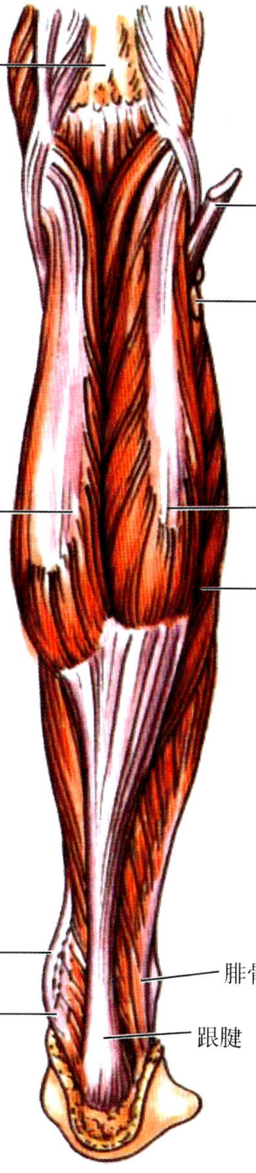

图4－3　小腿后侧浅层肌肉

作双羽状，肌肉的起点为腱纤维所加强，构成比目鱼肌腱弓，横架于小腿的骨间隙上。

以上三肌皆由胫神经供给，此组肌肉的主要作用在行走时能抬起足跟，即跖屈踝关节，如止端固定，也能屈膝关节。股骨髁上骨折时，因腓肠肌收缩，远侧断端常向后移位。

2. 深组肌肉

(1) 腘肌：起端在关节囊内，为一圆腱，起于股骨外上髁的外侧面，由膝关节囊的后部穿出，止于胫骨后面腘线的上方（图4-4）。此肌由胫神经支配，能屈膝，当膝关节屈曲时，尚能使胫骨内旋。

(2) 趾长屈肌：起于胫骨后面中3/5及小腿筋膜深层，腘肌之下，越胫骨后肌达于内踝之后，在足底分为4支，穿过趾短屈肌的肌腱，分别止于外侧四趾第3节趾骨底（图4-4）。

(3) 踇长屈肌：起于腓骨后面远侧2/3及邻近骨间膜，其腱经过踝关节后达于足底，止于踇趾的末节趾骨底（图4-4）。

踇长屈肌及趾长屈肌皆由胫神经支配，踇长屈肌为踇趾的屈肌，趾长屈肌为外侧四趾的屈肌，二肌皆协助足的跖屈、内翻足及保持足的纵弓。

(4) 胫骨后肌：起于胫骨后面纵嵴外侧的骨面、腓骨头后面与腓骨干的内侧面上2/3以及骨间膜，其起于骨间膜的端较起于胫腓二骨的起端低。该肌至小腿下部与趾长屈肌同行于内踝后的沟内，向前达足底，止于舟骨粗隆，并分多支，除2/3纤维止于距骨外，其余1/3纤维呈放射状，止于所有跗骨及中间3个跖骨（图4-4）。胫骨后肌亦由胫神经支配，能跖屈与内翻足，是维持足内侧纵弓极重要的肌肉。

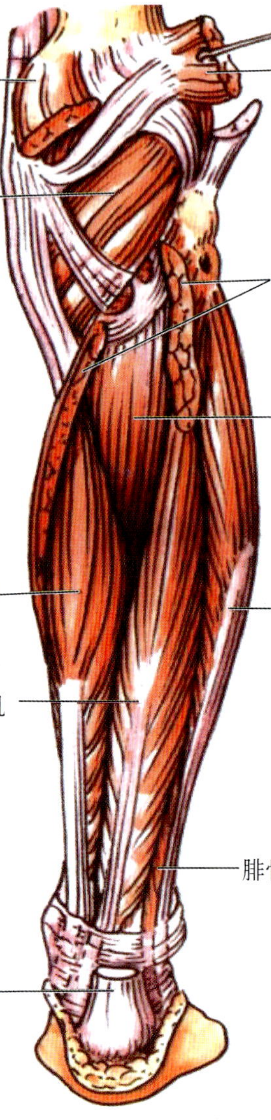

图4-4 小腿后侧深层肌肉

(四) 深筋膜

小腿的深筋膜甚为致密，但并非完全一致。前方，在胫骨前面无肌肉的区域中，小腿深筋膜比其他部分为薄。在骨膜和深筋膜的空隙中，充填以薄层疏松蜂窝组织。小腿深筋膜在胫骨前肌的上部特别坚厚，在小腿上部，附着于胫骨两髁、胫骨粗隆及腓骨头，同时是胫骨前肌及趾长伸肌的起点附着处。

由深筋膜发出的小腿前、后肌间隔或腓骨前后肌间隔将小腿分为4部分，小腿的不同群肌肉即以此划分。

第四节 下肢血管和淋巴系统

一、臀部血管

臀部主要的血管、神经均经过坐骨大孔出盆腔（图4-5）。

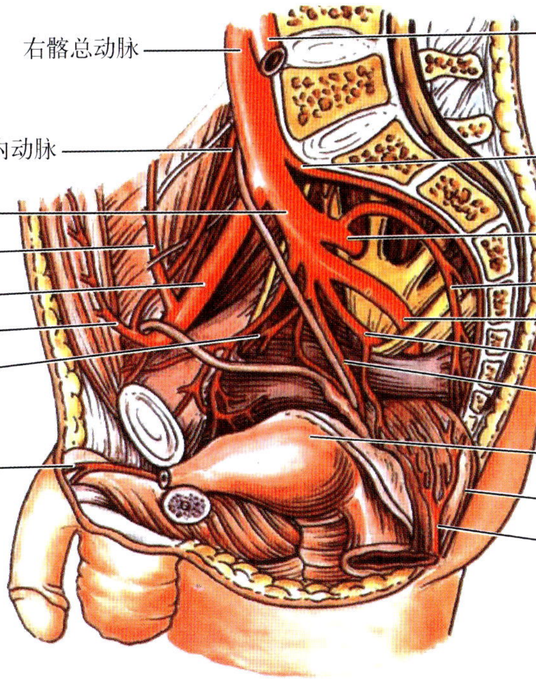

图4－5　髂内动脉及其分支

（一）臀上动脉

臀上动脉（图4－5）起于髂内动脉的后干，穿梨状肌上孔出骨盆，与臀上神经伴行。臀上动脉穿梨状肌上孔处大致相当由坐骨结节向上做纵垂线与髂嵴相交点所引一线的中点，且多数位于此连线上。

臀上动脉分为浅、深二支。浅支在臀大肌覆盖下，主要供应臀大肌，并发支供应臀中肌和髂后上棘附近的髂骨，其穿支穿过臀大肌至骶部皮下。深支在臀中肌深面又分为上、下二支，与臀上神经的上、下二支伴行。

臀上动脉深上支位于臀小肌上缘，紧贴髂骨臀面骨膜，终于髂前上棘的外缘。深上支沿途发出6个分支。深上支多为单独一干，但可先为一短干，随即分为互相平行的二支。臀上动脉深上支供应髂骨的部分约占髂嵴全长的前4/5。臀下动脉深下支行于臀中，小肌之间，主要供应臀中肌，并发支供应臀小肌及髂骨后部。

（二）臀下动脉

臀下动脉（图4－5）起自髂内动脉，与坐骨神经及阴部内动脉一同出盆，臀下动脉有89.6%自梨状肌下孔穿出进入臀部，10.4%阙如，由臀上动脉浅支跨越梨状肌表面下行代替臀下动脉。由臀下动脉分出至臀大肌的肌支，供应臀大肌下部3/4及该区皮肤。臀下动脉分出一支坐骨神经营养动脉，并穿入该神经实质而营养该神经。臀下动脉另分出一些大的皮支，称为肌间隙直接皮动脉，在臀大肌与髋关节外旋小肌群之间走行，在臀大肌下缘浅出进入皮肤。皮支有2～3条分支，升支分布于臀部皮肤，降支伴随股后皮神经达腘窝上部，沿途有许多细小分支进入皮肤。臀下动脉的体表位置相当于从坐骨结节至大转子连线内、中1/3交点的内侧，距此线有1 cm左右。臀下动脉的伴行静脉，87.5%为2支，12.5%为1支，在臀大肌的深面，臀下动脉分支供给附近的肌肉及髋关节，臀下动脉供应皮肤范围上自臀部中、下1/3交界处，下至腘窝上缘，皮肤范围上宽下窄约42 cm×20 cm。

由髂内动脉分出的臀上、下动脉及由股深动脉分出的旋股外侧动脉及第一穿动脉在臀后部构成十字吻合，因为股深动脉系由髂外动脉的续行段股动脉分出，在髂外动脉或股深动脉出发点以上结扎股动脉时，下肢的循环仍可靠十字吻合而继续维持。显露臀下动脉，可在大转子至坐骨结节间线中、内1/3交点处寻找。

臀上、下静脉与同名动脉伴行。

二、股动、静脉

1. 股动脉　股动脉位于股鞘的外侧，为髂外动脉的续行段，位于腹股沟韧带的中点，即髂前上棘与耻骨结节之间。股动脉紧贴髂腰肌，在显露髋关节时，如在髂腰肌下剥离，当不致损伤此动脉。股动脉向下经腹股沟韧带之后入股，其下端行至股三角之尖，即入股腘管，经收肌裂孔与腘动脉相续。股动脉整个行程几乎很直，由前上逐渐斜行至大腿后内侧部，其上部位置很浅，但到下部即隐于深处。股动脉位于两个运动神经支配区域之间，内侧为闭孔神经，外侧为股神经，无运动神经越过其前，但至耻骨肌之支则在其后经过。股动脉除分出阴部外浅动脉、腹壁浅动脉及旋髂浅动脉外，在腹股沟韧带下 3 ~ 4 cm处由其后面分出股深动脉，后者向后外，继向内弯行。贴于髂肌上，在股三角之尖则位于股动脉之后（图 4 -6）。

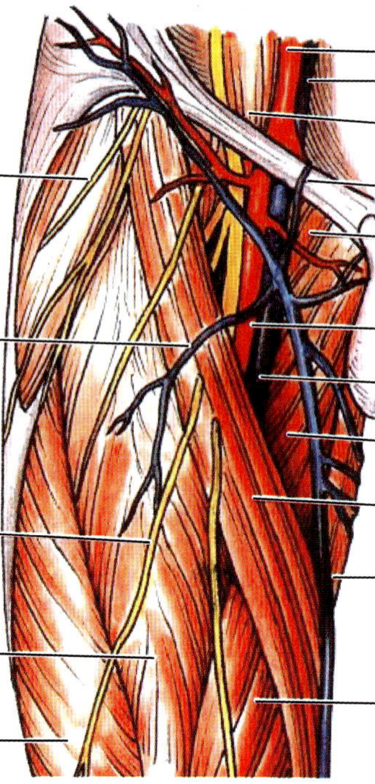

图 4 -6　股动脉

2. 股深动脉　股深动脉为股动脉分支，旋股内、外侧动脉均由股深动脉发出，占 62.2% ±3.6%，可视为国人标准型。

（1）旋股外侧动脉：起始有多种变异，多起自股深动脉。从髂前上棘向下垂直引线平均长为9.7 cm，由此点水平向内平均 5 cm 处，大致相当旋股外侧动脉的体表标志。旋股外侧动脉向外越过髂腰肌，在该处分支至肌肉、股骨颈基底及大转子，肌支供应髂腰肌、股外侧肌及股中间肌，一支供应阔筋膜张肌。在髋关节显露做前外侧切口时，在阔筋膜张肌的内缘，此动脉升支一般须切断结扎。

（2）旋股内侧动脉：起自股深动脉，少数也起自股动脉，立即在髂腰肌及耻骨肌之间，经闭孔外肌及短收肌向后达于臀部，在其向后行程中，发支供应内收肌、股薄肌及闭孔外肌，在某些标本，靠近短收肌。在旋股内侧动脉及闭孔动脉肌支之间，可见明显吻合。旋股内、外侧动脉均有很多变异。

（3）股深动脉穿动脉：第 1、2 穿动脉穿过短收肌及大收肌；第 3、4 穿动脉只穿过大收肌，皆贴近股骨，自腱弓穿过至大腿后侧，在大腿后形成一吻合链。第 1、2、3 穿动脉还发出股骨滋养动脉，第 3、4 穿动脉与腘动脉形成吻合。

2. 股静脉　股静脉在上部位于股动脉的内侧，在股三角尖则位于股动脉之后，稀有情况下，可位于股动脉的前侧或外侧。股静脉于接受大隐静脉后，向上经腹股沟韧带后，易名为髂外静脉。股静脉在接受股深静脉以下也名股浅静脉，其上称股总静脉。当下肢发生静脉栓塞时，股浅静脉可以结扎。

股深静脉大腿的深静脉有数干汇入股静脉，其中以股深静脉最为靠下，约在腹股沟韧带下方 8 cm 处注入股静脉。股深静脉的位置、走行、分支及吻合可以有很多变异。

为显示大腿深、浅静脉及髂外静脉，可采用骨内静脉造影，穿刺部位以胫骨粗隆最合适，注射显影剂后，大腿静脉立即显影。

三、腹股沟部浅血管

各小动脉皆发自股动脉，有阴部外浅动脉，腹壁浅动脉及旋髂浅动脉。小静脉与小动脉并行，在卵圆窝注入大隐静脉内。

股动脉于股三角内发出3条皮动脉。

1. 腹壁浅动、静脉　腹壁浅动脉一般为1支，占83%；2支者占12%；3支者占2%；阙如者占3%。腹壁浅动脉阙如者由旋髂浅动脉代偿。

腹壁浅静脉大部分注入大隐静脉，但可单独或与其他浅静脉合干注入。

2. 旋髂浅动、静脉　旋髂浅动脉可自股动脉前外侧发出，或与腹壁下浅动脉以共同干发出，但后者也可能是前者的一个分支（50%）。如此两动脉分别发出，各自供应大腿根部皮瓣。旋髂浅动脉一般在缝匠肌内缘分出两支，浅支穿过深筋膜至皮下组织，而深支至缝匠肌内缘深面，也有时深支直接由股动脉发出，旋髂浅动脉自股动脉发出点一般在腹股沟韧带下1~2 cm，如为2个，则口径较小。

旋髂浅静脉1支者占96%，2支者占4%。单独注入大隐静脉者占41%。旋髂浅静脉位于同名动脉的内下方，两者常互相伴行或平行。

3. 阴部外浅动、静脉　阴部外浅动脉1支者占85%，2支者占15%，可单独或与其他动脉共干，起自股动脉，然后穿筛筋膜至皮下，分为上、下2支，行经大隐静脉后方，分布于阴阜、阴囊及会阴部皮肤。动脉起点至腹股沟韧带垂直距离。

阴部外浅动脉有82%分出2主支，多在大隐静脉内侧分出。动脉干和下主支多经过静脉的后方，而上主支多经过静脉的前方，动脉干或上、下主支都在大隐静脉末段两侧穿过筋膜进入浅层，在耻骨结节附近越过腹股沟韧带进入耻骨上区，供应阴毛区皮肤，并与对侧相当支吻合，下主支横行向内至耻骨前区，供应股内侧部上行皮肤及阴囊或阴唇，其轴线可从股动脉起点下5 cm处做与耻骨嵴的平行线表示。

四、大隐静脉

大隐静脉为身体中最长的静脉，全长70~80 cm，起于足背静脉弓的内侧缘静脉，经内踝之前，沿小腿及大腿的内侧面上行，最后经卵圆孔注入股静脉，在膝部约居于髌骨内缘一手掌处。大隐静脉在穿入卵圆窝之前，有吻合支与小隐静脉及深部静脉支相交通，并在腹股沟处接受阴部外浅静脉、腹壁浅静脉及旋髂浅静脉，向下还接收股内、外侧浅静脉。在大腿深筋膜上穿出很多小静脉，属于连接浅部静脉与深部静脉的交通支。大隐静脉内有4~15个瓣膜，在静脉末端注入股静脉处及静脉穿过筛状板之前各有1个瓣膜，可防止血液逆流。

大隐静脉在大腿与股内侧皮神经伴行，在膝关节内侧与膝降动脉隐支伴行，在小腿内侧与隐神经伴行，后者的分支初位于静脉内侧，逐渐越过静脉表面至其前方。这种解剖关系说明在大隐静脉剥脱术时，有可能损伤隐神经分支，从而术后引起小腿内侧皮肤麻木。

五、下肢的淋巴结与淋巴管

利用皮内或皮下注射染料，通过粒子弥散作用，使淋巴管和淋巴结显影，可以看出淋巴管道起自皮内及皮下的淋巴毛细血管网，然后汇合成浅淋巴管，位于浅筋膜的脂肪层中，又分为浅、深两种，浅者数量多，管径细，深者数量少，管径大，由几个浅淋巴管汇合组成，也称为集合淋巴管。

下肢浅淋巴管可分为3组：①内侧组，数量最多，起于第1~3趾，足背和足的内侧缘，向上与大隐静脉并行，淋巴管有4~16条，其中集合淋巴管有2~4条，此组浅淋巴管大部分汇入腹股沟下浅淋巴结，小部分汇入腹股沟下深淋巴结；②后组，数量少，有3~5条，其中集合淋巴管1~2条。与小隐静脉并行，汇入腘淋巴结浅组；③外侧组，数量最少，起于大、小腿外侧，这组淋巴管多参加内侧组上行，小部分直接汇入腹股沟浅淋巴结。

在股前内侧部，下1/3浅淋巴管数目平均为13条（5~19），中1/3为10条（9~21），上1/3为15条（10~25），各段直径以0.2~0.3 mm多见。

在股外侧部，下1/3浅淋巴管数目为1~8条，中1/3为2~8条，上1/3为3~12条，各段直径以0.1~0.3 mm多见。

股后部淋巴管数目较少，直径0.1~0.2 mm。

淋巴管内的瓣膜分布极不均衡，瓣膜窦充满时颇似串珠，瓣膜附着处相当于瓣膜窦的最低平面，上1/3 部分无瓣膜。

腹股沟下浅淋巴结与淋巴管分纵、斜两群。纵群沿大隐静脉而列，下肢浅部的淋巴管除少数沿小隐静脉入于腘窝淋巴结外，大部入于此群，故下肢的感染最易波及此处。斜群靠上，与腹股沟韧带相平行，接受腹壁下部、臀部、外生殖器、肛门与肛管下部的淋巴，在女性尚接收阴道下 1/3 的淋巴。

上述浅部的淋巴结借淋巴管贯穿筛筋膜后，尚与腹股沟深淋巴结相交通，后者位于股静脉的内侧，1 个在股管下，1 个或 2 个在其中，这些深淋巴结接受腹股沟浅淋巴管、腹壁下部、阴茎、阴囊及肛管下部的淋巴管，在女性尚接收阴唇、阴道下部及沿子宫圆韧带走行的淋巴管。在这些淋巴结之间，具有丰富的吻合，从这些淋巴结有 20 多个输出管发出，至腹股沟韧带深处，进入髂外淋巴结，其中小半穿过股管，其他沿股动、静脉上升，居于股鞘内外。

六、膝部动、静脉及淋巴

（一）腘动脉

腘动脉位于腘窝的底，上段与股骨的腘面相接，下段紧贴膝关节囊及腘肌筋膜的后面，其分支也位于腘窝的底（图 4 –7）。由膝关节后面中点向下做一垂直线即表示其行径。

腘动脉为股动脉的续行段，向下在比目鱼肌上缘分为胫前、后动脉，但有时可以在高处分支。

腘动脉分肌支、肌关节支及关节支。

1. 肌支　肌支的数目和管径变化很大，根据肌支的行程及方向，可分浅升支及浅降支。浅升支有 2 ~4 支，向上内或上外走行，入于股后肌群，并与下述各支形成吻合：①各浅升支之间；②股深动脉的第 3 穿支；③股动脉发出的分支；④坐骨神经的营养动脉；⑤腘动脉的其他分支。另一组升支在股深部与股动脉的分支吻合，降支下行，入小腿后肌群并形成吻合。

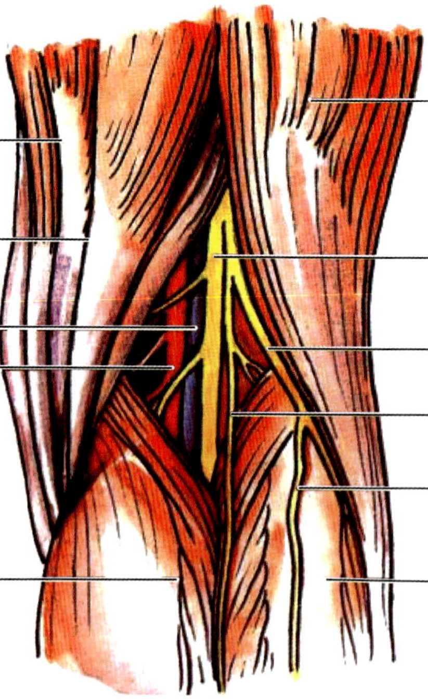

图 4 –7　腘窝

腓肠动脉是腘动脉最粗大的肌支，营养腓肠肌的两个头及一部分皮肤，对小腿侧支循环的建立具有很大意义。成人的腓肠动脉很少超过 5 ~6 支或少于 4 支，在膝关节线水平或在关节线以上发出。腓肠动脉与其他动脉分支间的主要吻合有：①腓肠动脉的升支行至大腿后面下 1/3 处，与股深动脉的第 3 穿支吻合；②腓肠动脉升支与股动脉的肌支、腘动脉的肌支、肌关节支，以及膝关节上、下动脉吻合；③

腓肠动脉分支间的吻合；④腓肠动脉的许多分支穿入小腿后肌群，与胫后动脉的分支吻合，并与腓动脉的分支、胫前动脉的后返支吻合。

2. 肌关节支　腘动脉的肌关节支为2~4支，在髌骨附近和腘动脉的关节支相吻合。

3. 关节支　腘动脉的关节支最粗大，数目亦恒定，在膝关节周围形成丰富的动脉吻合，腘动脉的关节支有以下几支。

（1）膝上内动脉：在大腿后面下1/3处与股深动脉的第3穿动脉终末段、腘动脉的肌支及膝上外动脉的分支相吻合，在大腿内侧面下1/3处则与股动脉的肌关节深支、膝上动脉的分支，以及膝关节动脉网在髌骨的周围相吻合。

（2）膝上外动脉：有与膝上内动脉同样的吻合支，然局部位置与其完全不同。

（3）膝下内动脉：在胫骨内侧髁处与腓肠动脉的内侧支、膝中动脉及膝关节动脉网吻合。

（4）膝下外动脉：有与膝下内动脉同样的吻合支，然局部位置完全不同。

（5）膝中动脉：常见有2~3支，与下行的肌支、腘动脉的肌关节支及位于髌骨前面的关节支相吻合。膝中动脉穿腘斜韧带及膝关节囊，营养交叉韧带及滑膜皱襞。

除此以外，在膝关节的上内，尚有直接自股动脉发出的膝降动脉（也称膝最上动脉），在膝关节的下外，有胫前动脉发出的胫前返动脉，因此，膝关节周围的血供非常丰富。

（二）腘静脉

腘静脉（图4-7）介于胫神经与腘动脉之间，由胫前、后动脉伴行的静脉合成，接受小隐静脉，过收肌腱裂孔移行为股静脉。

胫后静脉可以视为腘静脉的直接延续，但不一定比腓静脉大，半数情形下，两个伴行胫后静脉合而为一，两个伴行腓静脉汇合为一者较少，两个伴行胫前静脉汇合为一者更少。

腘静脉的解剖变异给外科及病理带来一定困难，腘静脉的属支一般在膝关节上5 cm处汇合。只有少数直至大腿中部始汇合，因此，如在此高度结扎腘静脉，则所有属支均被阻断，如欲保存腓肠肌支回流，可在膝关节下1 cm结扎。在此两种情形下，比目鱼肌支均受阻断。

（三）腘淋巴结

浅群紧贴深筋膜的深面，列于小隐静脉的两旁，深群位于腘窝脂肪内，沿腘血管排列。腘淋巴结浅群接受足与小腿内侧的输入淋巴管，深群的输入管从腓肠部和足底深层组织开始，它同时接受浅群的输出管，其输出淋巴管上行，沿股静脉至腹股沟深淋巴结。

七、小腿动、静脉及淋巴

（一）胫前、后动脉

腘动脉进入比目鱼肌腱弓后、在腘肌的下缘，分为胫前、后动脉，其间有很多吻合，特别在踝部及足部甚为丰富，这两个血管因其行路贴近骨干，骨折时容易引起损伤。

1. 胫前动脉　由骨间膜近侧的裂孔进入胫前间隙（图4-8）。动脉由骨间膜上缘分支，胫前动脉沿骨间膜行走，沿途发出许多小的分支，供应胫前间隙内的肌肉。由于没有明显的肌肉外交通支，可以认为这些动脉分支是终动脉，在胫前间隙内的4条肌肉中，踇长伸肌及趾长伸肌可接受穿过前侧肌间隔的胫后动脉分支补充血供，趾长伸肌的下部尚接受腓动脉分支的血供。胫前动脉在小腿后面时，尚分出胫后返动脉，至小腿前部时，胫前动脉行于外为趾长伸肌及踇长伸肌，内为胫骨前肌之间。胫前动脉位于腓深神经的内侧，有两条伴行静脉，经过小腿横韧带，在踝关节之前及二踝之间易名为足背动脉。从胫骨外侧髁表面的结节（或胫骨粗隆与腓骨头之间的中点）至两踝间中点划一线，即代表胫前动脉的走行。胫前动脉在小腿中1/3段，常发出一个穿支，穿过骨间膜，在小腿后面分为升支与一个降支，分别与胫后动脉及腓动脉支相吻合，供应小腿后面深肌，有时胫前动脉穿支不止一个，但多细小。

2. 胫后动脉　为腘动脉二末支中较大者，出小腿后部下行，至内踝与跟结节内侧突之间，分为足底内、外侧二动脉（图4-8）。

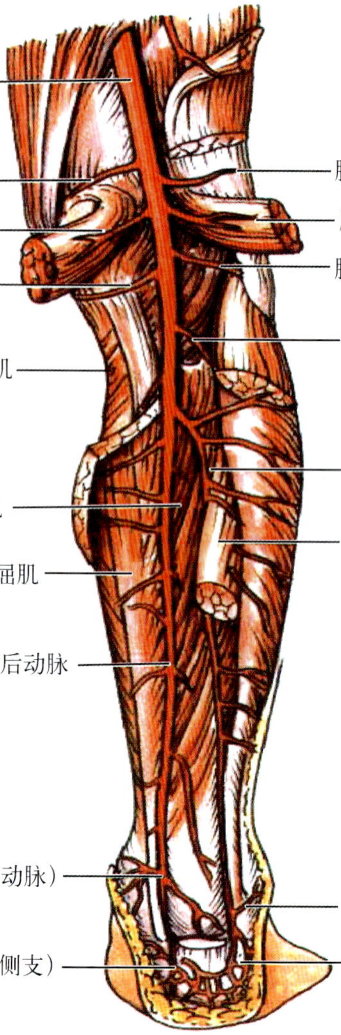

图4－8　小腿动脉

（1）腓动脉：为分支的最大者，由起点下3 cm处发出，与胫前动脉之间有许多吻合。腓动脉多发自胫后动脉，其起点相当于腓骨上1/3的中下部、正常发出后，逐渐靠近腓骨内侧，继在其后面下行，终于跟外侧支。腓动脉可直接发自腘动脉或发自胫前动脉，腓动脉亦可与胫前、后动脉共干（图4－8）。

腓动脉阙如时，可出现异常胫后动脉，其行程与正常腓动脉相同，在外踝以上发出粗大穿支，穿骨间膜至小腿前面，而其本干在小腿下端弯向内踝背侧，下行至足底，构成足底动脉。在进行带血管游离腓骨移植时，对此种变异应保持警惕，在决定切断腓动脉前，应做血管造影。

（2）交通支：在下端发出，经踇长深肌的深面，与腓动脉相交通。

（3）胫骨滋养动脉：为全身营养动脉最大者，由胫骨后面进入。

胫后动脉的体表投影，相当小腿后面的中线，上起自胫骨粗隆平面，下达内踝与跟骨结节的中点。

（二）皮动、静脉及淋巴管

腓浅动脉在小腿前侧肌间隔，在腓骨头下方45～50 mm处，自胫前动脉发出，在腓深、浅神经的浅面或深面越过，其分支有肌支、皮支和神经支。腓浅动脉出深筋膜后分散于小腿外侧中部皮肤。

大隐静脉起自足背静脉弓的内侧缘静脉，在内踝之前约1 cm处，沿小腿内侧上升，于胫骨前缘后方约3.5 cm处与隐神经伴行，沿途有多数交通支与深静脉相连，小隐静脉起自外侧缘静脉，在外踝后方上行，以后沿小腿后面中线向上，至腘窝下部穿深筋膜，在膝关节平面以上注入腘静脉。小隐静脉也确向上在大腿下 1/3 以上注入大隐静脉或股深静脉。

小腿内侧部皮肤的血供直接来自胫后动脉的皮动脉分支，相当于小腿内侧中上 1/3 交界处、中点和中下 1/3 交界处，从胫后动脉主干发出有肌间隙皮动脉分支，有静脉伴行。肌间隙皮动脉发出后，沿小腿内侧肌间隙，在两层肌膜之间走向浅部，又分为前后两支，前支分布于胫骨内侧面的皮肤和筋膜，后支分布于内侧肌间隙以后部位的皮肤，各支皮动脉末梢之间有吻合，可连同胫后动、静脉形成带血管蒂的皮瓣。

小静脉常位于皮下浅层。浅筋膜内有许多较细并交织呈网状的淋巴管，绕过这些淋巴管，摘除脂肪小团，可发现外径大于 0.3 mm 的集合淋巴管，往往呈单根直行。用小于 0.25% 的亚甲蓝注入皮内及皮下组织，可使淋巴管清楚染成蓝色，便于寻找。治疗四肢阻塞性淋巴水肿，将这种集合淋巴管与皮下小静脉吻合，术后可使肢体淋巴水肿明显消退。

（三）下肢深静脉

从足到小腿的深静脉与同名动脉伴行，每条动脉有两条静脉伴行，胫前、后静脉在腘肌下缘合成一条腘静脉与腘动脉伴行，穿收肌裂孔移行为股静脉。

第五节　下肢的神经

一、大腿的皮神经

大腿的皮神经直接或间接由腰丛神经发出。

1. 直接由腰丛神经发出者

（1）髂腹股沟神经（T_{12} ~ L_1）：在髂前上棘下方稍前，在精索的外下侧（在女性为子宫圆韧带）由腹股沟管皮下环穿出至浅筋膜，位于腹股沟韧带的内侧端，分布于股前面上部内侧一小段皮肤及阴囊皮肤。

（2）生殖股神经股支（$L_{1\sim2}$）：在腹股沟韧带中点下 2.5 cm 处穿出阔筋膜及股血管鞘前壁，分布于股三角皮肤。

（3）股外侧皮神经（$L_{2\sim3}$）：经腹股沟韧带深面，在缝匠肌之前或后，或穿过该肌上部，分为前、后二支，后支在髂前上棘下 5 cm 穿出阔筋膜，分布于大腿外侧皮肤。前支由后支穿出点下 5 cm 穿出深筋膜，分布于大腿前外侧皮肤。

股外侧皮神经在髂前上棘内侧穿过腹股沟韧带外侧端两层之间的一个狭窄性裂隙，即股外侧皮神经骨纤维管。此管入口长、宽径均大于出口的长、宽径，出口距髂前上棘较近，周围结构致密。这些因素可能是股外侧皮神经在骨纤维管出口，亦即穿出大腿阔筋膜处容易遭受卡压的原因。另外，髂腰肌、腹壁三层扁肌坚强程度以及腹股沟韧带外侧端形成骨纤维管的二层腱膜的厚薄情况与股外侧皮神经是否遭受卡压也有一定关系。

2. 间接由腰丛发出神经

（1）由股神经（$L_{2\sim4}$）发出者有股中间皮神经、股内侧皮神经及隐神经；①股中间皮神经：在腹股沟韧带下 7 ~ 10 cm 处，约在股上、中 1/3 交界处，对着股中线穿出阔筋膜，分为内外侧二支，分布于大腿前内侧下 2/3 皮肤；②股内侧皮神经：分前、后两支，分别行于大隐静脉的前后，分布于股内侧下 1/3及小腿上部内侧皮肤；③隐神经：上部位于深处，在股腘管内下行至膝内侧，它与并行的股动脉的膝最上支由股腘管纤维腱膜顶穿出，在缝匠肌与股薄肌腱之间穿出深筋膜，沿大隐静脉之前下行至小腿内侧，分布于内踝及足的内侧缘，有时直至踇趾。

（2）闭孔神经皮支（$L_{2\sim4}$）：分布于股内侧面中 1/3，有时无此皮支。股外侧、中间、内侧皮神经及隐神经穿出深筋膜之点位于一斜线上，正相当缝匠肌的外缘。髂腹股沟神经及生殖股神经股支只布于股三角窄小的皮区。

3. 股后皮神经　股后皮神经由第1、2骶神经后支的一部分及第2、3骶神经前支的一部分合成，初位于坐骨神经的内侧，继而至其后面，由臀大肌的下缘经股后，越过股二头肌，在股后深筋膜的深面，向下达腘窝，穿出深筋膜。主要分布于股后部、会阴后部、腘窝及小腿后面上部的皮肤。股后皮神经与梨状肌的关系变化很多，其情况大致同坐骨神经与梨状肌的相互关系。股后皮神经以一总干或两个根离开盆腔，其以两根离开盆腔者在臀部又合并为一干，两个神经根之间可夹梨状肌或臀下血管。

二、臀上神经

臀上神经为骶丛神经的分支，分为上、下两支，上支沿臀小肌上缘布于臀中肌，下支行于臀中、小二肌之间，供给臀中、小肌及阔筋膜张肌。臀上神经一般由梨状肌上孔穿出，但也可自梨状肌纤维中穿出。

三、臀下神经

臀下神经为骶丛神经分支，支配臀大肌。臀下神经一般由梨状肌下孔穿出，经常与坐骨神经一同穿过梨状肌，甚至有时与臀上神经及坐骨神经一同出梨状肌上孔。

臀下神经与臀下动脉伴行，支配臀大肌的肌支有1～3支。

四、坐骨神经

坐骨神经为人体最粗的神经，由骶丛神经分出，由腓总神经和胫神经组成，被一个总的纤维鞘所包围。

坐骨神经由梨状肌下孔出骨盆，在臀部位于臀大肌的深层，经股骨大转子与坐骨结节之间下行，由上而下附于坐骨背面，至股部则贴附于大收肌的后面，并位于臀大肌下缘及股二头肌长头外侧缘所成的角内，在此处向下按压坐骨神经即引起麻木感。在股二头肌深面下达腘窝，多在腘窝上角附近胫神经和腓总神经分离。在大腿后面从坐骨神经干发出肌支支配大腿后群肌。自髂后上棘至坐骨结节做连线，在其上中1/3交界处至大转子尖再引一线，即代表梨状肌下缘，此线内中1/3交界处为坐骨神经穿出处。

坐骨神经的血供甚为丰富，臀下动脉、阴部内动脉、股穿动脉及腘动脉均发支供给。

1. 坐骨神经与梨状肌的关系　坐骨神经一般经梨状肌下缘出坐骨大孔离开骨盆。坐骨神经在骨盆内高位分为腓总神经和胫神经时，其与梨状肌的关系可多种多样，腓总神经有不穿梨状肌而经其上缘出盆者，胫神经也有不经梨状肌下缘而穿过该肌者；坐骨神经也有时作为一个总干穿梨状肌或经其上缘出骨盆。

2. 坐骨神经临床病变的解剖基础

（1）梨状肌综合征：正常情况下，坐骨神经由梨状肌下缘穿出，垂直向下，其行程不受肌肉阻挡，下肢做任何方向运动时，神经均不致受到压迫与异常刺激。

梨状肌为外旋肌，下肢外旋时变为紧张。正常情况下，当梨状肌收缩时，对坐骨神经并无妨碍，但如腓总神经系高位分支，由梨状肌肌束间或肌束上穿出，或坐骨神经由梨状肌穿出，当梨状肌紧张，特别在外旋时，由于肌束幅度改变，两束间间隙减小，由其间穿出的神经便受到压迫，出现所谓梨状肌综合征。我国人坐骨神经与梨状肌两者关系的变异约占29.5%，在诊断坐骨神经痛病因时应加以考虑。关于梨状肌综合征发生的原因，有的作者认为，组成坐骨神经的神经根周围有瘢痕或蛛网膜炎，从椎间孔到臀部这一段神经根发生粘连，移动范围小，随之张力变大；还有的作者指出，坐骨神经本身不一定有改变，而主要由于梨状肌受到刺激后发生痉挛、肥大，甚至挛缩压迫坐骨神经所致，属于神经卡压综合征；另外，骶髂关节疾患引起梨状肌病变时也可引起。

固然梨状肌与坐骨神经关系异常经常出现，但梨状肌综合征的发病率并不高，可能只是在其他因素作用下致病的一个内在因素。正常大腿外旋时，梨状肌起止点靠近而肌腱放松，肌腱与肌腱之间或肌腱与骨面之间相互分开，间隙变大，神经顺利通过；大腿内旋时，梨状肌起止点远离，肌腱紧张，相互靠拢及贴近骨面，间隙变窄而受到挤压。变异的梨状肌和坐骨神经容易受到外伤和炎性刺激，而引起梨状肌挛缩，挤压梨状肌内和坐骨神经的营养血管，致局部循环障碍及淤血水肿，而引起梨状肌综合征。

对于梨状肌综合征，可将梨状肌在大转子上的肌腹—肌腱部分切断，松解其与坐骨神经及周围组织的粘连，直至坐骨大孔，即可解除对坐骨神经的压迫。

（2）坐骨神经损伤：坐骨神经损伤的主要原因为开放性损伤和骨折，骨盆骨折、股骨骨折及髋关节脱位均可引起。骨盆肿瘤压迫坐骨神经也可发生麻痹。在坐骨神经损伤的病例中，首先应确定其损伤部位，如为腓总神经受损，主要引起运动障碍，而坐骨神经干和胫神经的损伤除运动障碍外，其主要症状在于感觉营养性变化。如损伤在坐骨神经上端，其症状视分支的纤维是否完全受到牵连而有所不同。一般腓总神经麻痹的现象最先出现，患者足趾不能背屈，呈马蹄内翻畸形，行走时如欲使足趾离地，常需过度屈曲髋关节，似雨天涉泥姿态；另外，小腿外侧面、后面、足背及足趾常伴有感觉障碍，小腿下2/3及足的大部皮肤感觉消失，而内面因由股神经的隐神经所支配，并不受影响。如果胫神经同时受损，患者的足趾不能跖屈，不能用足趾站立。坐骨神经损伤时尚可看到足跖反射及跟腱反射消失，而膝反射正常。神经麻痹较久的患者，萎缩的肌肉及皮肤一般均发生营养障碍，有时可有灼性神经痛。在坐骨神经完全麻痹的患者，下肢肌肉，除股前侧、股内侧及臀部尚完好外，其他全部瘫痪。因而除伸膝、内收、外展大腿的动作尚良好外，其他动作全部消失。

（3）坐骨神经痛：坐骨神经痛原因很多，从构成坐骨神经的神经根开始，坐骨神经全程任何一段如受到压迫、刺激均可引起。进行直腿抬高试验，使患者尽力屈颈，或过度背屈踝关节时，均因坐骨神经受到牵引而使疼痛加剧。此种疼痛常发生于臀部，放射至大腿后面、小腿外面及后面、足的外缘及足背的一部或全部。按压坐骨大切迹，常引起腘窝及腓骨头外后方剧痛。为鉴别腰腿痛是否因神经根受压，可做坐骨神经紧张试验：患者端坐于检查台的边缘，头部及腰背部保持平直，两上肢下垂于身体两侧，膝部屈曲90°，两腿下垂于桌边，术者将患侧膝部逐渐伸直，直至疼痛时为止。然后将膝回缩屈曲少许，以手指按压腘窝中央，虽然轻压局部也能引起疼痛，此为神经根受压的主要依据。

此法较直腿抬高试验更为准确，即使神经根轻微受压，患者在测验前，只要低头和背屈踝关节，疼痛也很明显。

五、胫神经（$L_{4\sim5}$、$S_{1\sim3}$）

胫神经为坐骨神经的续行段，较大，在腘窝的最浅面，出腘窝下角，在腘肌下缘穿过比目鱼肌腱弓至小腿后面。胫神经上部位于腘动脉的外侧，后者系股动脉的续行段，在下部，胫神经居于动脉的内侧。

胫神经的分支有皮支、关节支及肌支。胫神经的皮支——腓肠内侧皮神经起于腘窝中部，位于小隐静脉的深面，经腓肠肌二头之间下行至小腿后面，约在小腿中点处穿出固有筋膜与腓神经交通支相合成腓肠神经。关节支有膝上内、膝中、膝下内3支。肌支则供给腓肠肌、跖肌、比目鱼肌及腘肌，除一支由内侧发出外，其他均在外侧发出，因此，在胫神经的内侧操作比较安全。

胫神经损伤很少见，常与腘动、静脉同时发生。胫神经麻痹时，足的跖屈、内收、旋后及趾的屈曲运动消失，呈仰趾状。由于足趾屈肌瘫痪，患者不能用足尖站立，足跖反射及跟腱反射消失，小腿后1/3、足背外1/3及足底的皮肤感觉显著减弱或消失。胫神经损伤，特别在不完全损伤时，常伴有血管舒缩障碍、营养障碍和疼痛。

六、腓总神经（$L_{4\sim5}$、$S_{1\sim2}$）

对腓骨颈、腓总神经分为腓浅及腓深神经。腓总神经还未分成浅、深支以前，有的已经发支至胫骨前肌、腓骨长肌、趾长伸肌和踇长伸肌。

1. 腓浅神经　腓浅神经在小腿上1/3，先在腓骨长肌起端的肌质内下降，继而在腓骨短肌与腓骨长肌之间，以后位于小腿深筋膜的深面。腓浅神经支配腓骨长、短肌。在小腿中、下1/3交界处，腓浅神经由深筋膜穿出变为皮神经，分布于小腿外侧、足背和趾背的皮肤。

2. 腓深神经　腓深神经与胫前动脉伴行，至踝前分为二终支，分布于小腿前侧群肌、足背肌及第1、2趾间背侧皮肤。

3. 腓肠外侧皮神经　腓肠外侧皮神经起自腓总神经，多为1支，占78.79%；阙如者，也占1.89%。腓肠外侧皮神经在筋膜的夹层中行走，穿出深筋膜后，分支分布于小腿外侧皮肤，并与腓肠内侧皮神经吻合成腓肠神经。

腓总神经向下由腓骨头下方越过时，因接近表面，易受损伤，敷石膏或绑夹板过紧、膝腓侧副韧带断裂、腓骨头尖撕脱骨折，甚至盘腿久坐均能引起此神经的损伤，伤后所有足部伸肌及外翻肌均瘫痪，呈马蹄内翻畸形。患者行走时，膝关节高举，足向上甩，足趾下垂，难以离地。其状犹如跨越门槛。一般说，肌肉功能丧失严重，但皮肤感觉丧失轻微。

七、腓肠神经

腓肠神经通常由腓肠内侧皮神经与腓肠神经吻合支连接构成，上述两神经也可能不连接，腓肠内侧皮神经或腓肠外侧皮神经可移行为足背外侧皮神经。腓肠神经合成部位多在小腿后面中1/3或下1/3部，少数也可在上1/3部、腘窝、踝部，或重复吻合。

八、股神经（$L_{2\sim4}$）

股神经发自腰丛神经，经腹股沟韧带深面，在髂前上棘至耻骨联合中点的外侧1.2 cm处入股，其表面投影可由此点向下做长2.5 cm的垂直线表示。股神经位于股动脉的外侧，其本干行经极短距离后，即分为许多似马尾的分支。

股神经的分支有皮支、肌支及关节支，皮支有股中间皮神经、股内侧皮神经及隐神经，后者向下一直达于足的内侧缘。至股外侧肌的肌支与旋股外侧动脉的降支伴行。耻骨肌虽属内收肌，但其神经由股神经供给，经股鞘之后入于肌内。其他尚有至缝匠肌股直肌、股内侧肌、股中间肌的肌支。股神经的关节支则发支至髋、膝关节。

腹股沟部横切面显示，股神经邻近髂腰肌，位于由腹股沟韧带及髋臼所形成的狭窄间隙，切面呈扁平形，如同纤维性骨性隧道，大腿过度屈曲及腹股沟韧带强力压迫均可引起绞扼性神经损害。腰大肌脓肿、出血、肿瘤、髋关节骨关节炎长期压迫及长时间截石位手术均可引起。

股神经干很短，很少受损伤，但其分支常遭受损伤。股神经干断裂时，能引起股四头肌瘫痪，明显影响膝关节的伸直运动，能行走，但极困难，由于阔筋膜张肌的代偿作用，仍稍能伸膝。患者还表现有髌骨过度活动，膝腱反射消失，大腿前内面皮肤感觉丧失。股神经损伤后，很少伴有血管舒缩障碍及营养障碍。

股神经绝大多数在腹股沟韧带立即分支，在入股以前即分支的极少，其第1肌支常在髂前上棘间线水平下方20~100 mm发出，多在60~70 mm范围内，支配缝匠肌的肌支为第1支。由股神经发出的肌支有一定规律，顺序至缝匠肌、股直肌、股中间肌、股内侧肌及股外侧肌。

股神经的分支隐神经在膝上约10 cm处由收肌管穿出，其损伤较常见，运动、肌肉动作所致的慢性摩擦在收肌管也可引起类似卡压性神经损害，表现有膝、小腿及足内面的感觉消失。隐神经损伤后常见的并发症为剧烈疼痛，往往具有烧灼性神经痛性质。隐神经的髌下支在膝部手术时也容易遭受损伤。

（黄丹奇　张少臣）

第五章　脊柱的生理功能及生物力学

脊柱是由一系列椎体构成的力学复合结构，具有很好的柔韧性，能够在很大的运动幅度内保持稳定性，并保护神经组织免受损伤。脊柱作为一个完整的力学结构具有如下特点：

（1）在矢状面上，脊柱正常的4个生理弯曲使它具有巨大的柔韧性进行灵活运动，在承载轴向负荷的同时，能够维持相应的强度及站立姿势的稳定性。矢状面曲度的改变将很大地影响脊柱的力学行为。

（2）脊柱椎体承载的轴向负荷从头端到尾端逐渐增加，椎体本身也逐渐增大。在生长早期，各个脊柱节段的椎体大小相差不大，随着生长发育，这种椎体大小的变化越来越明显。

（3）脊柱的前方结构（前柱）承载80%的轴向负荷，后方结构（后柱）承载20%的轴向负荷。

下列术语常常用来描述脊柱生物力学。

力和负荷：力可以改变物体静息状态或运动形式，负荷是用来描述力的施加及物体的运动。在研究脊柱生物力学时，负荷是一个抽象的概念。脊柱同时受多个力的作用，包括压缩力、牵张力、扭转力和剪切力（图5－1）。下面用图解表示物体受各种力的作用。

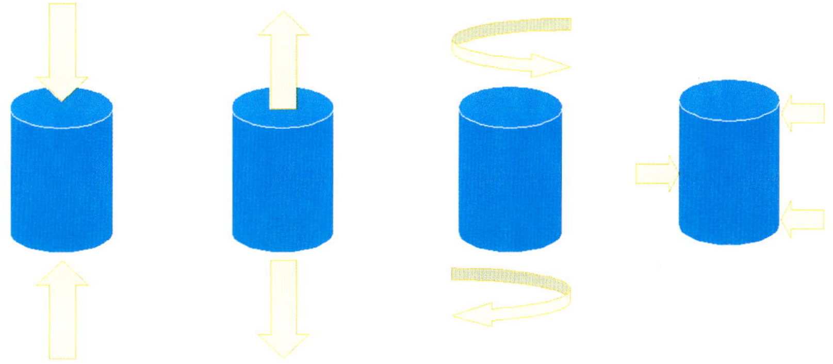

图5－1　脊柱所受的各种力

压缩力：向内加于物体表面的大小相等而方向相反的力。压缩力使物质纤维聚集在一起，脊柱受压缩负荷后主要作用在椎间盘组织，椎间盘的作用类似于减震器。

牵张力：物体表面向外施加大小相等而方向相反的力。脊柱受到一定的牵张作用后，处于松弛状态。

扭转力：使物体沿轴线产生扭转的力。椎间盘组织抗扭曲力的作用最弱。

剪切力：使物体受到一对相距很近，大小相等，方向相反力的负荷。在正常生理状态下，脊柱受这些力（生理负荷）的相互作用构成脊柱的平衡。

力矩：力矩是一对大小相等而方向平行相反的力，在某一确定的距离—力臂作用于一个物体（图5－2）。力矩的大小是由作用力和力臂的乘积来决定的。力矩通过杠杆围绕运动轴对脊柱发生作用。

弯曲：物体受到弯曲负荷（如剪切力）作用发生的形变，使其不能维持在固定的轴线上。脊柱弯曲凸侧的肌肉纤维受到张力而延长，称为张力侧；凹侧的肌肉纤维受到压力而缩短，称为压力侧。

蠕变：物体在持续负荷作用下，发生逐渐的永久形变。脊柱退行性变属于蠕变。

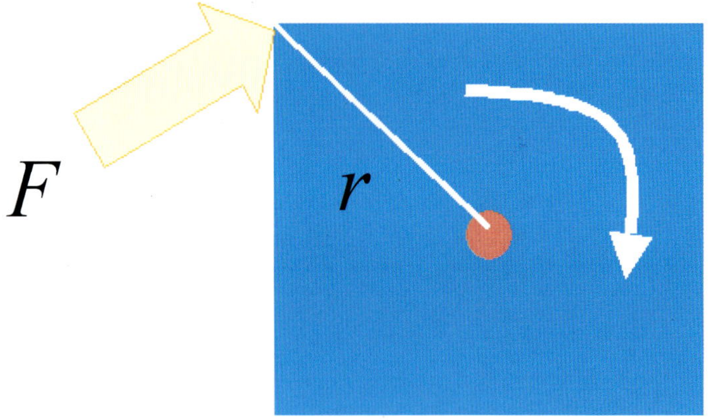

图 5 -2　力矩 M 等于作用在杠杆上的力 F 乘以支点到力的距离 r，$M = F \times r$

第一节　脊柱的基本功能单位

脊柱运动节段包括相邻两个椎体、椎间盘、关节囊包裹的小关节和相连的韧带。运动节段是脊柱基本功能单位（FSU，Function of Spinal Unit），是脊柱最小单元，它体现了整个脊柱的生物力学特点。尽管脊柱的肌肉不包括在运动节段内，但它们对运动节段功能发挥至关重要的作用。

脊柱的各个运动节段通过以下机制彼此连接起来：①运动轴，脊柱围绕椎间盘和小关节作为运动轴进行旋转运动；②致动体，指与运动节段接触的前方和后方的肌肉，是脊柱 FSU 的控制结构；③限制体，运动节段的韧带，用以维持脊柱的稳定，将运动节段的活动限制在正常范围；④杠杆，连接致动体和运动轴的环节。椎体及其骨性突起是致动体的附着点。脊柱运动始发于肌肉，肌肉收缩推动椎体上的杠杆，以椎间盘及小关节为轴进行旋转运动，韧带组织提供稳定，限制运动节段在生理范围内运动。尽管一个运动节段只有有限的运动范围，但所有运动节段彼此叠加，脊柱就具有很大的屈曲性和广泛的运动范围。

第二节　脊柱运动动力学

脊柱运动是在神经系统的支配下，通过肌肉的收缩牵动脊柱骨关节来完成的。在运动中脊柱存在双重生物力学负荷，首先是脊柱为了维持一定姿势所承担的负荷，称为静力学负荷。参与静力学负荷的肌肉，收缩时长度不变，生理学上称为“等长收缩”。另外，脊柱无时无刻不参与身体的各种运动和做工，此时脊柱所承受的负荷就是动力学负荷，如脊柱进行伸屈、旋转等均需要肌肉的收缩做功，这种肌肉收缩现象在生理学上称为“等张收缩”。

脊柱承担负荷后，在 3 个平面上发生 6 个方向的位移（3 个平移和 3 个旋转）（图 5 -3）。

为了更好理解脊柱受负荷后发生的反应，引入活动度（ROM，Range of Motion）和中立区（NZ，Neutral Zone）的概念。活动度是指脊柱进行活动时在 6 个方位上，运动节段发生位移的幅度。中立区是指脊柱位于中立位置，此时脊柱处于松弛状态，只承受很小的负荷。利用一个球在碗中的活动图来描述中立区和活动度的概念（图 5 -4），球容易保持在碗的中央区域（NZ），要使球移向两侧的斜坡，需要

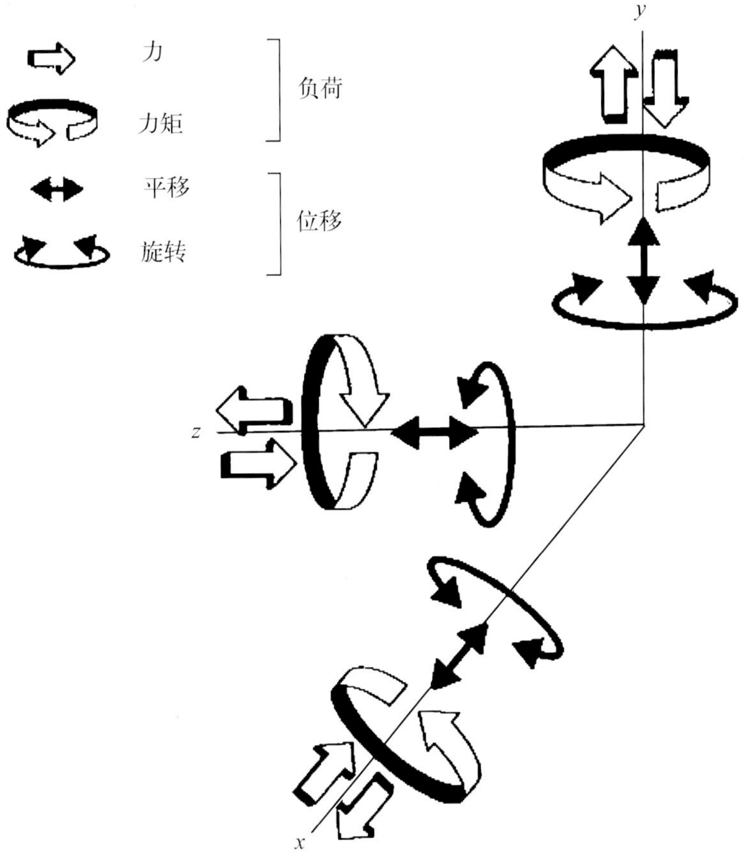

图 5-3　脊柱运动节段承担负荷后在 3 个平面上发生 6 个方向的位移

增加额外负荷。从图 5-5 的负荷—位移曲线可以看出，由于它们不是线性关系，当脊柱离开中立区进行伸屈时，随着活动幅度的增加，并当增加到一定程度时，脊柱承受负荷急剧加大。

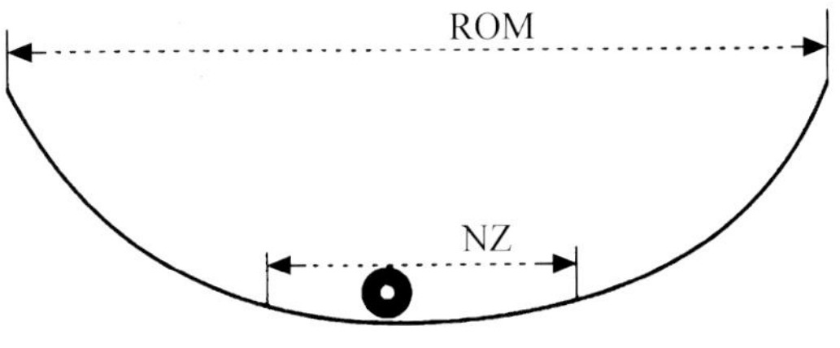

图 5-4　利用球在碗里的活动来描述脊柱中立区和活动度的关系

脊柱运动包括单平面的主要运动和多平面的耦合运动。脊柱承受负荷后，一般是几个运动节段在多平面上进行耦合运动。脊柱正常运动依靠其结构的完整，尤其是椎间盘和小关节。运动中小关节面的朝向很大程度决定了脊柱的运动方向。脊柱活动幅度主要由椎间盘纤维环和韧带来决定。脊柱过度后伸时将受到前纵韧带以及纤维化的椎间盘前方组织的限制，前屈活动则受限于后方的韧带和小关节囊，侧屈则受限于小关节囊韧带。脊柱围绕中轴旋转时，受限制的包括椎间盘、小关节及其关节囊（在颈椎还有 Luschka 关节）、棘间和棘上韧带。腰椎进行旋转的阻力 90% 来自于小关节和椎间盘，而来自韧带的阻力只占了 10%。

从图 5-6 可以看出，在整个脊柱中，上颈椎（$C_{0\sim2}$）的活动度最大。寰枕和寰枢椎均达到或超过 20°的前屈和后伸活动。在中轴旋转上，寰枢椎关节向一侧旋转可以达到 40°～50°。下颈椎（$C_{3\sim7}$）的

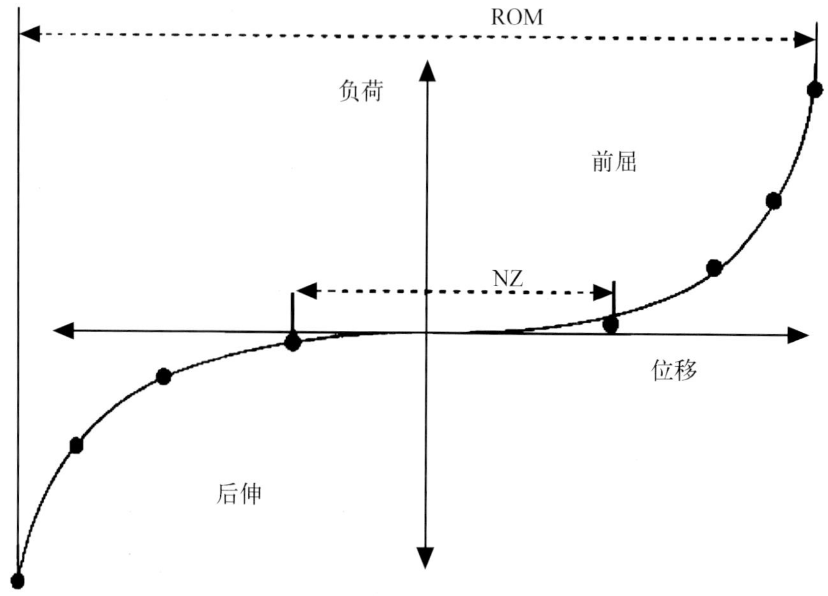

图 5-5　负荷—位移曲线

侧屈活动度较大，超过了上颈椎。在矢状面和中轴旋转活动上，$C_{4\sim5}$节段以下逐渐减小。

由于胸廓和肋骨的限制，胸椎是脊柱活动最小的部位。上胸椎存在较大的旋转活动度（约 10°）；但 $T_{8\sim9}$以下，胸椎的主要活动表现在伸屈上。腰椎各个节段允许较大的伸屈活动。除了 $L_{3\sim4}$表现一定的侧屈活动外，其上下节段的侧屈活动均明显减少。腰椎的旋转活动明显受到垂直方向的小关节限制。

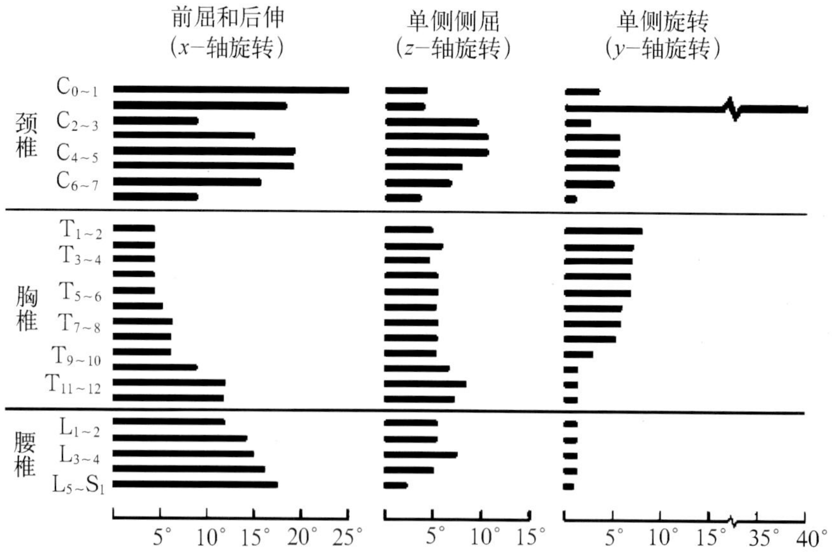

图 5-6　脊柱椎体各个节段的活动度

第三节　椎间盘的生物力学

椎间盘是脊柱的主要旋转轴，但在运动中它的主要生物力学性能是对抗压缩力。椎间盘的髓核组织是一种类凝胶的物质，在 30 岁以前含有较多的水分。脊柱承担压缩负荷后，髓核内压力增加并传到周围的纤维环，化解了力量对椎体的过分冲击，即椎间盘相当于一个自限性的减震器。随着年龄的增长，髓核组织水分减少，纤维环抗张力特性减弱，椎间盘的这种减震器的作用降低。

脊柱进行伸屈和侧屈运动时，凸侧承受牵张力负荷而凹侧承受压缩力负荷，此时，可以理解成椎间盘承受牵张力和压缩力负荷的结合。脊柱进行旋转运动时，椎间盘将承受扭转力。试验发现，扭转力和弯曲力对椎间盘的伤害最大，尤其对椎间盘后方纤维环组织。异常椎间盘更容易遭受扭转力的作用导致椎间盘组织的破坏。通常情况下，单纯的剪切力对椎间盘的损害不大，一旦出现，提示椎间盘同时受到弯曲力和扭转力的共同作用。

测量人体不同姿势下椎间盘内压力状态，发现椎间盘能够承受极大的垂直压力，但是当人体处于前倾、坐位以及提物时，椎间盘内压力将急剧增加。以 $L_{3\sim4}$ 椎间盘内压在直立状态下为100 kg 计算，当人体处于前倾、提物或者坐位前倾时将增加到200 kg，在坐位前倾提物时将增加到275 kg（图5-7）。在椎间盘压力增加的情况下，其抗扭转和弯曲的能力进一步减弱。

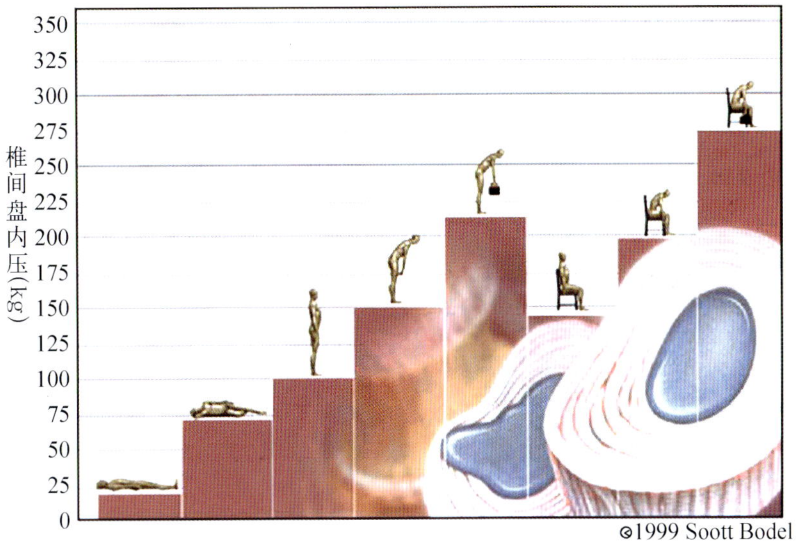

图5-7　人体在不同姿势下椎间盘内压力的变化

第四节　脊柱的平衡与稳定

正常脊柱的稳定包括内源性稳定和外源性稳定。维持内源性稳定的组织有椎体、后方附件、椎间盘、小关节及其相连的韧带，这些结构的正常做功承担静力学负荷，维持脊柱静力学平衡；外源性稳定主要为脊柱两侧肌肉的“等张收缩”进行调节与控制，承担脊柱的动力学负荷，维持脊柱的动力学平衡。上述任何一个环节遭受破坏，均可能引起或诱发脊柱平衡功能的丧失，导致脊柱不稳定。

脊柱的稳定性反映了负荷与其作用下所发生位移之间的关系，在同样的负荷作用下，位移越小，稳定性就越强。目前对“脊柱不稳”尚无统一的定义。但多数学者认为它应包括以下两方面的内容。在生物力学上，脊柱不稳是指运动节段的刚度下降、活动度增加，与正常结构相比，不稳的脊柱在同样负荷作用下发生更大的位移；在临床上，不稳脊柱的过度活动可导致疼痛，潜在的脊柱畸形可能导致脊髓及脊神经组织受压损伤。

在生理负荷下，FSU不会出现异常应变，因而保证了脊柱的稳定，此时脊柱各结构能维持正常的位置关系而不会引起脊髓或脊神经根的损伤或刺激，称为临床稳定；当脊柱丧失这一功能时，就称为临床不稳。引起脊柱不稳定的原因有创伤、退行性变、医源性、感染、肿瘤、先天性畸形等。

多数脊柱疾患可影响脊柱矢状面的平衡，从而增加脊柱肌肉负荷，产生肌肉疲劳和背痛。椎体前柱支撑受损，如创伤导致椎体骨折、肿瘤引起椎体破坏以及其他原因导致胸椎后突畸形，另外，腰椎多节段退变改变椎体前高后低的楔形外观以及腰椎滑脱等，这些都将导致人体重心前移，增加脊柱后方肌肉负荷，是导致矢状面失衡的主要原因。脊柱矢状面的失衡是脊柱疾患的主要后果，这一点非常重要，但经常被忽视，所以骨科医师在治疗脊柱疾病时必须强调维持脊柱矢状面的平衡。冠状面上的不平衡，主要在脊柱侧弯患者，表现为双肩不等高、骨盆倾斜。水平面上的不平衡则较复杂，多见于脊柱严重畸形，如旋转后突患者。

脊柱临床不稳定常常是脊柱疾患病理过程的一个重要阶段。临床上，只能将脊柱不稳定作为脊柱病变的伴随或者附加诊断，而不应将其作为唯一的诊断。

评估脊柱不稳定需要从解剖学、影像学和临床 3 方面来综合考虑。在解剖学上，无论是从 Holdsworth 的两柱理论还是 Denis 的三柱理论出发，脊柱节段任何解剖结构的受损均波及脊柱的稳定性。Denis 认为中柱在维持脊柱的机械稳定上起决定性作用，Panjabi 等人的试验也支持这种观点。然而，James 等人的研究则认为后柱对脊柱的稳定性有更大的影响作用。在影像学上，对脊柱不稳定的判断是很关键的一步。静态 X 线检查，可发现脊柱的先天性畸形，以及肿瘤、结核等引起的骨质破坏，而退变引起的脊柱不稳常同时呈现牵张性骨质增生、椎体真空现象以及椎间隙狭窄等征象。采用动态 X 线进行前屈和后伸侧位检查，通过判断椎体间平移、旋转或者成角等情况，来确定脊柱不稳定的存在和严重程度。在临床上判断神经系统损伤，应分别对神经根和脊髓损伤平面进行定位，这对评估脊柱不稳定具有重要意义。

第五节　各脊柱节段不稳定的判断

一、上颈椎

上颈椎是整个脊椎活动度最大的节段，$C_{0\sim1}$ 主要是前屈和后伸，而 $C_{1\sim2}$ 则起主要的旋转作用。虽然上颈椎椎管较宽，但由于靠近生命中枢，一旦损伤往往是致命的。对上颈椎不稳定的判断比较复杂，仍存在很多争议。

覆膜和翼状韧带的损伤是导致 $C_{0\sim2}$ 伸屈活动和旋转出现异常活动的原因（图 5－8）。正常情况下，

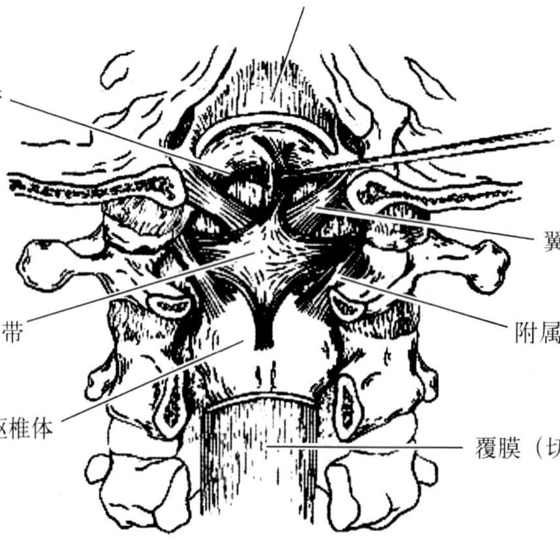

图 5－8　上段颈椎 $C_{0\sim2}$ 的后面观

枕骨大孔前缘到寰椎后弓的距离（BC）与枕骨大孔到寰椎前弓的距离（OA）比值为0.77。如果该比值大于1，表明寰枕出现异常活动（图5-9）。齿状突和横韧带结构的完整是保证$C_{1\sim2}$稳定的关键。创伤、先天畸形、炎症、退变是导致该节段脊柱不稳的常见原因。前屈侧位X线片中，如果寰齿前间隙（ADI，Atlanto-dental Interval）超过5 mm，未成年人超过3 mm，被认为$C_{1\sim2}$存在半脱位。$C_{1\sim2}$主要起旋转作用，因此，可以将其不稳分为4种旋转不稳定类型（图5-10）。Ⅰ型，表现为单纯旋转移位，齿状突仍然为旋转轴，此时ADI正常；Ⅱ型，出现旋转移位，旋转轴转移至一侧侧块关节，ADI 3～5 mm；Ⅲ型，旋转移位继续加重，两侧侧块关节均出现半脱位，ADI超过5 mm；Ⅳ型，这种类型较少见，常合并齿状突发育不全，表现为旋转移位伴寰椎向后移位。一旦明确韧带损伤导致上颈椎不稳定，一定要采取必要的稳定措施，防止进一步的损伤危及生命，必要时进行枕颈和寰枢椎融合手术。

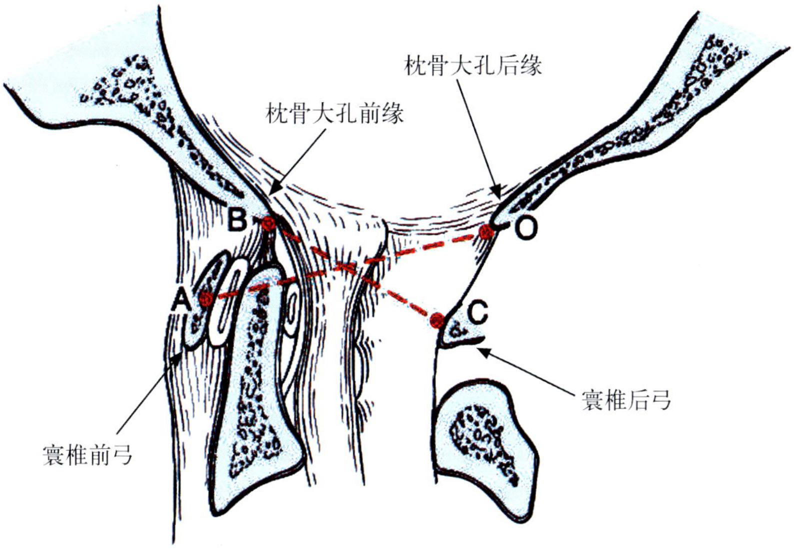

图5-9　寰枕

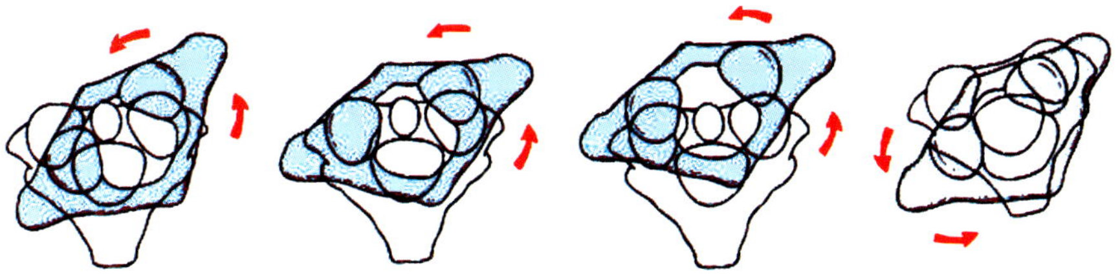

图5-10　$C_{1\sim2}$旋转不稳定

二、中下段颈椎

颈椎中下段的不稳定一直受到广泛关注。生物力学试验证明椎间盘纤维环和前后纵韧带在中下段颈椎的稳定中发挥重要作用。与上颈椎的活动不同，中下段颈椎$C_{3\sim7}$有较大的侧屈活动（图5-6）。由于颈椎存在生理前突和小关节的限制，该节段的颈椎很容易受屈伸和旋转暴力的损伤。

通过严格模拟试验，发现颈椎前柱和后柱在维持生理负荷下的稳定非常重要。根据White-Panjabi对中下段颈椎不稳定评分标准，颈椎前柱和后柱的破坏分别各占2分。牵引试验对判断颈椎中下段韧带的完整很有意义。牵引后如果椎间隙增大超过1.7 mm或者椎间成角超过7.5°即被认为是阳性，占2分。无论是动态还是静态X线检查，只要矢状面上椎体间滑移超过3.5 mm就应该考虑不稳定。对于矢状面上旋转或者成角的判断是，动态伸屈X线椎体间成角超过20°，静态X线椎体间成角超过11°，均应考虑存在异常活动（图5－11）。影像学检查共占4分。发育性椎管狭窄者更容易导致脊髓和神经根的损伤。只要椎管中矢状径小于13 mm，或者Pavlov比值（椎管中矢状径与椎体中矢状径比例）小于0.8，就可以考虑发育性椎管狭窄。存在椎间隙狭窄1分，发育性椎管狭窄1分，脊髓损伤2分，神经根损伤1分，存在可预测的危险性负荷1分。总分达到5分或者5分以上，即认为临床不稳定（表5－1）。

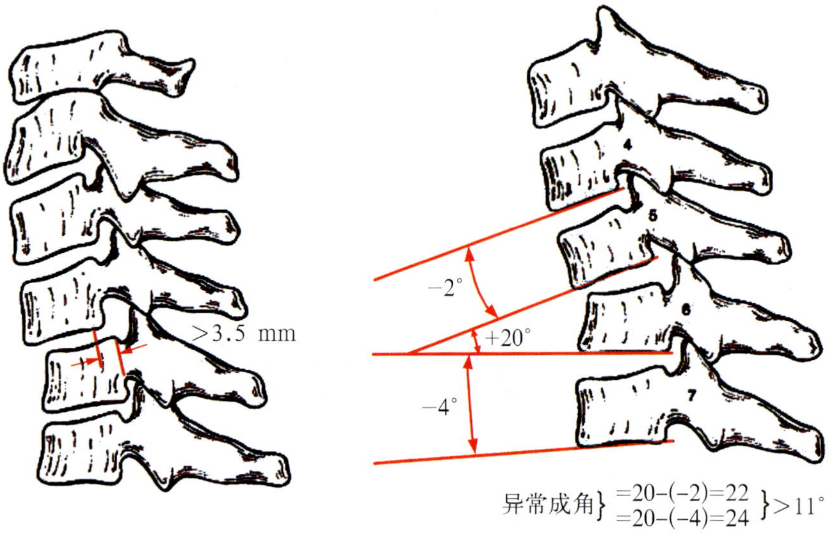

A　　　　B

图5－11　中下段颈椎不稳定

表5－1　中下段颈椎临床不稳定判断标准

因素	评分
前方成分（前柱）破坏或失去功能	2
后方成分（后柱）破坏或失去功能	2
牵引试验阳性	2
影像学标准	4
A. 动态X线—伸屈侧位片	
矢状面椎体间滑移超过3.5 mm或20%	
矢状面椎体间成角超过20°	
B. 静态X线	
矢状面椎体间滑移超过3.5 mm或20%	
矢状面椎体间成角超过11°	
发育性椎管狭窄	1
椎管中矢状径小于13 mm	
Pavlov比值小于0.8	
椎间隙狭窄	1
脊髓损伤	2
神经根损伤	1
存在可预测的危险负荷	1

注：累加达到5分，即可诊断为颈椎临床不稳定。

三、胸椎

由于受到胸廓和肋骨的限制，胸椎是整个脊柱中活动度最小的节段。在生物力学上，上段胸椎比下段胸椎有较大的旋转活动，而下段胸椎则有较大的伸屈活动。由于胸椎的生理后突，当它进行屈曲活动时表现出更大的不稳。胸椎椎管较小，胸段脊髓的血液循环比较薄弱，这使得胸椎在遭受病损后脊髓更容易损伤。在不稳定的判断上，胸椎前柱和后柱的破坏、矢状面上椎体间滑移超过 2.5 mm、椎间成角超过 5°以及存在脊髓损伤或者马尾神经压迫综合征均各占 2 分，肋椎关节撕脱和存在可预测的危险负荷各占 1 分。与颈椎判断标准一样，上述分数累加达到 5 分即可诊断为胸椎临床不稳定（表 5-2）。

表 5-2　胸椎临床不稳定判断标准

因素	评分
前方成分（前柱）破坏或失去功能	2
后方成分（后柱）破坏或失去功能	2
影像学标准	4
矢状面椎体间滑移超过 2.5 mm	
矢状面椎体间成角超过 5°	
脊髓损伤或者马尾神经压迫综合征	2
肋椎关节撕脱	1
可预测的危险负荷	1

四、腰椎

在解剖上，腰椎后纵韧带不如前纵韧带发育成熟。腰椎间盘纤维环一直受到特别的重视，它占整个椎间盘面积的50% ~70%，对腰椎稳定起主要作用。后方小关节对腰椎的稳定也发挥重要作用，由于小关节面处于冠状位，这虽然限制了腰椎向前滑脱，但使得腰椎的旋转活动度非常小（图 5-12）。腰椎承受上半身的重量，下段腰椎位于相对固定的骶椎上方，是身体动静结合部，容易受到外力的磨损导致椎间关节松动，提前退变。此外，外伤、医源性、肿瘤、感染均可以导致椎间盘和椎体的破坏并丧失功能。椎体楔形变不仅改变腰椎生理前突，而且破坏脊柱矢状面上平衡。与颈椎和胸椎一样，腰椎前柱和后柱的破坏在评估不稳定上各占 2 分。

影像学的评估与颈椎类似，共占 4 分，需要结合静态和动态影像在矢状面上的变化进行判断。椎体滑移超过 4.5 mm 或者 15%，静态矢状面椎体间成角超过 22°；动态矢状面椎体间成角的判断各个腰椎节段不一样，$L_{1\sim2}$、$L_{2\sim3}$和 $L_{3\sim4}$为 15°，$L_{4\sim5}$为 20°，$L_5\sim S_1$ 为 25°。超过上述度数被认为存在异常活动。

临床上，腰椎神经损伤表现为各神经根的压迫和马尾神经压迫综合征。由于腰椎管较宽，单纯不稳定导致的神经损伤不常见，多数合并严重退变引起的椎管狭窄、滑脱等才能引起神经损伤。腰椎不稳导致的马尾神经压迫综合征占 3 分。腰椎承担上半身体重量，不正确的姿势导致异常负荷，容易损伤腰椎周围软组织，继发腰椎不稳定，这种可预测的危险负荷占 1 分。上述分数累加达到 5 分即可诊断为腰椎临床不稳定（表 5-3）。需要指出，腰椎提前退变出现的不稳定，更多表现为下腰痛，然而对下腰痛的评估需要综合生理、心理和社会三方面因素进行评估。

表 5－3　腰椎临床不稳定判断标准

因素	评分
前方成分（前柱）破坏或失去功能	2
后方成分（后柱）破坏或失去功能	2
影像学标准	4
A. 动态 X 线—伸屈侧位片	
矢状面椎体间滑移超过 4.5 mm 或 15%	
$L_{1\sim2}$，$L_{2\sim3}$，$L_{3\sim4}$ 矢状面椎体间成角超过 15°	
$L_{4\sim5}$ 矢状面椎体间成角超过 20°	
$L_5\sim S_1$ 矢状面椎体间成角超过 25°	
B. 静态 X 线	
矢状面椎体间滑移超过 4.5 mm 或 15%	
矢状面椎体间成角超过 22°	
马尾神经压迫综合症	3
存在可预测的危险负荷	1

小　结

本章从生物力学的基本概念出发，叙述了脊柱的基本功能单位—运动节段。脊柱的运动是在神经系统对肌肉的支配下发生的，在静力和动力学负荷作用下，脊柱将在 3 个平面上发生 6 个方向的位移。由于脊柱各个节段的解剖学特点，各个方位的运动幅度各不相同。椎间盘作为人体自限性的减震器能够很好承受垂直压力，但对抗扭转力和弯曲力较弱，尤其在椎间盘内压力增加的情况下，很容易遭受损伤。脊柱的平衡和稳定，依赖于脊柱本身结构的完整和脊柱周围肌肉的正常做功来维持。本章同时阐述脊柱本身结构破坏导致的临床不稳定，并对各个脊柱节段的不稳定进行评估，这对指导脊柱疾患的诊断和治疗具有重要的意义。

（郑丰裕）

第六章　椎间盘退变及突出的发病机制

颈、腰痛疾病是影响人类健康的一类常见病，而椎间盘的退行性改变及其继发的病理改变是引起颈、腰痛的最常见原因。了解椎间盘退行性改变的机制，对正确了解颈、腰椎间盘突出症发病机制至关重要，为此，国内外学者对椎间盘退变及椎间盘突出症的发病机制进行了广泛的探讨。

第一节　椎间盘退行性改变的影响因素

一、年龄与椎间盘退行性改变的关系

所有的椎间盘随着年龄的增长会出现组织衰老的改变，但不是所有的椎间盘会发生退变；组织的衰老是随着年龄增长出现改变的积累，椎间盘衰老通常仅表现为形态解剖学的变化。而椎间盘的退变，是随着细胞和组织大分子物质退行性的病理改变而出现的整个或部分椎间盘组织物理和化学特性的进行性变化。过去人们基于对人类和动物实验观察认为椎间盘退变的高危因素主要与年龄有关，而现在认为退变的发生是既不依赖于年龄、又不完全依赖于环境因素的较为严重的病理变化，最终表现为功能的破坏和受限，引起一系列临床症状。通过对人流行病学的研究发现：①从青春期到中年后期，椎间盘退变的发生率与年龄之间呈直线关系；②老年退行性变化几乎到达“饱和”状态，特别是症状性椎间盘退变的发生率与年龄的关系呈现一个倒“U”形分布，即症状性椎间盘退变的高发生率在中年；③不同脊柱节段症状性椎间盘退变发生率不同。Kirkaldy 等通过临床观察和解剖分析提出了脊柱退变理论，他们把脊柱的退变过程分为 3 个阶段：

（1）第一阶段为功能障碍期：发生在 15～45 岁之间，特点是椎间盘纤维环的周缘性和放射状撕裂以及小关节的局限性滑膜炎。

（2）第二阶段为不稳定期：发生在 35～70 岁的患者，特点为椎间盘纤维环内层撕裂、进行性吸收、小关节退变并伴有关节囊松弛、半脱位和关节面的破坏。

（3）第三阶段为稳定期：发生在 60 岁以上的患者，特点为椎间盘周围和小关节内骨赘的进行性增生，从而导致节段性僵硬或明显的强直。

Barrie 等认为，椎间盘退变的启动与年龄无直接的关系，更可能是时间依赖性的，即无论在任何年龄阶段，在外界多种因素的综合作用下，当刺激达到引起椎间盘退变的“阈值”时，即可引起不可逆的椎间盘退变过程。

二、遗传因素与椎间盘退变的关系

遗传因素在椎间盘退变的发病中具有很重要的作用，有学者观察到某些狗的物种很早即可自发地发生椎间盘退变和突出，而其他物种椎间盘退变出现很晚。研究发现，人类双胞胎中脊柱僵硬和退变的发生部位及病变程度有很大的相似性，显示这些相似性是由遗传因素所决定的。有学者应用 MRI 技术对

20 对双胞胎椎间盘的变化进行观察发现，在信号强度、椎间盘狭窄程度、椎间盘突出，以及终板的变化方面，腰椎间盘退变在20 对双胞胎之间表现出高度的一致性，这种高度的一致性难以单纯用年龄因素来解释。遗传因素在椎间盘退变中究竟会发挥多大的作用以及作用的确切机制目前仍不清楚，但一点可以确定即椎间盘退变在病因学上很少是由单纯的遗传因素或环境因素引起的，而是受到遗传因素影响的脊柱的结构和形态最终影响了脊柱的生物力学特性，使得椎间盘更易于受到环境因素的作用。

椎间盘的结构和生物化学成分的合成和降解也受到遗传因素的影响，在一定程度上加速了椎间盘的退变。胚胎发育期间一些影响椎间盘发育的基因缺陷可产生较正常相对大或小的椎间盘，这些椎间盘的功能可能是正常的，但在一些不利的环境条件下更易发生椎间盘的退变。

三、营养因素与椎间盘退变的关系

营养不足被认为是造成椎间盘退变的基本因素，其他因素对椎间盘退变的影响最终通过营养的缺乏而实现。18 ~20 岁，椎间盘的血管开始逐渐消失，此时可能出现椎间盘退变的征象。Kauppila 等研究发现腰动脉狭窄与椎间盘变性有关，表明退变与营养因素有固定关系。

营养与椎间盘退变的关系在动物模型中得以证实，经椎体途径破坏终板后可观察到与人类椎间盘退变相似的变化。在双下肢动物的实验研究中发现直立的姿势诱发了动物椎间盘髓核的严重变性，变性的原因是由于在椎间盘和椎体之间钙化层的增厚，影响了终板正常营养转运的路线，最终导致椎间盘发生了退行性的改变。

对周围血管网产生不利影响的内、外在因素，都是引起椎间盘营养不足并导致椎间盘退变的潜在原因，如过度运动、局部的固定制动、振动、吸烟及特殊药物的应用等。实验结果表明：①一些情况下，运动有助于椎间盘营养的改善；但高强度的运动可能是有害的。②制动固定也可对椎间盘产生不利的影响，脊柱运动节段的融合固定改变了脊柱机械力学特性，影响了融合的及相邻近的椎间盘，构成这些椎间盘的溶质分子的浓度、分子合成代谢在固定后的短时间内受到一定程度的影响，椎间盘的代谢活动在融合后降低与因营养改变所致大量的细胞死亡有关。③在融合节段的椎间盘内有明显的乳酸浓度的增加和低氧张力，可能是由于融合段椎间盘内部代谢转运的路线被关闭致代谢产物聚集，乳酸清除率降低所致。④脊柱和椎间盘系统高负荷的作用，如振动会对椎间盘结构内部的细胞及大分子物质产生不利影响。动物实验研究了低频率的振动与营养的关系，在全麻下，动物被垂直位置于振动平台上，使用 5Hz 的振动频率，结果表明椎间盘内部的氧张力和细胞的活性明显降低，随着时间的延长，髓核内硫酸盐的摄取率、水含量及椎间盘的高度显著降低。⑤一些因素是导致血管阻塞和闭锁并随即影响血供的潜在因素，如吸烟。在一实验研究中，动物暴露于香烟烟雾中从 20 min ~3 h ，结果表明血管血流量减少，大量毛细血管收缩。暴露 20 min ~3 h 后溶质转运明显减少，代谢产物清除率降低，最终致废物在椎间盘内部聚集。

以上影响营养的各种因素导致椎间盘营养的缺陷和细胞营养不良以至死亡，从而引起椎间盘一些继发的改变。

四、外伤因素与椎间盘退变的关系

动物实验研究及临床观察发现，外伤力学因素在椎间盘退变和损害中有重要的作用，大多数损伤或退变动物模型的建立基于此。Adams 等发现，当脊柱屈曲椎间盘被压成楔形时，可引起椎间盘突出变性。研究表明，纵向压力和屈曲角度足够大时可立即导致椎间盘的破裂，反复轻微的损伤可逐渐导致椎间盘特别是髓核的退变，最终致纤维环破裂、髓核突出。脊柱的应力改变，是椎间盘退变的主要因素之一。有学者应用双下肢鼠的模型研究了应力对脊柱的作用效果，应力异常的改变最终加速了髓核的退变、纤维环变得薄弱及髓核内基质合成发生变化。椎间盘退变在节段间存在的差异也提示生物力学因素的作用。

外伤力学因素引起退变的机制可能最终通过引起椎间盘营养的改变所致。但在此方面仍有争议。

Naylor 认为损伤因素不是退变的主要原因，只不过是一种辅助因素。他观察到 70 % ~80 % 的椎间盘突出患者无外伤病史。

五、其他因素对椎间盘退变的影响

（1）动物椎间盘退变的高发生率可能与营养不良或某些激素直接的作用有关。

（2）糖尿病是常见的内分泌性疾病之一，糖尿病动物椎间盘退变的发生率较高，其作用的确切机制目前仍不十分清楚。

（3）有人观察到在退变突出的椎间盘组织内，可以发现一些在正常椎间盘内很少出现的物质，从而认识到细胞因子可能在椎间盘退变的发病机制中发挥很重要的作用。

（4）种族、性别、体格、饮食及脊柱畸形等也是影响椎间盘退变的因素。

第二节　椎间盘退变的发病机制

目前研究表明，髓核在维持椎间盘的正常功能中发挥关键性的作用，在没有出现髓核结构破坏的情况下很少发生纤维环的破裂，当髓核丧失了它固有的弹性后，椎间盘的载荷能力也相应降低，在轻微外界损伤因素的作用下即可引起椎间盘结构破坏。椎间盘髓核退变是在一定的具有遗传易感性的人群中，各种环境因素综合作用的结果触发了引起退变的“阈值”时，即可通过以下机制产生时间依赖性的不可逆的椎间盘退变过程。

一、细胞营养的减少

椎间盘内细胞和基质成分的变化与营养的改变密切相关，椎间盘内细胞的生存依赖于弥散到椎间盘基质中来自纤维环外层和椎体内部血管的营养。正常组织的老化及一些损伤营养的因素，影响了椎间盘营养的供应和代谢产物的排出。同时，椎间盘外周血供的减少，降解的基质大分子的聚集以及椎间盘内部水含量的降低，影响了营养物质通过基质的弥散，进一步损害了细胞的营养。

椎间盘内的低氧张力、乳酸清除率的下降及 pH 值降低使得细胞营养进一步下降，进而损害了细胞代谢和生物合成的功能，导致细胞死亡。

二、生存细胞数量减少和细胞的衰老

年龄的增长、椎间盘中心营养区及 pH 值的降低，对盘内细胞产生不利的影响，生存细胞数量逐渐减少。正常情况下尽管无营养的改变，许多正常分化的细胞随着年龄的增长逐渐变得老化，失去了复制合成 DNA 的能力，其他合成功能也会相应下降。椎间盘组织随着年龄增长逐渐失去其固有的弹性和强度，弹性和强度的丧失可能是由于弹性蛋白、蛋白多糖，特别是胶原成分合成后的变化所致。实验研究显示，以上变化可能与基因表达的改变有关，转录因子、结合特异 DNA 序列的蛋白，以及基因的直接表达控制着这些与年龄有关的变化。

三、降解的基质大分子物质的聚集

随着年龄的增长，降解的大分子物质的聚集可改变椎间盘的生物力学特性以及营养物质和代谢产物通过基质的弥散能力，盘内降解产物的增加可抑制细胞合成新的分子的能力，同时也影响了新合成的分子的组装，例如透明质酸的聚集可干扰蛋白多糖聚合体的组装。降解产物的聚集最常见于缺乏血供的椎间盘组织。

四、聚集蛋白多糖丢失和基质蛋白的改变

聚集蛋白多糖丢失、蛋白多糖浓度下降使得椎间盘保持水的能力降低，胶原含量增加和非胶原蛋白聚集，椎间盘纤维化而变得僵硬，椎间盘高度不能维持正常，分布负荷能力下降。

另外，糖基化的产物也能刺激细胞包括软骨细胞释放细胞因子和蛋白酶而引起椎间盘的退变。

五、基质疲劳性衰退

正常情况下，椎间盘负重变形后具有恢复正常形状的能力，直立时椎间盘内部的水分被驱逐出椎间盘的基质使得椎间盘的高度降低。卧位时，水分重新回到椎间盘内而恢复椎间盘的形状和容量，反复的变形可导致基质发生疲劳性的衰退。基质疲劳性衰退，主要表现为裂隙、碎裂、黏液样变性及基质大分子的变化，如：蛋白多糖的分解、胶原纤维的断裂和其他基质大分子物质的变化，使得椎间盘的细胞更多地暴露于外界负荷之下，从而损害了细胞的功能。如果椎间盘的变化不能使得组织从变形的形态中恢复过来，本已疲劳的椎间盘更易受损。

另外，椎间盘内蛋白多糖和水分的丢失增加了胶原网的负荷。胶原的变化、水含量的降低及基质降解产物的聚集使得胶原网更易受损，细胞营养下降、活细胞数量减少、细胞自然的凋亡及基质成分的改变进而损害了细胞修复的能力。

六、退变椎间盘中磷脂酶 A_2（PLA_2）活性升高

Saal 等测定了 5 例患者手术切除的突出椎间盘组织中 PLA_2 活性，首先发现 PLA_2 活性异常升高，说明椎间盘组织中确实有 PLA_2 化学炎症介质的存在，并认为退变椎间盘中 PLA_2 可能起炎症反应之启动作用。在人体内 PLA_2 受到内源性抑制物和促进物如 PLA_2 激活蛋白的调控，一旦这种平衡被破坏，便可激活它。椎间盘内 PLA_2 的激活可能与退变有关。

退变椎间盘生化平衡的失调，是椎间盘力学结构缺陷的原因和结果。变化的椎间盘细胞合成能力最终不能平衡椎间盘内降解酶激活引起的基质分解，使其不能适应椎间盘的这一物理变化要求，导致髓核内 pH 值、糖蛋白的聚集性、大小、种类、电荷密度，水含量以及胶原的种类和交联程度等在这种理化环境中发生变化。这种平衡改变是退变椎间盘中 PLA_2 活性和数量增加的部分原因。

Kang 等相继报告，突出的颈、腰椎间盘组织与正常椎间盘相比，自发产生更多的基质金属蛋白酶（MMPs）、一氧化氮（NO）、白介素 -6（IL -6）和前列腺素 E_2（PGE_2），基于这些化学因子在关节软骨中的生化效应，从而推测它们在椎间盘的糖蛋白净丢失或退变的其他方面起重要作用。这种潜在的炎症酶的抑制和调节障碍，可能在椎间盘退变的启动和维持中起重要作用。PLA_2 在椎间盘内聚集是老化和退变的结果，而上述每一个进展性生化改变，在理论上促进椎间盘内 PLA_2 的激活。

第三节　椎间盘突出症的发病机制

有关椎间盘突出症的发病机制已有很深入的研究，概括起来主要有以下三种学说。

一、椎间盘突出引起无菌性炎症

1. 髓核组织的致炎症作用　动物实验将犬自体髓核组织匀浆注入硬膜外隙引起邻近组织明显的炎症反应。

（1）硬膜及硬膜外隙脂肪水肿。

（2）纤维蛋白沉积。、

（3）多核细胞、组织细胞、淋巴细胞及浆细胞浸润。

表明自体髓核组织可引起硬膜及神经根化学性无菌性炎症。

2. 髓核组织漏出与临床表现　一组椎间盘造影结果显示，当腰椎间盘只有退行性改变，无造影剂漏出时，患者多无下肢放射性疼痛。反之，当椎间盘造影显示有造影剂漏出时，患者多有明显的下肢放射性疼痛症状和体征，表明漏出的髓核物质可引起无菌性炎症。临床观察也发现髓核组织的致炎性物质释放时，经影像学检查和手术探查，未发现椎间盘机械性压迫神经根，却有明显神经根性疼痛。进一步证实纤维环破裂漏出的髓核物质中含有内源性炎症介质，刺激硬膜和神经根引起无菌性神经根炎，产生疼痛。无菌性炎症刺激产生神经根炎是临床上出现下肢放射性疼痛、麻木等症状的主要原因之一。

3. 突出椎间盘组织中的炎症物质　神经生理学的研究表明，椎间盘对机械刺激不敏感。Yamashita认为，椎间盘可能含有“静止伤害感受器”，在正常情况下不易被激发兴奋，但在组织损伤或炎症时易被致痛化学物质所激发。这些致痛化学物质可能来源于椎间盘组织。

（1）磷脂酶 A_2（PLA_2）可能是炎症启动物：①Saal（1997）首先证实：突出椎间盘组织中含有高活性水平 PLA_2。因切除的椎间盘提取液中 PLA_2 活性很高。高浓度 PLA_2 引起神经痛。PLA_2 注入鼠硬膜外，三日后局部神经根脱髓鞘，此时机械刺激可有神经根异位放电，21d 后髓鞘再生，仅有暂短异常放电。坐骨神经痛是由于高浓度 PLA_2 损伤神经根，使神经处于超敏状态，如同时存在椎间盘的机械压力，则引起持续坐骨神经痛。②PLA_2 对神经电生理影响：低剂量 PLA_2，无神经电生理反应；中剂量 PLA_2，神经处于致敏状态，各电位延长；高剂量 PLA_2，神经毒性反应，自发放电消失，对机械刺激无反应。高浓度 PLA_2 存在于突出椎间盘中，漏出到邻近组织，直接引起无菌性神经根炎。③PLA_2 引起小关节周围炎：Ozaktay 将 PLA_2 注射到兔小关节周围，发现广泛白细胞浸润和血浆渗出。此项研究提示突出的腰椎间盘组织中高浓度的 PLA_2，在损伤性外力作用下，可从结构薄弱的退变的纤维环裂隙或破裂的椎间盘中漏逸到邻近组织中，引起椎管内外的无菌性炎症。

（2）前列腺素：Willberger 首先在突出椎间盘中检测到前列腺素 E_2（PGE_2）。PGE_2 有以下临床特点：①有坐骨神经痛者椎间盘含量高；②直腿抬高试验阳性者高于阴性者；③游离型比突出型含量高；④突出型比膨出型高；⑤PGE_2 提高组织对组织胺、5－羟色胺、缓激肽等致痛因子的敏感性；⑥延长和增强致痛因子对感觉神经末梢的致痛作用。

（3）其他致痛物质：突出的髓核中乳酸增多，pH 值降低。突出的髓核破裂导致神经根周围有大量糖蛋白，其含有密集负电荷，直接影响神经末梢的静息电位，导致动作电位发放。来自椎间盘的糖蛋白直接刺激神经根产生水肿、疼痛。

4. 神经源性炎性介质——神经肽　背根神经节是下腰痛的调节器，合成及释放神经源性多肽。其中 P 物质参与介导炎症反应，扩张血管、引起血浆渗出、诱导释放组织胺。降钙素基因相关肽在背根神经节中含量最多，扩张血管比 P 物质更强烈。血管活性肠肽亦参与炎症反应。

神经肽与炎症反应的关系如下：

突出的椎间盘细胞释放的炎症介质→纤维环外层伤害感受器致敏或激活→进一步促进神经肽释放→在感觉神经元和炎症细胞间形成正反馈回路→反复加重炎症。

5. 细胞因子

（1）突出的颈、腰椎间盘组织：可自发产生 NO、IL－1（白介素－1）、IL－6（白介素－6）、MMP3（基质金属蛋白酶－3）。椎间盘突出后的神经根周围组织中的 IL－1、IL－6 明显增加。IL－1又可显著促进 PGE_2 的产生。

（2）细胞因子与炎症的关系：退化椎间盘的生化改变产生细胞因子，MMP3 及各种细胞因子引发椎间盘突出，椎间盘突出后又刺激各种炎性细胞因子的产生，椎间盘细胞产生更多炎性介质和细胞因子，加重炎症反应形成恶性循环 。

二、免疫性炎症

突出的椎间盘物质作为生物化学或免疫学刺激物，引起化学和免疫性炎症反应。神经根受椎间盘机械压迫和自身免疫反应性炎症改变，可导致血神经屏障的破坏，神经根内的毛细血管通透性增加，血浆蛋白可渗入脑脊液；神经根损害引起的脱髓鞘变性物质和椎间盘抗原物质进入脑脊液可刺激中枢神经系统免疫活性细胞产生免疫球蛋白。

1. 神经损伤后免疫反应　Schwartz 报道，坐骨神经损伤后血液出现抗神经节苷脂抗体和抗髓鞘自身抗体。Ansselin 证实，束膜和内膜屏障受损，神经性抗原漏出，进入血液，引发免疫反应。有研究认为，局部神经损伤重，免疫球蛋白 IgG 沉积多，神经再生和功能恢复差，免疫反应抑制神经再生。Medinceli 指出神经损伤后免疫反应的强度与损伤程度和修复关系密切。

2. 免疫性炎症产生机制　椎间盘中Ⅰ、Ⅱ型胶原，糖蛋白是潜在自身抗原，可激发机体产生迟发变态反应——T 淋巴细胞和细胞毒性 T 细胞介导的细胞免疫反应，导致椎间盘的早期退变。在 T、B 淋巴细胞和椎间盘抗原的不断作用下，促进产生免疫反应，表现为血清免疫球蛋白升高，患者体液免疫和细胞免疫处于异常状态。实验研究有以下发现：

（1）IgG、IgM 在突出的椎间盘中出现和增加，认为椎间盘组织发生自身免疫反应。

（2）张强发现随着腰椎间盘突出病理变化加重，脑脊液和血清免疫球蛋白亦逐渐增高。

（3）突出型患者仅有脑脊液免疫球蛋白的增高。

（4）脱出型和游离型患者脑脊液和血清中免疫球蛋白都明显升高。

三、腰椎间盘突出形成的机械性压迫

1934 年 Mixter 和 Barr 指出，腰椎间盘组织突出进入椎管压迫和刺激神经根引起坐骨神经痛。这一概念被广泛接受形成腰椎间盘突出症的机械性压迫学说。机械性压迫学说是手术治疗的理论基础。当椎间孔的容积减小时，极易发生神经根受卡压。椎间孔先天畸形也易发生神经根卡压。后侧方椎间盘突出可侵犯背根神经节。

1. 腰椎间盘突出症是慢性神经卡压损伤

（1）发病初期：血—神经屏障紊乱→神经内膜和束膜下水肿→神经内压升高。

（2）发病晚期：神经慢性缺血→神经外膜和束膜进行性增厚→局部神经纤维节段性脱髓鞘→轴索变性。

2. 神经卡压损伤的病理变化

（1）神经根内压升高导致神经根慢性损伤：神经根动脉存在螺旋状结构可改善脊柱运动的血管被牵拉，防止缺血。神经根的全长存在大量的动脉与静脉吻合，可在压力变化时调节血液压力，保持相对平衡。正常神经内膜间隙内毛细血管灌注压为 7 kPa。当神经根受压迫，使神经根内压升高达 0.6～1.3 kPa时，产生静脉淤血；神经根内压升高达 6.7～9.6 kPa 时，出现动脉缺血，导致毛细血管通透性增加，血浆外渗，神经根内纤维组织增生。神经内压大于 12 kPa 时动脉灌流阻断，局部缺血，髓鞘代谢抑制，电镜可见施万细胞水肿、变性坏死、线粒体空泡化、坏死和崩解。神经内压达 27 kPa 持续6 h，蛋白质经神经内膜间隙漏出，神经束间压力增加，神经内电解质浓度改变，内环境紊乱。神经内压高达 53 kPa，压迫 2 h 以上，神经发生不可逆损伤。

（2）神经根卡压发生代谢障碍：50% 神经根的营养来自周围的脑脊液，而神经根鞘的薄膜结构保证营养物质渗透。

Parke 研究发现，慢性神经压迫引起神经根内溶质流动速度降低，发生节段性代谢障碍。

四、发病机制小结

（1）椎间盘退行性改变——基本发病机制。

（2）椎间盘退变及突出引发无菌性和免疫性炎症。

（3）椎间盘突出机械性压迫或骨畸型压迫。

（刘延青）

第七章　慢性颈腰痛病因与病理学

第一节　慢性腰痛的病因与病理学

慢性腰痛是极其复杂的一组临床综合征，它是45岁以下人群丧失劳动力的主要原因，70%以上的人都会出现不同程度的腰痛。引起腰痛的原因多种多样，既可以是腰背部软组织的问题，也可以是骨性结构或椎间盘的问题。CT、MRI等先进影像学设备的出现，为我们提供了直观的腰部软组织、骨骼、椎间盘等组织的影像，借助这些设备使我们对腰痛的诊断水平得到了明显的提高，然而非常遗憾的是临床上我们只能对大约15%的腰痛患者做出明确的诊断，现将目前所能认识到的造成慢性腰痛的病因及其相应的病理改变阐述如下。

一、椎间盘源性因素

（一）椎间盘源性腰痛

严格意义上的椎间盘源性腰痛（discogenic low back pain）的概念是由Crock提出，是指因椎间盘内各种病变，如椎间盘退变、终板损伤刺激椎间盘内疼痛感受器所引起的下腰部疼痛，且不伴有神经根性症状和体征、无神经根受压或脊柱运动节段过度活动的放射学证据。主要的病理改变是椎间盘内裂，表现为髓核退变并伴放射状裂隙向纤维环周围延伸至纤维环外1/3层。椎间盘退变或损伤过程中产生大量炎症介质或退变产物，如磷脂酶A_2（PLA_2）、P物质、前列腺素、血管活性多肽（VIP）、降钙素基因相关肽（CGPP）等。这些化学物质刺激分布于腹侧硬膜、后纵韧带、纤维环背侧以及间盘内的窦椎神经和腰交感干发出的神经末梢，引起神经支配范围内的疼痛；或经外层纤维环侧后方的初级传入神经纤维的神经介质P物质（一种神经多肽，是伤害性信息的递质）传入中枢而产生严重的腰背痛症状；或也可使神经组织处于超敏状态，在外来机械压力下引起疼痛。

组织学研究发现椎间盘源性腰痛患者的疼痛椎间盘，最显著的特征是总有一条从髓核至外层纤维环的不规则的血管化肉芽组织条带区，肉芽组织成熟程度不一，有成熟的瘢痕化胶原组织，有新鲜的血管、肉芽组织，条带区在矢状面宽的0.1～5 mm。肉芽组织结构紊乱，中间有1个或多个裂隙。肉芽组织条带区与椎间盘造影术后CT上显示的髓核至纤维环外层的裂隙一致。邻近后方纤维环的髓核组织也被肉芽组织所替代，但更靠前方的髓核组织仅表现为纤维化。肉芽组织条带区之外的纤维环组织基本正常，板层结构排列通常规则。肉芽组织条带区之外的外层纤维环内血管明显增多。椎间盘源性腰痛患者的疼痛椎间盘中，伤害性神经纤维主要沿着血管肉芽组织条带区分布，在裂隙边缘常可见P物质（SP）阳性神经纤维分布。髓核中可见P物质和神经丝蛋白（NF）阳性神经纤维分布。

（二）腰椎间盘退行性病

腰椎间盘退行性病（disc degenerative disease，DDD）开始于早期的椎间盘脱水，是由于蛋白多糖的下降致含水能力降低所致。纤维环Ⅰ型和Ⅱ型胶原的含量比例发生变化，这种变化随着机械负荷的改变而更显著。随着时间变化，椎间隙发生不断的狭窄，终板于纤维环连接处出现骨赘。随着轴向负荷的增加，椎体终板小梁骨骨赘发生变化，最终导致终板硬化。随着连续的脱水和裂隙形成，椎间盘内出现空隙或真空现象，X 线片可以显示空气征。罕见地可见退变的终末阶段发生相邻椎体之间的融合，此时因骨与骨的接触而达到稳定阶段。研究表明重体力劳动、过度的体育运动、吸烟、遗传等与椎间盘退变相关。

（三）腰椎节段不稳定

腰椎节段不稳定（segmental instability）在下腰椎中的作用及地位的认识并无定论。一般而言，在腰椎退变的过程中，受到慢性损害的结构有小关节面、关节囊、终板及椎间盘。小关节可出现软骨纤维化变薄，软骨下骨可出现骨折及游离体，骨膜经过急性炎症反应期后变得肥厚，关节囊亦因炎症作用而增生纤维化。反复的微小损伤累积，使椎体间难以维持稳定。由于终板的破坏，间盘可经终板突入椎体内，随着退变的加重，间盘高度丢失，椎间隙变窄，使椎体间的关节过度重叠，黄韧带肥厚，椎管开始变小，严重时出现神经症状。

Kirkaldy－Willis 将椎间关节退变的过程分为 3 个阶段，即暂时性功能丧失期、不稳定期和稳定重建期。暂时性功能丧失期是指病变初期出现腰痛及功能障碍。不稳定期的病理特点为间盘的高度和内容物的减少；韧带和关节囊的松弛；关节软骨的退变；及由此而引起的椎间活动增加及活动异常。稳定重建期是指纤维组织及骨刺围绕在后方小关节及间盘周围，减小了椎体对另一个椎体的移动，从而达到稳定。Holmes 等报道，中度椎间盘退变可使其钢性丢失，但严重椎间盘退变反而会使之钢性恢复，此研究证实了上述理论。

（四）腰椎间盘突出症

腰椎间盘突出物的组织起源可以主要是髓核物质；也可以是纤维环成分为主；或者以软骨终板为主；更有人认为是新合成的纤维软骨组织。随着基础医学与临床医学研究的深入，对腰椎间盘突出引起腰腿痛目前比较一致的看法有两种机制，即椎间盘的机械压迫和继发性的炎症反应。

近年的研究结果表明，机械压迫引起神经根反应异常的机制可能有二：一是神经根传导特性的损害；二是神经根营养的障碍。神经根受到压迫后的功能改变可能表现为两种不同形式：①神经根功能降低，可有感觉障碍及肌力降低、反射减弱等；②神经组织过敏，即神经组织容易被进一步的一般性的机械性脉冲刺激所激动，从而神经根可产生异位的脉冲，这可能与疼痛相关。上述两种功能性的改变可同时发生。但此理论不能解释临床上很多现象。为此，侯树勋等对 300 例腰椎间盘突出症患者进行了前瞻性的系统研究，术中观察表明，有 68 例患者的神经根及附近软组织有明显的充血、水肿、粘连等炎性反应，这些组织对手术操作的刺激极为敏感，所有这些患者术前即有严重的腰腿痛。除此之外，另 232 例患者无炎性反应的硬膜囊、硬膜外脂肪、黄韧带、后纵韧带和纤维环，对手术的机械刺激都不敏感。根据上述研究结果，侯树勋等认为：椎管内神经根周围组织的炎性反应是造成椎间盘突出症患者腰腿痛的重要原因。

正常腰椎间盘髓核可引起组织炎症反应。Olmarker 等，将猪的自体髓核放在骶尾椎硬膜囊上，引起明显的马尾神经根炎，神经传导速度减慢，神经纤维变性。将髓核组织放在皮下，发现髓核组织具有吸引白细胞和引起血管通透性升高的作用。Mc Carron 等，将狗的自体髓核匀浆，通过导管注入腰硬膜外腔，结果引起附近组织明显的炎症反应，包括硬膜及硬膜外脂肪的水肿，纤维蛋白沉积，明显的多形核细胞浸润和少量的组织细胞、淋巴细胞、浆细胞浸润等。这说明髓核具有致炎能力。当致炎物质释放刺激神经根时，尽管无椎间盘压迫神经根，仍可有神经根放射痛的症状。这些研究提示，由突出椎间盘组织诱导产生的炎症反应可能在腰椎间盘突出产生腰腿痛的过程中起主要作用。

（五）腰椎管狭窄症

脊柱退行性关节炎引起的椎管狭窄是最常见的类型，软骨发育不良和先天性脊柱滑脱等引起的先天性椎管狭窄症比较少见，其他病变如 Paget 病、氟中毒、后凸畸形、脊柱侧凸和伴椎管变窄的骨折也有报道可引起椎管狭窄。Dunlop、Adams 和 Hutton 经实验证实椎间隙变窄和增加脊柱后伸的角度可以明显增加小关节的压力。退行性椎管狭窄是由于上关节突肥大引起的，而关节突的肥大是由于椎间盘进行性退变，引起继发性脊柱小关节不稳或过度活动造成的。随着关节的破坏，肥大过程最终使局部变得僵硬。黄韧带的钙化和肥大以及静脉压力增高引起广泛的骨过度生长也可造成椎管狭窄。轻微的创伤和职业性的活动似乎并不能明显影响这种疾病的发展，但是能够加重现存的病变。

二、椎间盘外因素

（一）先天性结构异常

正常人群中腰椎先天性结构异常的发生率为25% ~32%。如脊柱裂、移行椎、先天性分节不全，半椎体、腰5横突肥大合并假关节形成等。先天性畸形并非都会引起腰痛，但却是个易感因素。具有腰椎先天性结构畸形的人，比正常人更易患腰腿痛。

（二）腰椎小关节紊乱

该病的诊断名称较为混乱，如腰椎小关节滑膜嵌顿、腰椎后关节综合征、腰椎小半脱位等。腰椎椎间关节具有承重和控制脊柱运动方向两个作用，过度负重和旋转常使腰椎小关节受到损害，发生劳损和退变，导致慢性腰痛的产生。

椎间关节的关节囊主要位于关节突的后外侧，最内层为滑膜，滑膜组织向关节间隙内突出形成皱襞。研究表明，小关节囊外层的纤维组织内包含有丰富的神经末梢，在关节囊内层的滑膜皱襞中有直径0.2 μm并与毛细血管伴行的有髓神经纤维，还有直径0.6 ~12 μm的不与毛细血管伴行的神经纤维。这些神经末梢都具有伤害性感受器的功能。

（三）棘上、棘间韧带炎

棘上韧带纵行于脊柱各个棘突的顶点，上起于枕外粗隆，下止于L_4棘突，少数止于L_5，$L_5 \sim S_1$间无棘上韧带。棘间韧带连接脊柱相邻的两个棘突之间，它由致密的胶原纤维和弹性纤维组成，纵贯脊柱的全长。棘上韧带和棘间韧带与后纵韧带、黄韧带一起可以对脊柱的过度前屈动作起到限制作用。

当人体充分弯腰搬抬重物时，骶棘肌处于完全松弛状态，失去对腰椎韧带的保护作用，此时完全由韧带维持姿势，并使其受到极大的拉应力。长期从事弯腰工作的人员，可使韧带受到反复的牵拉而受损，从而导致慢性腰痛。由于人体在做从弯腰到直立的动作时，是以腰椎为杠杆，以腰骶关节为支点做半弧形运动，脊柱越靠近尾端的韧带承受的拉力越大，并且$L_5 \sim S_1$之间没有棘上韧带，因此$L_5 \sim S_1$棘间韧带受到的拉力最大，也最易受伤。一般的人从20岁时就开始出现棘间韧带退变，30 ~40岁时是高峰。其退行性变的程度随年龄的增长而加重。退变纤维呈玻璃样变、肿胀、萎缩、易损、韧性降低，轻度外伤即可使其撕裂，产生疼痛。

（四）骶髂关节功能障碍

骶髂关节功能障碍（Sacroiliac joint dysfunction，SIJD）是导致慢性下腰痛的重要原因之一，约占腰痛患者的20%左右。由于该种病损具有较典型的骶髂关节病变的症状和体征，而常规的影像学检查多为阴性，骶髂关节是一个双重性结构，一部分属于滑膜连结，另一部分为纤维连结。它是由骶骨的耳状关节面和髂骨相应的关节面组成的、关节面覆以软骨的、表面凹凸不平的关节。尽管骶髂关节周围有骶髂前后韧带、骶髂间韧带等坚强的韧带支持，但经过研究发现，骶髂关节仍是具有三维6个自由动度的微动关节。

任何瞬间的暴力使骶髂关节受到剪切应力时，都可使骶、髂骨之间发生错动而受伤，即所谓的“骶髂关节半脱位”。由于骶髂关节是连接躯干与骨盆的重要结构，起着传导重力和维持平衡的作用。因此，除了直接的暴力致伤以外，各种原因导致的慢性的骶髂关节劳损（关节内软骨和滑膜的劳损）、双侧骶髂关节受力不均、两侧骶髂关节周围韧带张力不均等原因均可使骶髂关节及其周围组织出现退变、韧带劳损而产生慢性腰痛。这也是临床上常用骶髂关节周围软组织注射或用脊柱、骨盆矫正手法，治疗骶髂关节功能障碍可以取得良好疗效的重要原因之一。

（五）腰神经后支痛

脊神经后支来源于脊神经后根向外延伸的脊神经节，它具备髓鞘粗大的 A 类纤维和细小无髓鞘的 C 类纤维的神经生理功能。腰部脊神经后支细小，平均直径为 1.51 mm。其主干在距横突根部上缘 3 mm 处发出后内侧支和后外侧支。后内侧支分布于沿途椎间关节连线内侧至后正中线之间的组织结构，于正中线附近穿深筋膜到皮下。后外侧支与血管伴行沿横突背面向外下行，经骶棘肌，穿腰背筋膜到皮下，沿途发出肌支和皮支，支配椎间关节连线以外的组织结构。另外，腰神经后支或腰神经总干还发出窦椎神经，它分出后又经椎间孔返回椎管内，其末梢分布于椎间盘纤维环、后纵韧带、硬膜结缔组织等。

腰部各种病损，如椎间盘突出、椎管狭窄、滑脱、软组织损伤等疾病，均可在不同的部位和节段激惹、卡压腰神经后支从而产生腰痛症状。依据疼痛部位和神经分支走行，可将腰神经后支痛分为 3 种形式，可单独出现也可同时出现。①由于后内侧支分布于椎间关节连线内侧至后正中线之间的组织结构，因此该支损伤表现为沿棘突两侧的疼痛。②后外侧支分布为：L_1 分布在臀外侧；$L_{2\sim3}$ 分布至臀后侧；$L_{4\sim5}$ 分布到骶髂关节或骶后部。该支损伤后疼痛症状的分布在以上区域，临床上常见的“臀上皮神经炎”即为腰神经后外侧支损伤。③由于脊膜支，又称窦椎神经，返回椎管内，支配其间组织。因此，该神经损伤表现为腰椎轴性疼痛。

慢性腰痛是一个极其复杂的疾病，各种因素互为因果，又相互影响。例如慢性腰痛可以产生抑郁等精神障碍，这些精神障碍又可产生或加重腰痛症状。尽可能了解其发生发展规律，是临床上正确诊断和治疗的根本前提。

第二节　慢性颈痛的病因与病理学

近年来，国内外的学者从多方面对慢性颈部疼痛的病因学进行了广泛的研究，并取得了很大的进展。目前发现的相关因素有：退变、创伤、劳损、炎症及先天性畸形等诸多方面。其中公认的最重要的起始因素是颈椎间盘退变这一病理基础。随着病程的进展，韧带软组织骨化、骨质增生和慢性神经损伤成为慢性颈痛主要的病理变化。其病理基础的复杂性以及相关因素单独或综合的作用导致临床上在疼痛部位、程度、性质等方面的多样性和个体差异性。

一、颈椎退行性变

1. 椎间盘组织退行性变　生物化学研究显示，椎间盘退行性变的特征表现为：Ⅱ型胶原转变成Ⅰ型胶原，椎间盘中的蛋白多糖含量和水含量降低。正常椎间盘的髓核含水 85%，纤维环含 78%，在两种组织退行性变时，含水量下降至 70%。

（1）纤维环：大约在 20 岁以后就开始变性。是整个椎间盘中最早出现退变的结构，纤维环为板层Ⅰ型胶原，早期为纤维组织的透明变性、纤维增粗和排列紊乱，进而出现裂纹。在早期变性阶段，如能消除致病因素，有可能中止其发展。若一旦形成裂隙，由于局部缺乏良好的血供，则难以愈合。纤维环变性所造成的椎节不稳是髓核退变加速的主要原因。

（2）髓核：一般在 25 岁以后出现退变，髓核内为Ⅱ型胶原，它主要由富含水分、具有良好弹性的黏蛋白组成一种胶状体。内含软骨细胞和纤维母细胞，髓核发生变性后，其中的硫酸软骨素和含水量逐渐减少，髓核的胶质结构变为不均匀，呈泥浆样，膨胀和弹性均减退，易被压缩，继而引起椎间隙高度降低，椎间盘内压升高，椎节不稳，在局部应力加大的情况下，变性的髓核就有可能沿着纤维环的裂隙突向边缘，既可压迫脊髓，也可压迫或刺激神经根。

（3）软骨板：软骨板的退变在颈椎间盘中出现较晚，研究表明软骨板与髓核的涵水性能及营养代谢关系十分密切，可以起到为髓核和纤维环进行体液营养物交换的半透明膜作用。当软骨板发生变性时，纤维环和髓核均失去滋养，导致两者变性加剧。另外，病理切片还发现，软骨终板型颈椎间盘突出症是常见的现象，软骨板可随同髓核一起突出于纤维环之外。

髓核、纤维环和软骨板三者之间互为因果，一旦退变过程启动，往往相互叠加，形成恶性循环直至形成骨赘到稳定期。

2. 韧带关节退行性变　颈椎间盘退变之后可以引起小关节、钩椎关节、黄韧带、前后纵韧带及项韧带等结构发生退行性改变。主要病理变化为骨质增生、韧带钙化、骨赘形成。

（1）椎间关节：椎间盘退变产生颈椎不稳，导致颈椎应力发生重新分布，关节囊在受到异常应力作用下充血水肿、增生，继而关节软骨也发生退变，并波及软骨下，最终形成创伤性关节炎。到了晚期可引起小关节和椎间关节间隙变窄，骨质增生，骨赘形成。

（2）椎旁韧带：由于椎间盘的变性，髓核在压力的作用下突破纤维环至韧带下方，早期表现为韧带松弛，致使韧带、椎体的周缘分离，形成椎间盘—韧带间隙；同时椎间盘变性本身造成的椎节不稳可引起局部微血管的反复撕裂与出血形成椎间盘—韧带间隙血肿。后期出现增生、肥厚、机化、直至钙化或骨化。

骨赘的形成以及小关节、韧带的增生肥大均为机体对椎节不稳的自发代偿性反应，其结果是重建力学平衡，稳定椎节，达到疾病的自限。骨赘可见于两侧钩突、小关节边缘，以及椎体后上、后下缘及椎体的前缘。只有骨赘刺激或压迫神经才产生疼痛症状，压迫时间长则可继发粘连性蛛网膜炎，并可出现纤维化，缺血性坏死或神经变性。动物实验证明，神经根受到慢性压迫或炎性反应刺激，除有经 Aδ 纤维传导的第一痛外，还有由 C 纤维介导的持久、不愉快的第二痛，当神经中枢对脊髓后角传入的伤害性感觉的抑制系统失衡，则轻微的神经根受压或刺激都可引起持久、顽固、不愉快的慢性疼痛。这是不同于急性疼痛的主要的神经病理基础。

3. 髓核致炎性物质释放　由纤维环破裂漏出的髓核物质中含有内源性炎症介质，可引起炎症，刺激硬膜和神经根而引起疼痛。目前已证实一些炎症因子在致痛过程中发挥重要作用：退变的颈椎间盘组织自发产生较高水平的 MMPS、NO、IL－6 和 PGE_2，MMPS 降解蛋白多糖中的角蛋白，NO、IL－6、PGE_2 参与 IL－1 诱导的蛋白多糖合成的抑制，这些细胞因子具有启动基质降解酶和促进炎症反应的作用。磷脂酶 A_2（PLA_2）可能是炎症反应的启动物质，这种酶一旦从椎间盘的限制中释放出来接触神经根，便可分解神经细胞膜中的磷酸酯，产生神经炎。

二、外伤

头颈部外伤与慢性颈痛的发生有着极为密切的关系。国内赵定麟、曹英山、吴毅文的调查，均显示颈椎病外伤者比不曾有过颈部外伤者患病率为高。赵定麟对颈椎病 100 例手术者及 100 例非手术者进行调查，施术者 62 例有头颈或臀部外伤，非手术者 71 例有外伤，从受伤到出现症状的间隔期自伤后立即出现到 5 年不等。Crock 更认为，所有颈椎间盘破裂和突出都由外伤所致。其中，以乘坐交通工具中挥鞭样损伤最为常见，其次为生活或运动时不慎摔倒、头颈部受力。根据外力的大小、受伤的部位和机制不同，颈椎可发生各种损伤。过伸外力可以导致颈椎间盘撕裂或突出，屈曲外力易引起颈部的韧带和颈部肌肉损伤，扭转外力可以造成椎间小关节的损伤，如果没有严重的骨折脱位和脊髓损伤，急性期过后，这些损伤大多转变成慢性的劳损，引起颈椎应力发生变化，不稳加重，颈椎生理曲度消失，椎间盘和韧带受力加大，血管病理性改变、椎间盘退变和椎体前后缘骨赘增生加速，导致一系列慢性疼痛症状。

三、慢性劳损

慢性劳损是一种长期的超过正常生理活动范围最大限度超限负荷所引起的慢性损伤，也可以由急性损伤转变而来。在日常生活中容易被忽视，它是诱发和加剧颈椎退变最常见也是最为重要的因素。

1. 职业因素　某些需长期低头伏案，或工作环境紧张的工作，如会计、办公室人员、打字或抄写者等，长期屈颈状态下，椎间盘的内压大大高于正常体位，颈后部肌肉、韧带组织慢性劳损；体操运动员、羽毛球运动员等由于颈椎长期处于过度屈伸的疲劳状态，椎间盘退变加剧，韧带松弛，颈部失稳，慢性疼痛的发生率较正常人群明显增高。

2. 生活习惯　长时间熬夜玩电游、打麻将、看电视等不良的生活习惯导致的症状机制与上述职业因素相同。不良的睡眠体位（如高、中枕卧位）持续时间长，休息状态下的大脑不能及时调整，必然会造成椎旁肌肉、韧带及关节的平衡失调，张力大的一侧易疲劳，椎间盘内部受力不均，导致程度不同的劳损，从而加速退变进程。

四、炎症和畸形

颈部淋巴、软组织或咽喉部反复慢性感染时，炎症可刺激邻近的肌肉和韧带，致使韧带松弛，肌张力减低、稳定性下降，进一步加速退变的发展。施杞经临床研究指出，颈椎和咽喉解剖位置彼此密切相邻、咽喉部炎症沿淋巴、血管扩展到颈部关节囊，导致炎症充血、颈肌痉挛，继之关节脱钙，韧带松弛，破坏颈椎的稳定性。用益气化淤清咽利湿法治疗咽喉部不适，治愈后随之颈痛症状也相应改善，说明两者有一定的联系。

先天性颈椎畸形的存在可影响颈椎的稳定性，还会导致颈椎应力分布产生变化，也使颈椎对劳损和外伤的耐受性降低。常见的先天性畸形有：①颅椎畸形，如颅底凹陷、寰枕融合，齿状突发育不良或阙如等，这些都可以破坏颈椎的内在稳定性，引发颈部症状。②椎体融合，以 $C_{2\sim3}$ 和 $C_{3\sim4}$ 多见，由于两个椎体融合，使得邻近椎间盘的应力集中，导致颈椎的退变加速，继而出现相应的临床症状。③附件畸形，椎板发育不全、棘突畸形主要影响颈椎后方结构的稳定性，构成又一发病因素。

综上所述，慢性颈痛主要源于颈椎间盘的退行性变，而头颈部的外伤、劳损、反复的咽喉部炎症、颈椎的畸形、多为在此病理基础上的诱发和加速作用。

（商卫林　王晓宁）

第八章　颈腰痛的流行病学

颈部疼痛是临床上的常见和多发病症，如果延误诊疗可造成不可逆性的神经损害甚至危及生命，它严重危害了广大人民群众的身心健康。流行病学调查发现50岁左右的人群中颈椎病的发病率为25%，60岁人群中的发病率约为50%左右，70岁以后发病率则更高，几乎达到100%，可见颈椎病的发病率是随着年龄的增长而成倍递增。患有颈椎疾病的人也容易患腰部疾病。与这种症状有关的因素包括经常提重物的工作、吸烟和使用振动性工具和驾驶机动车的时间、在工作中经常扭转颈部、工作中坐位的时间等。我国有一项调查研究显示从21～83岁均可患病，患病率达64.52%以上。其中：工作紧张、长期伏案者占59.75%；喜高中枕者占80.03%。资料显示，20多岁首次发患者数较多，颈椎病患病率呈现年轻化趋势，性别与患病的关系认识还不统一。大量研究资料表明，颈椎病的发生与不良姿势、情绪紧张、潮湿、疲劳和外伤紧密相关。

人类受到腰痛的困扰由来已久，古希腊人就曾经记载并描述了下腰痛，并以休息和按摩作为治疗手段。如今，下腰痛已成为引起人们失能的最常见原因之一。特别是在工业化国家更为显著。据报告，明显的腰痛发生于轻体力劳动者占53%，发生于重体力劳动者占64%。腰痛通常开始于35岁左右，甚至更早。45～65岁时腰痛作为失能原因列第三位，仅次于心脏病和关节炎。在男性，50岁之前发病率逐渐升高，然后下降。在女性，50岁之后继续升高，到60岁时发病率达75%。Hult调查，多达80%的人在他们的一生当中的某一时期受腰背痛困扰。据美国国立健康统计中心报告，腰背部的伤痛被列为45岁以下患者活动受限的最常见原因。在任何时候，大约18%的人群正在经历腰痛。到医院就诊的新患者中14%是腰痛患者，这等于每年有1 300万人因腰痛到医院就诊。

在美国所有出院的患者中有3%为症状性腰痛。每年因腰痛诊治所花销费用约500亿美元。其中医疗费用仅1/3，其余2/3则作为残疾的赔偿，这还并不包括那些误工而造成的损失。因腰背痛而索赔者仅占全部索赔者的16%，但为此所付出的赔偿金却占33%。在荷兰，社会安全与残疾保险公司对下腰痛患者的补偿金从1957年到1976年增加了2 500%，他们估计每年下腰痛患者的花费在250亿到1 000亿美元，其中75%由占5%的永久残废者所花费。我国虽没有确切的统计数字，但估计每年在腰痛方面的诊治费用也是惊人的。

腰痛的相关因素基本得到公认，如反复抬举重物、驾驶机动车等。在Saal等人的报道中，下腰痛的女性患者常多于男性患者，但无种族上的差别，教育程度越低的人群中腰腿痛的发生率越高。45岁以下的患者中吸烟与腰背痛有明显的关系，严重腰背痛更常见于抽烟者。Frymoyer在他的早期研究中还发现腰背痛患者中焦虑和抑郁更为常见，患者多从事压力较大的职业，常伴随高度忧虑和工作后疲劳。身高、肥胖与腰背痛是否有相关性，不同观察者得出的结论却大相径庭。Svensson和Anderson认为下腰痛与心血管疾病的危险因素也存在一定关系。

学者们一直努力寻找引起腰背痛的危险因素，试图减少它所带来的巨大损失，但随着人们生活方式和社会行为的变化，似乎其发病率以及相关的误工、医疗、残疾补偿方面的费用却在逐年上升。

（商卫林　王晓宁）

第九章　颈腰椎影像学检查

颈腰椎的检查方法包括X线平片、脊髓造影、DSA、CT、MRI、B超、经颅多普勒检查等。近几十年来，以CT和MRI为代表的现代医学影像学技术飞速发展，其在颈腰椎检查中的临床应用也日益广泛和深入，大大提高了临床对颈腰椎疾病的诊断能力，并方便了对治疗效果的观察。MRI是检查脊柱脊髓病变的最佳手段，对脊柱（尤其是对脊髓及神经根）的大范围、多方向成像能力，使其总体诊断效果优于X线平片、CT和X线脊髓造影。CT对某些骨病和骨肿瘤的诊断和鉴别诊断效果更佳。

第一节　X线平片检查

（一）传统的X线摄片、CR和DR的比较

X线平片检查（plain film radiography），包括传统的X线摄片、计算机X线摄影（computed radiography，CR）、数字X线摄影（digital radiography，DR），为最基本的影像学检查方法，它们均采用了由高压电产生的能穿透不同物质的X线，不同之处在于：

（1）传统的X线摄片：基于X线的穿透性、胶片的荧光作用、感光作用以及人体组织结构之间的密度和厚度差别，当X线透过人体不同组织结构时，被吸收的程度不同，到达荧光屏或胶片上的X线量也不同，从而在荧光屏或X线片上感光形成黑白不同的影像。

（2）CR：是将X线数字化的新技术，它不再采用具荧光作用物质的X线胶片来接收记录穿透人体组织后的X线量，而是使用X线影像信息的成像板（imaging plate，IP板），然后经过计算机读取信息、数字处理和转换等步骤形成数字式平片影像。

（3）DR：是在X线电视系统的基础上，利用计算机数字化处理，使模拟视频信号经过采样和模拟数字转换后直接进入计算机形成数字化矩阵图像。

传统的X线摄片、CR和DR所产生的图像特点和读片方法基本相同，但是，CR和DR在许多组织结构的细节显示上明显优于传统的X线摄片、分辨率高，而且患者接受的X射线剂量小，曝光宽容度大，可根据临床需要调节图像条件、进行多种图像后处理，实现了常规X线摄影信息数字化储存、再现和传输。在设备先进的大型医院，CR和DR基本取代了传统的X线摄片用于常规的临床照相。

（二）检查方法及图像所见

X线平片检查常采用后前位、侧位及双斜位摄片。

其图像不能直接显示椎间盘、脊髓等软组织密度的影像，但能提供颈腰椎骨性结构情况，包括颈腰椎骨质改变和顺列改变、椎管前后径、椎弓根间距、椎间孔大小改变、韧带钙化等，从而间接推断脊髓和神经根的异常。

脊柱由7个颈椎、12个胸椎、5个腰椎、5个骶椎和3~5个尾椎组成。5个骶椎和尾椎分别融合成骶骨和尾骨。一个标准椎骨由椎体、椎弓（包括椎弓根和椎板）、横突、上下关节突和棘突所组成，但

寰椎只有前后弓和两个侧块，枢椎椎体上部有齿状突与椎前弓形成关节。椎体与椎弓围成椎孔，各椎孔上下叠合形成椎管，脊髓及其被膜即位于骨性椎管内。椎弓根的上、下缘各有凹陷，称为椎切迹。上下两个椎骨的椎切迹合成椎间孔，是为脊神经通路。

颈椎正位片（图9－1）可显示椎弓根、钩椎关节、横突、棘突、气管等。椎弓根类圆形高密度影，投影在椎体外部，椎弓根间距自上而下逐渐递减，上部颈椎椎弓根常显示不清。颈椎椎体上缘呈浅杯状凹陷，其两侧的唇状骨缘形成钩突，与上位椎体下面侧方的斜坡相应钝面构成钩椎关节（亦称 Luschka 关节）。钩突的前外部为椎动脉、椎静脉及包绕的交感神经丛，外后侧参与构成椎间孔的前壁，有颈神经根及根动脉通过，因此，钩突的退行性增生常可引起相应的临床症状。第 7 脊椎横突向下倾斜，第 1 胸椎横突向上倾斜。棘突为中线上卵圆形影或叉状影。下部颈椎中央管状透亮影为气管，其上端突然变窄成为裂隙状的喉腔。

颈椎侧位片（图9－2）可显示颈椎顺列、椎体、椎间隙、关节突关节（椎间关节）、棘突等。寰椎前弓前缘投影在其他颈椎前缘连线之前。椎体呈长方形，从颈椎、胸椎到腰椎逐渐增大。椎体前缘、椎体后缘和棘突前缘皮质线的连线呈自然连续的弧线。第 3～7 颈椎椎体前后径大于高度。椎间隙由椎间盘和椎体软骨组成，除寰椎外其他 6 个椎间隙高度约 5 mm 高。上、下关节突构成的关节突关节（椎间关节）呈自前上向后下斜行的透亮线影。枢椎棘突较其上方的环椎后弓和下方的 C_3 棘突突然显得肥大，C_7 棘突最长。

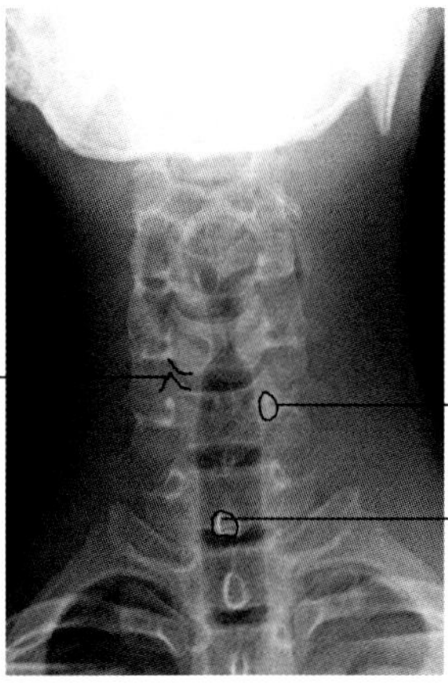

图9－1　颈椎正位片

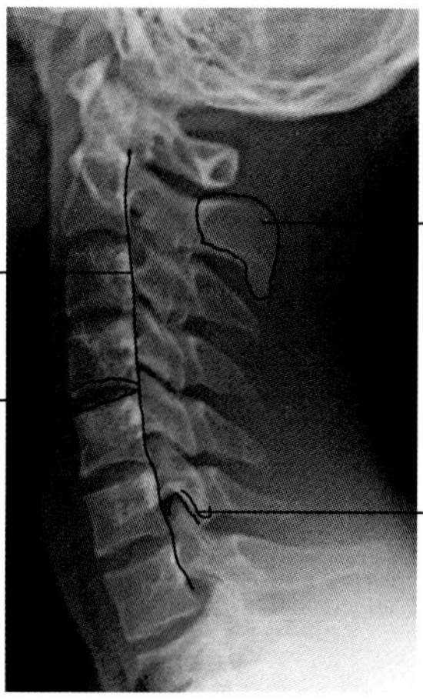

图9－2　颈椎侧位片

颈椎斜位片（图9－3）可较好地显示椎间孔、椎间关节。椎间孔略呈倒置的泪滴状，上部较宽而下部较窄，一半以上的椎间孔位于椎间盘水平以上。椎间孔内含神经根袖和脂肪。正常椎间孔高约20～23 mm，上部（背侧神经节水平）宽 8～10 mm。

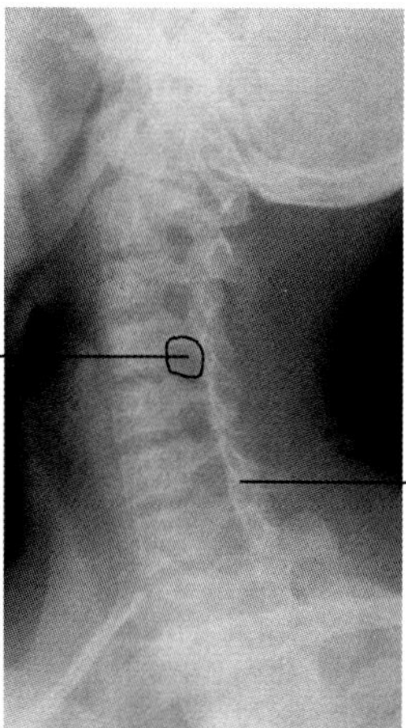

图9－3　颈椎斜位片

腰椎正位片（图9－4）可清楚显示椎弓根、横突、棘突等。

腰椎侧位片（图9－5）可显示腰椎顺列、椎体、椎间隙、关节突关节（椎间关节）、棘突等。腰椎椎间隙稍大，且从上向下倾向于逐步稍稍增加。$L_{4\sim5}$ 的椎间隙稍大于 $L_{1\sim2}$ 椎间隙，$L_5\sim S_1$ 椎间隙常较其他腰椎间隙远为狭小，这是常见的正常差异，除非伴有椎体硬化和唇样改变，否则应视为正常。

腰椎斜位片（图9－6）可显示腰椎峡部（同一脊椎上、下关节突之间的部分为椎弓峡部）、椎间关节。

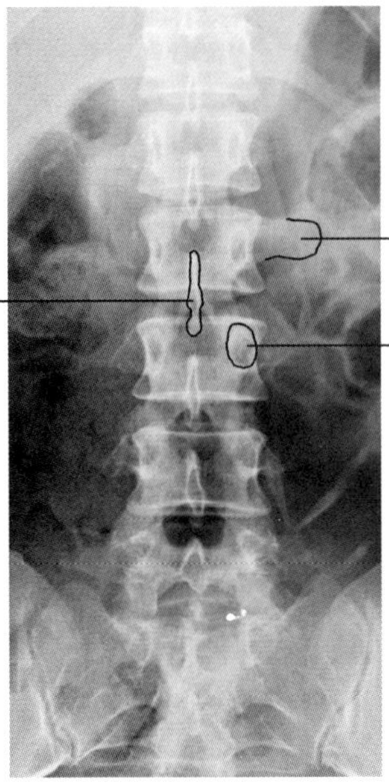

图9－4　腰椎正位片

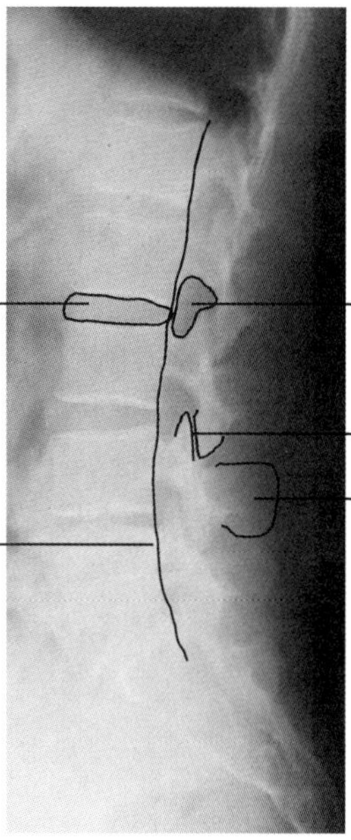

图9－5　腰椎侧位片

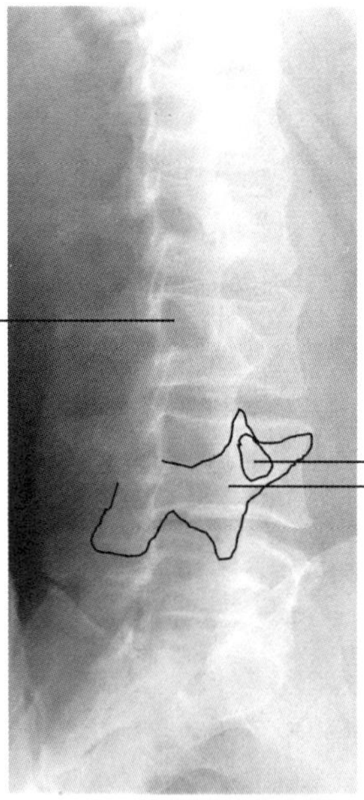

图9－6　腰椎斜位片

第二节　颈腰段X线造影检查

一、X线椎管造影

（一）检查方法

X线椎管造影又称脊髓造影（myelography），为有创性检查，需经腰椎穿刺或小脑延髓池穿刺，在透视下将非离子型水溶性碘对比剂注入椎管蛛网膜下隙内，通过观察造影剂在椎管内的充盈与流动情况，来推测椎管内病变，遇有价值发现即时摄片。主要用于判断椎管内有无梗阻以及梗阻部位，对椎管内占位和脊蛛网膜粘连有诊断价值。照片采取正、侧位，欲观察椎间盘后突情况时加照俯卧水平侧位片。

椎管内出血、穿刺部位炎症、碘过敏者禁忌。

目前，此检查方法逐渐被磁共振脊髓成像（MR myelography，MRM）和CT椎管造影（CT myelography，CTM）所替代。

（二）正常颈、腰段X线椎管造影所见

正位片上椎管内对比剂呈柱状，在此柱状影中央有比较透明的带状影即脊髓；正位颈胸段脊髓造影X线表现（图9-7），两侧高密度窄条影为蛛网膜下隙，蛛网膜下隙在下颈上胸段较宽，中胸段较窄，下胸段又增宽，腰段最宽，可大于16 mm；末端盲囊一般呈圆锥形，少见呈钝圆或分叉状，其高度一般在$L_5 \sim S_2$之间。相当于椎间隙水平，蛛网膜下隙在神经根发出的地方，呈两侧对称向外突出的类三角形的致密影为神经根鞘。造影剂两侧与椎弓根等距，即蛛网膜下隙与椎弓根内侧面的距离一般不超过1.5 mm，若大于2 mm即可疑有硬膜外病变；若大于4 mm，则有肯定的病理意义。

侧位片上椎管内对比剂呈柱状，侧位水平投照颈胸段脊髓造影的X线表现（图9-8）。侧位片上，碘柱呈一略向后弯曲的带状影，前缘光整，于椎间隙水平略凹陷，一般不超过2 mm，为椎间盘压迹，后缘于黄韧带处略凹陷，为黄韧带压迹。

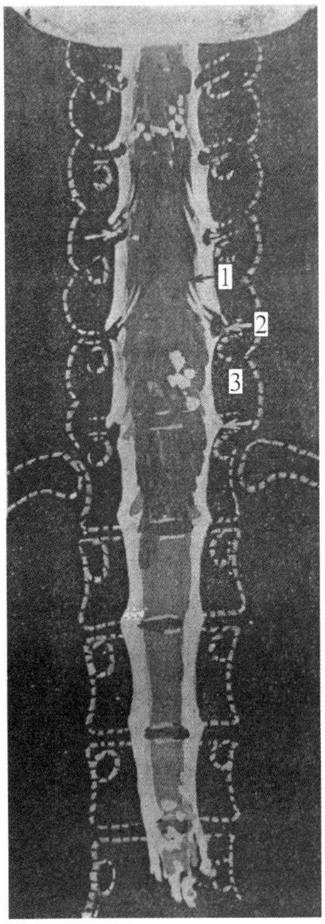

图9-7　正位颈髓造影

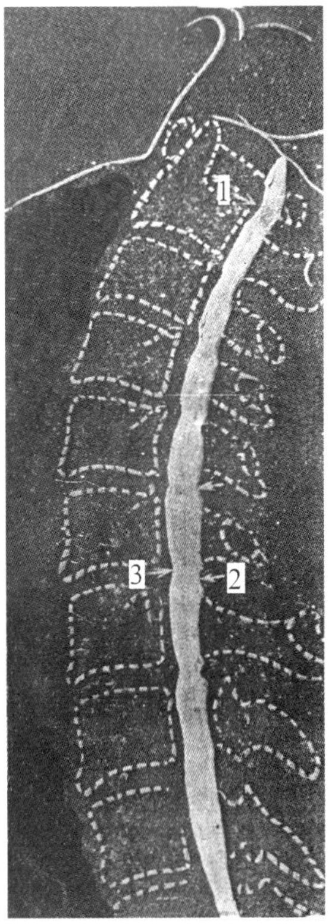

图9-8　侧位颈胸段脊髓造影

1. 齿状突横韧带压迹；2. 黄韧带压迹；3. 椎间盘压迹

脊髓影较淡，颈髓前后径6~8 mm，颈膨大横径12~15 mm，胸腰髓前后径5~7 mm。圆锥轻度增粗后，向下逐渐变细成终丝。马尾神经在蛛网膜下隙呈均匀排列的点状低密度影（图9-7）。

侧位水平投照腰段脊髓造影X线表现（图9－10）。此位置上椎间盘压迹较明显，深度不大于2 mm。

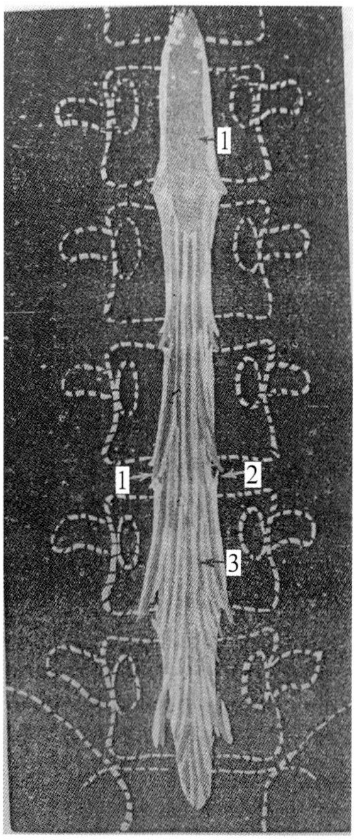

图9－9 正位腰段脊髓造影

1. 脊髓圆锥，腰段碘油短而宽，L_1水平碘柱中央看见脊髓圆锥；2. 神经根鞘；3. 由脊髓圆锥发出的多个透亮细长条影为马尾

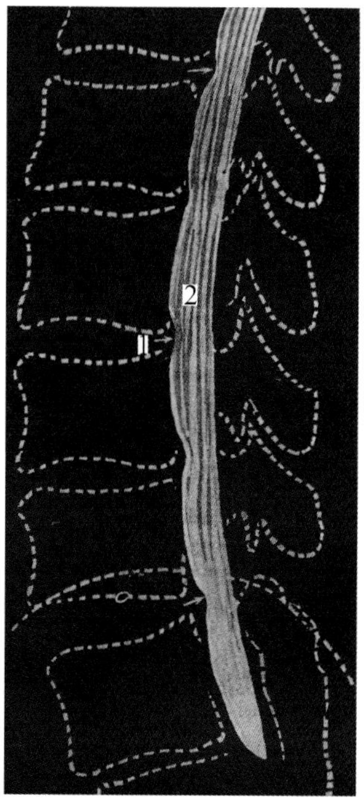

图9－10 侧位腰段脊髓造影

1. 腰椎间盘压迹；2. 腰髓

二、硬膜外隙造影

经腰椎穿刺，穿刺针进入硬膜外隙时注入40%碘油或碘海醇造影剂4～5 mL，须注意勿使油柱中断，不可刺破硬脊膜（若刺破，有脑脊液流出）。碘过敏或穿刺部位感染者禁忌。

造影剂注入完毕须立即摄取侧位、前后位、必要时斜位照片，避免造影剂沿硬脊膜外神经根和血管周围扩散。

该方法对诊断椎间盘突出症有一定帮助，除可显示椎间盘后缘外，还可显示神经根走向和血管分布情况。正常椎间盘可有不同程度轻度后凸，平均约1.3 mm，表现为边缘光滑的轻度充盈缺损影，超过此范围可诊断为椎间盘突出。

第三节 颈腰椎CT检查

（一）检查方法

常规CT扫描采用仰卧位，扫描切面垂直于脊椎或平行于椎间盘，欲观察椎骨和椎管，可采用10 mm层面扫描，对病变局部、椎间盘和脊髓，宜采用1～5 mm薄层扫描，必要时行矢状和/或冠状面三位图像重建；对脊髓血管性病变或富血管性肿瘤，行静脉注入对比剂后增强扫描。

常规 CT 扫描，可良好显示脊椎骨质改变，可从横断面观察椎管内的结构及病变特征，如囊性或实性。突出的优点是易于显示病变累及的范围，特别是椎管以外病变的范围，这在椎管造影中是困难的。此外，CT 还可精确测量椎管径线；但 CT 不能做全段椎管的检查，须事先依据临床或其他检查（如椎管造影）初步定位后再做局部扫描。

CT 椎管造影（CT myelography，CTM）指在椎管内注射非离子型水溶性碘对比剂 5 ~ 10 mL 后，让患者翻动体位，使对比剂混匀，再行 CT 扫描，以显示椎管内病变。为有创性检查，CTM 多与脊髓造影配合使用。

（二）正常颈腰段 CT 检查所见

CT 平扫骨窗显示，寰椎呈一环状，枢椎齿突位于寰椎前弓的后方，呈圆柱状，前缘略平，寰椎横突较其他颈椎的横突长且粗，其内可见横突孔；枢椎（C_2）棘突较长，末端常分叉。骨性椎管前后径在 C_1 为 21.4 mm、C_2 为 19.2 mm，正常骨性椎管的宽度应大于 13 mm；蛛网膜下隙平均直径在 C_1 为 15.8 mm、C_2 为 13.8 mm。CTM 在 C_1 层面还可见椎动脉从两侧进入蛛网膜下隙，在稍高层面并可显示第 11、12 对颅神经在蛛网膜下隙内呈条状低密度影。

颈椎椎体 $C_{3\sim7}$ 逐渐增大，呈卵圆形，后缘略平直或凹陷；椎弓根层面上椎管呈一骨性环状结构，椎弓与椎弓之间隙的层面上，骨性椎管呈不完全的环状结构；棘突一般呈分叉状，$C_{3\sim7}$ 逐渐变长；颈椎横突有圆形或卵圆形的横突孔，通常左侧的稍大于右侧，横突孔内有椎动脉和椎静脉通过。

腰椎横径和矢状径 $L_{1\sim4}$ 逐渐增大，腰椎外缘的骨皮质比颈椎的皮质层厚，椎体内的骨小梁结构也显得较粗，腰椎体的横径大于前后径，前缘和侧缘向外突，后缘平直或稍凹陷。椎体中间层面有时可见椎体偏后部靠近中线处显示一条或两条管状低密度影，为椎体静脉。腰椎椎板为扁平骨结构，从椎弓延伸而来并向后形成棘突的基部，椎板从前上斜向后下，故在横断面上其上部较下部靠前；腰椎相邻椎板间无重叠，下部腰椎板间隙大于上部间隙。腰椎棘突呈板状向后并略向下延伸，棘突中间部较薄。腰椎横突内含较多骨松质，其前后径由内向外逐渐变小，L_1 和 L_5 的横突比其他腰椎的横突更粗短。腰椎的关节突关节略呈矢状位，但向下逐渐变成斜位，其关节面倾斜度变化较大，两侧可不对称。腰椎之椎间孔前后径自上而下略减小，故下腰部受压的机会多于上腰部。

CT 平扫，颈椎和腰椎硬膜囊为位于椎管内的类圆形或略呈三角形的软组织密度影，神经根鞘呈直径1 ~ 3 mm 的圆形软组织密度影，位于侧隐窝。脊神经节的位置自上而下由椎间孔上外侧逐渐移至椎间孔内。脊髓发出 31 对脊神经。脊神经节自上而下逐渐增大，L_1 脊神经节约 6 mm 大小，至 S_2 脊神经节约 15 mm 大小。蛛网膜下隙在腰椎比较宽广，特别是在第二腰椎平面以下，即脊髓末端平面以下，蛛网膜下隙相当宽，CT 图像可清楚显示宽大的蛛网膜下隙，特别是 CTM 上可清楚显示脊髓圆锥、终丝以及周围的马尾神经。黄韧带呈 V 字形软组织密度结构覆盖于小关节前，其最大厚度不应超过 5 mm。

上部腰椎水平可见椎管内脊髓，下部为终丝和马尾。

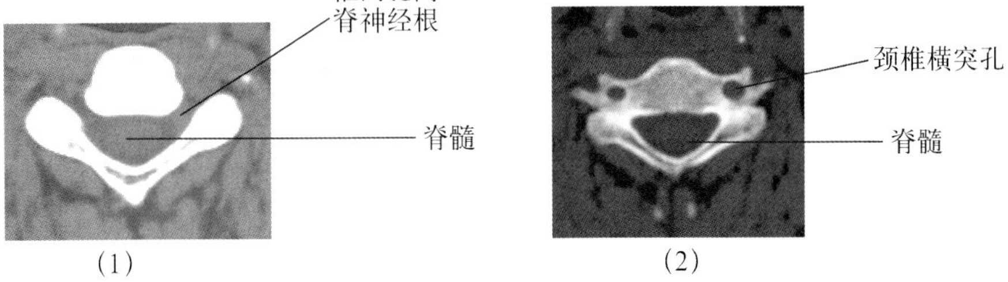

图 9 -11　正常颈椎 CT 表现

（1）椎弓与椎弓之间隙的层面上，可见椎间孔及其内的脊神经根；

（2）椎弓根层面上椎管呈一骨性环状结构，可见横突孔

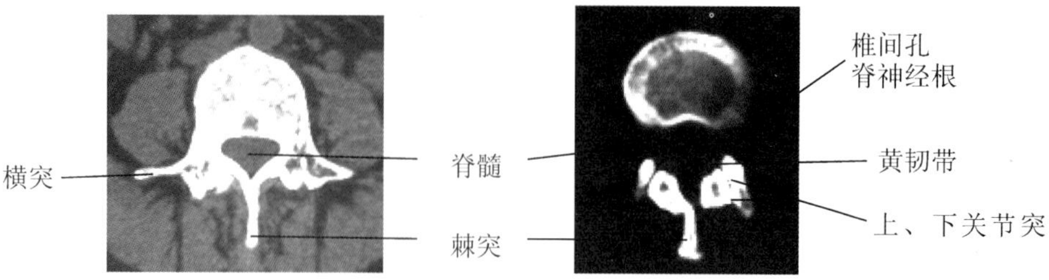

（1）L_4椎体水平　　（2）L_1～L_2椎间隙水平

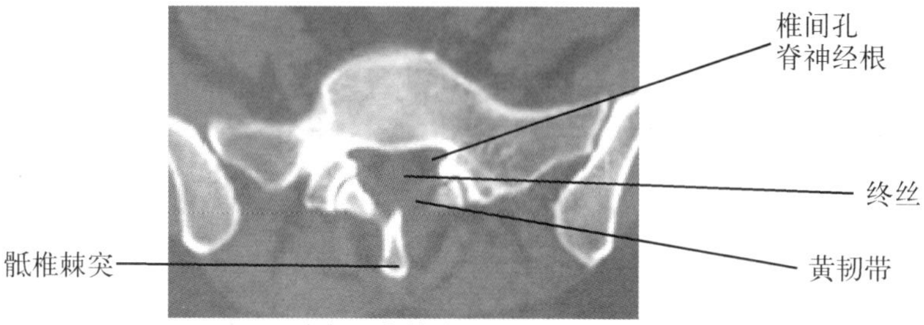

（3）S_1椎体水平

图 9－12　正常腰骶椎 CT 表现

第四节　颈腰椎 MRI 检查

（一）检查方法

MRI 为无创性检查，无放射线损伤，目前是检查脊髓病变最主要的影像学检查方法，可以直接显示脊髓及其邻近结构的解剖及病变，适用于显示及诊断脊髓肿瘤、炎症、变性、水肿等病变以及髓外椎管内病变。增强 MRI 扫描可以更清楚地显示病变的边缘及范围。

常用 SE 序列 T_1WI 及 FSE 序列 T_2WI，以矢状位、冠状位及轴位成像，一般层厚 3～5 mm，增强扫描采用静脉团注法注入 Gd－DTPA，常规剂量为 0.1～0.2 mmol/kg 体重。

MR 脊髓成像（MR myelography，MRM），指用重 T_2 加权快速自旋回波序列加脂肪抑制技术，获得脊髓蛛网膜下隙的脑脊液影像，故又称为脊髓水成像，图像效果类似于脊髓造影和 CTM。

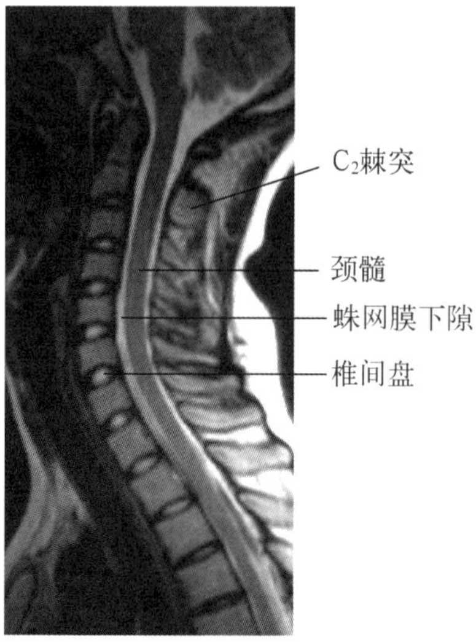

（1）T_2WI矢状位

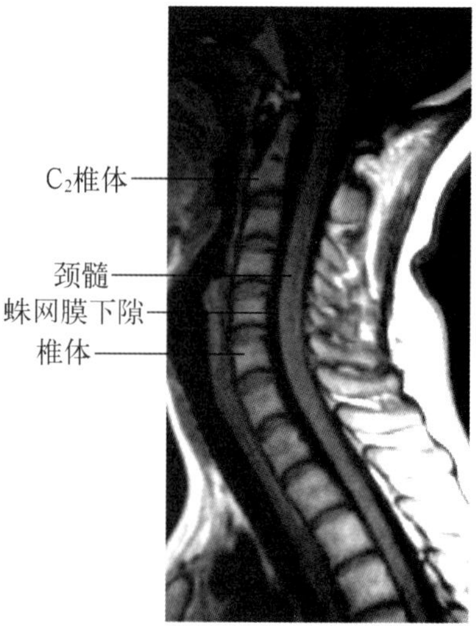

（2）T_1WI相矢状位

图 9－13　正常颈椎 MRI 表现

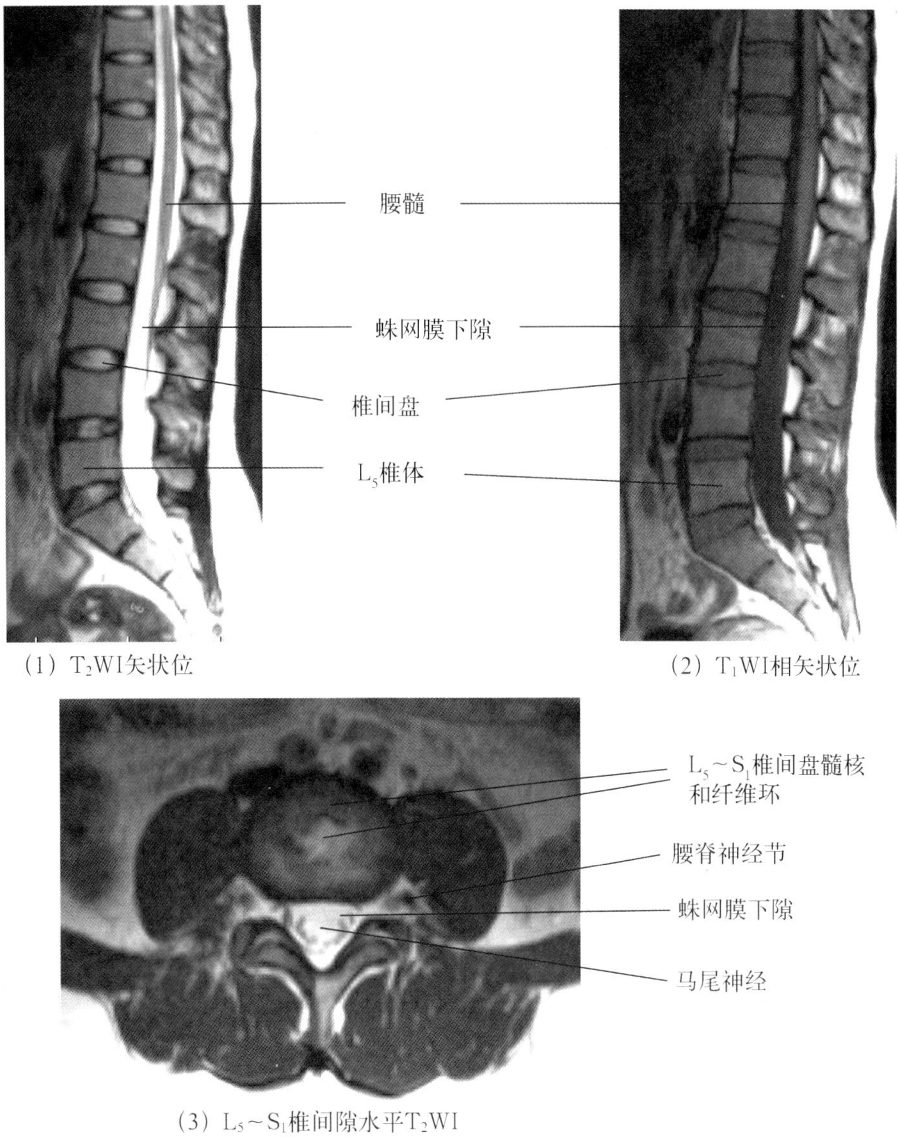

(1) T_2WI矢状位　(2) T_1WI相矢状位

(3) $L_5 \sim S_1$椎间隙水平T_2WI

图 9－14　正常腰椎 MRI 表现

(二) 正常颈腰段 MRI 检查所见

MRI 显示脊椎和椎管的效果与 CT 类似。比 CT 的优越之处在于：可以矢状面和冠状面成像，即可以同时观察一段甚至全段椎管，而且对椎管内结构的显示可兼具 CT 与椎管造影两者的优点，甚至更清晰。但 MRI 昂贵、耗时、设备不普及，限制了它的广泛应用。

在 T_1WI 上，脊髓呈位于椎管中心的中等信号的带状影，类似椎间盘信号，周围环绕低信号的蛛网膜下隙。在 T_2WI 上，脊髓呈位于椎管中心的中等信号的带状影，周围环绕高信号的蛛网膜下隙。

SE 序列 T_1WI 上，椎间盘中心部分比周围部分信号强度略低，外周部分纤维环与前后纵韧带汇合处的信号强度更低。SE 序列 T_2WI 上，椎间盘中心部分信号高，而周围部分信号低。

第五节　脊髓基本病变的影像表现

脊髓内肿瘤、脊髓炎症、脊髓损伤、脊髓血管畸形等病变引起脊髓形态学改变，影像学上常有异常表现。

（一）脊髓外形异常

1. 脊髓增粗　常见于髓内肿瘤、脊髓损伤急性期、脊髓感染及炎症等。

2. 脊髓萎缩　常见于髓外硬膜内肿瘤、脊髓损伤后期。

（二）脊髓密度（信号）异常

1. 局限性　髓内低密度或密度不均匀（在 T_1WI 呈低或等信号，在 T_2WI 上呈略高或高信号），常见于髓内肿瘤、多发性硬化症、脊髓感染及炎症；髓内多发异常迂曲的血管流空信号，常见于脊髓血管畸形。

2. 弥漫性　常见于脊髓感染及炎症、非感染性脊髓炎症、脊髓脱髓鞘性病变。

（三）蛛网膜下隙形态异常

1. 不全梗阻

（1）蛛网膜下隙多双侧变窄，对比剂或脑脊液在增粗的脊髓两侧呈梭形分流，常见于髓内肿瘤。

（2）一侧蛛网膜下隙增宽，其内可见充盈缺损，常见于髓外硬膜内肿瘤。

2. 完全梗阻

（1）梗阻侧上下方的蛛网膜下隙增宽，梗阻端呈偏心的浅杯口状，对侧蛛网膜下隙受压变窄，常见于髓外硬膜内肿瘤。

（2）双侧蛛网膜下隙闭塞，梗阻端呈大杯口状。

（徐霓霓）

第六节　颈部及四肢血管超声检查

超声仪器发展迅速，已经广泛应用于临床。彩色多普勒血流显像（CDFI）既具有高分辨力的二维超声功能，能清晰地显示血管的解剖结构，又具有高灵敏度的彩色血流显像及频谱多普勒功能，可无创、快速、实时、直观地提供血流动力学信息，对于临床疾病的诊断具有很高的使用价值。彩色多普勒血流显像是检查颈部血管及四肢血管的首选检查方法。

一、颈部血管与四肢血管的检查方法及检查内容

（一）颈部及四肢动、静脉的检查方法

1. 下肢动脉与静脉检查体位　常规选取卧位，包括仰卧位、俯卧位及侧卧位。检查股静脉时大腿稍外旋外展，腘静脉检查采用俯卧位，小腿稍伸向后方，垫高踝部。如果患者身体状况佳，可取站立位检查，以保证静脉的充盈。

2. 上肢动脉与静脉检查体位　患者取仰卧位，上肢自然伸直放平，轻度外展，手心向上。

3. 颈部血管检查方法　常规检查患者颈总动脉（Common carotid artery，CCA）、颈内动脉（Internal carotid artery，ICA）、颈外动脉（External carotid artery，ECA）、椎动脉（Vetebral artery，VA）及锁骨下动脉（Subclavian artery，SCA）。受检者体位一般选择仰卧位，双肩垫枕，充分暴露颈部，头颈后仰，头转向被检查的对侧（图 9－15）。检查时，适当旋转患者头部的角度有助于提高颈动脉分叉处的显示率。

少数患者因头后仰或偏向对侧而致头晕加重、不能配合上述检查体位时，应取去枕平卧位，充分暴露颈部进行检查。

脊柱后凸畸形的患者，可采取侧卧位检查。

4. 超声探头选择

（1）电子线阵探头：探头频率5～10 MHz。超声检查一般应用高频线阵探头，探头频率高，可以清晰显示颈部血管及下肢血管（图9－16）。

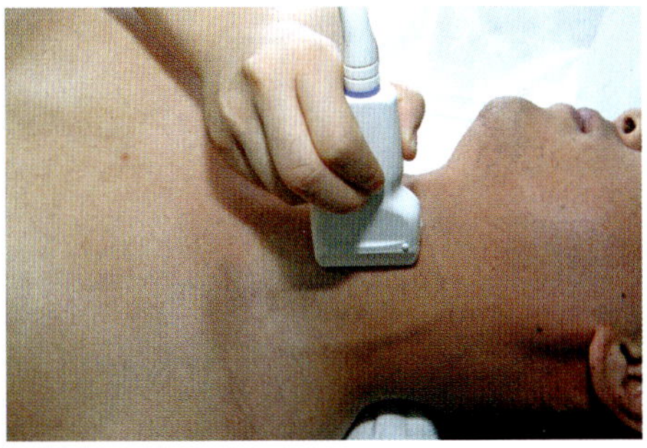

图9－15　超声检查颈动脉常规应用体位

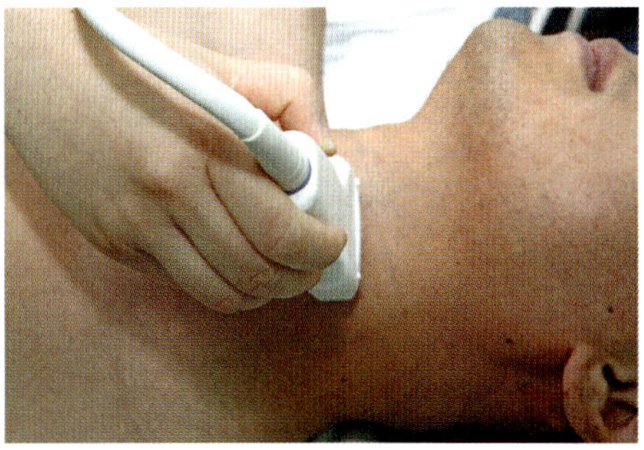

图9－16　超声检查动脉时应用的线阵探头

（2）电子凸阵探头：探头频率3.5～5.0 MHz。适用于颈动脉分叉位置较高、体型肥胖及颈部短粗类的患者。下肢过粗、水肿、血管位置过深，用高频探头难以显示深部静脉，可改用低频凸阵式探头（图9－17）。

（3）电子扇形探头或腔内探头：电子扇形探头，探头频率2.0～3.5 MHz；腔内探头，探头频率8～10 MHz。适用于锁骨下动脉起始段、头臂干、主动脉弓及椎动脉开口位置较深或椎动脉直接由主动脉弓发出者（图9－18）。

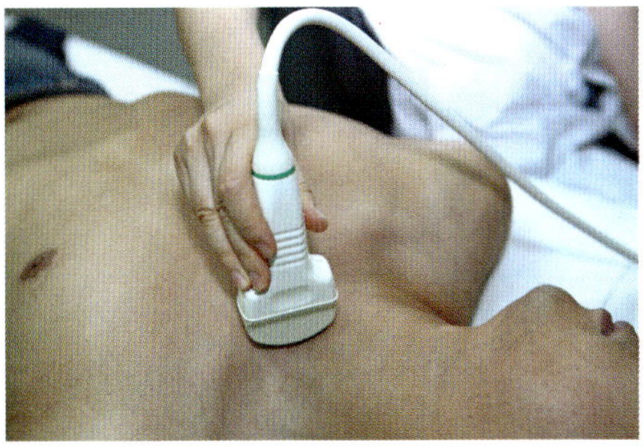

图9－17　超声检查动脉时应用的凸阵探头

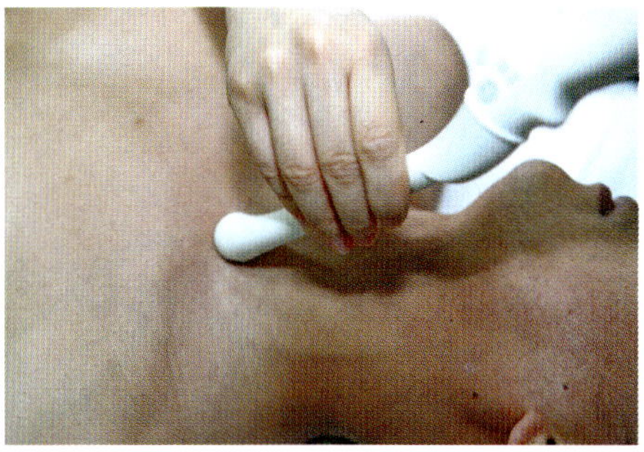

图9－18　超声检查颈动脉时应用的腔内探头

（二）颈部及四肢动、静脉检查步骤

1. 四肢动、静脉检查步骤　检查前嘱患者充分暴露四肢，平静呼吸，放松肢体，探头置于血管体表标志处，由近心端向远心端扫查；检查下肢静脉时先找到髂外静脉后再检查股总静脉、股浅静脉、股深静脉、腘静脉、胫前、胫后静脉、腓静脉及肌间静脉及其伴行的四肢动脉。判断静脉有无病变时，采用探头加压法、挤压远端肢体法观察静脉管腔内血流充盈情况。检查上肢静脉时从胸廓出口处开始，逐次观察锁骨下静脉、腋静脉、肱静脉、尺静脉、桡静脉及其伴行的动脉。

2. 颈部动脉检查步骤　常规检查部位首先从颈根部开始横切扫查，再将探头旋转90°～120°后纵切扫查，至颈内动脉及椎动脉入颅，超声不能探及为止。探头沿颈总动脉的横切面逐次向下扫查，右侧锁骨上窝颈根部横扫见无名动脉、右侧锁骨下动脉和右侧颈总动脉起始段。左侧颈根部横扫见部分主动脉弓、左侧锁骨下动脉和左颈总动脉起始段；左侧锁骨下动脉起始段、无名动脉及主动脉弓显示率低。当探头移至甲状软骨上缘水平时，横切面图像上出现一膨大区（即颈动脉分叉处），再往上扫查出现两条血管的横切面，即颈内动脉和颈外动脉，颈内动脉最初位于颈外动脉后外侧，后转至内侧（图9－19）。重点检查颈总动脉分叉处及颈内动脉起始段和右侧锁骨下动脉起始处，因为这些部位是动脉粥样硬化斑块好发部位。颈内外动脉鉴别，见表9－1。

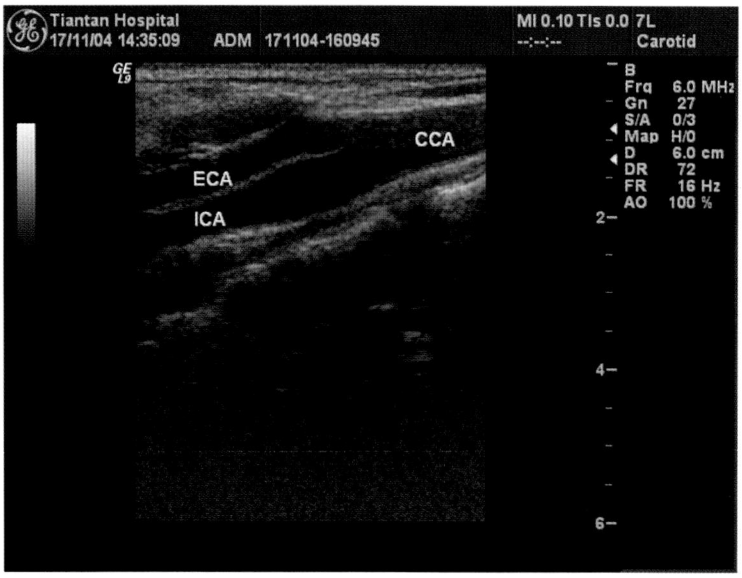

图 9－19　颈总、颈内及颈外动脉超声声像图

3. 颈内动脉与颈外动脉的鉴别诊断　颈动脉超声检查时，颈内、外动脉的鉴别对于超声检查者尤为重要。在颈总动脉两个分支中，颈外动脉比较容易辨别，一旦明确哪支是颈外动脉，那么，另外一支就是颈内动脉；检查时根据以下几个方面将颈外和颈内动脉区分开来：

（1）颈外动脉的位置比较靠前，有研究表明 34.5% 的颈外动脉位于颈内动脉的前方，48.5% 位于前—中位，13% 位于前—侧位，4% 位于其他位置。

（2）颈外动脉有分支动脉而颈内动脉没有，但颈外动脉分支动脉不易辨认，此时应用彩色多普勒超声有助于显示这些分支。

（3）颈外动脉的管径通常较细。

（4）颈外动脉的血流阻力比颈内动脉的高。正常颈外动脉，是颜面部和颈部周围组织的供血动脉，舒张期血流较少，具有高阻力血流动力学特征；颈内动脉给阻力较低的颅内供血，舒张期有持续的正向血流。

根据颈动脉脉冲多普勒波形特点可区分颈内、外动脉。颈内动脉上升、下降速率都较慢，三峰不明显；颈外动脉则相反，收缩期与舒张期上升下降速率都很快，呈尖峰状，有时舒张早期可见低速、短时间的反向波。

（5）拍击颞骨上方的颞浅动脉会使颈外动脉的波形出现明显的波动。

只有正确区分颈内、外动脉才能准确诊断颈动脉疾病。颈内外动脉鉴别要点，见表 9－1。

表 9－1　颈内外动脉的鉴别要点

	颈外动脉	颈内动脉
管径	细	粗
颅外分支	有	无
位置	前内侧	后外侧
频谱特点	高阻力型	低阻力型
颞浅动脉拍击法	频谱波形变化大	频谱波形变化小

使用彩色多普勒超声检查在检查颈动脉血流时，仪器调节应适当，多普勒速度范围（scale）或脉冲重复频率的调节以颈动脉中央血流无混叠而管腔内血流充盈好为标准，过大的速度范围会使管腔周边的

低速血流被抑制掉，血流充盈不佳，过小的速度范围会使管腔的血流出现混叠影响观察。脉冲多普勒检查，将取样容积置于血管中央，取样容积大小为2～4 mm，约占管腔的2/3，声束与血流夹角应≤60°(图9－20)。测定颈内外动脉血流频谱时，取样容积放置在距颈总动脉分叉部1～2 cm处。常规应用高频线阵式探头；对于颈部粗短、体重指数较大的患者，该类患者颈动脉分叉部位较高，位置深，可选择低频凸阵探头。

检查椎动脉时，常规纵切扫查，首先显示颈总动脉后，探头向外侧逐渐倾斜扫查显示锥体横突的低回声，在横突间寻找椎动脉，依次扫查。

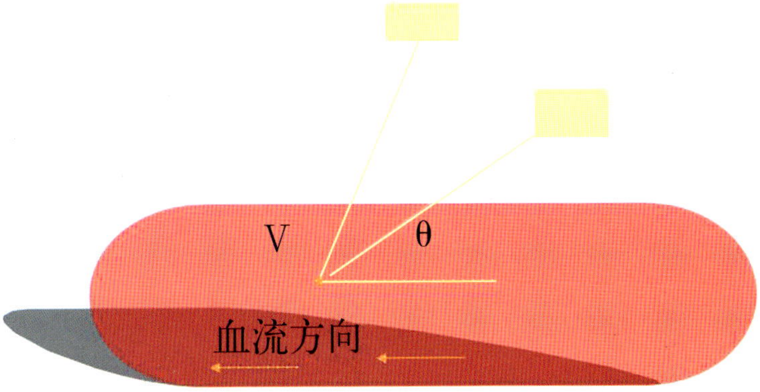

图9－20　超声检查动脉时多普勒取样角度的调节

(三) 检查颈部及下肢动脉遵循的操作程序

(1) 获得最佳动脉灰阶图像：检查标准以血管内血液为无回声为宜。

(2) 调节动脉彩色多普勒血流图：在最佳的灰阶图像上取彩色多普勒血流；以彩色血流充满管腔、血管中心区收缩期出现少许反转血流，背景无噪声为准。观察动脉的彩色多普勒血流充盈情况，此时应注意调节壁滤波、彩色增益等。

(3) 进行动脉脉冲多普勒检查：彩色血流图上确定放置取样容积部位，进行脉冲多普勒检测并测值。频谱多普勒可获得各项血流参数，如收缩期峰值流速（PSV）、舒张期峰值流速（EDV）、阻力指数(RI)、搏动指数（PI）。

二、颈部及四肢血管正常超声声像图

(一) 正常四肢动脉超声声像图

1. 二维超声声像图　动脉具有搏动性；目前常用的高频线阵超声探头可清楚显示动脉内－中膜厚度（IMT）、有无斑块及斑块的性质。正常颈动脉壁的三层结构为两条平行光带及中间的低回声缝隙(图9－21)。

2. 彩色多普勒超声声像图　动脉显示为舒张期颜色暗淡，收缩期明亮的血流图，在每一心动周期表现为“红—蓝—红”三相血流（图9－22）。

3. 频谱多普勒超声声像图　正常动脉表现为频谱三相波，第一波表现为收缩期尖峰，其代表心脏收缩期血流，第二波为舒张早期反向血流，第三波为正向波，代表动脉管壁弹性回缩产生的前进血流(图9－23)。

(二) 正常四肢静脉超声声像图

1. 二维超声声像图　正常四肢静脉壁薄，无搏动性，连续性好，管腔为无回声。一般静脉内径随呼吸运动而变化，深吸气或Valsalva试验时，静脉内径增宽。

2. 彩色多普勒超声声像图　正常肢体静脉显示为单一方向的回心血流信号。正常下肢深静脉内血流颜色与动脉相反。正常肢体静脉表现为远端肢体加压放松后或Valsalva试验，无返流或仅有少量返流

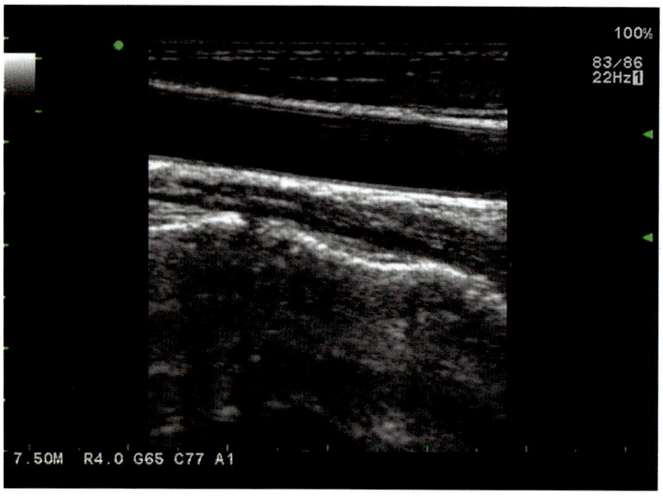

图 9－21　颈总动脉灰阶声像图

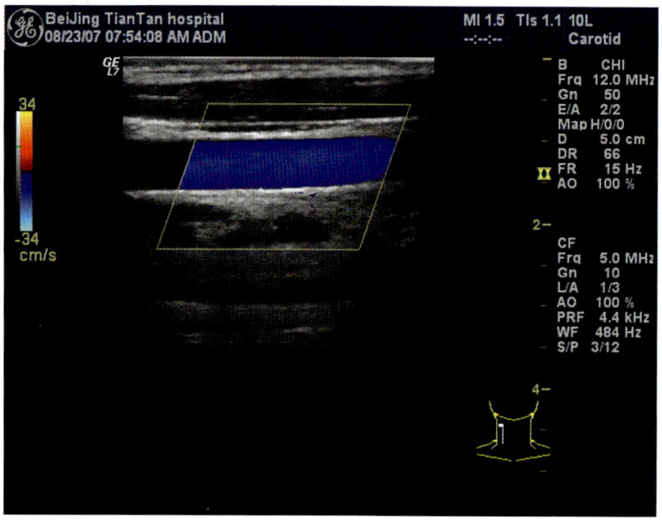

图 9－22　颈动脉彩色多普勒超声声像图

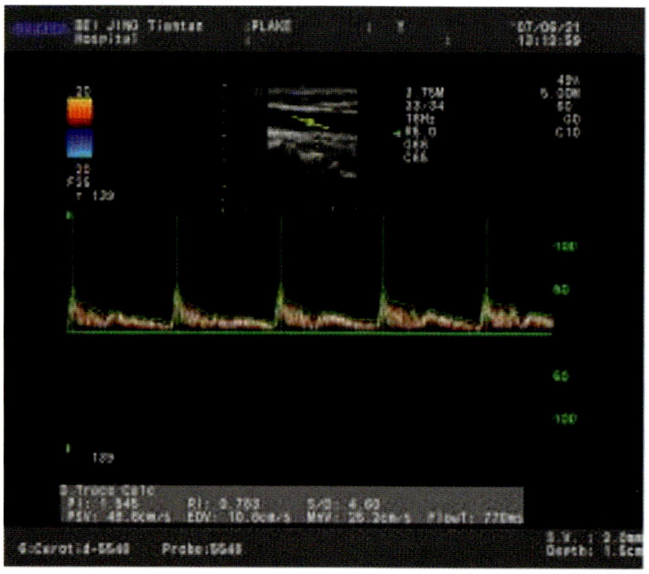

图 9－23　颈动脉脉冲多普勒超声声像图

（红色血流信号）。

3. 频谱多普勒超声声像图　正常下肢深静脉血流频谱特点是随呼吸运动变化的单相回心血流。挤压远侧肢体后，血流速度增快。

（三）正常颈动脉超声声像图

1. 二维超声表现　观察颈部血管解剖结构，走行情况。目前，常用的高频线阵超声探头可清楚显示 CCA 及 ICA 内—中膜厚度（IMT）、有无斑块及斑块的性质。正常颈动脉壁的三层结构为两条平行强回声带及中间的低回声。经病理证实两条强回声带分别为内、外膜，中间低回声为血管中层。正常血管壁应是均匀一致的，其连续性好；管腔呈无回声。正常颈动脉 IMT≤1.0 mm，分叉处 IMT≤1.2 mm。

2. 彩色多普勒超声表现　颈动脉血流是层流，管腔中央血流速度高，颜色亮。颈总动脉和颈内动脉有舒张期血流信号，但颜色偏暗，整个心动周期，彩色多普勒显示血流信号颜色呈明暗交替变化。

3. 脉冲多普勒超声表现　彩色多普勒观察整个管腔的血流动力学情况。血管阻力低，频谱特点是搏动的收缩期血流之后，接着一个较高速度的舒张期血流，收缩期加速时间短，频谱上升陡直，而减速时间较长，即缓慢下降，其为Ⅰ峰，后面接一小波峰（Ⅱ峰），收缩期Ⅰ峰＞Ⅱ峰，舒张早期形成低幅Ⅲ峰，血流信号均在基线以上，为缓慢递减的低阻频谱。部分颈总动脉近侧段可有舒张早期反向血流，即三相频谱。收缩期血流频带下方为无血流信号的“窗”。

（四）正常椎动脉超声声像图

椎动脉颅外段分为颈段、椎间段、寰椎段，因寰椎段很难显示，故不作为常规检查。二维灰阶超声观察椎动脉走行、弯曲程度、管腔内有无异常回声，并测量管腔内径。彩超显示管腔内血流信号，管腔有无狭窄、扭曲和阻塞。多普勒血流参数测量，包括收缩期峰值流速、舒张末期流速、阻力指数及搏动指数。

在颈椎横突间可见椎动脉显示；二维显示椎动脉因其管径细，常难显示动脉的内—中膜厚度，超声表现为锥体横突间无回声；彩色多普勒超声显示椎动脉颈段为连续血流，椎间段为断续血流，寰椎段常难显示（图 9－24）。频谱多普勒表现为频带较宽的低阻力频谱。

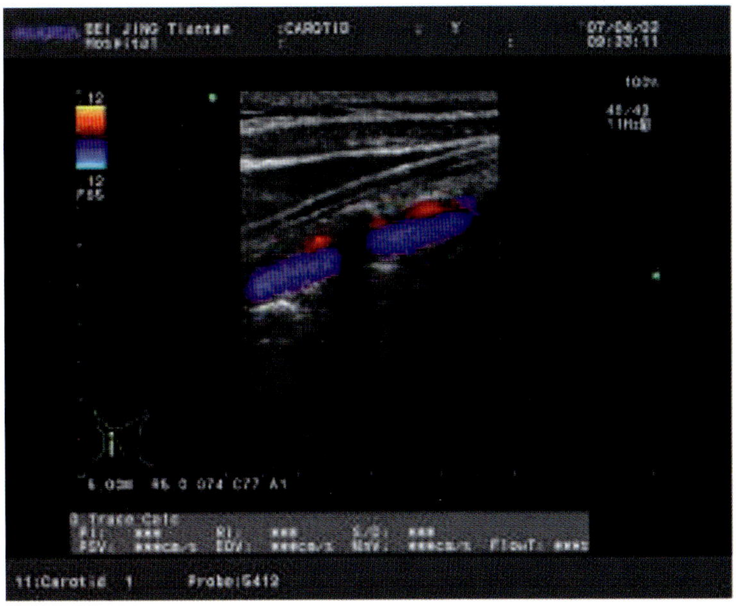

图 9－24　正常椎动脉超声声像图

三、四肢静脉血栓性疾病的超声诊断

（一）与静脉造影比较的优点

超声可获得血管壁、管腔及管周结构的二维图像，又可动态观察血流状态和侧支循环情况；并可准确判断血栓部位，确定病变范围，了解管腔阻塞程度，评价疗效，弥补X线造影的某些不足。文献报道超声多普勒检出下肢深静脉血栓的敏感性88%～98%，特异性97%～100%，准确性97.8%；所以，对于早期发现深静脉血栓，可预防血栓脱落造成的肺栓塞。同时，通过应用超声观察血栓大小及回声强弱变化、管腔内径和管壁情况、血流再通与否来判断溶栓或抗凝疗效。国内学者何文、张晓蓉等人研究，也发现小腿腓肠肌和比目鱼肌肌间静脉血栓彩色多普勒超声的诊断显示率高于静脉造影。静脉造影，可能并非小腿静脉血栓的“金标准”。超声是一种无创性检查方法，具有快速、安全、准确、可重复等优点，操作简单，便于临床推广应用。

（二）四肢深静脉血栓声像图特点

1. 急性血栓　指血栓形成1～2周以内的血栓。超声声像图特点是管腔内充填实性低回声或无回声；加压管腔不被压瘪；血栓段静脉无血流信号（图9－25、图9－26、图9－27）。静脉完全闭塞时，血栓远段静脉频谱呈连续性或频谱消失，Valsalva试验反应减弱或消失。

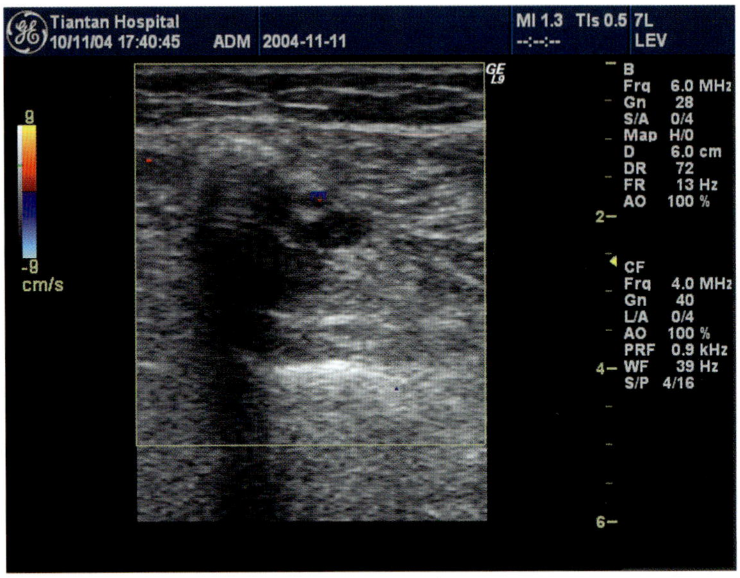

图9－25　腓静脉血栓超声声像图

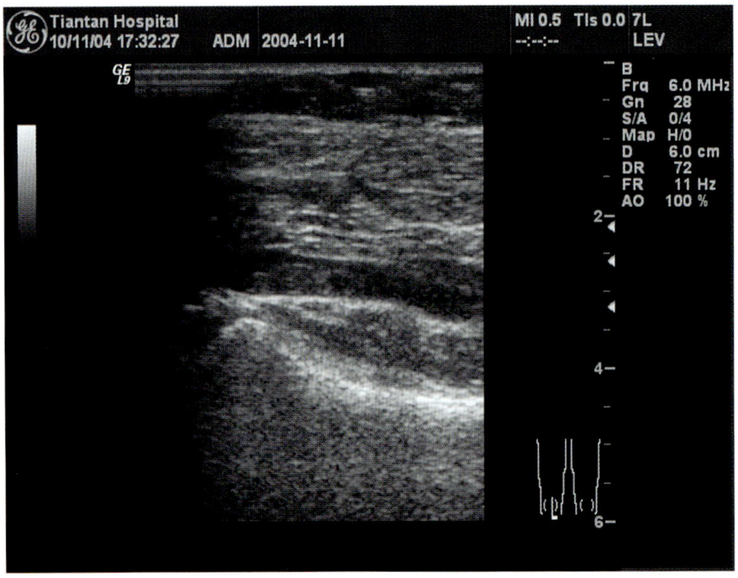

图9－26　腘静脉血栓超声声像图

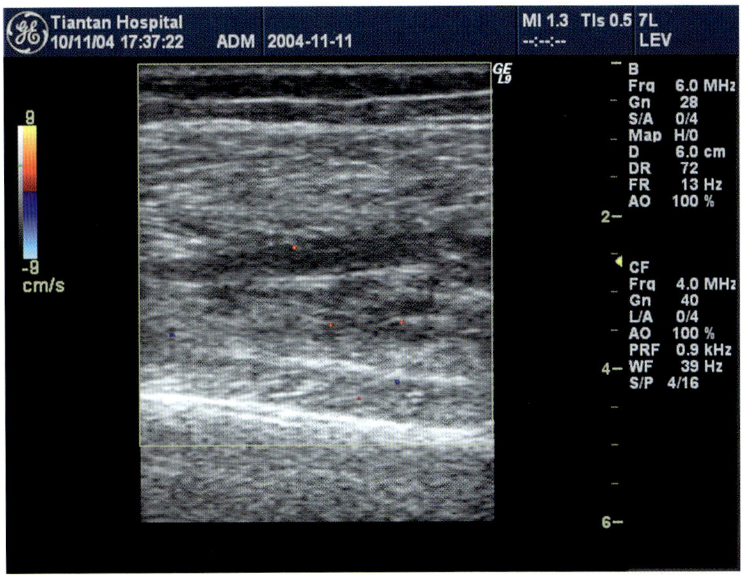

图 9－27　下肢小腿肌间静脉血栓超声声像图

2. 亚急性血栓　指数周以后的血栓。管腔内回声增强；血栓处静脉管腔不能被完全压瘪；可见部分血流信号恢复。

3. 慢性血栓　指急性血栓发作后的数月至数年的血栓。血栓机化、纤维化、钙化，与静脉壁广泛粘连，使管壁凹凸不平，血流不同程度再通。在血栓机化的同时，静脉瓣也被破坏，失去正常阻止静脉返流的功能。可造成静脉返流、扩张及侧支静脉循环形成。上肢深静脉血栓诊断标准与下肢相同。

四、颈部及四肢动脉系统常见疾病

（一）动脉硬化性闭塞症

1. 病理　动脉硬化多见于 60 岁以上的老年患者，男性大于女性，发病率随年龄增长而增加；主要累及大中动脉。高血压、高脂血症、糖尿病、吸烟和感染等可导致内膜慢性损伤，循环血浆中的脂质，特别是低密度脂蛋白进入受损部位，并刺激平滑肌细胞增生，增生的平滑肌细胞、单核细胞由于在动脉内膜积聚的脂质外观呈黄色粥样，因此称为动脉粥样硬化。各种动脉硬化的共同特点是动脉发生了非炎症性、退行性和增生性的病变，导致管壁增厚变硬，失去弹性和管腔缩小。动脉粥样硬化的特点，是在上述病变的过程中受累动脉的病变从内膜开始，先后有多种病变合并存在，包括局部有脂质和复合糖类积聚，出血和血栓形成，纤维组织增生和钙质沉着，并有动脉中层的逐渐退变和钙化。内膜病变分三个阶段：脂纹期，表现为内膜局部扁平或稍隆起；纤维斑块期，形成突入管腔的腊滴状斑块；粥样斑块期，颈动脉粥样硬化斑块一般分为扁平型、软斑、硬斑和溃疡斑。软斑发展快，易于脱落出血，卒中危险性大；硬斑较稳定，危险性小，常无症状。重度颈动脉狭窄多见软斑、斑块内出血或伴溃疡。

2. 临床表现　动脉粥样硬化，可以累及全身各部位的动脉及其重要分支，造成动脉狭窄或闭塞，从而引起脏器或组织的缺血性临床表现。

（1）颈动脉粥样硬化性疾病：常见颈动脉粥样硬化有关的临床表现为患者头晕、头痛、同侧眼麻痹、一过性黑蒙等；但是，颈动脉硬化患者有些虽有颈动脉狭窄甚至闭塞，但无明显临床症状或缺乏特异性表现。患者是否发生症状及症状的轻重取决于多种因素，包括有无有效的侧支循环形成，有无血管解剖变性等。

（2）下肢动脉粥样硬化性疾病：主动脉分叉段及其远侧动脉的粥样硬化性狭窄或闭塞，是引起下肢慢性动脉缺血的主要原因。患者常表现为间歇性跛行、患肢冷、感觉异常、皮肤苍白、动脉搏动减弱；严重患者表现为静息痛、患肢有营养性改变、足背动脉搏动减弱或消失；部分患者出现足趾或足部缺血性溃疡和坏疽。下肢动脉粥样硬化分为以下三型：

1）Ⅰ型：主—髂动脉型，病灶局限在腹主动脉分叉段与髂总动脉。通常发病年龄较轻，以下肢间歇性跛行及功能障碍为典型症状。

2）Ⅱ型：主—髂—股动脉型，粥样硬化病灶涉及主动脉分叉段、髂动脉及股动脉。股浅动脉已有明显狭窄，因而以下肢间歇性跛行为主要症状。

3）Ⅲ型：多节段型，粥样硬化病灶已累及自主动脉分叉直至小腿主干动脉，常呈多节段狭窄或阻塞；其临床表现严重，表现为重度间歇性跛行或静息痛、肢体远端缺血坏死或缺血性溃疡。

3. 颈动脉狭窄的分级标准　从形态上来说，评价颈动脉狭窄程度的方法主要有两种，即直径狭窄率和面积狭窄率，但是针对同等程度的颈动脉狭窄，这两种算法的差别很大。在理论上，因为面积狭窄率考虑到在横断面上斑块厚度是不同的，所以它更为准确，但是其测量就比较复杂和费时。常用的直径狭窄率测量方法，包括北美症状性颈动脉内膜剥脱术试验法（NASCET）、欧洲颈动脉外科试验法（ECST）、颈总动脉法（CC）、颈动脉指数测量法（CSI）。测量公式分别为：

NASCET 法：$(B-A)/B\times100\%$

ECST 法：$(C-A)/C\times100\%$

CC 法：$(D-A)/D\times100\%$

CSI 法：$(D\times1.2-A)/D\times1.2\times100\%$

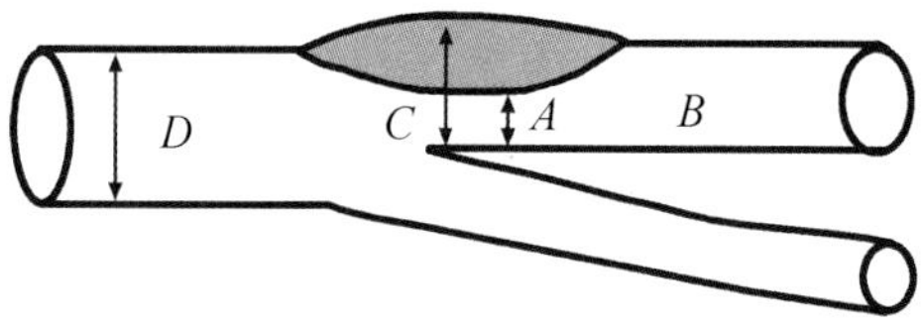

上图中 A 为最窄处残余管腔内径，B 为狭窄远端正常颈内动脉管腔内径，C 为狭窄处原始管腔内径，D 为狭窄近端正常动脉的管腔内径。

常用另一种测量颈动脉狭窄的方法为面积狭窄率的测量方法，即在横切面上测量。

利用直径狭窄率准确测量动脉管腔狭窄程度是比较困难的，这时就要结合脉冲多普勒波形的改变，即从血流动力学的改变上，来评价颈动脉狭窄程度。

在常规检查中，评价颈动脉狭窄最有用的指标就是收缩期峰值流速（PSV）、舒张末期流速（EDV）以及颈内动脉和颈总动脉收缩期峰值流速的比值（PSV_{ICA}/PSV_{CCA}）。

目前国内常用的诊断标准多采用 Bluth 和 Caroll 的分级标准。Bluth、Caroll、放射医师协会的分级标准如表 9-2、表 9-3 及表 9-4：

表 9-2　Bluth 分级标准

病变分级（%）	PSV_{ICA}（cm/s）	EDV_{ICA}（cm/s）	PSV_{ICA}/PSV_{CCA}	PSV_{ICA}/PSV_{CCA}
0～39	<110	<40	<1.8	<2.4
40～59	<130	<40	<1.8	<2.4
60～79	>130	>40	>1.8	>2.4
80～99	>250	>100	>3.7	>5.5

表 9-3　Caroll 分级标准

病变分级（%）	PSV_{ICA}（cm/s）	EDV_{ICA}（cm/s）	PSV_{ICA}/PSV_{CCA}	PSV_{ICA}/PSV_{CCA}
0～40	<110	<40	<1.5	<2.6
41～59	>120	<40	<1.8	<2.6
60～79	>130	<40	>1.8	>2.6
80～99	>250	>80～135	>3.7	>5.5

表 9－4　放射医师协会分级标准

狭窄程度（%）	PSV_{ICA}（cm/s）	PSV_{ICA}/PSV_{CCA}	EDV_{ICA}（cm/s）
0～50	<125	<2.0	<40
≥70	>230	>4.0	>100

4. 超声声像图表现

（1）颈动脉粥样硬化性疾病：根据斑块回声的强弱，可以分为低回声、等回声、强回声斑块。中等回声或强回声斑块即为纤维性或钙化斑块。钙化斑块的特征是强回声伴后方声影，斑块后方的声影可以影响其后方管壁的显示，超声探查时应该改变超声声束方向，侧动探头，以全面评价动脉管腔的情况。

根据斑块内部回声均一性的不同，可分为：①均质性斑块，斑块内部回声均匀，可为均匀的低回声、等回声、强回声（图 9－28）。②非均质性斑块，即斑块内部有超过 20% 面积的回声与其他部分回声不同，斑块回声强弱不等。

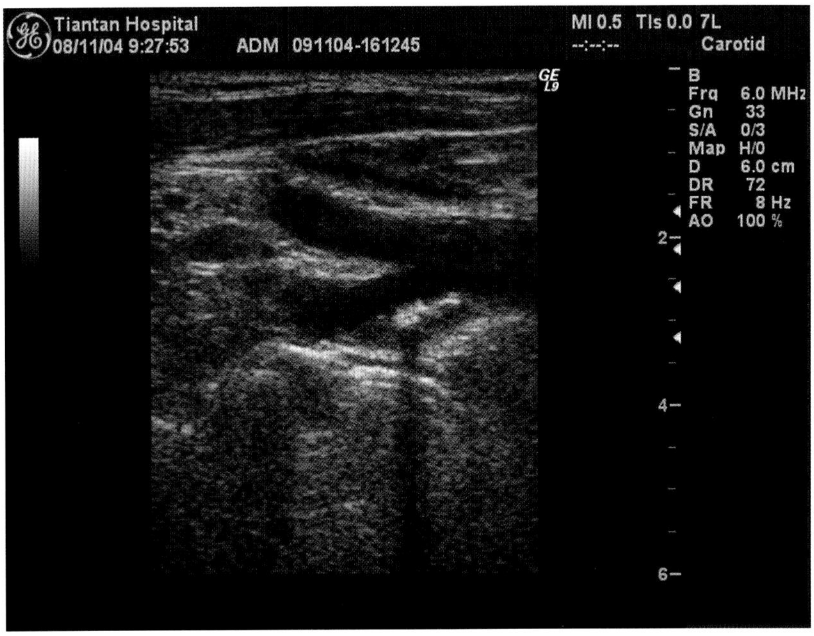

图 9－28　颈动脉斑块超声声像图

根据斑块的稳定程度可分为：①稳定性斑块，均质性斑块和钙化性斑块。②不稳定性斑块，斑块不稳定性的概念包括如下两个方面：一是斑块的成分易于脱落致栓塞；二是斑块的结构不稳定易于在短期内急速进展导致管腔严重狭窄甚至阻塞，如血栓形成、斑块内出血等。

（2）颈动脉狭窄：超声测量颈动脉狭窄处其血流颜色变亮，局部管腔血流流束变细，狭窄段血流增快，可呈湍流状，即“五彩镶嵌”（图 9－29）。颈动脉硬化的频谱改变与斑块大小、狭窄程度及血流动力学情况有直接的关系。小斑块不改变血流动力学，但是当颈动脉硬化斑块引起的直径狭窄 >50% 或面积狭窄率 >75% 时，频谱则出现改变。在管腔狭窄较为明显时，狭窄处出现湍流频谱，表现为频谱形态异常、频窗充填、PSV 明显增高（图 9－30），而狭窄远段血流频谱为阻塞样，表现为波峰圆钝、频窗充填、频带增宽、最大峰速不同程度的减低；当极重度狭窄近闭塞时，显示为零星、断续状血流信号；动脉急性完全闭塞时，超声不能检测到彩色血流（图 9－31、图 9－32）。值得注意的是，当一条动脉发生多处狭窄时，偏下游的狭窄位置由于血流压力差小，则狭窄开口处的血流速度可能会正常或降低，其多普勒频谱波形会发生改变。

（3）下肢动脉硬化性疾病：二维超声观察血管的内径，管壁结构和管腔内回声。彩色血流显像观察管腔内彩色充盈情况。其超声表现为动脉内膜增厚，回声不均匀的粥样斑块形成，管腔内有时可见血栓

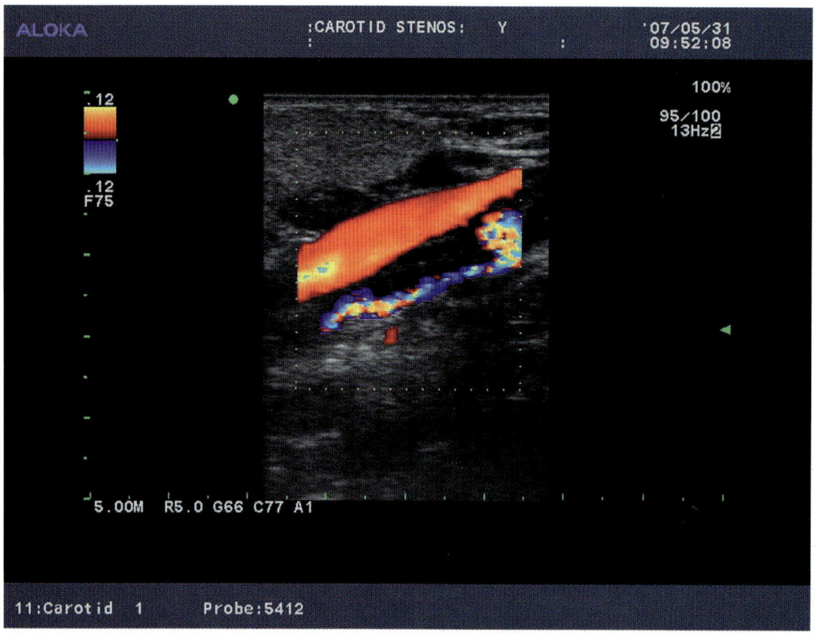

图 9－29 超声检查颈内动脉狭窄彩色多普勒声像图

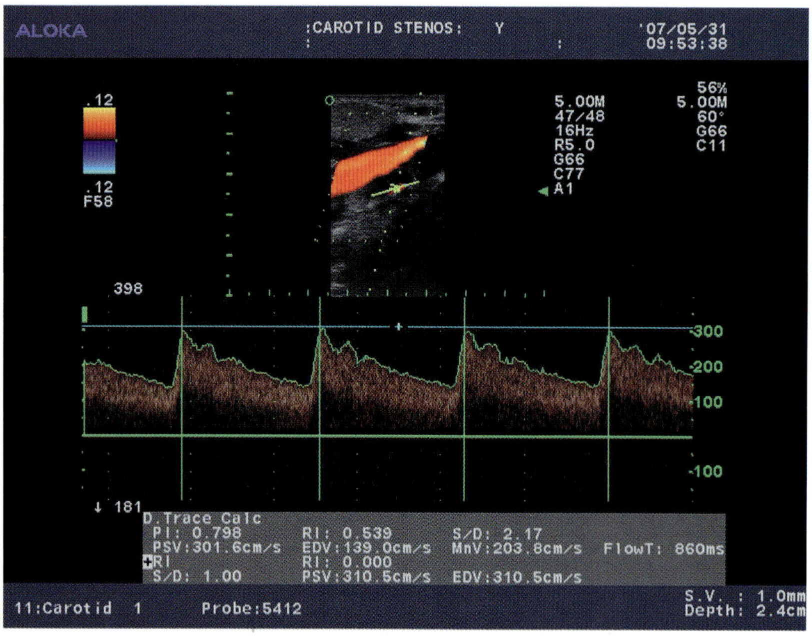

图 9－30 颈内动脉狭窄脉冲多普勒超声声像图

形成，动脉狭窄或闭塞多为节段性，多出现在分叉处。彩色血流显像可以清楚地了解管腔内血流的速度及狭窄程度。新鲜血栓回声极低和有些内中膜脂质成分较多，管腔内情况及侧支循环血管需依赖彩色多普勒显像观察。脉冲多普勒观察血流频谱。

动脉内径减少等于或大于 50% 为诊断下肢动脉狭窄的标准，超声表现为狭窄段血流速度加快，收缩期加速时间延长，舒张期反向波减小或消失，常呈单相波型；狭窄远端动脉血流变化为低阻低速血流信号。动脉闭塞后，超声不能探及血流信号，不能测及血流频谱（图 9－33），有时闭塞段可见蜿蜒走行的细小血流，多为闭塞后再通。

（二）多发性大动脉炎

1. 病理概要　又称无脉症或 Takayasa 病（TA），病因目前尚不明确，但可能是一种自身免疫性疾

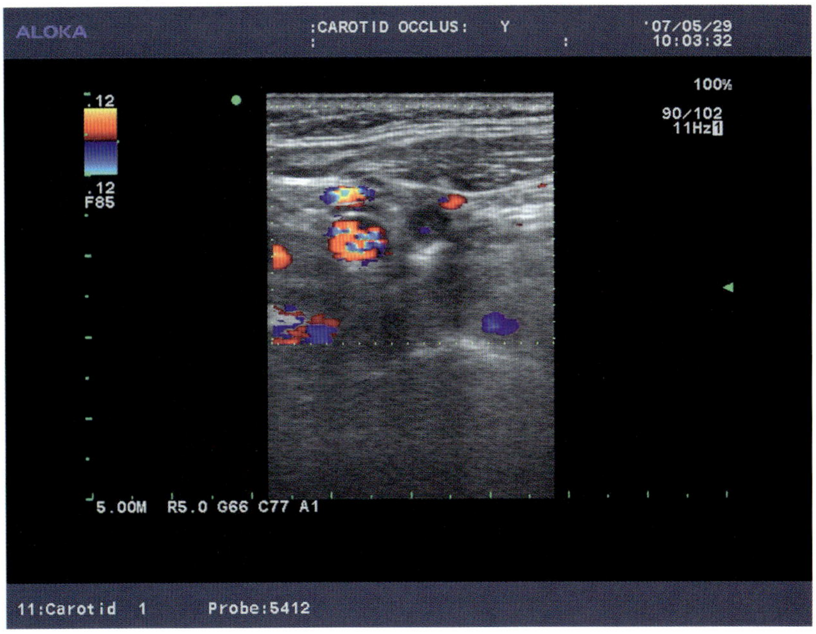

图 9－31　颈内动脉闭塞横切面图

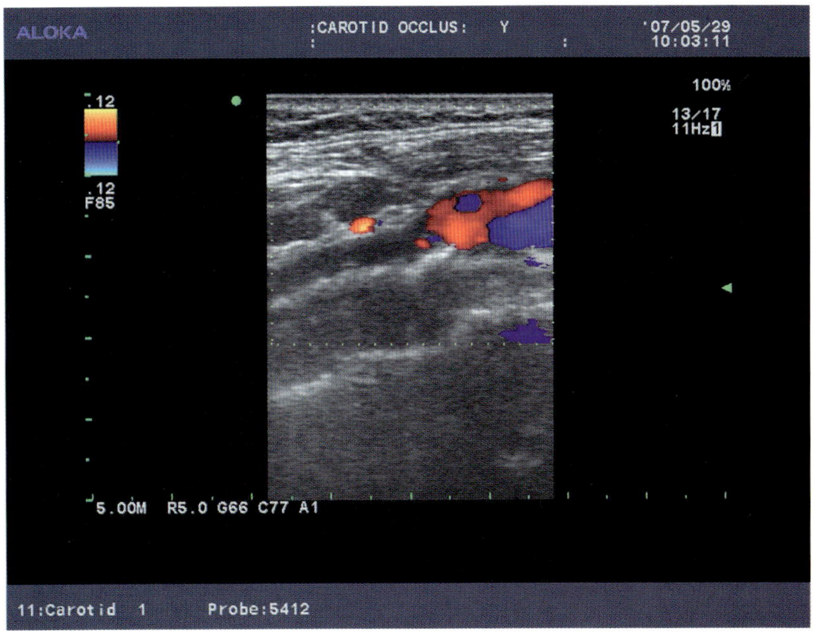

图 9－32　颈内动脉闭塞纵切面图

病。好发生于青年女性，男女比例为 1:(7～8)，发病年龄以 15～30 岁为多。目前认为，TA 是一种慢性非特异血管炎性病变，可引起不同部位的狭窄或闭塞，是一种自身免疫性疾病。慢性进行性大动脉炎常侵犯主动脉及其主要分支，其中以腹主动脉、降主动脉、双侧肾动脉、左锁骨下动脉及升主动脉等多见。病变累及动脉全层，有大量淋巴细胞及浆细胞浸润及弥漫性纤维组织增生，或伴有中层弹力纤维和平滑肌纤维破坏和断裂，导致管腔有不同程度的狭窄和继发性血栓形成而闭塞。

2. 临床表现　全身症状主要有发热、全身不适、食欲不振、出汗、皮肤苍白，可伴关节炎和结节性红斑。头臂动脉型患者上肢易疲劳，有疼痛、发麻或发凉感觉；咀嚼时面部肌肉疼痛；情绪易激动，头晕、头痛、记忆力减退、易晕厥、视力减退和一过性眼前发黑；单侧或双侧桡、肱、腋、颈或颞等动脉的搏动减弱或消失，而下肢动脉搏动正常；上肢血压测不出或明显减低。胸腹主动脉型患者下肢有麻

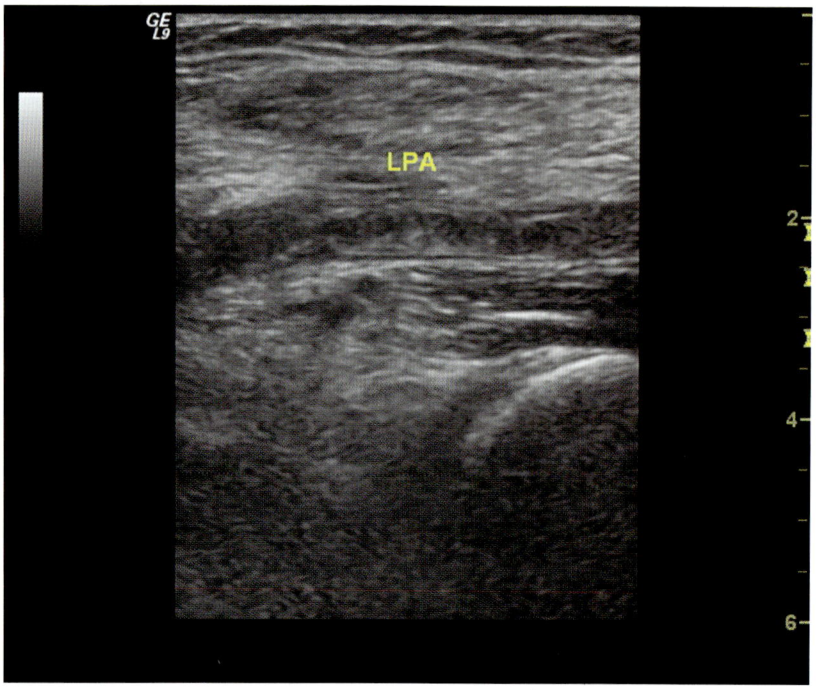

图 9－33　股动脉闭塞超声声像图

木、疼痛、发凉感觉，易疲劳，间歇性跛行。

3. 临床分型　据血管受累部位分为四型：①头臂动脉型，病变主要累及主动脉弓及头臂动脉。②胸腹主动脉型，病变主要累及胸腹主动脉及其分支。③肾动脉型，病变累及肾动脉开口或其近端的腹主动脉段。④混合型，具有上述三型的特征，病变呈多发性。

4. 超声声像图表现　多发大动脉炎则是女性多见，病因不明，主要累及主动脉及其分支，可累及一根或多根血管，正常动脉管壁三层结构消失，动脉内膜呈节段性不规则增厚（图 9－34），管腔则呈节段性不同程度的狭窄。

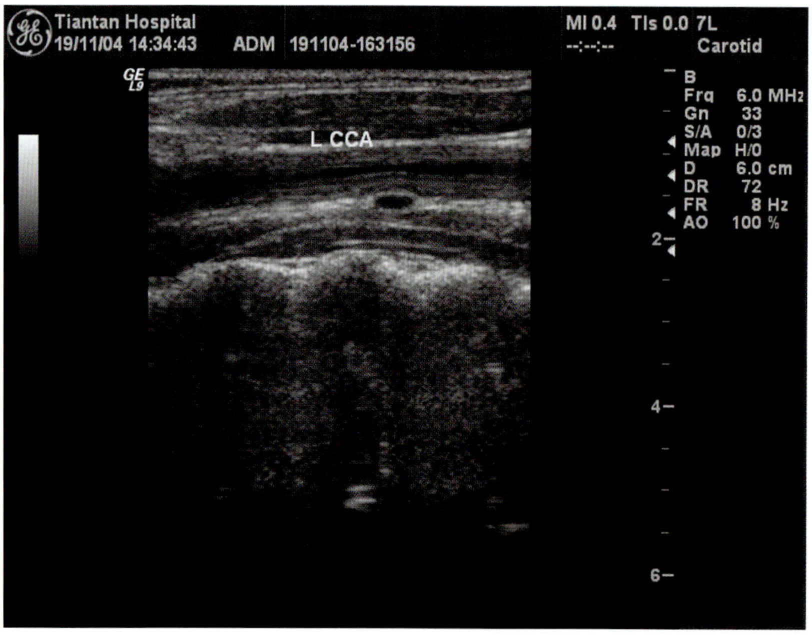

图 9－34　颈动脉多发性大动脉炎超声灰阶图像

彩色多普勒超声检查彩色血流变细，血流充盈不均匀（图9－35）。

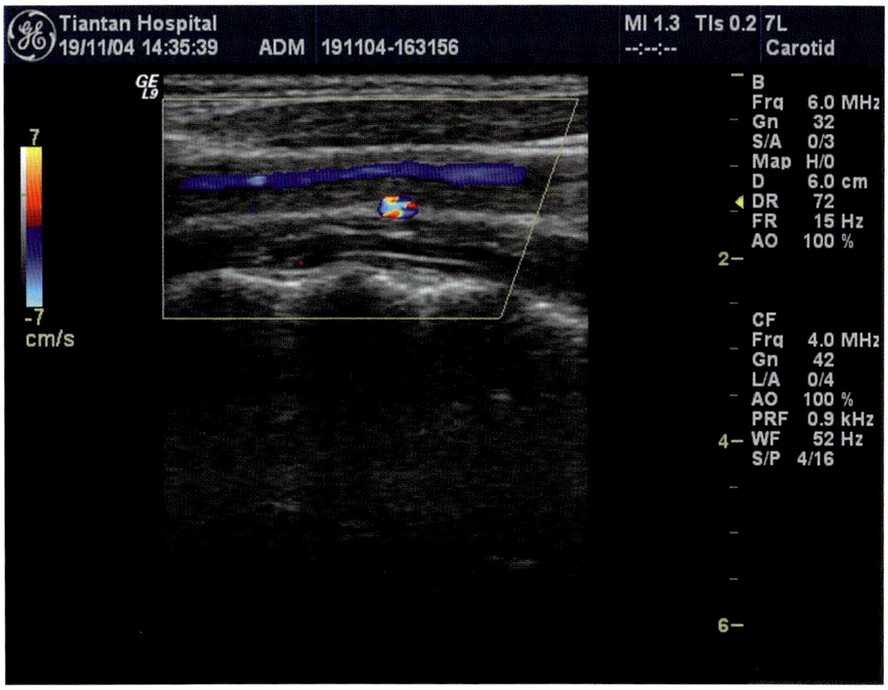

图9－35　颈动脉多发性大动脉炎超声彩色多普勒图像

（三）动脉瘤

1. 病因、病理及临床表现　动脉瘤分为真性动脉瘤与假性动脉瘤及夹层动脉瘤三种。

假性动脉瘤指的是由于外伤或感染等因素导致动脉壁全层破裂，并在周围软组织内形成局限性血肿，血肿借动脉壁上裂口与动脉腔相通，由纤维组织或周围软组织包绕形成的囊性搏动性血肿，常见原因主要是外伤、动脉硬化或医源性等原因；近年来，随着介入治疗的发展，医源性外伤所致的股动脉假性动脉瘤更为多见。可发生在全身动脉的任何部位，四肢动脉干更为常见，此种病变并非动脉真性扩张所致，不是真正的动脉瘤，故称为假性动脉瘤。假性动脉瘤临床典型表现为搏动性包块及血管杂音，压迫包块近端动脉时包块缩小、震颤及杂音减弱或消失，神经受压时可出现肢体麻木等。根据病史和典型临床表现不难诊断。少数患者病因不明，加上体征不典型，或瘤体所在的部位较特殊，可能造成误诊或漏诊。大量文献报道证实彩色多普勒超声检查，是诊断假性动脉瘤的首选方法。

真性动脉瘤主要病因可分为退行性、动脉粥样硬化、机械性损伤及先天性（如Marfan's综合征）等。真性动脉瘤为先天性动脉壁结构异常（主要为血管中层弹力纤维减少、变性、断裂与坏死）或多继发于动脉粥样硬化。由于血流不断冲击，逐步形成节段动脉管腔扩张与膨出形成。

2. 假性动脉瘤超声声像图表现

（1）二维超声表现：受累动脉附近显示混合性回声肿块（新鲜者呈低回声，陈旧者呈较强回声），类圆形或类椭圆形，边界较清晰，形态不规则，大部分有搏动性。瘤体内可见中低回声附壁血栓，瘤壁缺乏动脉壁的各层结构，并可见不规则液性暗区与受累动脉管腔相通，此交通口即为破裂口。

（2）CDFI表现：瘤腔内均可见血流紊乱呈涡流状，彩流显示为一半红色、一半蓝色；破裂口显示清楚时，可见收缩期血流从来源动脉进入瘤体内，舒张期瘤体内血液从破裂口返回来源动脉。彩色多普勒超声可以清晰显示假性动脉瘤的大小、形态、内部回声情况以及与周围血管的关系，判断来源动脉及破裂口位置，指导手术切口的选择以及游离部位和范围（图9－36），并且可以确定假性动脉瘤是否合并其他并发症，如动静脉瘘等。

（3）脉冲多普勒超声表现：脉冲多普勒显示瘤破口处可探及双期双向血流频谱（图9－37），此种血流频谱是假性动脉瘤诊断的特征性频谱。

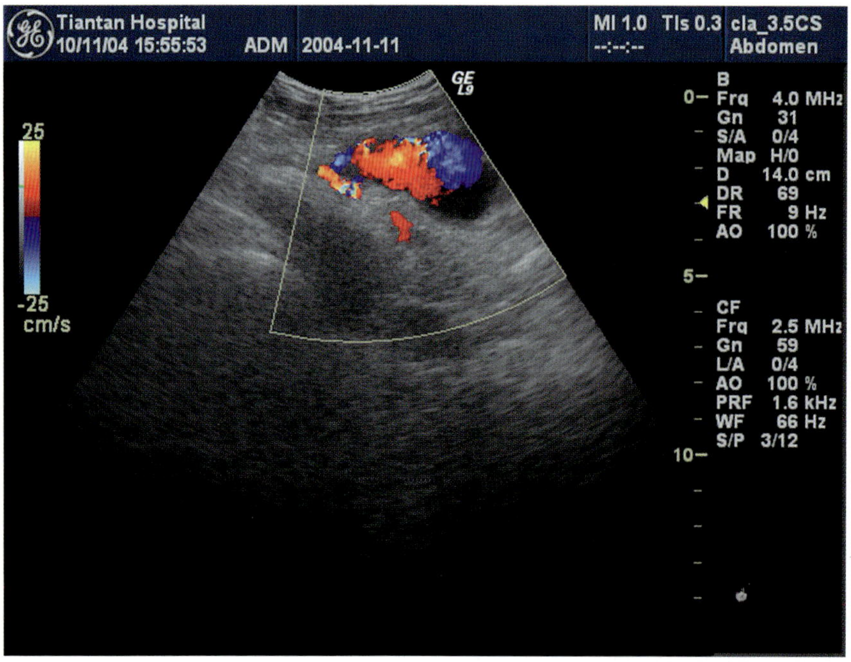

图 9－36 股动脉假性动脉瘤彩色多普勒超声声像图

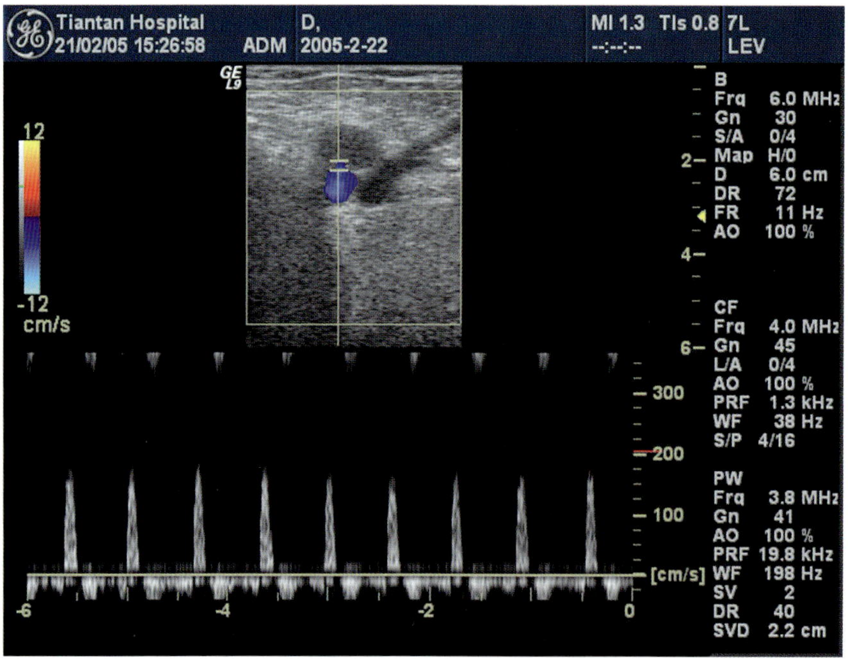

图 9－37 股动脉假性动脉瘤脉冲多普勒超声声像图

3. 真性动脉瘤超声声像图表现

（1）二维超声表现：受累动脉走行迂曲、血管内径局限性扩张或呈梭形扩张；壁搏动减弱；动脉管壁欠光滑、内膜粗糙，瘤体常可见斑块和钙化。

（2）CDFI 表现：真性动脉瘤彩超示管腔内血流充填，瘤体内红色及蓝色两股血流旋转，呈花色血流；但色彩较暗淡，频谱为低速动脉湍流频谱。

（3）脉冲多普勒超声表现：呈收缩期正向血流频谱，流速较慢的涡流呈湍流频谱，近端为低速频谱，远端流速增高。

（四）锁骨下动脉盗血综合征

1. 病因、病理及临床表现　锁骨下动脉盗血综合征（subclavian steal syndrome，SSS）多为无名动脉或锁骨下动脉近端管腔狭窄或闭塞，出现椎动脉血流逆转，灌注患侧上肢，引起脑及上肢缺血，导致椎－基底动脉供血不足而引起患侧上肢无力、脉弱甚至无脉及眩晕、头痛、复视、视物模糊、共济失调、头晕等脑缺血症状。引起锁骨下动脉盗血的病因主要是动脉粥样硬化，其次是多发性大动脉炎，其他还有如先天性动脉畸形、外伤、动脉受压、手术后栓塞及锁骨下动脉瘤等。动脉粥样硬化斑块及狭窄所致的 SSS 以中老年人多见，男性略多。多发性大动脉炎导致 SSS 常为青年女性。当锁骨下动脉或无名动脉近端狭窄或闭塞时，锁骨下动脉远端管腔内压力下降，以至于低于同侧椎动脉压力时，造成锁骨下动脉盗血。CDFI 结合二维超声有助于寻找狭窄或闭塞程度及部位，动脉粥样硬化所致的 SSS 表现为局限性狭窄或闭塞。椎动脉血流方向改变有助于判断锁骨下动脉狭窄和侧支循环建立程度，还可以用它判断治疗效果和随诊。

2. 超声声像图表现　锁骨下动脉或无名动脉近端狭窄或闭塞引起椎动脉返流分为四级：0 级为无返流；Ⅰ级为收缩期最大血流速度降低；Ⅱ级为双向血流；Ⅲ级为完全返流。0 ~ Ⅱ级表明锁骨下动脉或无名动脉无严重狭窄；Ⅲ级提示有重度狭窄或闭塞。

（1）二维超声：动脉硬化所致 SSS 均可见锁骨下动脉起始部强回声或低回声斑块，部分后方伴声影；大动脉炎时，动脉内膜增厚，致管腔变窄；血管闭塞时，管腔内充满低或强回声斑块。

（2）彩色多普勒超声：锁骨下动脉狭窄处血流呈五彩镶嵌样，管腔闭塞处未见血流信号。完全性 SSS 彩色及脉冲多普勒主要表现为患侧椎动脉全心动周期反向血流，即患侧椎动脉收缩期、舒张期均出现返流；表现为与同侧颈动脉相反向的血流信号。部分性盗血表现为收缩期椎动脉反向血流，舒张期正向血流；可见呈红—蓝交替血流。

（3）频谱多普勒超声：盗血程度与血管狭窄程度有关。锁骨下动脉轻中度狭窄时，椎动脉反向血流减少或仅在收缩峰处出现小切迹，椎动脉脉冲多普勒频谱形态在收缩中期血流速度瞬时骤降，形成收缩期双峰，第一峰高尖，第二峰圆钝，两峰之间形成切迹，可早期提示 SSS。SSS 患者健侧椎动脉及桡动脉峰值血流速度及血流量明显高于患侧。在锁骨下动脉重度狭窄或近乎闭塞时，患侧椎动脉反向血流逐渐增加，健侧椎动脉及颈动脉血流速度代偿性增快；患侧腋、肱动脉甚至远离狭窄部位的尺、桡动脉均可表现为流速减低，舒张期反向血流消失。束臂试验加压后，椎动脉反向血流的峰值血流速度减慢，正向血流速度增加，舒张期反向血流转变为正向血流；减压后，所有患者椎动脉反向血流的峰值血流速度明显增快。

总之，彩色多普勒超声通过检测椎动脉出颅血流方向可明确诊断 SSS。轻度狭窄：表现为同侧椎动脉频谱于收缩期早期只有短暂反向低速血流，收缩中、晚期及舒张期为正向血流，正向血流速度大于反向血流速度；中度狭窄：患侧椎动脉血流频谱于收缩期出现反向血流，舒张期为正向血流频谱，正向血流速度与反向血流速度大致相同；严重狭窄或闭塞时：患侧椎动脉在收缩期与舒张期均呈反向血流频谱。

（五）椎动脉疾病

1. 椎动脉狭窄性疾病　椎动脉病变多由动脉硬化、颈椎病或先天狭窄所引起，临床常见症状为眩晕。超声表现为椎动脉狭窄处内径窄，呈明显湍流频谱；收缩期峰值流速增高；其远段收缩期峰值流速减低（图 9－38，图 9－39）。

2. 椎动脉闭塞性疾病　仪器调节适当情况下，将彩色多普勒参数设置为低速血流状态，椎动脉内见无回声充填，椎动脉内无彩色血流显示（图 9－40）。当椎动脉闭塞后，部分可以有侧支循环建立，在椎动脉远端仍可见血流信号。有时椎动脉颈段闭塞，椎间段可有与颈动脉相反方向血流信号，为血流通过椎－基底动脉从正常一侧椎动脉反流进入患侧椎动脉。

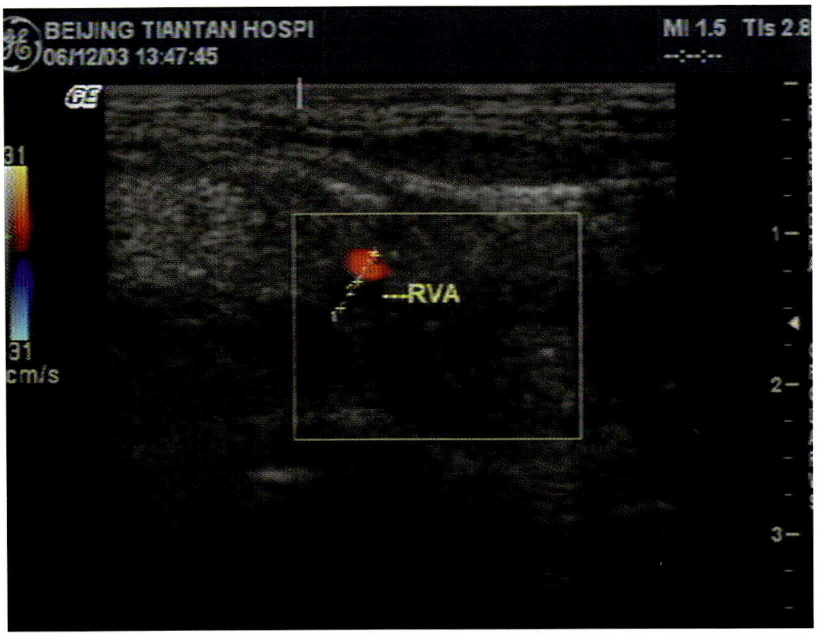

图 9－38　椎动脉开口处狭窄横切面

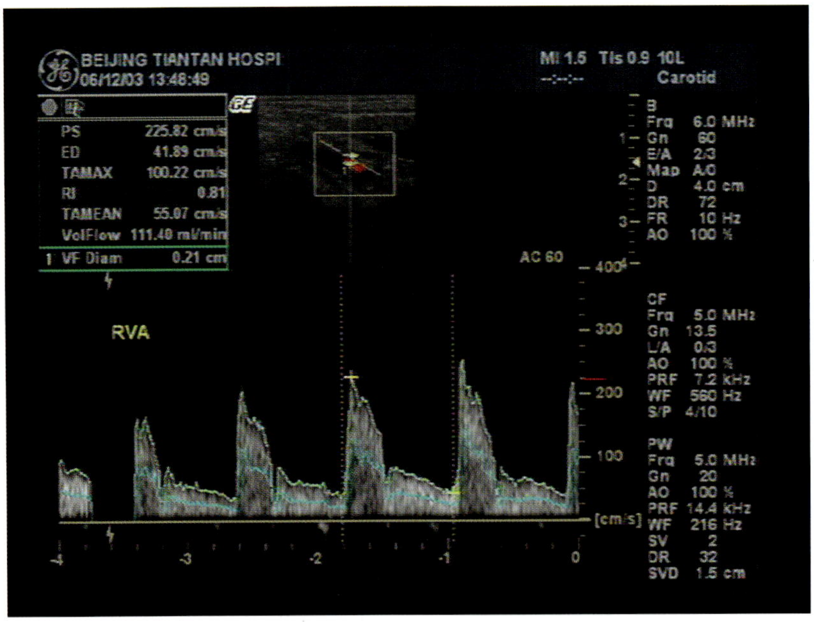

图 9－39　椎动脉开口处狭窄脉冲多普勒超声声像图

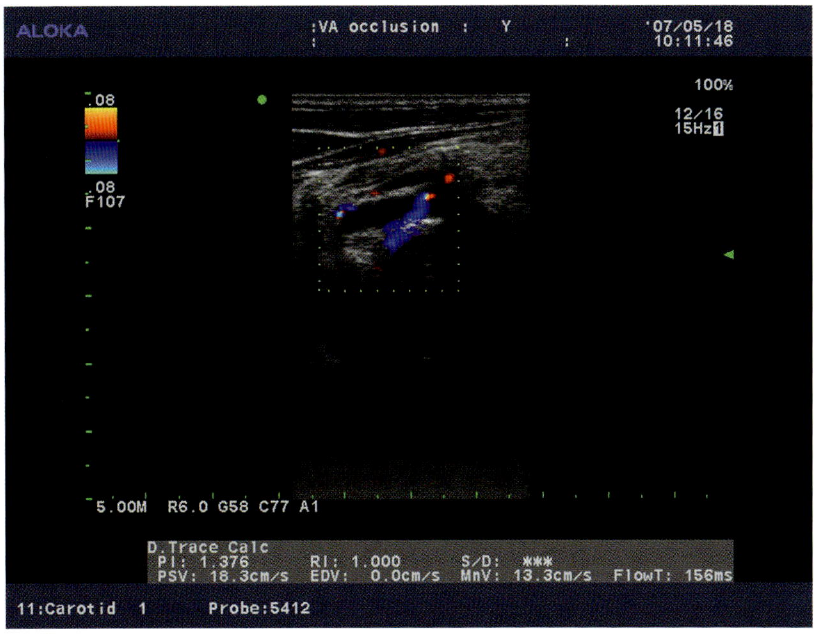

图9－40 椎动脉闭塞超声声像图

（邬冬芳 何 文）

第十章　颈腰痛电生理检查

第一节　概　述

电生理诊断主要是依据神经解剖原理和神经电生理特性对周围神经功能状态进行评估和分析，从而为临床进一步诊断提供可靠的依据。它是在神经解剖学的基础上。对感觉和运动障碍进一步定位，为临床提供更确切、详细和客观的定位诊断依据。应用于颈腰痛的电生理诊断主要包括同心圆针肌电图或常规肌电图（routine electromyogrphy，EMG）、神经传导速度（nerve conduction veloci，NCV）、重复神经电刺激（repetitive nerve stimu lation，RNS）、各种反射（H 反射、瞬目反射和下颌反射）。

一、电生理诊断的目的

（一）补充临床的定位诊断

当根据临床的症状和体征进行定位诊断存在困难时，或仅凭借临床表现难以判断时，EMG 和 NCV 可提供客观的诊断依据。

（1）辅助临床明确病变的部位：前角细胞、神经根、神经丛、周围神经、神经肌肉接头（突触前膜和后膜）和肌肉。

（2）提高早期诊断的阳性率和发现临床下病变。

（3）辅助发现临床不易识别的病变：深部肌肉或被脂肪掩盖的肌肉病变或轻微改变。

（4）鉴别中枢和周围神经病变，判断病变累及的范围。

（二）其他

有助于判断病变处于急性期、恢复期或稳定期。有助于判断病变的严重程度，客观评价治疗的效果和判断预后。

二、电生理诊断中需要注意的问题

（1）结论的描述应客观、准确和简捷，尽可能为临床提供最大的帮助。不应仅仅满足于判断是否存在神经源性损害，尽可能提供定位诊断方面的建议或依据。

（2）结果的解释必须与临床相结合，方可能得出有价值的结论。

（3）电生理检测能够提示诊断线索，但是不能进行准确的定性。

（4）电诊断检查方案是一个动态的过程，不同患者检查有一定的共性，但是每个患者临床各不相同，各有特点，检查应有针对性进行。

（5）明确的神经、肌肉疾病，处于急性期、早期或稳定期，特别是神经再生等代偿功能较好时，检查可能无法发现异常。近端轴索断伤后 1 周内 EMG 正常，远端神经传导速度或末端潜伏期也可以正常。

第二节　颈腰痛常用的检测方法和意义

一、神经传导速度测定（NCV）

（一）检测内容

检测内容包括感觉神经传导速度（sensory nerve conduction velocity，SCV）和运动神经传导速度（motor nerve conduction velocity，MCV），测定参数包括SCV、感觉神经动作电位（SNAPs）波幅、面积和时限；MCV，末端潜伏期（distal motor latenev）、复合肌肉动作电位（CMAPs）波幅、面积和时限。

（二）结果判断和意义

通过测定的结果，判断是否存在感觉和运动神经病变、病变的范围，并可以协助判定轴索损害和脱髓鞘病变。

轴索损害表现为SNAPs的波幅明显下降（>50%），而传导速度正常或轻度减慢。

脱髓鞘病变表现为感觉或运动传导速度明显减慢，而波幅正常或轻度降低，但波形离散时或继发轴索损害时可有波幅降低。

（三）临床应用

1. 周围神经病的诊断　判断不同纤维选择性受累，脱髓鞘还是轴索损害为主。轴索断伤急性期，未发生神经再生或轴索变性未到达肌肉之前，EMG尚无法发现异常，而神经传导和F波可以早期发现病变。感觉受累为主者或仅有脱髓鞘者，EMG检查无异常发现，仅能依靠神经传导速度的测定发现病变。

2. 嵌压性周围神经病的诊断　感觉纤维传导受累早于运动纤维，更早于EMG改变。最常见的是腕管综合征和肘管综合征。

3. 神经根和神经丛病变的诊断　神经根病变时SCV的测定通常正常，而神经丛病变时虽然神经传导速度可以正常，但SNAPs可有明显的波幅降低。

二、同心针EMG

（一）检测内容

检测内容包括：安静状态时插入电位和自发电位；小力收缩时的运动单位电位时限、波幅和多相波百分比；大力收缩时可见运动单位的募集相型和波幅。

（二）结果判断和意义

EMG可以明确神经源性损害和肌源性损害；有助于判断神经源性损害的范围或节段；可以提示病变的活动情况和神经再生情况。

（三）临床意义

（1）前角细胞及其以下的运动神经病变包括：运动神经元病、神经根病、神经丛病和周围神经病。轴索损害时，EMG可以表现为神经源性损害的特点。

（2）通过选择不同肌肉进行测定，可以协助进行定位。神经根病的损害呈节段性分布；颈段脊旁肌EMG的测定有助于神经根性病变和臂丛病变的诊断和鉴别。周围神经病为对称性神经源性损害。

（3）肌肉本身病变时，EMG表现为肌源性损害。肌强直放电，有助于强直性肌病的诊断。

三、F波

（一）检测内容

检测内容主要包括F波出现率以及F波传导速度或潜伏期。

（二）结果判断和意义

与周围神经 MCV 不同的是，F 波可以反映运动神经近端的传导功能，特别当刺激点远端正常时，F 波异常可以提示神经根、神经丛、近端运动神经的病变。F 波出现率下降，是脱髓鞘病变最早的表现。F 波传导速度的减慢，提示近端存在脱髓鞘病灶。当刺激点远端存在严重的病变，例如严重的腕管综合征或肌病等，远端 CMAPs 波幅明显下降时，也会导致 F 波的异常。

（三）临床应用

F 波主要用于颈椎病、腰椎病神经根病变的辅助判断：临床和 F 波之间有时不平行，F 波异常，可以提示近端存在病变；如果 F 波正常，并不能排除近端病变。因为 F 波可通过多个根上传，仅为部分前角细胞兴奋后传出的结果。

四、H 反射

（一）测定参数

最有价值的参数是 H 反射的潜伏期。

（二）结果判断和意义

H 反射可以反映感觉传入和运动传出通路的病变，有助于发现反射弧近端的病变。

（三）临床应用

1. S_1 神经根病变的诊断　一般常于腘窝刺激胫神经，腓肠肌记录，用于腰骶神经根病变的辅助诊断。

2. 脱髓鞘性神经根神经病　也表现为 H 反射异常。

五、皮肤交感反应（SSR）

主要测定参数为 SSR 的潜伏期和波幅。可以反映自主神经系统交感神经的病变。主要用于自主神经系统病变的诊断和鉴别诊断，例如糖尿病周围神经病自主神经病变、淀粉样变性周围神经病的诊断等。

第三节　电生理定位诊断的解剖学基础

一、脊髓

在脊髓切面上可见有白质和灰质。通过前根和后根与周围神经相连（图 10－1）。在脊髓病变时，EMG 可用于前角细胞和后角病变的识别，协助判断受累的范围。

前角细胞病变仅表现为相应节段支配的肌肉 EMG 异常和（或）运动传导异常。

感觉纤维为假单极神经元的中枢传入部分，受累后存在临床的感觉障碍，但 EMG 和周围神经感觉传导速度通常正常。

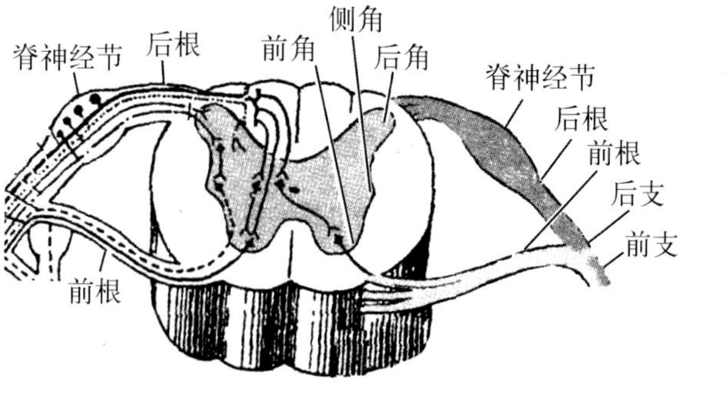

图 10－1　脊髓及神经根轴位结构模式图

二、神经根

脊神经共有 31 条脊神经根，包括颈段 8 条、胸段 12 条、腰段 5 条、骶段 5 条和 1 条尾神经根。脊神经根包括前根和后根，二者在椎间孔处汇合出椎管。感觉神经节位于椎管内，出椎间孔之前。一个神经根往往同时参与支配多个肌肉，而同一肌肉往往有多个神经根参与支配，但以某一个根支配为主（表 10－1）。同样，在感觉支配中同一皮节也存在交叉支配现象。

表 10－1　颈部和腰骶神经根支配

神经根	运动	感觉区域
C_5	三角肌	上臂外侧
C_6	肱二头肌	拇指
C_7	伸指总肌	示指
$C_8 \sim T_1$	拇短展肌，小指展肌	小指
L_4	股四头肌	小腿和足内侧
L_5	胫前肌	足背内侧、足＋跗趾
S_1	腓肠肌	足背外侧和腓侧三趾

（一）前根损害

前根损害表现为节段性分布的运动功能障碍，EMG 可见相应支配区肌肉神经源性损害和（或）运动神经传导异常。相应节段棘旁肌 EMG 也可以异常，与神经丛病变不同。另外，由臂丛较近端发出神经所支配肌肉如菱形肌（肩胛背神经）、前锯肌（胸长神经）外伤性病变多为神经根病变。

（二）后根损害

后根损害很少累及后根神经节，临床有根性分布的感觉障碍，但感觉神经传导速度测定一般正常。

（三）神经根损害的特点

颈椎病或腰椎病的根性病变一般为单侧，并以某一个或两个神经根为主。偶为双侧均受累，可能与病程较长有关，双侧受累时应注意是否合并有其他原因所致的损害。在颈神经根病变时，尽管感觉障碍分布可有助于根性病变的定位，但由于表皮的重叠支配，这种定位往往并不确切。针极肌电图检查往往能够提供较为可靠的定位依据，对临床定位提供补充。

三、神经丛

神经丛包括颈丛、臂丛、腰丛和骶丛，临床上以臂丛和腰骶丛病变常见。一般为单侧受累，少数情况下也可以累及双侧。由于神经丛感觉纤维处于后根感觉神经节的远端，因此，病变时感觉传导异常，与根性病变不同。如果神经丛或相应神经近端存在脱髓鞘病变而无轴索损害时，尽管也有相应区域的感觉障碍，但是感觉传导也正常，应避免误诊为根性病变。

（一）臂丛

臂丛神经纤维来自 $C_{5\sim8}$、T_1 神经根前支，发出后相互组合，最终形成支配整个上肢的神经，支配上肢和肩带区域的肌肉和皮肤感觉。神经传导和肌电图检查对于确定损害的具体部位和范围，估价损害的严重性以及判断预后极其重要，尤其能够为那些由于外伤造成的臂丛神经损伤，是否需要手术治疗提供很重要的依据（图 10－2）。

1. 臂丛上干　由 $C_{5\sim6}$ 神经根组成，运动支支配上肢近端肌肉，如冈上肌、冈下肌、三角肌、肱二头肌、大圆肌、小圆肌等，感觉支分布在上肢桡侧皮肤，包括拇指和食指。病变时相应近端肌肉 EMG 异常，正中神经（拇指和食指刺激）以及桡神经的感觉神经动作电位（sensory activenerve potentials，SANP）异常，而尺神经感觉传导通常正常。

2. 臂丛中干　由 C_7 神经根组成，运动支支配伸指总肌（桡神经支配）、桡侧腕屈肌（正中神经支配）、尺侧腕屈肌（尺神经支配）以及伸腕肌群等，皮支支配前臂后面和中指。临床单独受累相对较少，病变时伸指总肌 EMG 异常，正中神经中指感觉传导检查异常，尺神经感觉电位正常。

3. 臂丛下干　由 C_8、T_1 神经根组成，运动支支配上肢远端肌肉，如拇短展肌、小指展肌、第一骨间肌、食指固有伸肌等，感觉支分布在上肢尺侧皮肤，包括小指。病变时相应支配肌肉神经源性损害，尺神经测定的 SNAP 异常，而正中神经拇指感觉正常。

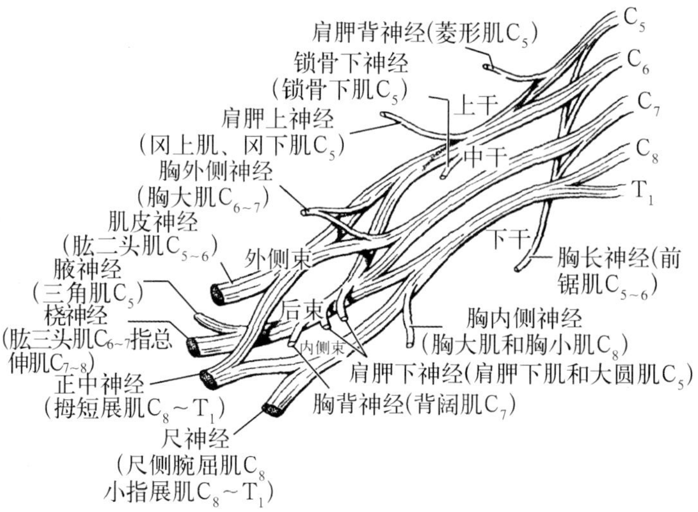

图 10-2　臂丛神经支配模式图

（二）腰骶丛

腰丛和骶丛在解剖上相互毗邻又相互联系，而且两者常同时损害，所以，常把腰丛和骶丛当成一个整体来看。它是由 L_1 ~ S_3 神经根前支组成，这些纤维发出后再次组合形成支配下肢的周围神经，起源于腰丛的神经主要是股神经和闭孔神经，起源于骶丛的神经主要是坐骨神经。股神经为腰丛主要分支。运动支支配股四头肌和髂肌。感觉支分布于大腿前部（股神经）、外侧（股外侧皮神经）及内侧（闭孔神经）。骶丛主要包括坐骨神经及其分支：胫神经和腓总神经。对臀部肌群的检测有利于坐骨神经单神经病与骶丛病变的鉴别。运动支支配臀部肌群、股二头肌（坐骨神经主干于股后发出）、胫前肌（腓总神经）和腓肠肌（胫神经）等下肢肌群，病变时相应肌肉的 EMG 异常。感觉支分布于臀部、会阴、股后、小腿以及足部的皮肤，病变时胫神经和腓总神经感觉测定均有异常（图 10-3）。

第四节　神经根病变电生理诊断

神经根病（radiculopathy）是指在蛛网膜下隙内由脊髓到椎间孔之间的任何部位损害。目前，虽然已经有了先进的 MRI 检查仪器，但肌电图检查仍对神经根病变具有很重要的价值。它可以确定神经的功能状态以及损害的部位和范围。

一、神经根解剖特点

脊髓前根、后根在椎间孔处形成脊神经，随即出椎管。在解剖上具有以下特点：

（1）在椎管内椎间孔之前，后根上有一结节，为后根神经结，其内的神经元为单极神经元。在后根神经结近端到后角的神经纤维叫节前纤维。后根神经节远端的纤维叫节后纤维，这些节后纤维通过脊神经到达它们各自的感觉终端。

（2）脊神经一出椎间孔就分成前支和后支。前支大，支配躯干和肢体的皮肤和肌肉；后支小，支配椎旁皮肤的感觉和深部椎旁肌。

（3）颈神经根一共有 8 条。前 7 条神经根从同节段椎体上缘穿出，也就是说，C_5 神经根是从 C_5 椎体上缘也即 $C_{4\sim5}$ 椎体间穿出，所以，$C_{4\sim5}$ 椎间盘脱出，造成 C_5 神经根受压。而 C_8 神经根则是从 C_7 和 T_1 椎体间穿出，胸、腰、骶的神经根则是从相应椎体下缘穿出，L_4 神经根是从 L_4 椎体下缘即 L_4 和 L_5 之间穿出，因此椎间盘脱出压迫的神经根通常是下一个节段的神经根；$L_{4\sim5}$ 椎间盘脱出时，除了造成 L_5

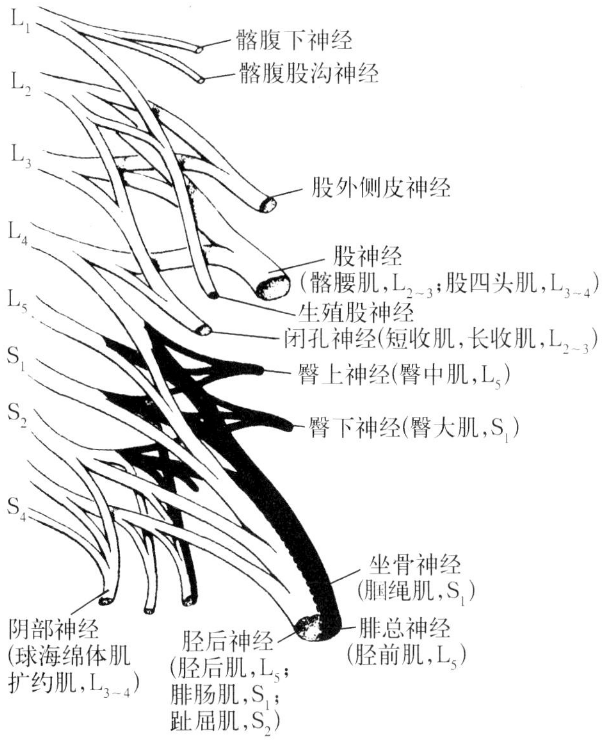

图 10－3　腰骶丛模式图

神经根受压外，也可以造成 S_1 神经根受压。

（4）神经根病变引起的感觉症状将取决于所累及到的神经根，每个神经根都有其相应所支配的特殊皮肤感觉区域即皮节区。同样每个神经根都有其相应所支配的肌肉，即肌节区。相邻的皮节相互重叠，所以，根性病变其感觉症状出现的区域比较含糊，甚至可以没有感觉异常。和皮节一样，肌节也是相互重叠，几乎每一块肌肉都是由至少 2 个或 3 个神经根支配的。例如，肱三头肌主要接受 C_7 神经根支配，但它也接受 C_6 和 C_8 神经根的纤维，所以，C_7 神经根病变时，肱三头肌仅表现出力量弱，而不会完全瘫痪。而很多由不同周围神经支配的肌肉，是接受同一神经根支配的，例如由肌皮神经支配的肱二头肌，由腋神经支配的三角肌和由正中神经支配的旋前圆肌，它们都接受来自 C_6 神经根的纤维。

二、神经电生理检查

（一）神经传导检查

神经根病变运动传导检查基本都是正常的，但当损害为轴索变性时，运动神经传导动作电位波幅减低，末端潜伏时正常或稍微延长，传导速度正常或轻微减慢。有关神经根病变时运动神经传导肌肉动作电位波幅问题，由于每块肌肉都是由多个神经根支配的，当一个神经根发生轴索变性时，一般不会出现运动传导动作电位波幅减低。也就是说，当多个神经根发生严重的轴索变性时，才会出现肌肉动作电位波幅减低，此时，要注意排除一些嵌压性神经病和丛性神经病。

感觉神经传导检查对神经根病变尤其重要，当丛性或周围神经病变时，即损害了节后纤维，感觉神经电位异常，而根性损害时，即损害了节前纤维时，感觉神经电位正常。如果在患者有感觉障碍的区域，感觉神经电位正常时，提示病损可能在节前纤维。

在神经根病变中，F 波的检查较为重要，但由于任何一条周围神经里都包括来自多个神经根的纤维，所以 F 波异常对神经根病变并不很敏感。在上肢，通常检查正中神经和尺神经的 F 波，而记录位置则是在 C_8 ~ T_1 神经根支配的肌肉，而正中神经和尺神经的 F 波异常只出现在 C_8 ~ T_1 神经根病变，但通常颈椎病和椎间盘脱出最常影响的是 C_5、C_6、C_7 神经根，所以，在常规正中神经和尺神经 F 波检查时，F 波潜伏期正常。而在下肢，由于胫神经和腓总神经F波记录的位置是在$L_5 \sim S_1$神经根支配的肌肉，而$L_5 \sim S_1$是最常影响到的神经根，所以，在$L_5 \sim S_1$神经根病变时，胫神经和腓总神经的F波潜伏时可以延长。在下肢神经根病变时，H反射的检查也是很有意义的，多在S_1病变时出现异常（表10－2、表10－3）。

表10－2　神经根病变常规神经传导检查

上肢	下肢
运动传导：常规正中和尺神经运动传导，两侧对比。对可疑C_6、C_7神经根病变要注意排除腕管综合征。对可疑C_8、T_1神经根损害，要注意排除尺神经在肘部损害	运动传导：常规胫神经和腓总神经运动传导，两侧对比。对可疑L_5神经根病变要注意排除腓总神经在腓骨小头处损害
感觉传导：正中神经和尺神经感觉神经电位，两侧对比	感觉传导：腓肠神经感觉检查，两侧对比，或检查可疑神经根病变相应感觉区感觉神经电位
F波：常规正中神经和尺神经的F波，两侧对比	F波：常规胫神经和腓总神经F波，胫神经H反射

表10－3　神经根病变需要检查的相应感觉神经

神经根	感觉神经	神经根	感觉神经
C_6	前臂外侧皮神经	C_8	尺神经～小指
C_6	桡神经～拇指	T_1	前臂内侧皮神经
C_6	正中神经～拇指	L_4	隐神经
C_6，C_7	正中神经～示指	L_5	腓浅神经感觉支
C_7	正中神经～中指	S_1	腓肠神经
C_7，C_8	尺神经～无名指		

（二）肌电图检查

肌电图检查应该包括有症状侧肢体的近、远端和椎旁肌肉。必须检查同一肌节但又接受不同神经支配的肌肉，以排除单发性神经病。尽管所有的肌肉都是被多个肌节支配，但一些肌肉总是以某个肌节支配为主，而这些肌肉在诊断神经根病变时是极为重要的。如纤颤电位和正常运动电位募集相减少出现在肱三头肌（C_6、C_7、C_8），桡侧腕伸肌（C_6、C_7），尺侧腕伸肌（C_7、C_8）时，提示可能是一个急性并且主要以C_7神经根为主的病变或桡神经病变。如果再进一步检查桡侧腕屈肌（C_6、C_7）或旋前圆肌（C_6、C_7），出现同样的肌电图异常时，则提示上述异常不可能是单发的桡神经损害，所有这些肌肉都是由C_7神经根发出的纤维支配的，所以提示是C_7神经根病变。

对于可疑神经根病变，一定要检查椎旁肌，由于椎旁肌是由从脊神经直接发出的后支支配，所以，如果椎旁肌出现失神经电位，则提示损害靠近神经根近端。不过，如果椎旁肌没有出现自发电位，也不能排除神经根病变，这是因为神经根受压只造成部分运动轴索损害，而支配某些肌肉的神经纤维仍完好。另外，近端肌肉比远端肌肉能更有效和更早地被重新支配，导致椎旁肌肉可能没有失神经电位。

在神经根病变导致轴索变性时，肌肉出现失神经电位的时间早晚是取决于神经损害的部位及其与所支配肌肉之间的距离，这和神经再生现象是一样的。例如当一个患者由于突发$L_{4\sim5}$椎间盘脱出时，L_5神经根会严重受压，患者会立即出现临床症状。至10～14 d后，在L_5椎旁肌可出现失神经电位；2～3周后在L_5神经根支配的近端肌肉如臀中肌可以出现失神经支配现象；3～4周后在下肢L_5神经根支配的肌肉（胫前肌）出现失神经支配现象，而L_5神经根支配的更远端肌肉则需要5～6周才能出现上述改变。失神经支配以后，即开始出现神经再生，距离受损神经越近的肌肉受到神经再支配的越早。神经再生时首先出现的是多相电位，然后是长时程、高波幅的运动单位电位。数月后，如果神经再生完全，失神经电位将消失，最后遗留下大的再生的运动单位电位和募集相减少。所以，通过检查失神经电位、运动单位电位的形状和募集类型，可以判断神经损害的时间和神经再生的程度。

（三）注意事项

神经根病变时神经电生理检查应该注意下面几点：

（1）假如损害在急性期，则肌电图检查可以正常，所以，对于新出现的可疑神经根病变，不要急于做针电极肌电图检查，最好在3周后再做。

（2）假如神经根损害是以髓鞘脱失为主，则肌电图检查可以正常。

（3）如果仅影响到了感觉根，则肌电图检查也可以正常，此时，患者可能仅有疼痛或麻木，反射也正常。

（4）神经根中可能只有部分纤维受压，导致某些肌肉正常，如在C_7神经根病变，肱三头肌可能显示异常，而桡侧腕屈肌正常。

（5）神经根病变椎旁肌检查可以正常，可能由于检查时间的问题或后支神经纤维里某些纤维没有影响到所致。椎旁肌异常对检查是否有神经根损害很重要，但并不一定完全和损害节段相一致，因为，相邻的椎旁肌神经支配有很明显的重叠现象。

（6）对可疑S_1神经根病变或腰椎管狭窄病变时，要作H反射，并且和对侧比较，因为有时H反射潜伏期的延长可能是唯一的发现。

（7）慢性神经根病变，椎旁肌可以正常，而慢性的运动单位电位改变可能仅出现在远端肌肉上。

（8）在慢性神经根病变中可能仅有远端肌肉显示失神经支配异常，当出现此种情况时，应该注意与丛性神经病和远端神经病鉴别。

（四）颈神经根病

如果合并有根和丛的损伤，电诊断检测对根损伤程度的评价则是非常关键的。如果臂丛明显有损伤，感觉电位将消失。例如，当合并有C_5和C_6神经根以及臂丛上干的创伤时，即使同一节段所支配肌肉失神经的程度相似，只要来自拇指和食指的正中神经感觉电位以及桡神经的感觉电位正常，说明病变在根水平；如果这些感觉电位缺失，则说明臂丛上干受到了外伤的影响。

在脊神经后支支配的肌肉中，或者在臂丛形成干之前由直接发自脊神经前支的神经所支配的肌肉中，肌电图发现有失神经的依据，应考虑根性病变。

C_7神经根病变，肌电图异常主要是在C_7神经根发出的桡神经和正中神经支配的肌肉上，以肱三头肌和旋前圆肌最明显。C_7神经根损害需要和臂丛神经中干损害鉴别，如果正中神经在中指（C_7）和示指（C_6、C_7）的感觉神经电位正常，椎旁肌见纤颤电位，则可排除臂丛中干损害。

（五）腰骶神经根病

在腰骶神经根病变中，L_5神经根病变是最常见的，其次是S_1神经根。这是由于它们的神经根纤维在椎管内走行较长，比较容易受到压迫，而L_5神经根几乎支配整个下肢远端和近端的肌肉，当其发生病变时，由于近端肌肉的有效芽生，导致纤颤电位只在膝以下的远端肌肉出现。通常L_5神经根发出的几乎所有腓总神经和胫神经支配的肌肉都异常。L_5神经根病变，还需要检查椎旁肌和腓浅神经感觉电位，L_5神经根病变腓浅神经感觉电位正常。

S_1、S_2神经根病变：S_1神经根几乎支配整个下肢远端和近端肌肉，导致远端肌肉如腓肠肌内侧头比较容易出现失神经电位。然而S_1、S_2神经根支配的肌肉都来自于胫神经，还需要在非胫神经支配的肌肉上找出异常的证据，而趾短伸肌是唯一一个由S_1神经根发出的腓总神经支配的肌肉。另外，臀大肌异常也高度提示是S_1神经根病变。S_1神经根病变时，椎旁肌可以异常，而S_1神经根相应的皮节区感觉神经电位即腓肠神经感觉电位正常。此外，胫神经的H反射对S_1神经根病变的检查比较有意义，一侧H反射消失或潜伏期明显延长时，则提示该侧S_1神经根病变。

（乔慧）

第十一章　颈腰痛的分类

一、软组织性颈腰痛

1. 外伤性　由于外力过大，超过颈腰部软组织的生理负荷量，导致颈腰部肌肉、筋膜、韧带、关节囊等软组织损伤，造成局部出血、水肿、纤维断裂、小关节滑膜嵌顿等，从而引起颈腰部疼痛。

2. 炎症性　各种无菌性炎症及感染性疾病，细菌产生的毒素及免疫反应的复合物可在局部形成纤维瘢痕组织，加之局部水肿、血管痉挛，最终引起颈腰痛。

3. 劳损性　部分患者是由于急性颈腰部软组织损伤未经及时与合理的治疗，从而形成的慢性创伤性瘢痕、局部粘连形成，造成肌肉肌力减弱、适应性下降；部分患者因职业及习惯性体位关系，日久形成潜在的积累性损伤。这些均可引起颈腰部慢性疼痛。

4. 压迫性　局部水肿、粘连、瘢痕形成，造成神经、血管等受压导致颈腰痛。

二、骨关节性颈腰痛

1. 外伤性　各种应力造成的脊柱骨折、脱位、椎体小关节的损伤是颈腰痛的常见原因。

2. 退变性　骨关节退变，包括椎体各部位增生均可刺激压迫软组织、血管、神经出现颈腰痛。另外骨质疏松也是中老年慢性颈腰痛的常见病因。

3. 炎症性　椎体的化脓性炎症、类风湿类疾病所致骨关节炎等也可引发颈腰痛病变。

4. 椎体骨质破坏性　椎体结核、肿瘤等造成的骨质破坏引起的颈腰痛。

5. 脊柱结构异常性　椎体滑脱、椎体不稳、脊柱生理曲度异常、先天脊柱发育畸形等均可导致颈腰痛的发生。

三、椎间盘源性颈腰痛

1. 椎间盘突出、膨出　包括在泛指的椎间盘源性颈腰痛范围内。

2. 椎间盘源性颈腰痛　特指的椎间盘源性颈腰痛。第十三章详细论述。

四、内脏牵涉性颈腰痛

一些内脏疾病也可引起颈腰部疼痛。例如妇科疾患出现的下腰痛、肾脏疾患出现的腰部疼痛、甲状腺疾病表现出的颈部疼痛等。

五、中枢性颈腰痛

中枢系统疾病也可出现颈腰痛症状。一些脊髓或脑部的病变可出现颈腰痛症状，这不属疼痛科诊疗的范畴，往往作为慢性颈腰部疼痛疾病的鉴别诊断和治疗禁忌证讨论。例如脑瘤、脊髓病变等。

（王德辉）

第十二章　颈腰痛的测量与评估

临床上进行疼痛诊断及治疗时，需要我们了解患者疼痛的性质、程度、范围及持续的时间等细节。每个人对疼痛的描述因人而异，受到诸如自身感受、心理因素、文化水平以及表达能力等多方面主观因素的影响。因此对疼痛的强度、范围及持续时间的准确、客观地测量与评估是非常重要的，这不仅直接关系到我们对患者的诊断分级和治疗方法的选择，而且与临床病情观察、治疗效果的评价以及疼痛学研究等密切相关。

一、关于疼痛的性质

疼痛的性质往往通过一些描述性的词汇来表述，如隐痛、钝痛、麻痛、酸痛、胀痛、冷痛、刀割样痛、针刺样痛、痉挛性痛、串痛、跳痛等，因患者的描述而异，疼痛的性质很难统一。

从病程上区分可有急性痛或慢性痛之分，一般突然发作的疼痛应考虑急性组织损伤（肌肉、神经、骨骼、肌腱）、椎间盘突出、急性炎症性疾病等；慢性疼痛则多为积累性劳损、某种病变（如肿瘤、结核）破坏组织或痛症疾病的迁延所致。还可有持续性或间歇性痛之分，对提供诊断线索亦有用，器质性病变如肿瘤、结核、组织机械压迫，疼痛可为持续性，而一般风湿性疾病或劳损性疾病则为间歇性发作。另外，还会出现昼夜疼痛变化。夜间疼痛为主多为局部缺血性疾病及组织破坏性疾病所致，如肿瘤疾病导致的疼痛、骨折局部疼痛、局部血肿导致的疼痛等。

二、关于疼痛的程度

疼痛的程度因受情绪、文化水平、地域、生活经历及状况等多方面的原因影响，所以较难正确地评估，而且每人对疼痛耐受性和痛阈的高低可有较大的差异。因而同样的疼痛刺激对不同的人，甚至同一个人不同的时间，感受也会有明显不同。有些人可能觉得非常严重、难以忍受，而对一些人则觉得并不十分严重，可以忍受。所以，只能根据患者的主述来描述和判断患者疼痛的程度。目前我们还没有一个简单的术语来表述患者的疼痛程度，一般常用的描述有：难以忍受的剧烈疼痛，表达那些引起患者坐卧不安、呼吸困难或局促，甚至大汗淋漓、不思饮食的疼痛；剧痛，表达那些引起患者表情痛苦、呻吟不安，常保持一定的体位、不肯随意活动，甚至拒绝医生检查的疼痛；严重疼痛，指疼痛较重，但尚能坚持者；中度疼痛指疼痛明显，但不甚重者；轻痛及微痛指较轻微的疼痛。

三、疼痛的测量

疼痛学作为医学科学的一个分支，临床诊疗中就要求对疼痛进行科学、客观、准确、定量的测量与评估。迄今为止，虽然提出了多种测量疼痛的方法，但目前还没有一种方法能做到精确客观、简便易行，被大多数从事疼痛专业者所接受。为适应目前职业化的要求，我们在疼痛诊疗过程中必须对疼痛患者进行客观、科学、有效的测量与评估，同时，临床疼痛研究也需要对疼痛进行测评。这样，有必要将目前临床常用的疼痛测量方法介绍如下，供疼痛工作者参考，尽可能地对患者的疼痛进行客观的评定。

目前主要根据患者的主观感觉来测定疼痛的程度，主要由患者自报，受试者可以口述也可以非口述，其测定内容可以是单维的，也可以是多维的，主要有以下几种。

1. 视觉模拟评分（visual analogue scale，VAS）法　在一条直线，通常为 10 cm，将此线划分为 10 等份，线的一端标记为 0 代表完全无痛，另一端标记为 10 代表最强烈的疼痛（图 12－1）。

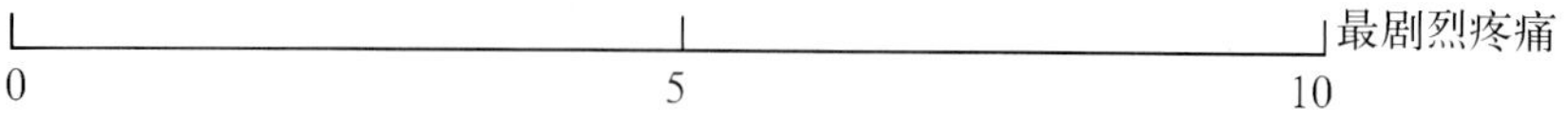

图 12－1　疼痛的视觉模拟评分法

由患者对其疼痛的等级进行估计，然后由患者在直线上某一点进行相应标记，以表示其疼痛强度，从起点到标记点的距离长度就是疼痛的量。VAS 法是临床上最常用的测痛方法之一。

除了测痛外，在临床上，此法还可用于评估医学干预后疼痛的缓解情况。即疼痛缓解的视觉模拟评分（VAP）法。基本方法同 VAS 法，只是直线的 0 点表示“疼痛无缓解”，直线的 10 点表示“疼痛完全缓解”，疼痛的缓解也就是初次疼痛评分减去治疗后的疼痛评分。与 VAS 法相比，VAP 法更具优势，因为所有患者的基线是相同的，且和原来的疼痛程度无关。实际应用中，为便于患者理解，往往询问患者好了百分之几，再折算成相应评分。

视觉模拟评分法的优点如下：①能有效的测定疼痛强度。并且视觉模拟评分法与其他疼痛监测方法之间有良好的相关性；②易于理解和使用；③评分分布均匀；④可重复使用；⑤能为疼痛的监测、疼痛疾病间的鉴别及疼痛的治疗效果提供资料。

与其他疼痛评分法相比，视觉模拟评分法有以下缺点：①患者在线上做标记时非常随意，因此易导致标记值与客观疼痛的评分不一致；②需要通过测量直线的长度以得出疼痛的评分值，既耗时，又可能发生测量错误；③因为老年人对直线的感知能力和准确标定坐标的能力明显较差，因此不宜用于老年人；④图形的复制和印刷有可能造成直线的扭曲以及比例失误，从而影响测量结果。因此，在临床上视觉模拟评分法不是成年人和老年人最佳的疼痛评估办法，但在小于 5 岁的儿童该评分方法较为可靠。

临床上为快速测量，常常使用经改进的疼痛测评尺，因其有正反两面的标志及可滑动的双面指示针，使用非常方便，其正面多用表情图示疼痛的程度，背面则是 10 等份或 100 等份的数字，患者拨动指针以评价疼痛程度，医生从其背面的指针直接读数。

2. 口述描绘评分（verbal rating scales，LRS）法　LRS 法是另一种评价疼痛强度和变化的方法。特点是采用形容词来描绘疼痛的强度。在实际应用中，由医生列举几个形容词，让患者从中选择与自身疼痛最相符的形容词。文献中有几种不同的口述描绘评分法（表 12－1）。

表 12－1　几种不同的口述描绘评分法

4 级评分法	5 级评分法	6 级评分法	12 级评分法	15 级评分法
1. 无痛 2. 轻度痛 3. 中度痛 4. 严重痛	1. 无痛 2. 轻度痛 3. 中度痛 4. 严重痛 5. 剧烈痛	1. 无痛 2. 轻度痛 3. 中度痛 4. 严重痛 5. 剧烈痛 6. 难以忍受的痛	1. 不引人注意的痛 2. 刚刚注意的疼痛 3. 很弱的痛 4. 弱痛 5. 轻度痛 6. 中度痛 7. 强痛 8. 剧烈痛 9. 很强烈的痛 10. 严重痛 11. 极剧烈的痛 12. 难以忍受的痛	1. 无 2. 极弱的痛 3. 刚刚注意的疼痛 4. 很弱的痛 5. 弱痛 6. 轻度痛 7. 中度痛 8. 不适性痛 9. 强痛 10. 剧烈痛 11. 很强烈的痛 12. 很剧烈的痛 13. 极剧烈的痛 14. 不可忍受的痛 15. 难以忍受的痛

包括4级评分法、5级评分法、6级评分法、12级评分法、15级评分法，在这些评分法中疼痛都是由最轻到最强烈的顺序排列，程度最轻的疼痛评分为0分，以后每级增加1分，由此来定量的评估疼痛。

口述描绘评分法在临床应用中有如下优点：①易于管理和评分；②结果可靠；③评分结果与疼痛强度密切相关；④对疼痛的变化十分敏感；⑤能较好的反映疼痛的多方面特性。所以口述描绘评分法是目前定量测定疼痛感觉最为流行的方法。

口述描绘评分法在临床应用中存在如下不足：①仅能对疼痛感觉程度提供级别次序，不是对疼痛程度变化的数字表达；②对细微感觉的变化不敏感；③易受情绪变化的影响等。

3. 数字评分（numerical rating scale，NRS）法　是临床上更为简便的评分方法，是临床疼痛医师日常测定疼痛强度的常用方法，也是术后疼痛机构诊治大量患者时最易使用的方法。数字评分法具体应用方法较多，最常用的数字评分法主要有11点数字评分法和101点数字评分法。

（1）11点数字评分法：此法要求患者用0至10这11个点数来描述疼痛的程度，0表示无痛，疼痛增强时增加点数，10表示最剧烈的疼痛。该法是临床上最简单、最常使用的测量主观疼痛的方法，容易被患者接受、理解、使用，结果较为可靠。

（2）101点数字评分法：在一根直尺上等距标记0至100这101个点数，0表示无痛，疼痛增强时增加点数，100表示最剧烈的疼痛，由于提供的点数较多，因此对疼痛的评分更加具体化，主要用于临床科研和镇痛研究领域。

4. 6点行为评分（the 6 - point behavioral rating scale，BRS - S）法　目前在临床上多用于测定头痛和其他类型的疼痛，也用于对疼痛患者的对比性研究。由 Budzynski 等人提出。6点行为评分法是将疼痛分为6级：①无疼痛；②有疼痛但易被忽视；③有疼痛，无法忽视，但不干扰日常生活；④有疼痛，无法忽视，干扰注意力；⑤有疼痛，无法忽视，所有日常活动均受影响，但能完成基本生理需求如进食和排便等；⑥存在剧烈疼痛，无法忽视，需休息或卧床休息。

6点行为评分法的最大特点在于将行为的改变列入评分范围，患者回答是以疼痛对其具体行为的影响来表达疼痛的强度。受试者的回答贴切个人的生活，有一定的客观性。每一级定为1分，共有从0分（无疼痛）到5分（剧烈疼痛，无法从事正常工作和生活）6个级别，很容易使受试者理解和比对，此方法简单、客观、便于操作，有利于受试者将疼痛全过程的感受及影响以记日记的方式记录下来，便于医生分析病情。

5. 疼痛日记评分（pain diary scale，PDS）法　也是临床上常用的疼痛测量方法，可由患者、患者亲属或护士记录每天固定间隔时间内（每4 h或2 h，1 h或0.5 h）与疼痛有关的活动，具体的活动方式有坐、立、行、卧位。在疼痛日记表内要注明：某时间段内某种活动方式，使用的药物名称和剂量，疼痛强度用0～10的数字量级来表示。睡眠过程按无痛记分（0分）。

此方法的特点是：①每天记录，所写内容都在医护人员观察之中，比较真实可靠；②观察结果具有连续性和动态性，便于比较不同的治疗方法；③方法简单，患者可在家中进行；④便于发现患者的行为与疼痛、疼痛与药物之间的关系。

疼痛日记表内的记录项目可以根据患者具体情况而改变出现不同内容。

6. 疼痛诱发法　疼痛受自身感受、心理因素、文化水平以及表达能力等多方面主观因素的影响较大。为尽可能地减少外界因素对疼痛测量的影响，可常通过主动诱发的方法来测量疼痛并进行研究。常用方法如下：

（1）止血带疼痛试验（the toumipue pain test）又称缺血测痛法：属疼痛诱发法测痛范畴。是一种标准化“亚极量”加压缺血技术，能将临床疼痛强度与试验疼痛相匹配。其方法是将压力袖带绑在前臂进行加压，使肢体局部暂时丧失血液供应，同时嘱受试者以固定的速率反复进行握拳和放松动作，从而诱发产生一种潜在的缓慢加重的疼痛，记录出现与临床疼痛程度相一致的诱发性疼痛所需要的时间（以秒为单位），然后嘱患者继续活动手部，观察达到最大疼痛耐受限度所需要的时间。通过下列公式计算止血带疼痛比率：

$$止血带疼痛比率=\frac{达临床疼痛所需时间}{达最高疼痛耐受所需时间}\times 100\%$$

止血带疼痛测试法的良好前景在于其诱发的疼痛强度随时间变化而变化，这种疼痛与许多病理性疼痛相类似。另外，在试验中是由患者自已将临床疼痛与试验性疼痛相比较，从而结果更为客观和精确。

此方法的优点在于其敏感性强，且结果可靠，但是，如果受试者没有进行焦虑试验或统计操作试验，其对镇痛和安慰剂的反应就无明显的区别，但用这种方法鉴定阿司匹林等镇痛药物的作用效果时结果明显。

止血带疼痛测试法在临床应用中应注意以下几点：①测量记录应从袖带加压开始；②首先估计压力强度，并且应用固定的百分数（如50%）减少患者的变异性；③保持压力在整个试验中不变；④应该从S形反应曲线上解释极端评分，而不能认为是个人交流方式的影响。

（2）冷刺激试验（cold pressor test）：此法也属疼痛诱发法测痛范畴。此法首先嘱受试者将一只手浸泡在温水中2 min，然后置于冰水中，要求患者指出疼痛感觉开始出现和达到最大疼痛耐受所需要的时间。从浸入冰水至疼痛开始出现所需时间为痛阈，从浸入冰水至最大疼痛耐受出现之间的时间为最大疼痛耐受性。已证明该方法能有效的测定疼痛强度，并能与临床疼痛强度相匹配。但其临床应用仍受一定条件的限制。

（3）热柱疼痛测定法（heal beam dolorimetry）：此法也属疼痛诱发法测痛范畴。用于评估疼痛的耐受性，常用$C_6\sim T_1$神经节支配的前臂区为测定部位，在测定皮肤区上涂黑漆，待其干燥后用热灯照射。要求被测试者保持前臂不动直至疼痛达到“不能耐受”为止。记录开始照射至手臂动的时间，每个部位可反复进行多次测定。

此方法的优点是易于实施，使用便携式疼痛测量仪和计时器便能准确地测定疼痛反应的潜伏期。但是该测定法的结果与患者的情感因素有相关，例如焦虑可明显影响反应时间。另外，在一些患者亦可因软组织延迟性烧伤而出现组织水泡。一般认为该方法主要用于试验研究，而在临床应用的范围则十分有限。

（4）其他疼痛诱发法：文献还报道了其他一些疼痛诱发方法，包括：电刺激（电刺激前臂或牙髓）、化学法（皮内和皮下）和压力（压力测痛计和张力计疼痛刺激仪），这些方法的优点是校正准确和易于实施。已证实社会、伦理和环境因素对这些疼痛诱发法的干扰较少，尤其适用于实验研究。遗憾的是，疼痛诱发法用于测定内脏痛时结果不可靠，另外，应用诱发技术确定临床疼痛、痛阈和疼痛耐受性之间的关系目前尚十分困难。

7. 临床测痛法　很多疼痛性疾病当患者处于安静状态下并无疼痛症状，但在患者机体活动能够累及病变部位时才发生疼痛，可采用临床常见的物理检查方法来帮助发现并定量测定疼痛。例如直腿抬高度测痛法：患者仰卧双下肢伸直，检查者一手托握受试者足踝后方，另一只手置于受试者膝关节处，在保证膝关节伸直状态下，托握踝部的手将受试者下肢缓缓抬高，直到受试者被抬高的下肢有明显阻力或出现放射痛止，此时下肢与床面所形成的角度即为直腿抬高度。一般正常人的直腿抬高度在70°以上，而在一些累及腰神经根或坐骨神经疾病的患者，直腿抬高度仅为20°~30°左右。经过治疗后，直腿抬高度往往可明显增加，因此，直腿抬高度可作为一项定量分析疼痛的指标。检查时注意比较双侧的直腿抬高度，健侧直腿抬高诱发疼痛也有意义，同样应该记录。

另外，如肩关节活动度、腰椎活动度、膝关节活动度、肘关节活动度等对局部疼痛的关节均可通过此法进行测痛。

（刘延青　王德辉）

第十三章　颈腰痛疾病临床表现及诊断

第一节　腰椎间盘突出症

腰椎间盘突出症常见于30～55岁的青壮年，60%的患者有腰扭伤史，多数患者既往有腰痛史。特殊职业，如长期坐位工作、驾驶员等有易患该病倾向。其典型症状是腰痛伴单侧或双侧下肢痛。中央型椎间盘突出症患者在腹压急增时（如打喷嚏、咳嗽、解大便、搬重物等），可能发生马尾神经损伤症状。

一、临床表现

腰椎间盘突出症的主要症状为腰腿痛。据统计1/2～2/3的患者表现为先腰背痛后腿痛，1/3～1/10表现为腰背痛和腿痛同时发生，另外，1/4～1/6的患者先腿痛后腰背痛。

在腰椎间盘突出症患者中，有一半以上的患者曾有不同程度的腰部扭伤史，如从事重体力劳动，经常做弯腰工作，也有在过去曾经抬重物或腰部扭转等一类损伤。有时咳嗽、打喷嚏、便秘、冷天时在水中作业等，由于腹压增高和脊柱两侧肌肉收缩，可诱发腰椎间盘突出症。至于由高处坠落，腰部严重外伤能引起腰椎骨折或脱位，却少有引起腰椎间盘突出。这表明腰部慢性扭伤常导致腰椎间盘突出症，而此病症的出现是在原有椎间盘退变的基础上，慢性损伤能促使椎间盘退变。但临床上也有一部分患者否认或不能回忆起既往有外伤史。

（一）腰背痛

患者腰背痛范围广泛，主要在下腰部或腰骶部，位置较深，可向一侧或两侧放射。发生腰背痛的原因主要是因为椎间盘突出时，刺激了外层纤维环及后纵韧带中的窦椎神经纤维。如果椎间盘突出较大，刺激硬膜产生硬膜痛。由于韧带、肌腱、骨膜和关节周围的组织，均属于中胚层结构组织，对疼痛极为敏感。但这类疼痛感觉部位较深，定位不准确，一般为钝痛、刺痛或放射痛。这种放射区域按原先胚胎时生骨节区域分布。这时的腰背痛椎间盘在后中央突出或旁中央突出较小，未严重压迫神经根。

临床所见的腰背痛可分为以下三型。

1. 慢性持续性腰痛　腰背部广泛的钝痛，腰痛起病缓慢，每当活动加重，或者是较长时间取一种姿势时腰痛加重，但休息或卧床后疼痛可减轻。或者是一开始只有几年的反复发作的急性腰痛病史，而以后逐渐转成慢性持续性的腰痛。患者在日常生活中一不注意或劳累就会引起腰痛加重，故而对每一种动作都须十分小心。

2. 腰痛的反复发作　大多数患者表现为腰痛间歇性发作，腰背痛急性发病后症状缓解，但间隔不同时间又复发，其疼痛程度也有变化；每次发作持续几天至几个月，间歇期为几个月至几年，间歇期无腰痛。大多数是由于反复的关节突关节过伸扭伤而诱发。正常的关节突关节过伸动作时就容易发生关节的扭伤。

腰背痛在一日间也有变化，晨起时由于夜间睡眠不活动，脊柱不负荷渗透压升高，纤维环扩张疼痛减轻。而白天站立时，椎间盘压力增加，纤维环膨出，疼痛加重，可出现姿势性侧弯。

3. 急性腰痛　这种急性腰痛的发作往往并不是由于做重体力劳动扭伤引起，而是做一些轻微的动作而诱发。例如弯腰去拣东西或弯腰洗脸突然腰部剧痛而不敢活动，患者常认为自己是“闪了腰”或“扭了腰”。轻者还能勉强小心翼翼地行走，重者则可卧床不起。这种发作，经过卧床休息或服些止痛药物，甚至不经治疗而渐渐自愈。但腰背痛发病急骤突然，腰痛甚为严重，腰背部肌肉痉挛，可出现姿势性侧弯，因腰背部各种活动均受到限制，严重影响生活和工作。这种急性腰痛在发病初几天为重，以后可逐渐减轻。一般持续时间较长，要经过3～4周始能缓解。

这三类疼痛以前两者为多，后者较少。前两者多数椎间盘纤维环尚完整，而后者多为纤维环突然全部或大部破裂，髓核突出。

（二）坐骨神经痛

由于95%的腰椎间盘突出症发生在$L_{4\sim5}$或者$L_5\sim S_1$椎间隙，故在腰椎间盘突出症患者多伴有坐骨神经痛。

腿痛重于腰背痛是腰椎间盘突出患者的重要表现，因腰骶神经根受累为主要病变。

坐骨神经痛多为逐渐发生，开始疼痛为钝痛并逐渐加重，疼痛多呈放射性痛，由向腰骶部、臀后部、大腿后外侧、小腿后外侧直至足跟或足背部放射。在少数病例可出现由下往上的放射，先由足、小腿外侧、大腿后外侧至臀部。除中央型常引起双侧坐骨神经痛外，腰椎间盘突出症的坐骨神经痛多为单侧性。于弯腰、喷嚏、咳嗽、解大便时引起腹压增加，脑脊液压力升高使神经根扩张，刺激受压的神经根，疼痛症状加重。有的患者为了减轻疼痛采取腰部前屈、屈髋位，以达到松弛坐骨神经的紧张度的目的，因而患者在行走时愿意取前倾位，休息卧床时愿取弯腰侧弯屈髋屈膝的“三屈位”。严重的患者则取胸膝卧位的姿势睡觉。

坐骨神经痛可在某种姿势下，因活动或腹压增加而加重或突然出现放射痛，由腰部向下肢放射。这种疼痛属于皮节源性疼痛（dermatogenous pain），此种疼痛可分“快痛”和“慢痛”两型。“快痛”在一定的皮区产生锐痛或撕裂痛，刺激后即刻引起疼痛，刺激停止后，疼痛立即消失。“慢痛”部位较广泛，部位不甚明确，刺激反应慢，疼痛消失也不完全。因而患者既有持续性痛，又有突发性加重。

（三）下腹部或大腿前侧痛

在高位腰椎间盘突出症时，突出的椎间盘可压迫腰丛的$L_{1\sim3}$神经根出现相应神经根支配的腹股沟区痛或大腿内侧疼痛。

另有部分低位腰椎间盘突出，也可出现腹股沟区痛或下腹部疼痛。$L_{4\sim5}$和$L_5\sim S_1$椎间盘突出可出现腹股沟区痛，一般认为，腹股沟区外侧痛为$L_{4\sim5}$椎间盘突出，而腹股沟内侧和会阴区痛为$L_5\sim S_1$椎间盘突出。有人认为由于窦椎神经由2/3交感神经及1/3躯体神经组成，这种疼痛是由于刺激了交感神经纤维所致。此为牵涉痛，而非根性疼痛症状。

有人认为，当$L_{4\sim5}$和$L_5\sim S_1$腰椎间盘突出时，压迫腰骶丛出现坐骨神经痛。若此腰骶神经根与上位腰神经根有交通支或神经变异时，可出现下腹痛或腹股沟区疼痛。

（四）间歇性跛行

当患者行走时，随行走距离增多，因其腰背痛或不适，同时感患肢出现疼痛麻木加重，当取蹲位或卧床后，症状逐渐消失，始能再次行走，行走距离从数十米至数百米不等，称为间歇性跛行。此多见于腰椎管狭窄并椎间盘突出患者，并且多出现于多节段病变。

此由于腰椎间盘突出压迫神经根，可造成神经根的充血、水肿、炎症反应和缺血。当行走时，椎管内受阻的椎静脉丛逐渐充血，加重了神经根的充血程度，影响血循环和氧含量，引起疼痛加重和肢体乏力。此种间歇性跛行与腰椎管狭窄症相似。当肢体活动时，脊髓的血管扩张，加重了对神经根的压迫，引起缺氧出现症状。

（五）麻木

腰椎间盘突出症有部分患者，不出现下肢疼痛而是肢体麻木感。此多为椎间盘组织压迫刺激了本体感觉和触觉纤维引起麻木。麻木感觉区域仍按神经根受累区域分布，麻木与神经根受压的严重无密切关系，但肌力下降者麻木较重。大腿外侧为常见麻木区域，此区域正常为 $L_{1\sim3}$ 支配，但也属于 L_4 和 L_5 皮节。当穿衣裤接触时可有烧灼感，长时站立可加重麻木。大腿外侧感觉障碍原因多为纤维环膨出或关节突关节退变，而并非由于椎间盘突出。此为神经根的感觉纤维受损或支配纤维环或关节突关节的窦椎神经分支成逆向传导冲动。

（六）肌肉痉挛

腰椎间盘突出症肌肉痉挛发生于神经根长期受压后，其原因可能为神经外膜或神经束间纤维化，使神经根的感觉纤维应激阈值升高。肌肉痉挛程度与椎间盘的类型、部位和大小无关。S_1 神经根发生率最高，次之为 L_5 神经根。最常发生肌肉痉挛的为小腿三头肌、腘绳肌和跖肌。通常发生在夜间持续数秒至数分钟。在白天肌肉痉挛发生在肌肉收缩之后，发生频率不定，可一日数次 ，也可间隔数周后发生。有些患者用叩诊锤反复叩击小腿肌肉可出现肌肉神经纤颤，也可自发肌肉纤颤，但此情况较为少见。肌肉纤颤为脊髓前角退行性疾病的典型体征，也是运动神经元的某一部分异常应激性升高的表现。在椎间盘突出时，神经根机械性受压或化学性刺激而发生肌肉纤颤。当脊髓积累刺激可引起单节段或多节段的脊髓反射向周围传导，出现阵挛性肌肉收缩。

（七）肌肉瘫痪

腰椎间盘突出压迫神经根严重时，可出现神经麻痹、肌肉瘫痪。较多见的是 $L_{4\sim5}$ 椎间盘突出，L_5 神经麻痹所致的胫前肌、腓骨长短肌、伸踇长肌和伸趾长肌麻痹，表现为足下垂。S_1 神经麻痹所致小腿三头肌瘫痪，临床较少见，但是肌力减弱仍然常见。另外还有 $L_{3\sim4}$ 椎间盘突出导致股四头肌瘫痪者。

（八）双侧下肢症状

腰椎间盘突出症通常为一侧下肢症状，在少数患者可出现双下肢症状。出现双下肢症状有如下情况。

1. 双下肢同时出现症状　严重度可两侧一样，但多为一侧重，一侧轻，此为同节段中央型椎间盘突出较大。有时因巨大突出压迫马尾神经，出现马尾综合征。

2. 双下肢不同节段症状　表现为疼痛部位不同和疼痛严重程度不同，此为不同节段不同侧别的椎间盘突出。

3. 先为一侧症状，后出现相似对侧症状　此为同节段椎间盘突出，先压迫一侧，后又移位压迫另一侧出现症状。

（九）马尾综合征

中央型腰椎间盘突出症，当突然巨大突出时，常压迫突出平面以下的马尾神经。马尾通常包括 L_3 到 S_1 的神经根，因此支配盆腔内脏兼（或）会阴部的传出兼（或）传入神经纤维的病变，完全可以出现圆锥综合征。要把马尾损害与圆锥损害区分开来在临床上相当困难。然而，既然马尾的病变通常不仅仅影响骶髓节段而且也同样影响到大量腰骶神经纤维，一般来说，运动和感觉功能障碍将会更广泛且达更高的水平。早期表现双侧严重坐骨神经痛，会阴部麻木，排便、排尿无力。有时坐骨神经痛可以交替出现。时左时右，随后坐骨神经痛消失，而表现双下肢不全瘫痪。如不能伸趾或足下垂，同时双下肢后外侧会阴部痛觉消失，大小便功能障碍，多表现为急性尿潴留和肛门括约肌肌力降低，排便不能控制。在女性患者可有假性尿失禁，男性患者出现阳痿。

国内有报道，遇到重症病例多位重力推拿按摩后发生椎间盘巨大突出，出现马尾综合征。中央型腰椎间盘突出症患者合并马尾综合征患者，因膀胱麻痹、肛门括约肌无力常表现明显的膀胱、直肠功能障碍。此时，测定直肠压力、膀胱压力和尿流量测定，表现微压力较低，残余尿量较多。

（十）其他症状

1. 颈、腰椎综合征　当出现颈、腰椎间盘一并退变同时引起其他症状时，须仔细询问病史和仔细查体后，做颈椎和腰椎的影像学检查，有条件者应做电生理检查。然后结合病史和查体以及影像学和电生理检查结果，分析患者的症状，当前以颈椎病症状为主抑或以腰椎间盘突出症症状为主，或两者并重。

2. 患肢发凉　几乎所有腰椎间盘突出症患者自感患肢发凉。此系腰椎间盘突出时，刺激了椎旁的交感神经纤维，反射性引起下肢血管壁的收缩而致，同时也与神经根受压的严重程度有关。热成像及血液流速图（rheogram）检查，表现为患者温度低，以足趾的远端为著。检查时足背动脉仍正常。

3. 尾部痛　也有报道腰椎间盘突出症的临床表现为尾骨痛，其主要原因是突出的椎间盘组织移入骶管，也可因为腰椎或腰骶神经丛的解剖变异刺激神经所致。

4. 小腿水肿　腰椎间盘突出症腰骶神经根严重受压时，可出现足和踝部的水肿。可能是神经根在受到机械性及局部无菌炎症的化学性刺激时粘连水肿，影响交感神经的传导功能；或是窦椎神经也可能发生异常短路，而使下肢相应的血管神经功能障碍。

二、物理检查

（一）体格检查

1. 压痛点　在病变间隙的患侧有深压痛。疼痛可沿坐骨神经分布区向下肢放散。这是由于深压痛刺激了骶棘肌中受累神经的背根神经纤维产生感应痛所致。

2. 腰椎活动度受限　腰椎在各个方向上均有不同程度的活动受限。由于腰椎间盘突出的类型不同，腰椎侧弯的程度不同，活动受限的程度也不同。一般来讲：前屈后伸运动受限明显；有脊柱侧弯的患者，向凸侧弯曲的活动受限明显。

3. 肌肉萎缩和肌力减弱　受累的神经所支配的肌肉，如胫前肌、腓骨长短肌、伸趾长肌等，均可有不同程度的肌肉萎缩和肌力减弱。$L_{4\sim5}$椎间盘突出时，肌力明显减弱。

4. 感觉减退　受累神经根支配区，皮肤针刺痛觉明显减退，其中以固有神经支配区尤为明显。

5. 腱反射改变　$L_{3\sim4}$椎间盘突出时，出现膝反射减弱或消失。$L_5\sim S_1$椎间盘突出时，出现跟腱反射减弱或消失。

（二）特殊检查

1. 胸腹垫枕试验　检查方法：患者全身放松，两上肢伸直置于身旁，检查者在病侧$L_3\sim S_1$各节椎间隙的深层肌上用手指深压，寻找深层压痛点。若在腹部垫枕腰椎过度前屈位上测定，使原有在超伸展位上（胸部垫枕）引出的深压痛、传导痛或下肢酸麻感完全消失或明显减轻者，则可判定为腰椎管内发病因素。

2. 直腿抬高试验　由于椎间盘突出时神经根袖受到卡压，限制了其在椎管内的移动。因此，在做患侧直腿抬高试验时因牵拉了受压的神经根而产生了疼痛症状。

3. 直腿抬高试验加强试验　将患肢抬高到一定程度而出现坐骨神经痛。然后降低患肢使疼痛症状消失，此时被动背伸踝关节，当又出现坐骨神经痛时为阳性。

4. 健肢抬高试验　当直腿抬高健侧肢体时，如果出现患侧坐骨神经痛的症状，即为阳性。此种情况多表明椎间盘突出为“腋下型”突出。

5. 股神经牵拉试验　对高位椎间盘突出症（如$L_{2\sim3}$和$L_{3\sim4}$）的患者，股神经牵拉试验阳性。但对部分$L_{4\sim5}$突出的患者，该试验也为阳性。

6. 屈颈试验　患者取坐位或半坐位，双下肢伸直。当被动向前屈曲颈椎时，如出现患侧下肢的放射性疼痛者为阳性。

三、影像学检查

1. X线平片　X线平片为所有腰痛患者必需的最基本检查。有些患者的X线平片在侧位片上可见病变的椎间隙狭窄，正位片可见轻度侧弯。X线平片的意义不在于诊断，而在于了解脊柱形态，排除其他疾病。

2. 腰椎管造影术　腰椎椎管造影术是诊断腰椎间盘突出症的一项重要检查方法。目前常用的非离子碘造影剂可以很好地充盈于蛛网膜下隙，通过正、侧、斜位 X 线摄片，直观地了解到任何对硬膜和神经根的压迫。

3. 腰椎间盘造影术　此项检查适合于鉴别腰椎间盘源性疼痛的患者。在破裂和退变的椎间盘内注入造影剂，即可以看到造影剂外溢的影响，又可以在注射的过程中进行疼痛诱发试验。若注射造影剂可诱发出患者以往相同的腰痛，即为阳性。以此结合临床表现可判定为腰椎间盘源性疼痛。

4. CT 检查　可清楚地显示椎间盘突出的部位、大小、形态和神经根、硬膜囊受压的情况。同时可显示黄韧带肥厚、关节内聚、后纵韧带钙化、椎管狭窄等情况。

5. CTM 检查　腰椎管造影后在做 CT 断层扫描，能提高诊断的准确性，尤其对侧隐窝和神经根袖受压情况的了解，具有单纯 CT 检查无法替代的优势。

6. MRI 检查　该项检查可更好地对脊髓内病变和椎间盘退变、脱水情况进行显影。MRI 对椎间盘突出的诊断有重要意义，但该项检查的假阳性率较高。

四、诊断

（一）诊断标准

依据综合临床病史、体征和影像学检查做出腰椎间盘突出症的诊断。

（1）腰痛、下肢痛呈典型的腰骶神经根分布区域的疼痛，常表现为下肢痛重于腰痛。

（2）按神经分布区域表现肌肉萎缩、肌力减弱、感觉异常和反射改变四种神经障碍体征中的两种征象。

（3）神经根张力试验：无论直腿抬高试验或股神经牵拉试验均为阳性。

（4）影像学检查：包括 X 线片、CT、MRI 或特殊造影等异常征象与临床表现一致。

（二）定位诊断

1. $T_{12}\sim L_1$ 椎间盘突出　L_1 神经根受压，出现腹股沟区或大腿前外侧区疼痛。在此区域可以出现麻木、疼痛减退，下腹壁反射减弱或者消失。

2. $L_{1\sim2}$椎间盘突出　L_2 神经根受压，出现大腿前外侧疼痛。亦可感大腿前内侧近端疼痛，在同一区域感觉减退。当神经根严重受累时出现麻木或感觉消失。屈髋肌力有不同程度的减弱，内收肌反射减弱。

3. $L_{2\sim3}$椎间盘突出　L_3 神经根受压，出现大腿前内侧疼痛，少数病例感腹股沟区或膝痛，可感膝内侧麻木，当神经受累严重时，可感大腿前内侧麻木。内收肌或股四头肌有不同程度的减弱，内收肌反射减弱或消失。

4. $L_{3\sim4}$椎间盘突出　L_4 神经根受压。出现腰背痛、髋痛、大腿外侧痛及小腿前侧痛。小腿前内侧麻木，股四头肌无力，膝反射减弱或消失。

5. $L_{4\sim5}$椎间盘突出　L_5 神经根受压。出现腰背痛，骶髂部痛、髋痛，向下放射至大腿和小腿后外侧疼痛。小腿外侧或包括踇指、足背的麻木，偶尔有足下垂。膝反射和踝反射一般无改变。

6. $L_5\sim S_1$ 椎间盘突出　S_1 神经根受压，出现腰背痛、骶髂部痛，髋痛，向下放射至大腿、小腿后外侧及足跟。小腿后外侧及包括外侧 3 个足趾的足背麻木。肌力减弱不多见，若有肌力改变，则表现为足的跖屈及屈踇无力。踝反射一般减弱或消失。

7. 中央型腰椎间盘突出症　一般在 $L_{4\sim5}$或 $L_5\sim S_1$ 之间。也可以为高位腰椎间盘突出压迫马尾神经，出现腰背痛、双侧大腿及小腿后侧疼痛，双侧大腿、小腿后侧、足底及会阴区麻木。膀胱直肠括约肌无力或麻木。踝反射和肛门反射消失。

五、鉴别诊断

腰椎间盘突出症的临床症状主要为腰背痛、腿痛或腰腿痛等，以下将根据这些症状分别叙述。

（一）腰背痛的鉴别

腰背痛在临床上是非常多见的，据美国统计大约80%的人群有不同程度的腰背痛病史，腰背痛约占所有就诊患者的3%，腰椎间盘突出症仅占腰背痛患者的5%。也就是说绝大部分腰背痛不是腰椎间盘突出症引起的。因此，临床上遇到腰背痛患者要仔细鉴别，腰椎间盘突出症的典型症状为腰痛伴坐骨神经区放射痛，但约半数患者先腰背痛后腿痛，腰背痛可以广泛的钝痛，起病缓慢，也可为急性发病，部位主要在下腰背部或腰骶部，每当活动或长期取一姿势时疼痛加重，休息或卧床后疼痛缓解。较常引起腰背痛的疾病如下。

1. 先天性骨发育异常　25%～50%的人群有腰椎发育异常，常见的有腰骶椎隐裂和移行椎。

（1）腰骶椎隐裂：第1骶椎及第5腰椎椎弓不愈合，是脊柱腰骶椎最常见的先天性异常。

一般隐裂不会导致腰痛，但隐裂重者局部构造较弱，易因劳损而产生慢性腰痛，骶裂伴游离棘突者在弯腰时可刺激硬膜造成腰痛。对于临床有隐性脊椎裂而伴有明显坐骨神经痛者，应仔细分析隐裂的性质，分析其症状与体征，如有明显的神经根定位征，应考虑有椎间盘突出的可能。

（2）移行椎：脊椎分为颈椎、胸椎、腰椎、骶椎和尾椎5段，各段相邻处的椎骨有时具有另一段的特征，称为移行椎。移行椎在腰骶处表现为腰椎骶化或骶椎腰化。移行椎是产生腰背痛的原因之一。因移行椎产生的腰痛与骨关节近似，疼痛在劳动后加重，休息后减轻，腰部向某一方向活动时可加重。疼痛时可有腰骶部肌肉强直，腰椎不侧凸，疼痛不放射至小腿。

从临床上移行椎产生的腰痛不致与椎间盘突出的腰腿痛相混淆，但因移行椎的上一个椎间盘应力集中，易退变，致椎间盘突出的发病率增高，这样就可有小腿放射。且有时在腰化的 S_1 与 S_2 间可有类似退变的椎间盘间隙，并有人报告 $S_{1\sim2}$ 之间椎间盘突出的手术病例。因而当出现典型的椎间盘突出症状时，应主要靠临床症状和体征考虑，移行椎本身并不是一个重要的鉴别因素。

2. 腰脊神经后支源性下腰痛　临床表现为急慢性发作的腰骶部疼痛，可伴有臀部及下肢痛，但下肢痛局限于大腿，向下不超过膝关节。腰腿痛特点表现为：腰痛大于腿痛，腰痛严重时不能翻身，活动受限，长久平卧后感觉腰部不适，诉晨起后疼痛不适加重，不能继续躺着；慢性患者喜欢佝偻着腰背部，疼痛可以减轻，急性患者腰部常被动僵直样。

查体：腰椎呈强直状态，伴有一侧或者双侧骶棘肌痉挛，在骶棘肌、髂后上嵴、臀上皮神经分布区可有压痛；在患者主诉痛区上方2～3脊椎处，可有棘突及椎旁压痛，其特征为该椎体棘突、痛侧小关节、痛侧横突部位压痛，疼痛向主诉区放射；直腿抬高试验阴性，无下肢感觉、反射及肌力异常。

按神经定位来讲，腰椎影像学检查无明显异常，有时可见生理曲度改变及椎体旋转现象。横突根部压痛点（邵氏点）对该病具有特殊意义，该点为脊神经后支主干跨过下位椎体横突的体表投影点。急性发作腰痛时，可在X线影像学导引下在邵氏点予以局麻药消炎镇痛液局部注射，能收到良好效果。慢性疼痛且反复发作的患者可以行腰脊神经后支神经定位射频热凝或冷冻毁损治疗。

腰脊神经后支源性下腰痛，包括以往的急慢性腰肌劳损、棘上韧带炎、棘间韧带炎、腰椎小关节紊乱综合征、臀上皮神经炎、股外侧皮神经炎等病。

需要指出的是部分急性发作腰痛的患者，初期仅表现为腰痛，但日后可发展为典型的椎间盘突出症状。故需要仔细询问病史及发作诱因，及详细体格检查，并动态观察病情变化。

腰椎间盘突出及退变椎间隙变窄，造成相邻两关节突关节的重叠加大、椎体不稳，可以累及腰脊神经后支，表现为腰腿痛，临床中要注意加以鉴别。

3. 椎间盘源性下腰痛　临床表现为下腰痛和下肢牵涉痛，即非根性下肢痛，为腰脊神经皮神经分布区酸痛不适或者下肢发凉等感觉异常表现。典型疼痛在腰带部位，头端不超过胸腰交界，远端放射通常不超过膝部。患者可有腰部外伤也可无外伤史。椎间盘源性下腰痛多在咳嗽、喷嚏等腹压增加时疼痛加重，腰椎前屈和弯腰搬重物时腰痛加重，平卧休息腰痛缓解。这些患者常诉说取坐位尤其是坐着同时又振动刺激时（例如坐车时），疼痛特别明显，在伸腰时疼痛减轻。也有患者主诉站直或侧卧位时疼痛改善。这是因为坐位较站立时椎间盘内压力相对较高。相反，腰椎后结构引起的疼痛（关节突或椎弓崩裂）患者常喜欢腰部屈曲位，且坐位时疼痛改善。

检查时，神经系统检查通常是正常，偶尔有感觉障碍，但并非按皮节神经分布。普通X线片多为正常也可见椎间隙变窄，但没有特异性，没有椎管狭窄或畸形；MRI上的表现仅为T_2加权像显示椎间盘脱水和椎间隙变窄。椎间盘造影时复制出疼痛为椎间盘造影试验阳性，可以进一步明确诊断。

如果考虑关节突源性腰痛时，可以行关节突神经阻滞测试；如果考虑椎间盘源性腰痛时，可以行L_2神经根阻滞测试。

笔者在疼痛门诊诊疗过程中，腰脊神经后支源性下腰痛约占腰痛患者的30%，而椎间盘源性下腰痛的患者占50%～60%。行脊神经后支阻滞治疗后疼痛仅能缓解一段时间者，应该考虑是否合并有椎间盘源性疼痛，可以行L_2神经根阻滞进行测试，必要时进一步检查。

4. 肌纤维组织炎　又称肌筋膜炎，是腰腿痛疾病中最常见的一类征象，其特征为软组织疼痛和压痛。本症常继发于外伤、劳损治疗不彻底潮湿后，也常与脊柱退行性疾病交织在一起。患者常感腰骶部不同程度疼痛，皮肤麻木不能久坐，夜间翻身困难，晨起加重，腰部发板酸痛，在稍活动后疼痛减轻，且有的在劳动时不受影响，但过劳后晚上或次日症状加重，阴雨时重，温暖时轻，遇热及按摩后舒适。脊神经脊膜支受到刺激时可引起下肢的牵涉痛。此种腰背痛病程长短不一，短者几天，长者可数年，并且常在首次发病后反复发作。

体检时因肌肉保护性痉挛出现脊柱侧弯和运动受限。扪之局部皮下组织增厚。大部分患者能扪到痛性结节或条索感。压迫痛性结节，除引起局部疼痛外并放射到其他部位。做痛点阻滞后疼痛可缓解或消失，化验检查多正常，少数血沉加快，抗“O”测定增高。

归纳肌纤维组织炎的主要表现为：局部或弥漫性界限不清的疼痛；局限性软组织压痛；软组织扪及痛性结节或条索感。

加强体育锻炼，注意防寒，避免出汗时吹凉风或冷水浴有利于预防该病的发生。

5. 椎弓崩裂与腰椎滑脱　椎弓崩裂指椎弓峡部缺损或断裂。崩裂性滑脱又称真性滑脱，系腰椎崩裂或椎弓部缺陷，使相邻上一椎体向前滑脱。

椎弓崩裂多为双侧性，其出现率一般占成人的5%左右。约45%的椎弓崩裂病例有滑脱，多为Ⅰ度滑脱，但也有滑脱超过整个下一个椎体上面的。椎弓崩裂的原因不详，可能有以下因素。

（1）椎骨化骨核分离。

（2）遗传性发育不良：遗传性椎弓缺陷或发育不良，当反复椎弓疲劳骨折又自行愈合，使得椎弓延长变细，当骨吸收超过成骨率则造成崩裂。

（3）产伤。

（4）力学因素：人体直立腰椎支持结构本身具有向前、向下的趋势，垂直负荷应力作用于椎弓部。

当L_5椎弓部为骶骨的上关节突及L_4的下关节突嵌压，所收的应力更大，最终使椎弓磨损断裂。目前认为是在先天结构薄弱的基础上，受到特殊的异常的力的作用而产生的一种疲劳性骨折。约70%侵及L_5椎弓，23%侵及L_4椎弓，8%的患者有两个以上椎弓受侵。崩裂多数在幼年产生，但往往中年以后才出现症状，少数是在青壮年时产生的。

下腰段有前突增加或保护性强直，有滑脱或前突重者腰骶交界处可出现典型的小凹，症状重者腰椎活动范围可受限。直腿抬高试验可有一侧或两侧受影响，但较椎间盘突出者疼痛轻。有马尾受压者，可有不同程度的下肢感觉运动障碍。X线检查具有以下特点。

（1）椎弓崩裂征象：腰椎斜位片示上关节突轮廓似狗头，横突似狗眼，关节突间部或称峡部似狗颈部。椎弓崩裂时，狗颈部可见裂隙。CT轴状位可见椎弓峡部有断裂征象，三维矢状位重建可见清晰的崩裂部位。

（2）腰椎滑脱征象：腰椎侧位片示上一椎体对下一椎体发生向前位移。依据Ullmann征进行滑脱分度：由于崩裂性滑脱大部分发生于L_5椎体，从骶椎前面画一平行腰骶间隙的垂直线，正常时此线上段恰在L_5椎体前下角或略前方，若此线碰到上一椎体则为滑脱。将椎体分成4等份，该线在椎体前方第一等份称为滑脱Ⅰ度，依次类推共分为4度。

椎弓崩裂及崩裂滑脱与椎间盘突出症，通过临床表现及X线检查，两者不难鉴别。椎弓崩裂及椎弓崩裂并腰椎滑脱者病程一般较长，平日无明显加重或缓解期，对神经根的影响不如椎间盘突出明显，且常涉及两侧或一侧较轻。劳累后痛加重，休息后腰部发板。注意椎间盘突出多压下一节神经根，而崩裂则多侵及同一节神经根的特点。

6. 脊柱肿瘤　脊柱肿瘤可分为原发性肿瘤及转移癌。原发性骨肿瘤包括脊柱、胸廓、骨盆或下肢的肿瘤；转移癌多发生于前列腺癌、肺癌、乳腺癌、肾癌等继发转移。

脊柱肿瘤的早期症状为腰背痛，持续性进行性加重，夜间明显，卧床不能减轻，有人报道脊柱转移癌患者90%首发腰背痛，比其他症状早约1个月，转移癌往往在中年以上或老年人，较椎间盘突出症发病年龄高，患者较早出现贫血及恶病质。腰椎间盘突出症疼痛为间歇性，卧床休息能使症状减轻。

在腰骶段的脊柱肿瘤更易出现腰椎间盘突出症的症状，表现为腰骶部疼痛，也可压迫神经根产生放射痛，甚至压迫马尾神经引起瘫痪。不同体位改变而缓解症状。

辅助检查有利于鉴别。

（1）化验检查：恶性肿瘤患者往往有贫血，血沉增快。碱性磷酸酶或酸性磷酸酶（前列腺癌骨转移）增高。

（2）影像学检查：包括X线检查、CT和MRI有助于脊柱肿瘤的诊断。

（3）全身骨扫描可早期发现肿瘤。

7. 代谢性疾病　引起腰背痛的代谢性疾病最常见的是骨质疏松症。原发性骨质疏松症多发生于女性绝经期后和老年人，常见的临床症状表现为背部广泛的慢性深部钝痛，常常伴有腰腿乏力、弯腰、翻身、下蹲、行走等活动困难或受限制，老年人可有身高变矮，驼背畸形，轻微外力可引起骨折，但很少有根性神经痛。

骨质疏松症的诊断标准一直为学者们关注，目前生化检查上不能作为诊断标准。X线检查出现典型的骨质疏松表现时，其骨矿含量的丢失已达到30%以上，因此不适于骨质疏松的早期评估。骨矿含量（BMC）测定或骨密度（BMD）测量是目前诊断骨质疏松的重要手段。

8. 炎症性疾病

（1）腰椎结核：腰椎结核的病征为患者可有全身结核中毒症状，有长期的腰部钝痛，休息稍好，但无完全缓解的间歇期，而呈持续性加重。低位的腰椎结核，结核病灶压迫神经根产生腿痛，痛可一侧或两侧。

检查可见腰部保护性强直，所有活动受限，活动时疼痛加重。出现腰椎后凸畸形，髂凹部或腰三角处能扪及寒性脓肿。椎骨破坏严重或脓肿压迫马尾神经可有区域性感觉运动障碍、腱反射改变及肌萎缩。但很少只影响一条神经根。化验检查血沉增快。

X线片示椎体相邻缘破坏，椎间隙狭窄。腰大肌影增宽或边缘不清。CT更可显示椎体破坏和死骨。

（2）化脓性脊柱炎硬膜外脓肿：硬膜外脓肿可由椎体脓性感染而来，也可远发自硬膜外腔组织的感染。硬膜外脓肿除有高热及感染中毒症状外，常早期压迫脊髓或马尾而瘫痪，局部深压痛及叩击痛明显，硬膜外穿刺可有脓液。

有少数慢性硬膜外脓肿在无先驱症状下，先出现坐骨神经痛，但仍很快出现感染征象。如果患者有坐骨神经痛的症状，但有不明原因的发热，也未发现有病理改变，或有感染史，或有糖尿病，应考虑硬膜外脓肿的可能。

（3）强直性脊柱炎：强直性脊椎炎有别于类风湿性关节炎。发病早期常先侵犯骶髂关节及下腰椎小关节，然后向上发展。本病早期即可产生腰痛及腿痛。

患者多为青壮年男性，男女比例为10∶1，年龄15～30岁，30岁后发病者少见。80%的患者起病缓慢，早期症状不明显，定位不清楚，常感腰、臀和髋疼痛及活动受限，晨起明显，活动后好转，久坐后活动又不灵活。后期整个脊柱强直，10%的患者有虹膜炎。下列情况有利于鉴别：①慢性腰背痛；②隐匿发生；③20～40 岁男性发病；④有家族史；⑤活动和锻炼后疼痛缓解。

临床上缺乏感觉及运动障碍体征。

化验检查 80% 血沉可以增快，10% 类风湿因子阳性，90% 组织相容性抗原 B27（HLA－B27）阳性。X 线可见侵及的骶髂关节初期可增宽，边缘呈锯齿状，软骨下骨有硬化，以后关节面模糊，关节间隙狭窄直到完全融合。椎间小关节也可发生类似变化。椎间纤维环、前后纵韧带也可钙化和骨化，最后脊柱强直。强直性脊柱炎在骶髂关节已有明显 X 线改变或腰椎已有竹节样变时，与腰椎间盘突出症鉴别不难。

9. 退行性疾病

（1）退行性腰椎滑脱症：退行性腰椎滑脱，也称为假性滑脱，是指腰椎间盘退变和相邻的关节突骨关节炎，而致腰椎移位，但椎弓完整无缺陷。

退行性腰椎滑脱为上一腰椎的椎体和下关节突，随着下一腰椎的上关节突相对上移而向后下移位。当上一腰椎的椎弓峡部接触到下一腰椎上关节突的尖部时，下一腰椎向前滑脱停止，其最终移位不超过椎体矢径的 30%。此类腰椎滑脱，上一椎体后缘和下一椎体椎板的压迫和椎间盘膨出或突出以及黄韧带的肥厚等因素，致椎管容积减少，出现腰椎椎管狭窄的症状。

本症多发生于女性，女：男为3：1，多数在 40 岁以上更年期后，平均 60 岁。症状可以分为三组：第一组，有下背痛，神经根未受累，无腿痛；第二组，有坐骨神经痛，坐骨神经支配区可有感觉运动障碍；第三组，因滑脱穿出同一水平椎间孔的神经和下一条神经皆受压可产生马尾性间歇性跛行，其中以第一组最多。

患者表现有长期的腰部疼痛，有臀部及大腿后方的牵涉痛，但腿痛常较椎间盘突出者轻。由于小关节退变所产生的骨关节炎使休息时腰部僵硬不适，热敷或理疗可使疼痛减轻。因退变增生产生的神经压迫可产生类似椎间盘突出症的神经障碍症状，感觉减退，肌力下降，但直腿抬高阳性者少见。少数表现为马尾性跛行等椎管狭窄综合征。如表现为急性坐骨神经痛，多是椎间盘突出所致。

X 线片椎间盘有退变但不重，小关节退变重，后滑的椎体边缘有退变增生，后滑程度一般不超过 20%，滑脱多在 $L_{4\sim5}$间，其次是 $L_5\sim S_1$ 以及 $L_{3\sim4}$间。

（2）退行性腰椎侧弯：是因为腰椎退变继发的侧弯，是成年后新出现的侧弯，而不是被忽视了的特发性侧弯的发展，曾被称为老年性腰椎脊柱侧弯。

退行性腰椎侧弯患者多数为肥胖体形，很少发生在 40 岁以前，女性多于男性，相当数量的患者有骨质疏松。临床症状主要为腰痛和腿痛，但症状远较仅为退行性腰椎滑脱者严重得多，这是因为患者不仅患有多节段严重的退行性椎间盘退变，而且常在矢状位和冠状位上平衡失调。疼痛在脊柱背伸时加重，坐位时通常不缓解，并且患者必须用双臂帮助支撑他们身体的重量，与典型的退行性椎管狭窄疼痛不同。

退行性腰椎侧弯的角度一般较特发行侧弯为轻，X 线片上常显示 $L_{4\sim5}$侧倾和 $L_{3\sim4}$旋转半脱位，并常见上腰段和下腰段两处弯曲，移行的节段常在 $L_{3\sim4}$。部分患者在冠状位脊柱失平衡，表现为腰椎生理前凸消失。

对退变性腰椎侧弯的治疗方法，轻者非手术治疗：包括腰背肌功能锻炼，治疗骨质疏松，间断地应用非甾体抗炎药、神经阻滞治疗或者行脊神经后支神经毁损治疗。重者可行外科手术治疗。

10. 血管性和内脏反射性腰背痛

（1）内脏疾病：腹腔脏器和肿瘤可以引起腰背痛，如胰腺炎、胆囊炎和消化道溃疡等。但这些疾病一般都有腹部症状，且常常伴有恶心、呕吐和体重减少。

盆腔内脏疾病，特别是女性的附件炎、盆腔炎等产生的腰背痛，常为钝痛、坠痛，患者常指不出具体疼痛位置，腰部和下肢检查无明显体征，盆腔检查可提供疼痛的位置。

单纯由盆腔疾病所产生的疼痛与腰椎间盘突出症易于鉴别，但当有椎间盘突出症而又有盆腔脏器疾患时，则必须辨清各种症状性质，以免影响治疗效果。

（2）血管源性腰背痛：腰背痛的一种灾难性的原因是腹主动脉瘤，对发生于中老年男性，一般有周围血管瘤，疼痛为腰背深部钻心样疼痛，与活动无关。体格检查可发现搏动性腹部包块，有杂音，下肢脉搏波动消失。

X 线平片偶尔可发现椎体前方的侵蚀，CT 和 MRI 线是膨胀的动脉瘤和椎体侵蚀。

（二）坐骨神经痛的鉴别

由于 95% 的椎间盘突出症发生于 $L_{4\sim5}$ 及 $L_5\sim S_1$ 椎间隙，故腰椎间盘突出症患者多有坐骨神经痛。尽管腰椎间盘突出是坐骨神经痛最常见的原因，仍有其他情况可引起坐骨神经痛，包括腰骶神经根受压、腰骶丛损伤和坐骨神经损伤等。

腰骶神经根受压引起坐骨神经痛，可以是来自于硬膜外，亦可由于硬膜内疾病所致。除腰椎间盘突出症外，常见原因有椎管内肿瘤和腰椎管狭窄症，须加以鉴别。

1. 椎管内肿瘤　椎管内肿瘤指生长于脊髓、神经根及附属组织的肿瘤。因肿瘤刺激压迫可产生根性痛，以及长传导束涉及下肢，可与椎间盘突出症的根性痛相似；肿瘤压迫所产生的马尾综合征，也和中央型椎间盘突出症的马尾症状相似。

胸腰段、腰段以及腰骶段的肿瘤，特别是发生于神经根上的神经鞘瘤，可产生根性痛，初起时可涉及一条神经根，随着肿瘤的长大将很快涉及更多条神经根，产生马尾综合征或脊髓受压征。由于症状的产生可因马尾神经任何一处受压所致，故 S_1 神经根出现症状时其压迫部位可自第一腰椎水平的脊髓圆锥直至骶椎的神经根。

椎管肿瘤的症状是渐发的，其首发症状 57.5% 为根性痛，而根性痛的产生以神经鞘瘤居多（60%），胸腰以下的根性痛可表现为腰痛、腿痛或腰腿痛，当肿瘤侵及一条神经根时，可表现为类似椎间盘突出症的神经根障碍，神经鞘瘤的早期更是如此。另外，45% 的患者首发症状为长传导束征，表现为足部发麻，走长路时下肢无力或跛行。肿瘤的生长是持续进行的，症状逐渐加重的，不因休息而减轻。足部发麻自下而上发展，且由一腿扩展到另一腿。最终导致两腿自下而上的麻木及直肠膀胱功能障碍，与中央型椎间盘突出症马尾神经障碍不同。

在体征方面：椎管肿瘤对于脊柱的影响较少，压痛区不明显，直腿抬高试验也不典型。感觉、运动、反射障碍往往不限于一条神经根支配区。

当肿瘤堵塞椎管时，脑脊液动力试验不通，甚至出现干滴，脑脊液蛋白增高，但在早期可无改变。

X 线片在椎管肿瘤有改变者约 30%，表现为脊柱侧弯，椎弓根间距增宽变薄，椎间孔增大等。MRI 和脊髓造影对肿瘤的诊断意义较大，既可确定肿瘤水平，又可从影像表现确定肿瘤在硬膜外、硬膜下或髓内。

椎管内肿瘤较椎间盘突出症发病缓慢，痛及下肢麻木是进展性的，不因休息而缓解，亦不会出现间歇期，且最终很少只影响一条神经根。马尾神经障碍也是缓慢发生。

2. 椎管内蛛网膜囊肿　蛛网膜囊肿临床上比较少见，但对腰背痛的患者仍要加以鉴别，该囊肿常常有蒂与蛛网膜相连，由于脑脊液循环的残留或本身分泌脑脊液而逐渐增大，压迫神经根出现腰痛或下肢疼痛，疼痛可因囊肿内压力增加而加重；患者也可有会阴部的发胀感，或受累神经根的感觉运动障碍和马鞍区的感觉异常。MRI 对蛛网膜囊肿有较大的诊断价值，囊肿在 MRI 片上出现高信号表现。

3. 腰椎管狭窄症　腰椎管狭窄是导致腰痛及腿痛的常见症之一，其发生原因目前多认为系在椎管发育性狭小的基础上，因椎管退变增生，导致椎骨容量进一步狭小，压迫其中的神经根及马尾产生的病症。

椎管狭窄症常分为原发性（发育性）、继发性（获得性）和混合性，在继发性退变者可分为椎管中心型狭窄和周围部（侧隐窝及椎间孔）两类，其中中心型狭窄的临床表现与后中央部椎间盘突出有相似之处，而侧隐窝狭窄则常与后外侧型椎间盘突出相似或并存。

（1）腰椎管中心狭窄：狭窄椎管的椎管径测量主要表现在椎管的矢状径缩短。Verbiest 曾在术中测定狭窄椎管的矢状径，定为 10 mm 或以下者为绝对狭窄，10 ~ 12 mm 之间者为相对狭窄。多数学者认为，直接测定椎骨的前后径较有价值。

椎管狭窄症多发生于中年以上的人，起病缓慢，与中央型椎间盘突出常为突然发病不同。主要症状是腰痛、腿痛和间歇性跛行。腰痛主要在下腰部，站立行走时重，坐位及侧卧屈髋时轻。腿痛主要因腰骶神经根受压所致，常累及两侧，可表现一侧重一侧轻，咳嗽时常不加重，或伴有下肢感觉异常，运动乏力，特称为神经根源性间歇性跛行。

狭窄患者常无明显体征，因在卧床检查时往往已缓解。症状和体征之间的差异也是本症的特点之一，与椎间盘突出的马尾综合征不同。有的出现类似椎间盘突出症脊柱变平或侧凸，但多较轻。直腿抬高试验阳性者较少。由于狭窄也多发生在 $L_{4\sim5}$ 水平，因此如出现感觉障碍也发生于 L_5 或 S_1 神经支配区，但多不完全。跟腱反射减弱或消失者则多见，这是本症有价值的体征。在患者伸腰时或活动后立即检查，体征可能明显些，个别重者也可出现马尾性瘫痪或括约肌功能障碍。

X 线检查可见腰椎关节突肥大，下关节间距缩小。矢状径在 15 mm 或以下时如有典型临床症状应确定临床诊断。矢状径 15 ~ 17 mm 间者应进一步做椎管造影，造影正位片示梗阻完全者可见造影剂成束状或尖形中断，不完全者可呈蜂腰型；侧位像可见压迫来自外侧或前后皆有压迫，与椎间盘突出的压迫来自椎管前方不同。CT 可明确狭窄情况及病因。

（2）侧隐窝狭窄：侧隐窝仅见于 $L_{4\sim5}$ 和 $L_5\sim S_1$ 节段，位于椎管侧部，其构成前为椎体及椎间盘后面，后为上关节突、椎间关节囊及黄韧带，外侧为椎弓根，内为硬膜囊，向下外即为椎间孔内口，内含神经根袖及神经根，故也称为神经根管。一般认为其前后径在 5 mm 或以上是正常的，3 mm或以下为狭窄。此管狭窄可嵌压其中的神经根产生颇似椎间盘突出的坐骨神经痛征象，因而应当与椎间盘突出症鉴别。侧隐窝狭窄多发生在三叶形椎管，侧隐窝的前后径原来就小，加上退变增生及上关节因椎间盘变窄而上移，椎体后缘因椎间盘退变增生后突，致神经根受压。

患者发病年龄一般较椎间盘突出症大，有人认为 40 岁以下者椎间盘突出症较多，40 ~ 50 岁间者则椎间盘突出与侧隐窝狭窄骨性嵌压参半，50 岁以上者则骨性嵌压刺激增多。在症状方面，骨性嵌压不一定产生跛行性痛，而活动在某一特定姿势时加重。本病病程长，近期加重。检查中虽有坐骨神经痛，但直腿抬高受限轻，多发狭窄时可有多条神经根受累。

椎管造影较之椎间盘突出有侧方压迫者少，但可有神经根袖影中断。CT 可见关节突增生及侧隐窝狭窄情况。

4. 梨状肌综合征　梨状肌起于第 2、3、4 骶椎侧方前面，向外下穿过坐骨大孔形成肌腱止于股骨大转子上部内侧，15% 的人梨状肌有两个肌腹，是髋关节的外旋外展肌之一。梨状肌上缘有臀上神经和臀上血管穿出，其下缘有臀下神经及血管在内侧穿出，坐骨神经在其稍外侧穿出。坐骨神经自梨状肌肌腹间穿出者占 84.2%，胫神经自梨状肌下、腓总神经穿梨状肌两肌腹之间者为 11.7%，两神经皆自梨状肌肌腹间穿出者为 0.8%，腓总神经越过梨状肌肌腹之上，胫神经穿梨状肌之下者为 3.3%。

由于梨状肌所处的位置及其与坐骨神经的密切关系，当神经根周围有瘢痕或粘连时，神经的可运动范围变小，张力变大，患者行走时坐骨神经被反复牵拉；此外，梨状肌受刺激后产生痉挛、肥大甚至挛缩，亦对坐骨神经产生压迫。

患者诉臀部及下肢疼痛，常为慢性但可有急性发作，走路或活动后加重，可出现间歇跛行，卧床休息可减轻。直腿抬高试验可为阳性，但神经症状不明显，虽有感觉异常，但无具体分布区。

体检可见臀部萎缩，坐骨大切迹处有压痛，直肠指诊可触到肿胀变粗的梨状肌，并诱发上述症状。Freiberg 试验（伸髋时用力被动内旋髋关节引起下肢痛）阳性，或 Thiele 试验（内收、屈曲、内旋髋关节症状加重）阳性，Pace 试验（患者坐位双膝合拢，然后对抗医生双手的挤压，患者分开双膝时力弱并疼痛）阳性，梨状肌封闭可缓解。此系与腰椎间盘突出症鉴别的要点。

5. 糖尿病性周围神经病　糖尿病性周围神经病变是下肢常见的神经病变，主要有两种类型，可以表现为下肢对称性的感觉异常，也可表现为单侧根性痛，多发生在老年人。

下肢对称性的感觉异常是比较常见的，主要表现为双下肢对称性感觉障碍，由肢体远端开始，逐渐向近端发展，病史长者可出现袜套样感觉消失，反射消失和下肢无力，但很少出现疼痛，不难与腰椎间盘突出症鉴别。这种类型的周围神经病变有时类似于烧灼感和电刺激感，夜间加重。肌电图有助于鉴别，糖尿病性周围神经病变神经传导速度减慢比腰椎椎管狭窄症更明显。

单侧根性痛比较少见，表现为根性痛，急性发作，单侧肢体受累，类似于腰椎间盘突出症。但疼痛主要分布于股神经区，而且休息不缓解，夜间痛，追问病史无腰背痛史；大腿前肌群肌肉萎缩；体格检查缺少神经牵张的体征，如直腿抬高试验阴性；血糖和肌电图检查有助于鉴别。

（三）间歇性跛行的鉴别

腰椎间盘突出症可出现间歇性跛行，即当患者行走时，随行走距离增多，引起腰背痛或不适，同时感患肢疼痛麻木加重，取蹲位或卧床后症状逐渐消失。腰椎管狭窄时跛行与此相似，此称神经性跛行，是由于行走时，椎管内受阻的椎静脉丛逐渐充血，加重了神经根的充血程度，或脊髓血管扩张，加重了对神经根的压迫，引起症状加重。此种跛行需要与周围血管病变引起的血管性跛行相鉴别，如表 13－1 所示。

表 13－1　间歇性跛行的鉴别

因素	血管性跛行	神经性跛行
腰背痛	无	通常有
站立的影响	不诱发症状	诱发症状
放射的方向	由下向上	由上向下
感觉异常	无	66% 的患者有
无力	无	40% 以上的患者有
反射改变	无	50% 的患者有
动脉搏动	减弱或消失	正常
动脉杂音	通常有	无
站立休息	缓解症状	不缓解
爬坡	产生症状较早	症状出现晚
下坡	症状出现晚	症状出现早
骑自行车	诱发症状	不诱发症状

（四）腹股沟及大腿前侧痛的鉴别

在高位腰椎间盘突出症时，突出的椎间盘可压迫 L_{1-3} 神经根出现相应神经根支配区的腹股沟区或大腿前内侧疼痛。部分低位腰椎间盘突出症，也可出现腹股沟区或下腹部疼痛，一般认为这种疼痛多为牵涉痛，而非神经根受压症状。遇到这种情况时要与髋关节疾病鉴别。髋关节病变时，疼痛主要位于髋关节周围，尤其是腹股沟区，患者自觉髋关节痛，且穿鞋袜困难，行走跛行；体格检查髋关节内旋最早受限，4 字试验阳性，无神经系统阳性体征。如有怀疑，可摄髋关节的 X 线片，必要时行骨扫描和 MRI 检查，不难鉴别。

（五）下肢麻木无力的鉴别

腰椎间盘突出症时，有部分患者下肢疼痛不重，而主要感觉肢体麻木。神经根受压严重时，可出现神经麻痹，肌肉无力甚至瘫痪。此症要与神经系统疾病鉴别。很多神经系统疾病可以引起下肢麻木无力，如脊髓病变、前角病、周围神经病变等，此处不再分别叙述。鉴别诊断时如麻木无力伴有明显疼痛，且按神经根分布，提示腰椎间盘突出症或其他原因引起的神经根嵌压。如麻木无力为主要症状，而无明显疼痛，可能是神经系统疾病，肌电图有助于鉴别。

（六）根性痛与牵涉痛的鉴别

牵涉痛表现为腰背部、臀部和下肢的钝痛，是因韧带、骨膜、关节囊和纤维环等中胚层结构受到刺激而引起的，不按照神经根的支配区域分布，很少放射至膝关节下方，神经系统检查正常。患者可能有椎间盘退变或轻微的椎间盘膨出，其他引起牵涉痛的疾病有骶髂关节病变、髋关节病变和大粗隆滑囊炎等。牵涉痛与根性痛的鉴别，如表 13－2。

表 13－2　牵涉痛与根性痛的鉴别

检查	牵涉痛	根性痛
症状	深部钝痛，部位不明确	锐痛、电刺激感，位置明确
放射	骶髂关节放射至大腿后外侧、小腿，很少放射到足部	沿坐骨神经和股神经分布区放射
感觉	很少有感觉改变	神经根分布区感觉改变
运动	可能有主观的无力，但客观检查肌力正常，无肌萎缩	病史长者可有肌肉无力或肌萎缩
反射	很少有反射异常	常有
神经根牵张试验	阴性；可表现为背痛或感大腿后部肌肉紧张	阳性；坐骨神经区、胫神经和腓总神经压痛

（七）精神性因素的鉴别

少数情况下，腰腿痛是由于精神因素引起的，这类患者过去通常有情感问题的病史，或是药物和酒精依赖者。就诊时有明显的情感症状，主诉症状严重，可能已就诊多家医院，体格检查无阳性发现，有时局部压痛和感觉减退，很少出现肌肉萎缩和反射改变。鉴别的要点是体格检查的发现明显与患者的主诉不符。

（王平　刘延青）

第二节　颈椎病

颈椎病是一种常见病和多发病，它严重地影响了患者的身体健康和生活质量。据统计颈椎病占疼痛科门诊成人就诊率 15%～20%。流行病学调查发现，50 岁左右的成年人颈椎病发病率为 25%，60 岁以上人群中发病率为 50%。

颈椎病是指因颈椎间盘退变本身及其继发性改变压迫或刺激了邻近组织，如神经根、脊髓、椎动脉、食管等引起的临床症候群。

颈椎病发病原因主要是由于颈椎间盘的退行性改变所引起，随着年龄的增加，椎间盘逐渐出现退变，遇有外伤、劳损、受凉或感染等诱因后，颈椎间盘的退变可明显加速，并在颈椎原有退变的基础上产生一系列继发性改变。这些继发改变包括髓核突出或脱出，颈椎不稳，黄韧带肥厚，韧带骨膜下血肿，骨赘、继发性椎管狭窄等。这些病理改变的出现，可以导致邻近血管、神经、脊髓等受到刺激或压迫，从而引发各种临床症状。但是对于颈椎病的诊断，不能简单的与颈椎退变等同，而必须将临床症状，体征和影像学改变结合起来诊断。目前，随着分子生物学、生物化学、脊柱力学、影像学技术的发展，对颈椎病的认识日益加深，对颈椎病的诊断和治疗提高到一个新水平。

一、病因

颈椎病的发生与多种因素有关，尽管其最后结果是导致邻近组织的压迫或刺激，并出现一系列临床症状和体征，但促使症状发生、发展的各种因素不尽相同，所产生的结果也不尽相同。目前发现和颈椎病发病有重要作用的因素有退变、创伤、劳损、颈椎发育性椎管狭窄、炎症、受凉，以及先天性畸形等诸多方面，现将以上因素分别加以讨论。

（一）颈椎间盘的退行性改变

这是颈椎病发病的主要原因，因此有人将本病称为颈椎间盘病。椎间盘的退变尤为重要，常被视为首要因素，并从椎间盘退变开始演变出一系列病理解剖及病理生理改变。椎间盘发生退变之后，椎间隙逐渐变窄，椎周软组织相对松弛，在一定诱因作用下，发生椎体滑移或椎间关节错位，从而对神经根、椎间血管、交感神经或脊髓造成压迫和刺激而致病。

（二）发育性颈椎管狭窄

颈椎病与颈椎椎管狭窄症二者从发病来看是互为因果。临床上大量资料表明，颈椎椎管的矢状径与颈椎病的发生与发展、诊断与治疗及预后的判定均有十分密切的关系。

常见的头部外伤，包括在高速公路行驶中的急刹车，对于椎管矢状径大的人来说影响不大，但同样的外力对于一个小椎管的人来说，不仅可以引起颈椎软组织受损，更容易使椎管内的脊髓神经受到挤压，甚至引起完全性瘫痪，此类不幸并不少见。而对于椎管大的人不仅不易发病，即使发病，症状大多也很轻。

（三）慢性劳损

所谓慢性劳损是指超过正常生理活动范围最大限度或局部所能耐受值的各种超限活动。能引起颈椎周围软组织慢性劳损的常见原因有：长期不当的工作姿势，不良的睡眠体位，不适当的体育锻炼。

（四）头颈部外伤

全身各种外伤对颈椎均有影响，但头颈部直接外伤对颈椎影响最大。较严重的损伤会引起四肢瘫痪，临床上根据病变不同可分为急性椎间盘脱出、突出、前纵韧带损伤、椎节不稳等。

（五）颈椎先天性畸形

与颈椎病发病相关性较大的畸形有以下五种：①先天性椎体融合；②颅底凹陷症；③颈椎韧带钙化；④棘突畸形；⑤颈肋与第七颈椎横突肥大。

（六）感受寒冷

当脊柱退变及失稳后，由于局部受凉，肌肉收缩不协调，易诱发致病。

二、发病机制

颈椎病的发病机制很复杂，它的发病是一个连续的过程，根据其临床表现和病理过程，可将其分为三期：

（一）早期（椎间盘变性期）

从生长停止，变性即随之开始。髓核是一个胶状体含水量很高，髓核发生变性后其中的硫酸软骨素和含水量逐渐减少，膨胀和弹性均减退，易被压缩。髓核的胶质结构变为不均匀，呈泥浆样。纤维环变性所造成的椎节不稳是髓核退变加速的主要因素，由于椎间盘本身对抗压力与抗牵拉力性能降低，使原来处于饱和、稳定并能承受数倍以上头颈重量的椎间盘失去原来的生理解剖状态。与此同时该节周围的各主要韧带也随之出现退变，以致整个椎间关节处于松动状态。在此种不稳定状态下，由于椎间盘内压升高和分布不均匀，而使髓核很容易向四周移位，在前纵韧带强大而后纵韧带薄弱的前提下，其最易向后方突出，一旦突出的髓核穿过中央有裂隙的后纵韧带，使髓核组织进入椎管内，则形成髓核脱出，后突之髓核既可压迫脊髓，也可压迫或刺激神经根。从生物力学角度看，此期的主要特征是：椎间盘弹性改变，椎间盘内压升高，椎节不稳和应力重新分布。

（二）后期（骨赘形成期）

骨赘形成期是椎间盘变性期的延续，骨赘来源于韧带—椎间盘间隙血肿的机化、钙化或骨化，如果在血肿机化以前采取有效治疗措施，这一过程则可能逆转，而一旦形成骨刺，虽然某些药物有可能使其停止进展，但较大或病程较久的骨刺仍无特效使其自然消退，除非采用外科手术切除的措施。

突向椎管内的骨刺是否引起症状，还要看椎管的矢状径等多种因素，从人体的防御功能角度来考虑，骨刺在某种程度上也可以看作机体的保护性措施。在椎节不稳定的情况下，骨刺的形成使病变椎节得到了稳定，对颈椎起到保护作用。

侧方的骨刺主要刺激根袖而出现根性症状，而引起椎动脉受压者相对少见。

突向后方的骨刺除对窦椎神经激惹引起颈部症状外，主要是对脊髓本身及其伴行血管造成压迫，而对于一个椎管矢状径大的人来说，即使是较大的骨刺，只要其长度未超出椎管内的有效间隙的临界点，一般不易发病。但要注意诱发因素，尤其是外伤及劳损。

当骨刺突向前方，由于食管后间隙较宽很少引起症状，只有当其十分巨大，或是食管本身有炎症的情况下，才造成食道痉挛或机械性梗阻。

总之骨赘的形成是椎间盘退变到一定程度时的必然产物，表明颈椎的退变已经达到难以逆转的阶段。

（三）刺激压迫期（相邻重要组织的继发性改变）

仅仅椎间盘退变及骨赘形成不一定出现症状，只有在合并继发性改变，压迫或刺激了邻近的组织和结构，才导致了相应的临床症状。脊髓前方压迫以椎间盘髓核突出、椎间盘骨赘为主，前正中压迫可直接侵犯脊髓前中央动脉或沟动脉；前中央旁或前侧方的压迫主要侵犯脊髓前角与前索，并出现一侧或两侧的椎体束症状，脊髓侧方和后方的压迫来自黄韧带、小关节等，主要表现以感觉障碍为主的症状。压迫或刺激脊神经根的主要是钩椎关节及椎体侧方的骨赘、关节不稳定或突出的髓核。早期为根袖处反应性炎症，压迫时间长则可继发粘连性蛛网膜炎，并可出现神经纤维化、缺血性坏死或神经变性。

脊髓主要是受到后突之髓核和骨赘的压迫，另外，当黄韧带肥厚、内陷时会加重脊髓的损害，如致压物在侧方或中央旁处压迫，则主要压迫脊髓侧前方的前角与前索，并出现一侧或两侧的锥体束症状。而来自后方或侧后方的致压物，主要表现以感觉障碍为主的症状。脊髓本身病理改变的程度取决于压力的强度与持续时间。超过脊髓本身的耐受性则逐渐出现变性、软化、纤维化、空洞形成，甚至囊性变，此时恢复则困难。

椎动脉的刺激或压迫几乎都是由于钩椎关节增生或椎体不稳定激惹了交感神经所致，椎动脉受到刺激或压迫时会出现血管的扭曲或痉挛，引起血流动力学的异常致使颅内供血减少而出现一系列症状，可表现为突然出现的眩晕或猝倒，这种病理改变可用 MRA 及血管造影（DSA）技术加以确定。

后方小关节的松动和变位，关节软骨的破坏和关节突增生，关节囊的松弛和肥厚均可刺激位于关节周围的末梢神经纤维，产生颈部疼痛。颈椎间盘后缘也有窦椎神经末梢支配，纤维环及后纵韧带的撕裂和变性均使窦椎神经受到刺激产生颈部疼痛。

三、分型及临床表现

（一）神经根型颈椎病

神经根型颈椎病在临床较多见，主要表现为与神经根分布区相一致的感觉运动障碍及反射变化。

神经根症状的产生与以下因素有关：髓核的突出或脱出，后方小关节的骨质增生或创伤性关节炎，椎间关节的骨刺形成，以及其相邻几个关节的松动与移位等均可对脊神经根造成刺激与压迫。此外，根管的狭窄，根袖处的粘连性蛛网膜炎和相邻部位的炎症与肿瘤等亦可引起与本病相类似的症状。

上述各种致压物对脊神经根的直接压迫，一方面在压迫基础上加之颈部及相应肢体的活动，使其神经根受到牵拉，继而发生反应性水肿，此时表现为根性症状；另一方面是通过根袖处硬膜囊壁上的窦椎神经末梢支而表现出颈部症状。在前两者基础上引起颈椎内外平衡失调，以致椎节局部的韧带、肌肉及关节囊等组织遭受连带症状。

1. 神经根型颈椎病的临床特点

（1）颈部症状：颈部疼痛主要是髓核突出所致，由于局部窦椎神经直接遭受刺激而多伴有明显的颈痛，椎旁肌肉压痛，棘突或棘间隙压痛，在急性期叩击痛尤为明显。

（2）根性痛：疼痛范围与受累椎节的脊神经分布区相一致，不仅有颈肩背疼痛，还有明显的沿颈背脊神经节段走行方向的烧灼样或刀割样疼痛和麻木，其中以手指麻木、指尖痛敏及皮肤感觉减退等多见。

（3）肌力和感觉障碍：由于脊神经前后根在硬膜囊内呈前后排列，所以以前根先受压者为明显，早期肌张力增高，但很快减弱出现肌萎缩，表现出手部大小鱼际肌及骨间肌萎缩。当后根亦受累时，则可出现该神经根分布区的感觉障碍，当颈神经根受到刺激时，易发生痛觉过敏，当压迫较重或时间较长时，则表现为痛觉减退。

（4）腱反射异常：即该脊神经根所参与的反射弧出现异常，早期表现活跃，而中后期则减退或消失，检查时应与对侧相比较。单纯根性受累不应有病理反射，如伴有病理反射则表明脊髓同时受累。

（5）特殊检查：颈椎臂丛牵拉试验和椎间孔挤压试验阳性者多见髓核突出、髓核脱出及椎节不稳为主的病例，而因钩椎增生所致者大多较轻。

（6）X 线检查：视病因不同 X 线所见也各异，一般表现椎节不稳，生理曲度消失或反弓，椎间隙变窄，前后缘骨刺形成，椎间孔狭窄及钩椎增生等现象中的一种或数种。MRI 可显示椎间盘变性，髓核后突，有或无压迫硬膜囊，若合并有脊髓功能损害者，尚可看到脊髓异常信号（图 13－1）。

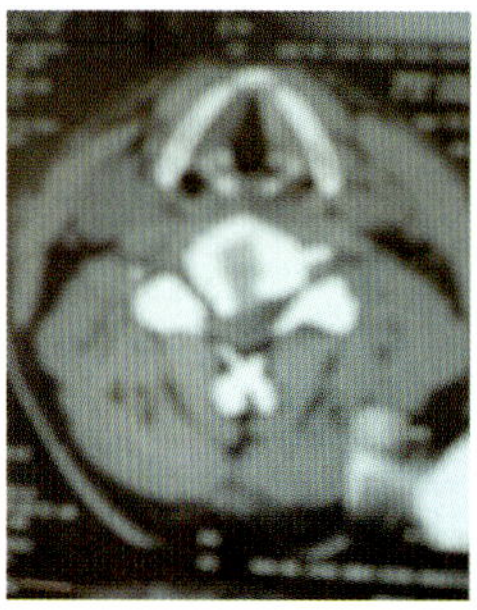

（1）$C_{5\sim6}$盘突出压迫右侧神经根

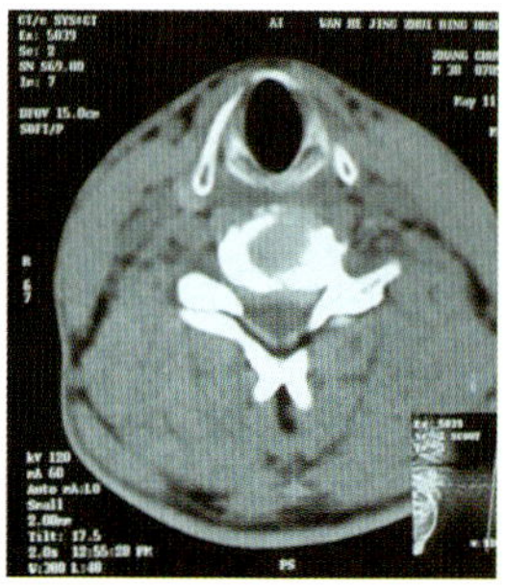

（2）$C_{5\sim6}$间盘突出压迫两侧神经根

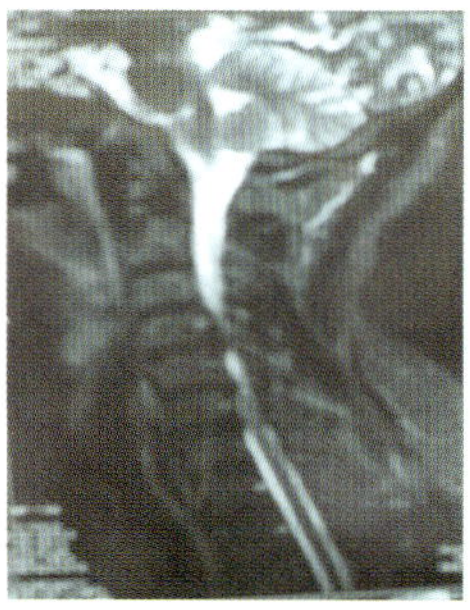

（3）$C_{4\sim5}$间盘突出伴椎管

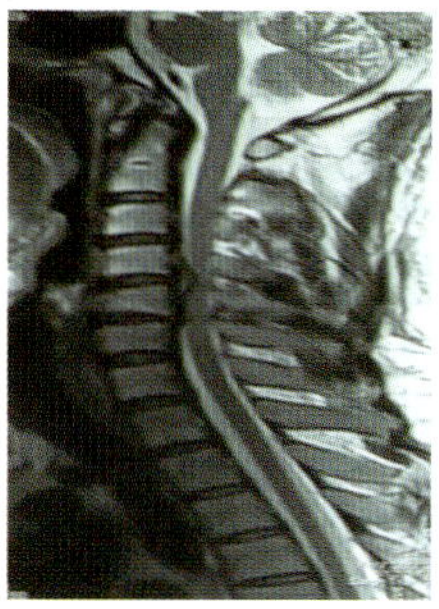

（4）$C_{4\sim5}$脱出

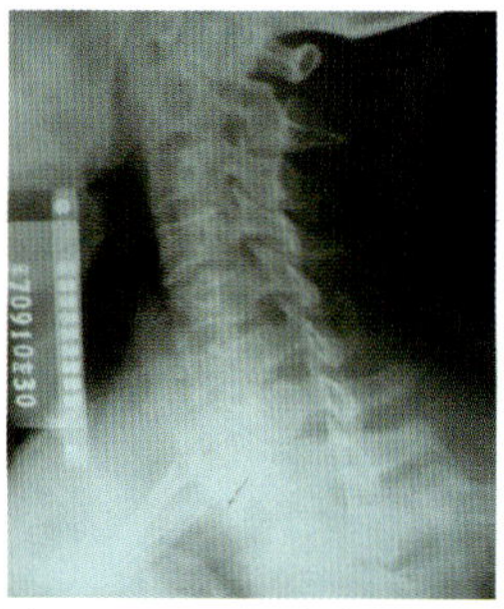

（5）$C_{3\sim4}$、$C_{4\sim5}$椎间孔狭窄

图 13－1　神经根型颈椎病

2. 神经根型颈椎病的诊断依据

（1）与病变节段相一致的根性症状和体征。

（2）压颈试验与臂丛牵拉试验多为阳性。

（3）影像学与临床表现一致。

（4）除外颈椎骨骼实质性病变（结核、肿瘤等）及颈椎外病变（胸廓出口综合征、网球肘、腕管综合征、肩周炎等）。

3. 治疗原则

（1）非手术疗法（保守治疗）：在医生指导下可用非类固醇类抗炎药，肌松类药物，神经营养药及脱水药等，颈椎牵引加制动有明显的疗效，手法按摩在急性期过后有一定的疗效，但应轻柔，切忌操作粗暴而引起意外。

（2）微创介入治疗：根据突出的形状可选择胶原酶盘外溶解术、臭氧髓核溶解术、激光消融术和射频热凝术等。

（3）手术治疗：经过以上治疗无效者，临床表现、影像学所见及神经学定位相一致者，具备手术适应证可以考虑手术。

（二）脊髓型颈椎病

脊髓型颈椎病较前两者明显少见，但因其症状严重，在临床上表现为损害平面以下的感觉减退及上运动神经元损伤症状，出现脊髓、神经、感觉、运动、反射与排便功能障碍，故在诸型颈椎病中占重要地位。

1. 脊髓型颈椎病的发病机制

（1）先天性因素：主要指颈椎椎管发育性狭窄，国内外学者们均证实颈椎椎管矢状径狭窄是构成脊髓型颈椎病早发及发展的重要因素。椎管矢状径大者发病率明显较椎管小者发病率低。

（2）动力性因素：椎间盘的退变导致椎节不稳与松动，后纵韧带的膨隆与内陷，髓核的后突，黄韧带的前凸及其他有可能突向椎管的因素，都可能会对脊髓产生压迫。而随着体位的改变而加重或减轻。

（3）机械性因素：椎体后缘骨质增生、髓核脱出、钙化，尤其是已形成粘连无法还纳等因素对脊髓造成持续性的压迫。

（4）血管因素：脊髓血管遭受压迫刺激时，可使其痉挛狭窄，甚至形成血栓，以致减少或中断对脊髓的血供。脊髓前中央动脉受压引起下肢重于上肢的四肢瘫；沟动脉受压引起的脊髓中央管前方缺血而出现上肢瘫；软脊膜缺血时主要引起脊髓的刺激症状；脊髓后动脉闭塞主要引起感觉障碍；颈段大根动脉受阻则可引起脊髓变性。此种在临床上难以被察觉的因素，对脊髓的病理生理改变起着重要作用。因此，在临床上应充分估计脊髓血管的供血作用，尤其是对手术时机的选择及预后和判断具有重要意义。

2. 脊髓型颈椎病的临床特点

（1）锥体束征　为脊髓型颈椎病之主要特点，由于致压物对锥体束的直接压迫或局部血供减少与中断之故，临床多先从下肢无力、双腿发软无力感开始，逐渐出现踩棉花感、跌倒、步态拙笨及束带感等症状。

临床检查时，上下肢肌张力增高，腱反射亢进，上肢霍夫曼（Hoffmann）征阳性，下肢出现髌阵挛、踝阵挛、巴宾斯基（Babinski）征阳性，腹壁反射、提睾反射大多减退。

根据锥体束在髓内的排列顺序，从内及外依次为颈、上肢、胸、腰、下肢及骶部的神经纤维，视该束纤维受累之部位以及临床最先出现的症状不同可分为以下三种类型。

1）中央型（上肢型）：是锥体束深部先被累及，因症状先从上肢开始，以后波及下肢，主要是由于沟动脉受压或遭受刺激所致，如一侧受压，表现为一侧症状，双侧受压，则出现双侧症状。

2）周围型（下肢型）：指压力先作用于锥体束表面而下肢先出现症状，当压力持续增加，波及深部纤维时，则症状延及上肢，但其程度仍以下肢为重。

3）前中央血管型（四肢型）：主要由于脊髓前中央动脉受累所致，通过该血管支配区造成脊髓前部缺血而产生症状，该型特点是患病快，经治疗痊愈亦快，保守治疗有效。

（2）反射障碍：

1）生理反射异常：四肢反射亢进或活跃，腹壁反射，提睾反射和肛门反射减弱或消失。

2）病理反射：Hoffmann 征及掌颏反射出现阳性率高，病程后期踝阵挛，髌阵挛及 Babinsky 征均为阳性。

（3）排尿功能障碍：多在后期出现尿急及便秘，逐渐引起尿潴留或大小便失禁。

（4）影像学检查：X 光平片及动力性侧位片，主要表现为以下几方面。

1）椎管矢状径小：椎体与椎管矢状径比值大多小于 1∶0.75，绝对值也多小于 14 mm。

2）骨刺形成：80% 以上病例于病变节段椎体后缘有明显的骨刺。

3）椎体后缘台阶形成：由于椎间不稳所致，使椎体后缘的弧形连线中断出现台阶变。

4）其他改变：某些病例可伴有后纵韧带骨化，先天性椎体融合等。

MRI 对本病的诊断及治疗方法选择具有主要作用，MRI 分辨能力更高，其突出的优点是矢状面和轴位可直接观察硬膜囊和脊髓是否受压，脊髓是否有异常信号，对选择治疗方式、手术术式、治疗的部位等都有重要价值（图 13－2）。

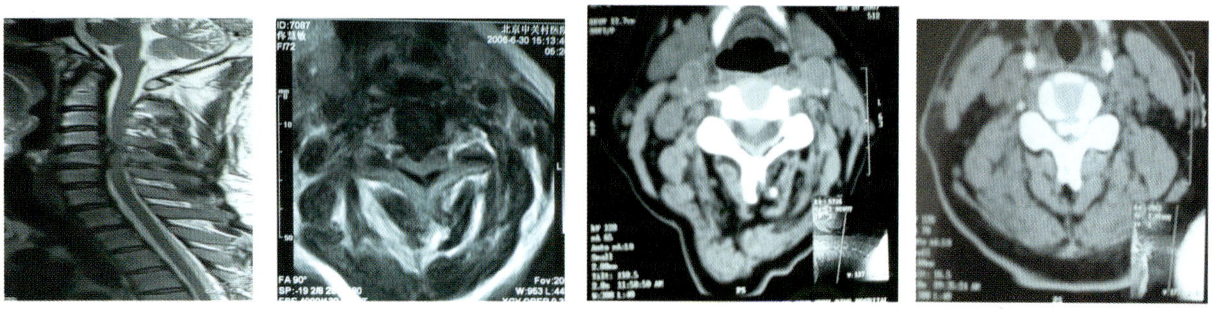

（1）　　（2）　　（3）　　（4）

图 13－2　脊髓型颈椎病

（1）～（3）$C_{4\sim5}$间盘突出伴椎管狭窄；（4）后纵韧带骨化

3. 治疗原则

（1）保守治疗：早期的脊髓型颈椎病通过中草药口服和外敷及理疗等可获得较明显的疗效，切忌粗暴手法。一旦病情加重应尽早手术，以防脊髓变性。

（2）微创介入治疗：经正规保守治疗 1～2 个疗程以上无效者，可以考虑微创介入治疗。

（3）手术治疗：病程长，症状持续加重而经以上二种方法治疗无效者，应尽早手术治疗。

（三）椎动脉型颈椎病

本病的发生是由于各种机械性和动力性因素致使椎动脉遭受刺激或压迫，以致血管狭窄、折曲而造成的椎动脉供血不足为主要临床症状的综合征。

1. 椎动脉的解剖特点　当颈椎及其周围组织发生异常改变时，就会影响椎动脉及其供血的变化，从而出现相应的临床表现，如椎动脉脊柱段位于椎体钩椎关节前外方，当该关节发生退行性改变，有骨赘形成时，可使椎动脉发生迂曲或压迫椎动脉，使其管腔变小；当椎间盘退变后，颈椎间隙变窄，使椎动脉相对增长，进而使椎动脉扭转；椎动脉有交感神经节后纤维围绕，形成椎动脉丛，其上有椎静脉和交感神经干，当颈椎退变不稳时，可使椎动脉壁上的交感神经纤维受到刺激，从而引起血管痉挛，出现头晕、头痛、耳鸣等。

2. 椎动脉型颈椎病的临床特点

（1）椎—基底动脉供血不足引起的症状：①偏头痛：占 70%，以颞、枕部为重，呈跳痛；②头颅旋转引发眩晕是椎动脉型颈椎病的特点；③耳鸣：该症状也十分常见，占 80%～90%，是由于基—底动脉分布至内耳的内听动脉供血不足引起；④视力障碍：视力减退，视物模糊，复视等，主要由于椎—基底动脉血流量减低，致大脑皮质视觉投射中枢血流量减少所致；⑤精神症状：多伴有失眠、健忘等现象；⑥发音障碍：嘶哑，口唇麻木，此症状主要是延髓缺血及颅神经受累所致；⑦猝倒：系椎动脉痉挛引起锥体交叉处突然缺血所致，多表现为突然回头或在某一体位头颈转动时头痛、头晕、下肢无力，发作前多无任何征兆。

（2）自主神经症状：椎动脉上有交感神经节后纤维围绕形成椎动脉丛，其上有交感神经干，当椎动脉受累时，必然波及此处的交感神经而引起自主神经系统的平衡失调，临床上就出现胃肠、呼吸、心血管紊乱症状，个别患者出现 Horner 征

3. 影像检查

（1）X 线改变：一般无特异改变，但可见钩椎增生，椎间孔变形，或椎节不稳（梯形变）及椎骨畸形。

（2）MR 成像技术（MRA）：对椎动脉判定即安全又有诊断价值。

（3）DSA 技术：通过股动脉穿刺注入少量造影剂，以数字减影成像技术获得清晰的椎动脉图像，不仅对诊断且对手术部位的确定至关重要。

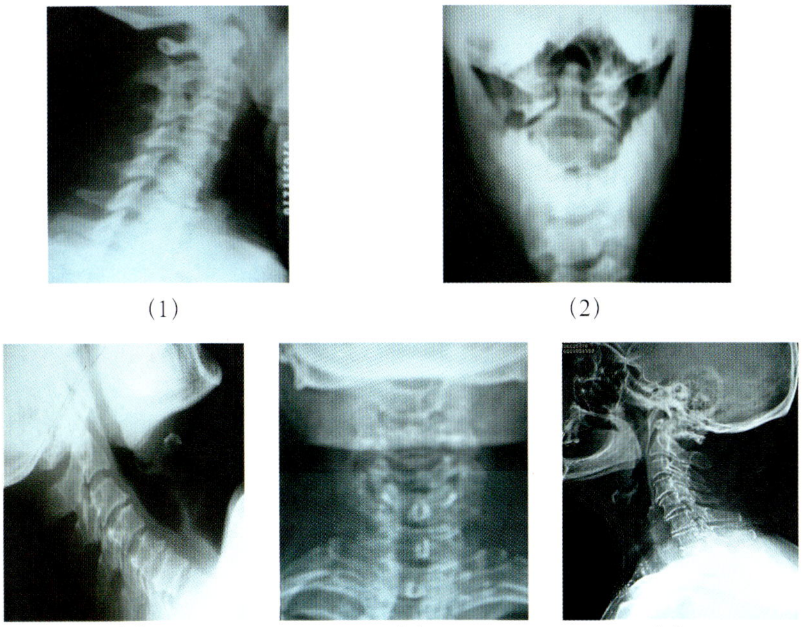

（1）　（2）　（3）　（4）　（5）

图 13－3　椎动脉型颈椎病

（1）上关节突增生；（2）寰齿间隙左窄右宽；（3）寰枕间隙狭窄；（4）钩椎关节增生；（5）$C_{4\sim7}$椎间隙狭窄

4. 治疗原则

（1）保守治疗：是本型的基本治疗方法，大多数病例均可获得满意的疗效，尤其是颈椎不稳引起者。

以下 3 种情况可以考虑微创介入治疗或手术治疗：①至少有 2 次以上猝倒史者；②经保守治疗无效影响正常生活及工作者；③经血管数字减影，椎动脉造影或 MRA 证实椎动脉狭窄者。

（四）交感神经型颈椎病

当颈椎病影响颈段硬膜囊、后纵韧带、小关节、颈神经根、椎动脉等组织时，可以反射性刺激颈部交感神经而出现一系列症状。

（1）临床上交感神经受刺激出现的症状与椎—基底动脉缺血表现往往同时存在，临床观察发现，颈椎骨赘刺激椎动脉周围的交感神经网，导致椎—基底动脉系统血管痉挛而发生缺血，这种急性缺血首先引起脑干内网状结构缺血，表现为头晕、头痛，甚至意识障碍。因此认为，颈部交感神经受刺激是原发的，椎—基底动脉缺血是继发的。

（2）颈部通常有 3 个交感神经节，即颈上节、颈中节、颈下神经节。由于颈椎病发生的部位不同，当交感神经某节段受累时，可出现相应的临床症状。具体表现如下：

1）五官症状：视物模糊、眼球酸胀、流泪、眼干涩、眼睑下垂、瞳孔散大、咽喉不适或有异物感、鼻炎或咽炎、耳鸣、听力减退等，牙痛亦多见。

2）头部症状：头痛或偏头痛、头晕头胀、头部麻木感，局部按摩可以改善症状。

3）心脏症状：胸前不适、胸闷、心前区疼痛、心跳过速或心动过缓，心电图正常称假性心绞痛。

4）肢体可出现交感神经血管症状：肢体发凉、发木，遇冷时有刺痒感或麻木疼痛感，有神经血管性水肿表现。

5）出汗障碍：多汗或少汗，此种现象可只限于头、颈、双手、双足或一个肢体，亦可半身，常伴有半身酸痛、胀麻，以手胀为主，且多在夜间或晨起时较重。

6）血压异常：根据临床观察发现，此症状在临床并不少见，表现为高血压、降压药无效，经颈椎手法复位后可使血压恢复正常，有的为低血压，血压不稳忽高忽低较常见，24h 内自然变化甚大，同时多伴有睡眠障碍，情绪不稳定。

7）对气候适应能力差：表现为怕冷或怕热。尤其在季节交替时，感到周身不适，有人认为这是脑干内的网状结构受累所引起。

有上述症状，同时合并有神经根型或脊髓型颈椎病的临床表现，或在颈椎 X 线片上显示有颈椎病改变者，可考虑有交感神经型颈椎病存在。对于单纯交感神经型颈椎病而不伴有神经根刺激或脊髓刺激症状者，其诊断是很困难的，尤其是与椎动脉型颈椎病相鉴别，要单靠临床表现诊断更加困难。

（3）治疗原则：同椎动脉型颈椎病。

（五）混合型颈椎病

指前面所述 5 型中有 2 型以上存在于一个患者时，称之混合型颈椎病。临床表现此型最多见。

1. 本型的临床特点

（1）神经根、椎动脉、交感神经等组织在解剖上密切相关，椎间盘向后侧突出，可同时压迫两种或两种以上组织，如同时压迫颈神经根和交感神经，即为神经根交感型颈椎病；同时压迫颈脊髓和神经根，即为脊髓神经根型颈椎病。有时颈椎椎体后缘骨赘横贯于椎管的前方，中间可压迫脊髓，两端可压迫神经根或椎动脉，临床上即出现截瘫和四肢瘫，以及病变水平的神经根受累症状，并有椎动脉缺血表现。因此从解剖和病理的特点，多种组织混合受累是绝对的。而单纯的神经根，椎动脉或脊髓受累仅是相对的。

（2）小的骨赘只压迫一种组织，临床出现症状也少；大的骨赘可以压迫两种或两种以上的组织，所以临床表现复杂，如初期为颈肩臂疼痛等上肢神经根症状，数年后出现头晕，耳鸣等椎动脉或交感神经受累症状。虽然神经根疼痛症状后期缓解，但因受损的组织增多且较固定，故其症状也随之增多，如由神经根型又发展为脊髓型颈椎病。

（3）颈椎是经常活动的，颈椎病的骨赘压迫神经根或血管也不是绝对不变的，骨赘与受压组织的解剖关系可以因颈椎的活动而使原来未受压的组织受压，当然，也可以使已受压的组织减轻甚至解除压迫。由于压迫时间较长，可发生变性反应，所以即使压迫被解除，其症状也并不完全消失。

2. 治疗原则　同椎动脉型颈椎病。

四、神经定位检查

（一）颈椎病一般检查

一般检查包括问诊、视诊、触诊、叩诊等。

（二）颈椎功能检查

颈椎功能检查包括前屈、后伸、侧屈、旋转。

（1）记录方位　如图 13－4 所示。

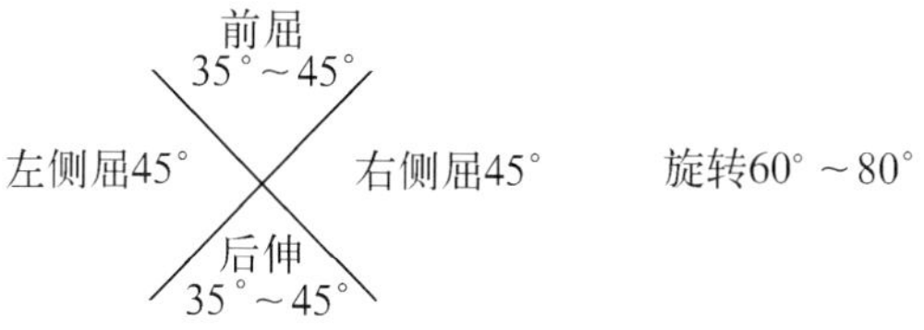

图 13－4　记录方位

（2）临床意义：正常颈椎的运动，点头动作发生在寰枕关节；头部转动主要在寰枢关节，如果两关节有病变或固定时，可使颈部的旋转及伸屈功能丧失 50% 左右。头颈大幅度伸展和屈曲主要在下颈椎，尤其是 $C_{5\sim7}$ 节段；颈椎侧弯运动主要发生在中段颈椎，即 $C_{3\sim5}$ 节段。

(3) 肌肉痉挛、骨关节炎、退变性疾患及各种伤病所致的颈部疼痛均可使颈椎的活动范围受限。颈椎活动时可出现颈脊神经根、椎动脉受压症状。

(三) 特殊检查

1. 侧屈位椎间孔挤压试验　检查者位于患者的后面，患者坐位，头向患侧倾斜并后伸，检查者用双手向下按压患者头顶部，如果颈部、上肢出现疼痛加重或放射痛，即为阳性，多见于神经根型颈椎病。

2. 臂丛牵拉试验　患者取坐位稍低头，检查者立于患侧，一手扶患侧头部，一手握患侧腕部，然后两手向反方向推拉，若出现放射性疼痛及麻木，即为阳性，阳性意义同上。

3. 推头压肩试验　术者一手扶患侧头，另一手置患侧肩部，两手向相反方向用力，做推头压肩，出现疼痛及麻木为阳性，该试验主要用于诊断中上段神经根型颈椎病或颈型颈椎病，C_5 以下的颈椎病此试验多不明显。

4. 椎动脉扭曲试验　适用于有头昏症状者，术者一手扶患者头顶，另一手扶其后颈部，使头向后仰并向左（右）侧旋转45°，约停15 s，若出现头昏、头晕、视物模糊、恶心、呕吐为阳性，为对侧椎动脉供血受阻，提示椎动脉综合征，椎动脉型颈椎病。此试验应根据患者年龄和病情而定，对年龄较大，头晕较重者不适用。

(四) 与颈部有关的神经系统检查

1. 浅反射　指刺激体表感受器（如皮肤、黏膜等）引起的反射。其临床意义包括以下几方面。

(1) 浅反射消失或减弱表示反射弧中断或抑制。

(2) 腹壁、提睾、足底反射除有节段性反射弧外还有皮质反射弧，即反射的冲动通过脊髓至大脑皮质后再沿锥体束至脊髓前角细胞。当反射弧受损时上述反射可出现减弱或消失，多见于锥体束病损或末梢神经病变。

(3) 提睾反射在正常人亦可双侧不对称。

(4) 肛门外括约肌受双侧会阴神经支配，故一侧锥体束或马尾神经损害时肛门反射仍存在，而在两侧均有损害时反射减弱或消失。

2. 深反射

(1) 定义：指刺激肌肉、肌腱、骨膜和关节的本体感受器而引起的反射。

(2) 临床意义：① 深反射减弱或消失表示反射弧抑制或中断；② 深反射亢进通常由上运动神经元病变所致，如锥体束病损致脊髓反射弧的抑制释放；③ 深反射对称性改变不一定是神经系统病损所致，而不对称性改变（如一侧增强、减弱或消失）则是神经系统损害的主要体征；④ 髌阵挛和踝阵挛是腱反射亢进的表现，只有在锥体束损害时出现。

3. 感觉障碍区检查　各节段在上肢分布区情况：肩部为 C_4；臂外侧为 C_5；拇指、食指为 C_6；中指为 C_7；环小指为 C_8；前臂尺侧为 T_1；腋部为 T_2；乳头外为 $T_{4\sim5}$；此皮节各家测定区略有出入。

感觉障碍检查时，常用针头，或锐器轻刺皮肤来判断，仔细检查皮肤受损区的分布，可判断出病变部位。

五、影像学检查

(一) 临床意义

(1) 常规检查，目的是确诊颈椎病及排除其他疾病。

(2) 为选择治疗手段提供依据，例如在颈椎手法复位前要证明无骨质疏松及破坏性改变时方可施行。

(3) 作为治疗前后对比的依据，包括各种治疗的对比观察。

(4) 有助于判断其预后。

（二）平片的观察

常规拍颈椎正侧位、双斜位及功能位片。

1. 正位片（包括张口位，主要观察寰枢关节）显示寰枢关节间隙两侧等宽，上、下关节面平行，连接寰椎两侧下关节突最外缘的连线称寰底线，于其中点所作垂线称为寰椎轴线。正常时齿突轴线应与寰椎轴线相重叠。如齿突有侧移位时两轴线分离，并注意观察齿状突有无骨折、缺口、移位。各椎体有无融合或半椎体畸形，椎间隙有无狭窄，双侧钩突有无增生及其他异常，棘突是否居中，排列有无异常或侧弯，小关节是否绞锁，第7颈椎横突是否过长，有无颈肋形成。

2. 自然侧位片

（1）颈椎曲度：正常情况下为自然滑向前凸弧线，异常情况下，可出现生理前凸消失，或向后反弓，多见于颈型或神经根型颈椎病，同时应注意由于椎间关节松动所致的椎体移位或滑脱。

（2）颅底及寰枢椎区测量：取硬腭后缘与枕骨大孔后唇上点连线，正常时齿状突尖端在此线以下或附近，如超过此线上6.6 mm，应诊断颅底凹陷症。

（3）先天发育畸形：以椎体先天性融合多见，可直接导致颈椎退行性变，如寰枕融合则引起上颈椎不稳定，中段融合，导致颈椎上下段不稳定。

（4）椎间隙的改变：早期由于韧带松动可显示椎间隙前方反而增宽，但随着退变的进展，椎间隙越来越窄，根管也随之变窄。

（5）骨赘：靠近椎间隙前后缘可出现骨赘，以$C_{4\sim5}$，$C_{5\sim6}$，$C_{6\sim7}$多发。骨赘的多少与退变的程度以及遗传有关，退变形成的骨赘应与弥漫性、特发性骨肥厚症（DISH）以及强直性脊柱炎（A.S）相鉴别。

（6）测量椎体与椎管矢状径：判定有无先天性椎管狭窄，这对颈椎病的发病有直接关系，椎管矢状径的测量，为椎体后缘中点到椎板连线中点的最短距离。正常人$C_{4\sim7}$为15 ~ 18 mm，$C_{1\sim3}$明显要宽约17 ~ 22 mm，也可以采取第二种方法即比值法，其公式为：颈椎椎管矢状径（mm）/颈椎椎体矢状径（mm）= 椎管比值，两者正常之比应在0.75以上，低于0.75者为椎管狭窄。

（7）其他：应观察项韧带和后纵韧带有无骨化。

3. 斜位片　分左右两个方向拍摄，一方面用以观察椎间孔的大小，当钩椎关节增生时此孔变窄，另一方面观察椎体不稳定时，上关节突移位也可使椎间孔变窄。

4. 功能片

（1）对颈椎活动度的判定：由于局部肌肉痉挛，颈椎前屈后伸位活动度明显降低，而非正常表现。

（2）对颈椎椎节不稳定的判定：颈椎的屈伸活动是上一椎体的下面在下一椎体的上面前后滑动，并受前纵韧带、椎间盘及后纵韧带制约而呈均匀协调一致的运动。在椎间盘退变的早期，椎间隙松动，当颈椎向前屈曲时，可使上一椎体的前下缘超过下一椎体的前上缘，而仰伸时则出现相反的结果，这种现象被称为“梯形变”或假性脱位。因此，椎体间关节的梯形变主要用于对颈椎病早中期退变的判定。

（3）对上颈椎不稳定的判定：传统的X线摄影可清楚地显示寰枕、寰枢的解剖关系，寰椎前结节与齿状突之间的距离在3 mm以下，当寰枢椎不稳定时，功能位X光片可以显示寰椎前结节与齿状突之间隙呈“V”形或“Λ”形。

（三）CT检查临床意义

CT扫描仅是临床上一种辅助性检查，尽管有许多优点，但仍不能取代X光检查，当读片与临床相矛盾时，应以临床为主。总之，CT扫描只有与临床、X线片、脊髓造影密切结合，取长补短，合理选择，才能发挥最大的诊断作用。CT对骨赘、韧带钙化和骨化，突出物钙化及真空现象分辨率要高于MRI，CT上的真空现象可提示椎间盘变性和异常活动。

（四）MRI成像

正常椎间盘后缘位于椎体后缘，所以容易判定椎间盘膨出的程度，T_2加权像便于观察有无硬膜囊受压，但由于后纵韧带纤维软骨化、膨出的椎间盘和非骨化的骨赘均呈无信号或低信号，所以相互很难区分。骨化的骨赘显示与骨质相同的信号，容易判定。T_1 加权像可见黄韧带呈现与其他韧带不同的软组织信号。T_2 加权像常见髓内高信号，若 T_1 加权像的髓内限局性低信号，在 T_2 加权像呈高信号，提示不可逆性变化，可能为脊髓软化和囊肿。T_2 加权像呈高信号和髓内病变，可见于水肿，脱髓鞘和神经胶质增生等，病变有时可逆。多数病变为左右对称分布，以后角附近为中心较常见，髓内可有强化，考虑为修复过程。

六、鉴别诊断

颈椎病的症状弥漫分布于头颈、胸背、四肢，很容易与其他病症相混淆而造成误诊。这种情况现在虽已引起临床的重视，但在临床上时有发生，故应熟悉掌握与颈椎病症状相同疾病的鉴别诊断。

（一）根型颈椎病的鉴别诊断

1. 臂丛神经炎　本病多发于青壮年，以男性多见，病因不太明确，部分患者可发生于受寒或上呼吸道感染、带状疱疹、免疫接种和手术之后，于一侧锁骨上窝和肩部出现疼痛，疼痛可为火烙样或针刺样，有的为持续性，可阵发性加剧，疼痛可传布整个上肢，臂丛支配区可有压痛，肌力减弱，腱反射减低，可伴有植物神经紊乱，易与根型颈椎病相混淆，可根据以下 2 点与颈椎病相鉴别：①臂丛神经炎虽有上肢疼痛，但与颈椎活动无关；②无颈神经后支受累表现，颈椎 X 线、CT、MRI 检查均正常。

2. 胸廓出口综合征　本综合征是锁骨与第 1 肋骨间隙狭窄，引起臂丛和锁骨下动脉受压迫，出现第 8 颈神经第 1 胸神经受损和血管功能障碍的两类表现，起病多发于患侧颈部、腋下、前臂内侧及手部。患侧手高举而不耸肩时，由于锁骨下动脉受压，可见手部皮肤变冷，苍白出现典型雷诺现象。鉴别要点如下：①本综合征为下臂丛受压，即以上肢尺神经障碍为主，而颈椎病受累范围较广；②本综合征锁骨下动脉受压表现显著，压肩试验可使症状加重，但压顶试验为阴性；③本综合征主要表现为臂丛神经受压，无脊神经后支受累，根型颈椎病后支受累十分明显。

3. 脊髓空洞症　脊髓空洞症主要特点是在颈胸神经分布区出现痛、温觉障碍，而触觉正常。即感觉分离现象，由于颈椎病的神经根型、脊髓型亦可出现不典型痛温觉障碍，故二者易于误诊。鉴别要点如下：①神经根型颈椎病出现痛温觉障碍多为不完全性，典型的脊髓空洞症的温觉障碍则多为完全性缺失；②根型颈椎病发生痛觉障碍，主要表现在皮肤浅层，深层痛觉受损轻微，用针刺皮肤痛觉明显障碍，脊髓空洞症则为深浅痛觉平行缺失；③神经根型颈椎病虽也呈半“马褂式”感觉障碍，但胸背部障碍程度不一致；④肌电图检查对鉴别颈椎病与脊髓空洞症有重要价值。

4. 腕管综合征　腕管综合征主要是正中神经通过腕管时受压所致，本征多发生于右手，与掌腕过度背屈有关，如洗衣服、揉面等，故常见于女性。鉴别要点：①手腕中部加压试验阳性，即用手压迫或叩击手腕中部，即相当于腕横韧带的近侧端处，如出现 1 ~ 3 指麻木或刺痛时，即属阳性，具有诊断意义；②腕背屈试验阳性，即让患者将患侧腕关节向背侧屈曲持续 0. 5 ~ 1 min，如出现上述症状为阳性；③阻滞试验，用1% 利多卡因 1 ~ 2 mL 腕部痛点注射，如有效则为阳性。

5. 肩周炎　鉴别要点：①肩周炎因疼痛活动明显受限；②不具有脊神经根症状；③肩关节局部注射治疗有效。

6. 其他：如椎管及根管处肿瘤、风湿症、网球肘、肱二头肌腱鞘炎，以及尺神经麻痹，桡神经麻痹，正中神经麻痹，腋神经麻痹都易与根型颈椎病相混淆。

（二）脊髓型颈椎病的鉴别

1. 肌萎缩型侧索硬化症　本病属于运动神经元疾患中的一种类型，其病因至今不清，在临床上主要以上肢为主或四肢性瘫痪，因此易与脊髓型颈椎病相混淆。

鉴别要点如下。

（1）年龄特点：脊髓型颈椎病多为 45 ~ 50 岁以上，而本病发病年龄较早，常在 40 岁前后发病。

（2）感觉障碍：本病一般均无感觉障碍，而脊髓型颈椎病则均伴有感觉障碍症状与体征。

（3）起病速度：颈椎病发病缓慢，且多有诱因，而本病多无任何诱因突然发病，且病情发展快。

（4）肌萎缩情况：本病虽可发生于身体任何部位，但以上肢先发者为多，尤以手部小肌肉明显，迅速向前臂肩部发展，故对此类病例应常规检查胸锁乳突肌、提肩胛肌及颈部肌群以判定有无萎缩症。

（5）发音障碍：当侧索硬化波及延髓时，则出现发音含糊，渐而影响嚼肌及吞咽动作，而脊髓型颈椎病则无此症状。

2. 原发性侧索硬化症　本症与前者相似，较前者少见主要表现为进行性、强直性截瘫或四肢瘫、无感觉及膀胱症状，如病变波及皮质延髓束时则可出现假性球麻痹征象，鉴别与前者一致。

3. 进行性脊肌萎缩症　进行性脊肌萎缩症是指神经元变性限于脊髓前角细胞而不波及上运动神经元者，肌萎缩症先局限于一部分肌肉，渐而累及全身，表现为肌无力，肌萎缩及肌束颤动，强直征不明显，鉴别诊断与肌萎缩症侧索硬化症相似。

（三）椎动脉型颈椎病的鉴别

1. 内耳疾患（梅尼尔综合征）　是由于内耳淋巴回流受阻引起局部水肿所致。本病在临床上具有以下三大特点：发作性眩晕，波动性、进行性和感音性听力减退，耳鸣。

鉴别要点：由于椎动脉型颈椎病亦可出现上述症状，因此，需要将二者加以区别，事实上只要到专科检查，排除内耳前庭功能障碍，就能除外耳源性眩晕。此外，MRA、DSA 等均有助于两者鉴别。

2. 眼源性眩晕　大多因眼肌麻痹及屈光不正所致，青少年发病率高，应加以鉴别。

鉴别要点：①闭目难立征：阴性；②眼源性眼震试验：多呈异常反应；③眼科检查：有屈光不正，其中以散光为多见；④闭目转颈试验：阴性。

3. 锁骨下动脉盗血综合征　也叫臂基底动脉供血不足综合征。系锁骨下动脉或无名动脉的椎动脉起始处近心端，因动脉硬化、感染、先天性发育异常、外伤等，造成不完全或完全性闭塞性损害，借虹吸作用引起患侧椎动脉血液逆行，使正常情况下应流向脑干的血液倒流入锁骨下动脉的远心端，临床上表现为椎—基底动脉供血不足出现眩晕、头昏、复视、肢体轻瘫等，多呈间歇性出现。还可以导致患侧上肢缺血表现，如出现麻木、乏力等，易误诊为椎动脉型颈椎病。

鉴别要点如下：

（1）本征患肢乏力，间歇性运动失灵等明显，甚至还有极少数引起手指发绀或坏死，患侧桡动脉搏动减弱或消失。

（2）患侧血压降低，两侧上肢收缩压相差常在 2.67 ~9.33 kPa 之间。

（3）患侧肢体活动后使椎—基底动脉缺血症状加重，或诱发出现椎—基底动脉供血不足症状。

（4）锁骨上区可听到杂音，可行主动脉血管造影，观察颈部血管循环影像进行确诊。

4. 脑动脉硬化　脑动脉是人体易发生硬化的三大部位之一。脑动脉硬化是中老年人的常见病，颈椎病可合并有脑动脉硬化，二者均可出现头晕上肢麻木及病理症状，易误诊。

鉴别要点如下：

（1）本病多见 40 岁以上人群，逐步出现大脑皮层功能减退症状，如头晕、记忆力减退、睡眠障碍等，其症状与颈椎活动无明显关系。

（2）脑动脉硬化往往是全身性动脉硬化的组成部分，故可能伴有眼底动脉、主动脉、冠状动脉或肾动脉硬化的征象。

（3）血压偏高或偏低，其特点是舒张压高，脉压差小。

（4）脑血流图检查，有较恒定的缺血性改变，对本病诊断帮助较大。

5. 神经官能症　颈椎病引起的头晕、头痛最易被误诊为神经官能症，但神经官能症无任何神经系统体征，精神因素可能为其病因，颈椎 X 光片显示正常。

七、治疗

颈椎病的治疗目前大致分为保守治疗、微创介入治疗、手术治疗三大类。

（一）保守治疗

用于颈椎的保守治疗方法有多种，且每位医师的经验不同，在治疗措施上可能会使用不同的方法。常见的方法有：疼痛病灶注射治疗（神经阻滞）、按摩、牵引、理疗、口服药物及静脉输液等对症治疗。

1. 牵引　其目的是恢复颈椎列线及椎间隙宽度，使向椎间隙后缘突出之髓核还纳，从而达到对脊髓、脊神经根及滋养血管的减压作用。但如果适应证选择不当，或是操作失误，则有可能发生意外。牵引主要适用于以下类型的颈椎病：

（1）根型颈椎病：因椎节不稳造成神经根刺激症状者或因椎间盘突出使神经根受压者均适合牵引。

（2）脊髓型颈椎病：由于椎节不稳或突出物造成脊髓前方沟动脉受压所致的中央型病例疗效较佳。但此类病例一定要有经验的医生操作。

（3）椎动脉型颈椎病：由于椎节不稳而造成椎动脉供血不足者疗效较佳。

（4）颈型颈椎病：由于颈椎变直或反张所引起颈部症状，采用成角度牵引疗效更佳。

2. 按摩　通过对患者颈、肩、背肌肉作较大幅度的放松后，达到活血化淤、气血运行通畅之目的，通过对患者头颈部的被动旋转等操作而达到调整颈椎椎体间关节、小关节及钩椎关节之咬合状态，并改变颈段力线及椎管内外平衡，从而获得疗效。按摩适用于以下类型的颈椎病：

（1）颈型颈椎病，除外急性期，疗效佳。

（2）根型颈椎病以突出物压迫神经根及椎节不稳，引起椎动脉供血不足者疗效较突出。

（3）脊髓型颈椎病可以采取放松手法，禁止斜搬。

3. 神经阻滞　选用糖皮质激素加1%～2%利多卡因进行神经根周围或硬膜外腔注射，起到消炎镇痛及解痉作用。神经阻滞不仅可以解除急性炎症引起的疼痛，而且还可以用于鉴别诊断。

适应证：对椎管内外的无菌性炎症所引起的疼痛均可试用，颈源性眩晕者行星状神经节阻滞疗效颇佳。

4. 物理疗法　物理治疗如同颈椎牵引按摩治疗一样，都是临床上应用最多的一种治疗颈椎病的非损伤性治疗。治疗时无痛苦，患者易于接受，对颈椎病的治疗起到了很好的辅助作用。常用的有：①电疗，如离子导入、低频脉冲、中频、高频等都有很好的效果；②光疗，包括红外偏振光及半导体激光等，可以消炎、消肿和降低神经末梢的兴奋性；③超声治疗法；④温热疗法；⑤中药熏蒸疗法等都是目前较为广泛应用的方法。通过物理治疗，能改善局部血液循环，松弛痉挛的肌肉，消除炎症水肿和局部硬结，达到缓解症状的目的。

5. 中医中药　应用活血化淤、祛风散寒等理论，针对慢性颈椎病疼痛、年老体弱的患者有很好的疗效。

（二）微创介入治疗

本书相关章节介绍。

（三）手术治疗

略。

（牟桂玲　都兴林）

第三节　椎间盘源性疼痛

椎间盘疾病是颈、腰痛的主要根源，常见病变有：椎间盘突出、椎间盘破裂、椎间盘吸收、椎间盘退变或失稳、椎管狭窄等。椎间盘突出症和椎管狭窄症的诊断和治疗已被广泛研究，因此，长期以来椎间盘突出被看做是椎间盘疾病导致疼痛的先决条件。

近年来，许多学者对椎间盘退变或损伤前后的神经解剖、生物化学、生物力学进行了深入研究，人们逐渐认识到在没有椎间盘突出的情况下，发生于椎间盘内部的病变也能引起颈、腰痛，称之为椎间盘源性颈、腰痛。椎间盘结构损伤的病理变化包括纤维环内裂和/或炎性反应（椎间盘炎），这些病理变化称为椎间盘内紊乱（IDD），可分为原发性或继发性。颈、腰椎间盘源性疼痛的致痛原因：①可能是椎间盘外层纤维环受损及椎间盘炎症引起窦椎神经的刺激；②椎间盘内纤维环内层撕裂，形成炎性肉芽带。

一、椎间盘源性腰痛

只有综合临床表现、MRI、椎间盘造影并排除其他已知的导致慢性腰痛的病因时，才可诊断椎间盘源性腰痛。

（一）临床表现

1. 临床特点　最主要临床特点是坐的耐受性下降，疼痛常在坐位时加剧，患者通常只能坐 20 分钟左右，必须起立或行走以减轻疼痛。其原因是坐位，尤其是坐位前倾时椎间盘内压力最高。

2. 疼痛部位　主要位于下腰部，有时也可以向下肢放散，65% 伴有下肢膝以下的疼痛，可为单侧。坐位疼痛症状重于站立或行走。

3. 加重因素　最常见的加重因素是劳累后。

（二）影像学特点

1. X 线表现　常规 X 线检查多呈阴性，有时可见椎间隙稍狭窄，骨赘形成或椎间失稳。

2. MRI　纤维环后方的高信号区及病变椎间盘显示低信号，被认为是 IDD 的敏感表现。但不能作为诊断纤维环撕裂和椎间盘源性疼痛的黄金标准，因有 10% ~20% 的椎间盘撕裂患者 MRI 可以正常。MRI 的 T_2 加权像病变椎间盘均显示低信号改变，椎间盘变黑（黑盘征）。

3. 椎间盘造影　椎间盘造影是目前诊断椎间盘源性疼痛的最可靠手段。椎间盘造影阳性表现为椎间盘造影时诱发、复制下腰部疼痛，并且椎间盘造影显示纤维环撕裂。椎间盘内造影剂的形态如下：

（1）正常的椎间盘内造影剂分布可呈棉球形、双极形、或长方形，造影剂应限于髓核之内。

（2）病变椎间盘髓核内造影剂形态不规则，密度不均匀，边缘毛糙，占据整个或大部分椎间隙。常见的椎间盘撕裂形状有放射形，同心圆形及横贯形等。椎间盘内造影时显示髓核容积（含纳造影剂量）增大，注入造影剂超过 2 mL。纤维环破裂时造影剂外溢，沿后纵韧带往下流。

（3）椎间盘内造影与复制痛。在患者椎间盘内造影主诉疼痛的同时，通常可见纤维环撕裂或造影剂外漏。如果仅有纤维环撕裂或造影剂外漏，患者没有主诉疼痛，说明该椎间盘与患者的疼痛可能无关。在低压力和小剂量的情况下复制与平时同样的疼痛尤其重要。

（三）诊断标准

目前尚无诊断的金标准，一般认为必须满足下列条件：

（1）有或无外伤史，下腰痛症状反复发作，持续时间 >6 个月。

（2）有上述典型临床表现。

（3）间盘造影阳性或 MRI 表现典型的间盘低信号、纤维环后部出现高信号区。

（四）椎间盘源性腰痛的诱发因素

据国外流行病学最近研究报道，吸烟、高血压和冠心病都是发生椎间盘源性腰痛的危险因素，其原因与动脉粥样硬化或动脉栓塞有关。以上诱发椎间盘源性腰痛的危险因素，同时都伴有高胆固醇血症。这些发现支持这一假说——动脉粥样硬化是引起椎间盘源性腰痛和椎间盘退行性变的一个原因。其发病机制可能是椎间盘和小关节周围血管结构受损而引起椎间盘源性腰痛的发生。

二、颈椎间盘源性疼痛

颈椎间盘源性疼痛（cervical discogenic pain）或颈椎间盘源性疼痛综合征，是指“肩胛区痛，并向头、颈、肩及上臂放散，常伴有麻木，但无沿皮节分布的运动、感觉神经障碍"。颈椎间盘源性痛是慢性的、间歇性颈肩痛的常见原因之一。广义上颈椎间盘源性痛可包括所有因椎间盘病变导致的颈肩臂疼痛，但许多因此引起的疼痛已有相应的病名，如颈椎间盘突出症、颈椎间盘退变狭窄、颈椎病等。近年来提出的颈椎间盘源性疼痛特指局限在椎间盘内部紊乱引起的疼痛，无放射痛及节段性神经障碍，不涉及其相邻的脊髓、神经根、小关节。

（一）发病机制

纤维环特别是外1/3已经发现由窦椎神经及脊神经供应。窦椎神经起自灰交通支（交感节后纤维）与脊神经结合处的交通支上，进入椎间孔后走行于脊神经节的腹侧，发出细支分布到其上和下的2~3个椎节范围的硬膜囊前部、后纵韧带及纤维环的背外侧。窦椎神经纤维被认为是灰交通支发出的交感神经纤维和同节段脊神经后支的纤维共同组成。窦椎神经节后纤维与颈神经通过颈神经节与颅神经广泛接触，其接受的痛觉刺激可放散到头、颈、上背、肩及臂部。

Turek 曾描述刺激 $C_{3\sim7}$ 椎间盘前方一侧的纤维环，患者感到肩胛骨的脊柱缘疼痛，高位颈椎间盘受刺激则疼痛局限在肩胛骨脊柱缘的上部，刺激下段椎间盘则疼痛在脊柱缘下部。向正常颈椎间盘内注射造影剂0.2~0.3 mL，不产生痛感，但内层纤维环撕裂，则注射造影剂容量可增多，渗到纤维环表层可产生疼痛。表层纤维环未破裂者痛只感应到肩胛骨内缘，并扩散到肩部及上臂后面，到肘部，是一种深在的、钝性的痛，可以非常痛。注射后5~10 min后减轻。窦椎神经的末梢纤维可以分布到纤维环的外层纤维中。Copper 等的研究发现退变纤维环中的神经纤维密度高于正常的纤维环。有人认为髓核退变、内层纤维环撕裂产生的肉芽带可深入到纤维环深层，窦椎神经的末梢纤维是无髓鞘纤维，容易受刺激产生疼痛。髓核是身体最大的无血管组织，正常的血管也不分布到纤维环表层，其中央退变的无血管髓核可作为抗原刺激机体产生免疫反应，产生许多炎症介质，如白细胞介素-6（IL-6）、一氧化氮（NO）、肿瘤坏死因子（TNF）、磷脂酶 A_2（PLA_2）、乳酸（LA）等。这些炎症介质通过退变间盘的放射状裂隙达到外侧纤维环，使神经末梢处于超敏状态，引起疼痛。所以称颈椎间盘源性疼痛是化学刺激感受器和机械刺激感受器介导来自纤维环本身结构破坏的疼痛。

（二）影像学检查特点和诊断

导致颈肩臂痛的原因很多，而颈椎间盘源性疼痛无特异性的症状和体征。接诊时必须问明病史，并仔细的体检，以排除炎症、肿瘤等严重疾病导致的持续性颈肩痛，常见颈椎间盘突出症导致的根性痛及强直性脊柱炎、骨关节病导致的晨僵及钝痛，仔细区别体位性扭伤等病变。临床上影像学检查特点有利于鉴别上述脊柱和骨关节病变。

（1）颈椎普通X线片和CT可确定骨关节的病理性或生理性改变，如损伤、炎症、退变、肿瘤。颈椎退行性变是颈肩痛X线最常见的改变，常见退行性变虽也有椎间隙狭窄，颈椎曲度异常等与椎间盘源性疼痛共有的改变，但因退变是中老年人的普遍现象，仅有此种改变，对椎间盘源性痛无诊断意义。CT可提示椎间盘突出、椎管狭窄等诊断，但对无神经根及脊髓压迫的椎间盘膨出，是否产生椎间盘源性痛，同样无法确定。

（2）MRI对软组织的分辨率好，可提供椎间盘水分的生理改变，从而显示椎间盘退变程度。MRI的 T_2 加权像在病变椎间盘表现为信号降低，相邻正常椎间盘信号正常。然而信号降低是退变的现象，对那个退变的间盘就是引起颈痛的“责任盘”则很难确定。有人认为椎间盘后方纤维环出现高信号区有诊断意义，但意见不一。一般认为，如果MRI的 T_2 加权像显示在病变椎间盘表现为低信号（黑盘征），椎间盘后方纤维环出现高信号区则多数可诊断为病理性椎间盘，不需要再造影。

（3）椎间盘造影颈前外侧入路，常规照正、侧位X线片确定针的位置，造影剂平均0.5 mL（0.15~1 mL）注入椎间盘内，记录诱发痛的反应。造影后CT扫描影像主要有两种：①造影剂在髓核内呈白色团块状；②造影剂通过后方的裂隙溢出。后者在腰椎被视为异常现象，但在颈椎则视为正常，因20岁后髓核与钩椎关节常相通。

Haranta 等发现CT椎间盘造影可对80%的具有退变性椎间盘疾病而又没有突出和放射痛的病例作出

诊断。Roth 指出无痛性椎间盘造影能更精确地明确诊断及确定产生疼痛的椎间盘，即造影时在疼痛的椎间盘内注射局麻药可立即止痛，无痛性椎间盘造影对痛性椎间盘的确诊和定位是最有效的诊断性试验，是确定椎间盘源性痛的有用手段。

(4) 诊断标准颈椎间盘源性疼痛也可借用腰椎间盘源性疼痛的诊断依据作为参考，北美脊柱协会认为只有椎间盘造影诱发疼痛才能确定腰椎间盘源性疼痛，借用国际疼痛研究会制定的诊断标准，颈椎间盘源性疼痛应具备下列条件：①病变椎间盘的造影诱发试验导致患者出现原有性质的疼痛；②邻近椎间盘诱发试验不出现这种疼痛；③颈椎具有上述的 MRI T_2 加权像的异常表现，则可以诊断。

（刘延青）

第四节　颈腰椎脊神经后支综合征

近年来，随着对急、慢性非特异性颈肩腰背痛的研究不断深入，源于脊神经后支的疼痛问题，越来越受到重视。临床上引起颈肩腰背部疼痛的各种椎管外伤害性刺激，脊神经后支是其主要的传入中枢通路。脊神经后支综合征，是指由于脊神经后支主干部受机械性刺激而产生的其末梢分布区的放散性疼痛。此类疼痛病症发病率高，常规疗法效果较差，且容易复发。如何正确认识此类疾病，对临床治疗具有重要意义。

一、颈脊神经后支综合征

因软组织或骨及骨关节的异常，可刺激颈神经后支出现相应的临床症状。多表现为头、颈、肩部的疼痛与不适感，颈椎活动不灵活，针刺痛觉减退。疼痛性质多呈酸麻、僵硬及沉重感，可向肩、背及上肢放散。相应脊椎旁压痛阳性，局部肌紧张，局部压痛（+），而枕神经痛则多为神经放电样疼痛。放射线检查可有颈椎退行性变表现，也可无明显异常。一般不伴有上肢的感觉运动神经功能障碍。

二、腰脊神经后支综合征

（一）临床表现

急、慢性发作的腰骶部疼痛，可伴有臀部及下肢痛，但下肢痛局限于大腿，向下不超过膝关节。无下肢感觉、反射及肌力异常。腰椎影像学检查无明显异常，有时可见生理曲度改变及椎体旋转现象。可有或无腰部受伤史。有时继发于腰椎间盘术后、椎体压缩性骨折。排除内脏性疾病导致腰痛的因素。在主诉痛区上方 2~3 脊椎部位存在棘突及椎旁压痛。其特征为该椎体棘突、痛侧小关节、痛侧横突部位压痛，疼痛向主诉区放散。横突根部压痛点（邵氏点）有特殊诊断意义，该点为脊神经后支主干跨过下位椎体横突的体表投影点。临床上主要应与腰椎间盘突出症、椎管狭窄症、椎弓峡部裂、椎体滑脱、骨关节炎、骨质疏松症、内脏源性腰痛、肿瘤骨转移等病症相鉴别。

（二）诊断

符合下列四个条件者可以确诊。

1. 病史　有的发生在搬物、突然扭腰等动作之后。有的无明确的受伤史。有时继发于腰椎间盘髓核摘除术或椎体压缩性骨折。有的压缩性骨折患者并不知道，须摄 X 线平片证实。

2. 症状　急、慢性腰痛，无神经根症状。急性腰痛发作症状重，翻身、行走困难、体位改变加重，尤其是平卧和晨起时疼痛剧烈，疼痛区局限或模糊不清；可伴有髋部、臀部及股后外侧放散痛，疼痛向下放散不超过膝关节（这点常用来与腰椎间盘突出症相鉴别）。

3. 体征

（1）腰部活动受限，有时向某一个或两个方向运动时，可使疼痛加重。

（2）无神经根体征。

（3）在主诉痛区的同侧面沿脊神经后支的走行上溯三个节段的椎体有压痛。其特点是该椎体的棘突、患侧小关节、患侧横突三点压痛，并向主诉痛区放散。其中以小关节外侧横突根部最明显。该点是脊神经后支主干越过下位椎体横突的体表投影点（简称邵氏点）。

（4）急性患者有时可见患侧邵氏点水平节段性的腰肌痉挛，这是因脊神经后支的运动支受到刺激引起。无其他神经系统病变的症状和体征。

4. X线检查　往往见压痛处椎体旋转的征象：①正位片上双侧面椎弓根距同侧椎体外缘的距离不等、小关节间隙不等；②侧位片可见椎体后缘有双重影。另外，X线平片、CT、MRI无椎体炎症、肿瘤、结核、椎间盘突出、脊椎滑脱等征象。

三、骶尾神经后支综合征

骶尾神经后支综合征，常可因外伤、感染、肿瘤及精神因素引起。多表现为剧烈疼痛、钝痛或持续性疼痛。有时也向会阴部、臀部、骶骨部甚至沿大腿后侧放散。肛门部常出现异样感觉，如顶压、排便不尽、坠胀等。起立、行走或排便可加重。局部压痛，骶尾区痛觉过敏或痛觉减退等。X线平片虽可排除骶尾部骨质病变，但诊断应以临床表现为主。

（刘延青　刘怀清）

第五节　颈腰椎结核

颈腰椎结核为骨关节结核中最常见者，都由血行感染而产生。它好发于儿童及青年，以20~29岁之间发病率最高，占36.6%，其中以腰椎最多，胸椎次之，颈椎最少。但儿童以胸椎结核多见，可累及几个椎骨和椎间盘，容易产生后突。颈椎结核亦以儿童多见，好发于第1、2颈椎，易造成病理性脱位。成人多发生在腰椎，一般涉及邻近的两个椎体，后突多不甚明显。

一、临床分型

椎体结核按原发病灶部位可分为三型。

1. 中心型　病灶位于椎体中心部，见于儿童。特征为以骨质破坏为主，椎体被压成楔形，成人可长期局限在椎体中心，出现死骨，死骨吸收后，可出现空洞。

2. 边缘型　多见于成人，进一步累及相邻椎体。以溶骨性破坏为主，很少出现死骨，易侵犯椎间盘，引起椎间隙狭窄。

3. 骨膜下型　由于脓液沿着前纵韧带上下蔓延，相邻椎体前侧部长期被骨膜下脓肿腐蚀的结果。多为继发性，可同时累及数个椎体前缘。

二、寒性脓肿蔓延方式及转归

椎体结核常形成寒性脓肿，蔓延方式为沿椎体骨膜下蔓延，形成广泛的椎旁脓肿，再则，是远离病灶形成流注脓肿。不同的椎体结核有不同的蔓延途径。

1. 颈椎椎体结核　常位于颈长肌后方。上部颈椎形成咽后壁脓肿，下部颈椎形成食管后脓肿。

2. 胸椎椎体结核　常形成椎旁脓肿，正位X线片见呈球形，张力较大，或呈筒形、梭形。椎旁脓肿可经肋横突间隙向背部流注，或沿肋间血管向肋骨远端流注。

3. 腰椎椎体结核　常形成流注脓肿，多沿腰大肌筋膜形成腰大肌脓肿。腰大肌脓肿可因重力关系蔓延至髂窝、股三角或股骨小转子附近，还可绕过股骨上端后侧至大腿外侧，再沿阔筋膜向下流注到膝关节附近。腰大肌深层的脓液可穿过腰筋膜，出现在腰三角部位。

4. 寒性脓肿转归　病灶处于静止时，寒性脓肿可自行吸收或钙化，但常破溃，形成窦道，也有的脓液因脓肿壁与胸、腹腔脏器，如肺、肠道、膀胱发生粘连，最后穿破，形成内瘘。

三、临床表现

（一）全身症状

早期无明显症状，活动期则出现食欲不振、消瘦、午后潮热、盗汗等中毒症状。

（二）局部症状和体征

1. 疼痛　局部痛为主，于劳动、咳嗽时加重。患处可有压痛、叩击痛及放射痛。

2. 脊柱畸形　由于椎体破坏塌陷后，形成角状后突畸形，为脊柱结核所特有。

3. 肌肉痉挛、姿势异常和运动受限　颈椎结核患者可有斜颈畸形，或头前屈，活动时明显受限。胸、腰椎结核患者不能弯腰，故拾物姿势很特殊，不是弯腰去拾，而是屈髋、屈膝、挺腰下蹲，一手撑大腿，另一手去拾地上的东西。

4. 寒性脓肿　应仔细检查，如怀疑可作穿刺。

根据患者的病史、临床表现以及各项影像和实验室检查，易作出诊断，必要时可穿刺活检诊断。

第六节　颈腰椎肿瘤

脊柱肿瘤，是指发生于脊柱的骨骼及其附属组织的原发性或转移性肿瘤及一些瘤样病变。各种类型的骨肿瘤几乎均可发生于脊柱。据1996年我国统计数字，脊柱肿瘤约占全身骨肿瘤的5%。其中良性肿瘤与瘤样病变占36%，以骨巨细胞瘤、骨软骨瘤、骨母细胞瘤、骨瘤、神经纤维瘤为多见；原发恶性肿瘤约占36%，以脊索瘤和骨髓瘤最多，其次是骨恶性淋巴瘤、软骨肉瘤和尤文（Ewing）肉瘤；转移性肿瘤约占28%。

一、分类

1. 按来源　原发性肿瘤和转移性肿瘤。

2. 按生物学特性　良性肿瘤和恶性肿瘤。

临床上脊柱肿瘤以转移性为多，起始脏器多为肺、胃、甲状腺、前列腺、造血组织等；脊柱原发恶性肿瘤多为脊索瘤、骨髓瘤、骨恶性淋巴瘤、软骨肉瘤和骨肉瘤；肿瘤侵犯部位以胸椎为多，其次为腰椎、颈椎和骶椎。

二、临床表现

1. 良性肿瘤　病程长、发展慢，一般无全身症状，易被忽略，常因剧烈活动或扭伤才发现，多为持续性隐痛或胀痛，逐渐加重。椎管内肿瘤常表现为渐进性下肢无力和疼痛，出现大小便功能障碍和瘫痪。

2. 恶性肿瘤　病程短，发展快，常以疼痛开始，夜间重，可伴有低热、盗汗、消瘦、贫血、乏力、食欲减退、大小便困难。

三、检查

1. 常规检查　可以出现贫血、血沉加快、白细胞升高，碱性磷酸酶可升高，血清白蛋白升高，白球比例倒置，转移性肿瘤可有相应脏器检验指标的异常。

2. X 线检查　必须常规进行相应部位放射线检查，不同性质的肿瘤有不同的改变，对诊断有重要意义。

3. CT 和 MRI　对于判断肿瘤性质、范围、与周围组织关系有重要价值。

4. 核素骨显像　对于其他部位转移病灶的判断和转移癌的原发灶有独到的价值。

5. PET 检查　是目前唯一的用解剖形态学方式进行功能、代谢和受体显像的技术，其分辨率可以达到 4 mm，并且可以立体定位，对于判断早期肿瘤有较大意义，但价格昂贵。

6. 病理检查　是确定肿瘤的必须手段，既往多在术前凭借术者的经验判断肿瘤性质，在肿瘤切除后才能进行病理检查确定性质，现在影像设备的引导下，可以进行穿刺活检，在术前确定肿瘤性质，使肿瘤治疗更准确。

（廖正银）

第七节　骨质疏松症

一、概念

骨质疏松症是一种全身性骨疾病，特点是低骨量和骨组织的微结构损伤，并最终导致骨脆性增加及容易发生骨折的病理状态，由此引起的临床病症称骨质疏松症。

早在 1885 年 Pommer 即提出“骨质疏松症”一词，1891 年 Albright 更注意到绝经后妇女多有骨质疏松症。20 世纪 80 年代以来，此症受到普遍重视。本症是老年人尤其是绝经妇女腰背痛的常见病因之一。

二、发病率

骨质疏松症是当前世界的多发病，是影响老年人健康的严重疾病，与糖尿病、老年性痴呆并列为三大重点攻关的老年性疾病。据统计，全世界有 2 亿妇女患骨质疏松症，美国有 2 500 多万人患骨质疏松症，占人口的 9% 左右，我国目前有骨质疏松症患者 8 000 万之多。60 岁以上的人口占总人口的 10% 以上，预示骨质疏松症患者将逐年增加，因此，付出的直接间接费用也将大大增加。

三、发病因素

导致骨质疏松症的病因不十分清楚，已知其与年龄、内分泌失调、营养障碍、负重活动、种族及遗传因素有关。

1. 年龄因素　随着年龄增长和发育，骨含量迅速增长，30 ~ 39 岁时达高峰，此时的骨含量值为高峰值，简称“峰值”。以后随年龄增加而降低，一般男性每年以 0. 22%，女性以 0. 33% 的速度下降。

2. 内分泌因素　女性在绝经后因内分泌改变，骨丢失速度增快，每年丢失松质骨的 3%，皮质骨的 1%；最终可丢失骨含量的 1/3 甚至 1/2，男性丢失较少，约为女性的 2/3。但在 65 ~ 70 岁以后，男女丢失量大致相等。

3. 营养因素　正常人每天钙需要量，Nordin 统计为（17. 9 ± 1. 3）mg/kg。我国食物组成中钙含量较低，正常饮食中有 1/3 被吸收，2/3 自粪便排出。但如果食物中蛋白供应正常，身体又能维持正常活动，一般不致缺钙，如果肠吸收功能障碍常常影响钙值，蛋白质及维生素 D 的正常吸收，还使粪便中排钙量增加，肾小管的重吸收减少，导致钙产生负平衡状态。

4. 废用性因素　长期卧床，脊柱可产生废用性脱钙，反之经常锻炼者，则钙、磷含量增加。老年人活动量明显下降，也是促使骨质疏松症的原因之一。

5. 其他因素　种族、遗传地区、生活环境、食物组成等因素都有影响，已知吸烟与骨质疏松症发病有关。

四、分类

骨质疏松症分为原发性和继发性：①原发性指机体及骨骼本身因生理性退变所引起者，包括退化性（绝经后和老年性）骨质疏松症，男性特发性以及青少年骨质疏松症也列在其中；②继发性者是因某些疾病和状态，包括内分泌（甲状腺及甲状旁腺功能亢进）、药物（激素性）、慢性疾病（肝肾）、代谢障碍（糖尿病）、骨折固定等所造成的骨质疏松症。

临床多见退化性骨质疏松症。退化性骨质疏松症也分两种亚型：①Ⅰ型，年龄在51～70岁，主要诱因与绝经有关；②Ⅱ型，主要为71岁以上患者，与年龄老化有关。本文主要介绍退化性骨质疏松症，特别注重其与腰背痛的关系。

五、临床表现

（一）疼痛

腰背疼痛是骨质疏松症最常见的临床表现，当脊柱发生椎体压缩性骨折时表现的尤为突出，但在一部分已发生骨折的患者中也可不出现明显症状。

引起疼痛的主要原因有三点：①骨转换过快，骨吸收增加导致骨小梁的吸收，断裂、骨皮质变薄，从而引起全身疼痛；②在引力作用下，由于骨强度明显下降导致椎体楔形变，鱼尾样变形而引起疼痛；③由于骨骼变形，导致附着在骨骼上的肌肉张力出现变化，肌肉易于疲劳，易于出现痉挛，从而产生肌源性疼痛。

从疼痛部位看，最常见的是腰背部、双侧肋部、髂骨区域、胸背部，严重时全身各部位均有疼痛。

（二）身高缩短和驼背

由骨松质和皮质骨组成的骨骼中，骨松质更易发生骨质疏松性改变。由于椎体主要由骨松质组成，而且支持整个身体，由此容易产生身高变短的症状，妇女在60岁以后，男性在65岁以后逐渐出现身高缩短和驼背。驼背越重，腰背疼痛的症状也越明显，由于受力的原因，有些患者有侧凸畸形。

（三）骨折

由于原发性骨质疏松症首先发生在骨松质区域，导致骨小梁吸收，断裂，数量下降，同时在皮质骨区域出现穿孔，皮质变薄，从而造成骨强度下降，在轻微外力下就容易出现骨折。骨折易发生的部位有脊柱、髋部和桡骨远端。

六、呼吸系统障碍

骨质疏松症引起的呼吸系统障碍，主要是脊柱畸形和胸廓畸形所造成，虽然患者出现胸闷、气短、呼吸困难及发绀症状较少见，但肺功能测定发现肺活量和最大换气量减少。

七、诊断及鉴别诊断

骨质疏松症的诊断，除临床表现及影像学检查外，骨密度测量是一个主要指标，但遇有骨质疏松压缩性骨折，应排除其他一些原因所致的骨质疏松和压缩性骨折，如椎体转移瘤、多发性骨髓瘤、甲状腺功能亢进等。

八、骨质疏松症的治疗

治疗的目的在于防止骨继续过量丢失，缓解因骨质疏松症引起的腰背疼痛，目前主要靠综合治疗，包括药物、饮食、日常锻炼、椎体成形术等。

1. 药物疗法　常用药物为性激素类、钙、维生素D、降钙素、二膦酸盐类等。

2. 饮食　平常饮食要注意多吃含钙的食品。如牛奶、肉类、鱼类食品。

3. 日光、运动　日光中的紫外线有促成维生素 D 的合成作用，而维生素 D 是钙吸收所必需的，故每日应有一定时间的阳光浴和户外活动。

4. 椎体成形术　合并有压缩性骨折的，可选用椎体成形术，文献报道术后止痛率可达 90% 以上。具体内容见本书相关章节。

（牟桂玲）

第十四章　脊柱脊髓损伤

第一节　概述

脊柱损伤如果伴有神经系统损伤，对患者影响较大。在所有创伤患者中，颈椎损伤发生率约4.3%，胸腰椎损伤约6.3%，脊髓损伤约1.3%。尽管脊柱损伤在全部创伤者中比例较小，但其并发症发生率及病死率较高。很大一部分脊柱损伤发生于多发伤患者，因而治疗相当复杂。脊柱损伤是永久性残疾和死亡的主要原因之一。

一、流行病学特征

（一）年龄、性别特征

1. 年龄　脊柱不同部位损伤具有不同的年龄分布特征。颈椎损伤常发生于两个年龄段（图14－1）：中、青年（15～45岁）和老年人（65～85岁）；胸、腰椎骨折通常发生在50～80岁年龄段（图14－2）。尽管现代医学明显提高了治疗脊柱损伤的能力，年龄因素仍会影响其并发症及死亡的发生率。传统观点认为，脊柱损伤多发生于年轻及活力强的人群。但随着人口老龄化，人寿命的延长，更多的老年人积极参加社会生活，以及老年人随年龄增长带来的相应内在风险，如骨质疏松症等诸多因素，使老年人发生脊柱损伤的比例明显上升。

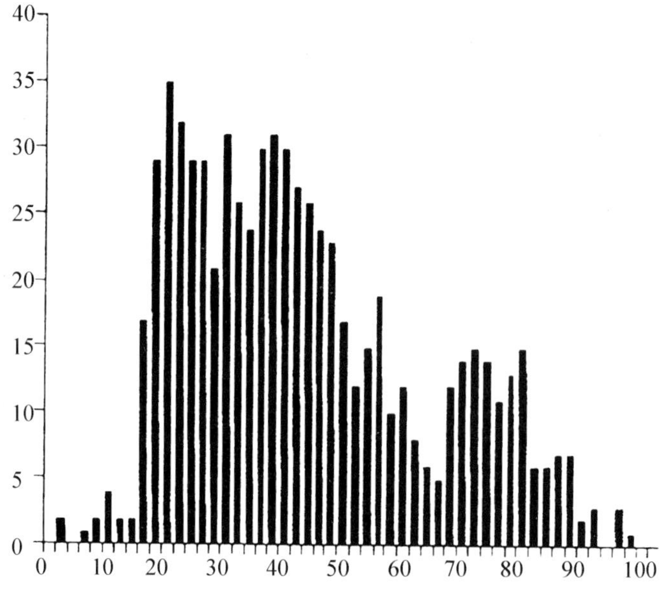

图14－1　颈椎损伤的年龄分布

（引自：Lowery DW，Wald MM，Brown BJ，et al. Epidemiology of cervical spine injury victims. Ann Emer Med，2001，38：12.）

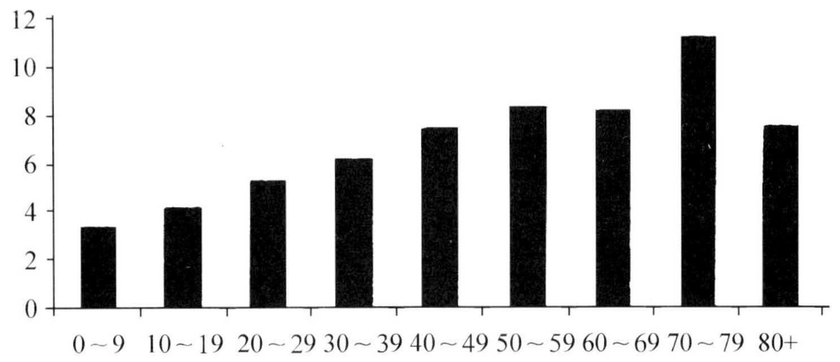

图 14-2　胸腰椎损伤的年龄分布

（引自：HolmesJ，Miller P，Panacek E，et al. Epidemiology of thoracolumbar spine injury in blunt trauma. Acad Emer Med，2001，8：866.）

2. 性别　尽管女性脊柱损伤发生率近年不断上升，男性仍然占所有脊柱损伤患者的70%左右。

（二）发生原因及节段分布

1. 发生原因　最常见的原因是机动车事故，其次是坠落伤、暴力（枪击伤、刀刺伤）运动伤等（图 14-3）。

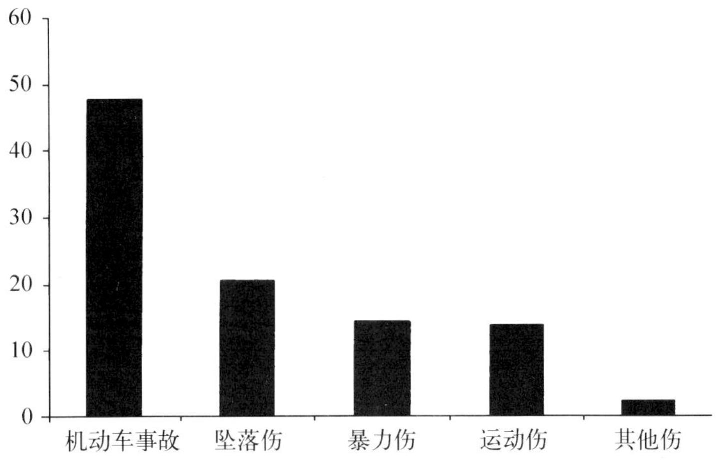

图 14-3　脊柱创伤性脊髓损伤原因分布

（引自：HolmesJ，Miller P，Panacek E，et al. Epidemiology of thoracolumbar spine injury in blunt trauma. Acad Emer Med，2001，8：866.）

2. 节段分布　常发生于活动最多的颈椎和胸腰椎。

（1）颈椎损伤：约25%发生于上颈椎（C_2 以上），75%发生于下颈椎。

（2）胸腰椎损伤：L_1 损伤占所有脊柱损伤的16%，有5%～20%胸腰段脊柱损伤者伴有不连续性多节段脊柱损伤。多水平节段性脊柱损伤占脊柱损伤的4%～20%。

（3）脊髓损伤（spine cord injury，SCI）：发生率为所有脊柱损伤的1.3%。SCI常发生于颈椎损伤（55%），其次是胸椎（30%）和腰椎（15%）（图 14-4）。所有脊髓损伤中约40%为完全性损伤。一旦发生SCI，其病死率比其他创伤者高15倍。

（三）对社会、经济的影响

SCI的影响不仅涉及患者及其家庭，而且对社会、经济的影响也十分严重。据估计，美国每年用于SCI的负担在40亿～60亿美元；35岁的截瘫患者其终生的费用约为50万美元，27岁的四肢瘫患者的终生费用估计超过100万美元。SCI其他的社会代价包括50%的患者发生离婚及分居，再结婚的比例不足1%。

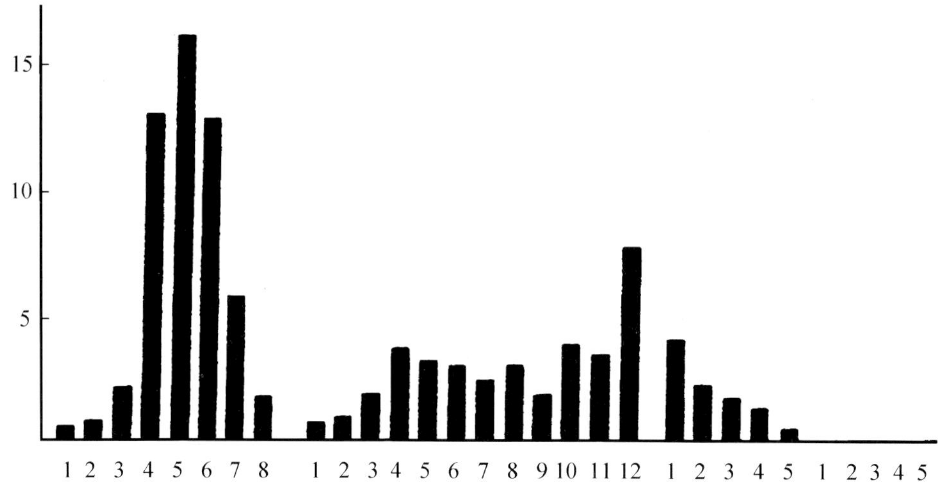

图 14－4　伴神经损伤的脊柱损伤节段分布

［引自：StoverSL，Fine PR（eds）. Spinal cord injury：The facts and figures. birmingham，The National Spinal Cord Injury Statistical Center，University of Alabama，1986：36.］

二、脊柱解剖特点

（一）骨性结构

脊柱构成身体的中轴骨，从颅底延伸到尾骨。在 33 个脊椎中，有 24 个是可活动的（颈椎 7 个，胸椎 12 个，腰椎 5 个），5 个骶椎和 4 个尾椎分别融合成骶骨和尾骨。相邻运动脊椎之间通过椎间盘和关节突形成连接。脊柱在矢状位上形成颈椎、腰椎前凸，胸椎后凸的生理弯曲（图 14－5）。

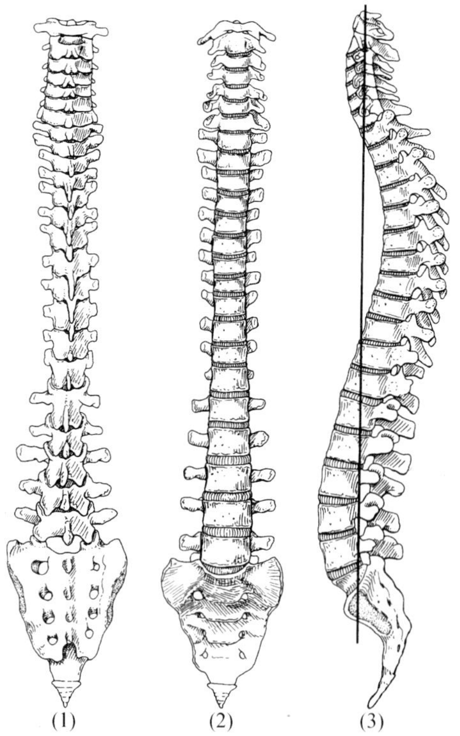

图 14－5　全脊柱骨性结构

（1）后面观；（2）前面观；（3）侧面观，垂直线表示从齿状突引铅垂线经过 C_7 椎体、T_{12}、L_1 连接部和骶骨上缘的后面，临床上常用该线评价脊柱的平衡性

（引自：An HS. Principles and techniques of spine suegery. Baltimore：Williams & Wilkins，1998.）

（二）颈椎

根据解剖形态的差异，颈椎被分为上颈椎（$C_{1\sim2}$）和下颈椎（$C_{3\sim7}$）。C_1、C_2 和枕骨形成复合体，并形成特异化的关节结构（图 14－6）。寰椎（C_1）由前、后弓及双侧侧块构成环状结构，上与枕骨髁形成关节，下与枢椎齿状突及关节突形成关节。枢椎的特征性结构是齿状突，它与寰椎前弓及寰椎横韧带形成关节。枢椎椎弓根在矢状位上呈斜行走行，从而在前方与 C_1 侧块连接，后方与 C_3 关节突形成关节。$C_{3\sim7}$椎体结构较一致，椎体之间通过椎间盘连接，椎体侧方的钩突与相邻椎体形成 Luschka 关节，关节突关节呈冠状位 45°排列（图 14－7）。

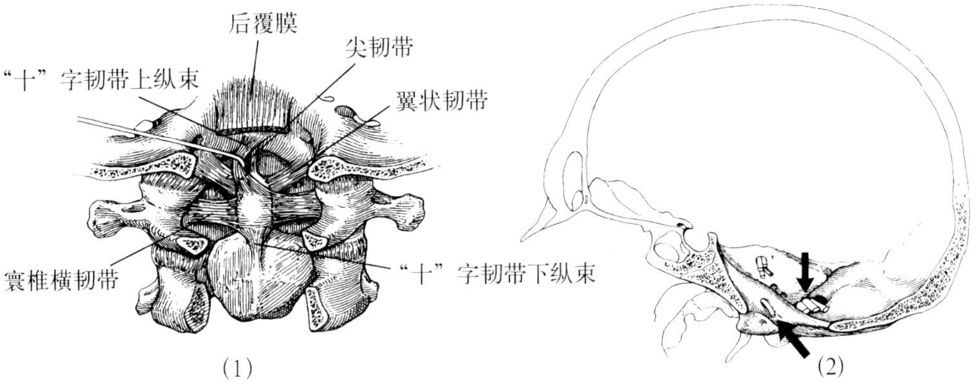

图 14－6　枕颈连接部的解剖

图为枕骨髁周围结构侧位观，大箭头显示舌下神经管及其内走行的舌下神经，小箭头显示颈静脉孔及其内走行的第Ⅸ、Ⅸ、Ⅺ脑神经

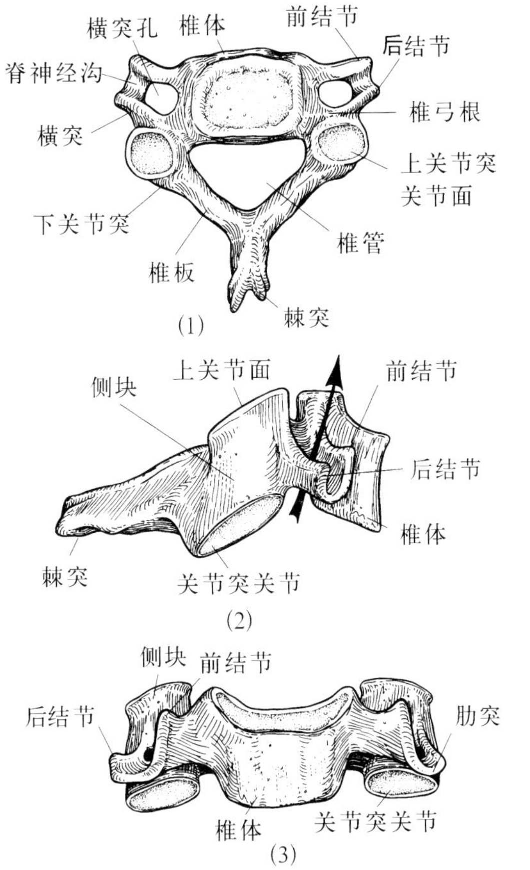

图 14－7　下颈椎椎体解剖

（1）从头侧观，显示椎间孔、上关节突、横突、横突孔和椎体等结构；（2）侧方观显示棘突，上、下关节突，横突结节和椎体；（3）前方观显示椎体、横突、侧块和关节突

（引自：An HS. Principles and techniques of spine suegery. Baltimore：Williams & Wilkins，1998.）

（三）胸椎

胸椎因为与胸廓相连，其柱状结构非常坚强，胸椎关节突关节呈冠状位 20°排列（图 14－8）。在胸腰连接部，关节突关节由冠状位排列向矢状位逐渐转变。

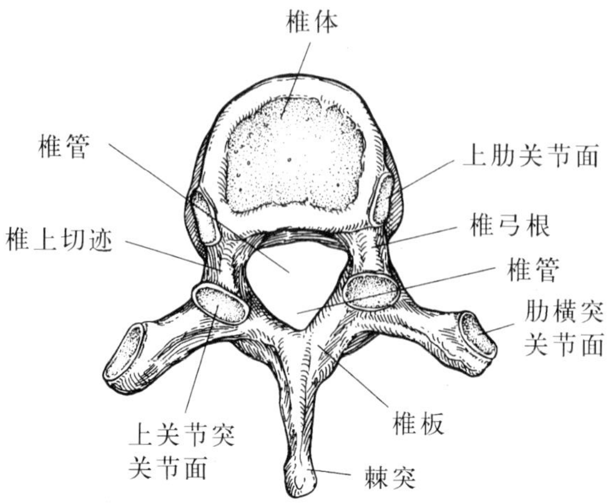

(1)

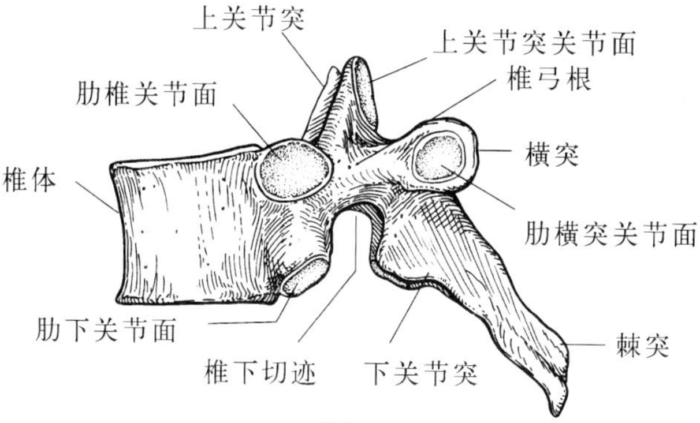

(2)

图 14－8　胸椎体解剖

（1）头侧观显示肋椎关节面、椎体及椎管；（2）侧位观显示椎体、关节突及棘突

（引自：An HS．Principles and techniques of spine suegery．Baltimore：Williams & Wilkins，1998．）

（四）腰骶椎

最大的 5 个腰椎体使腰椎呈前凸生理弯曲，腰椎与颈椎及胸椎相比，其椎体大，椎弓根短、宽，没有肋椎关节面，腰椎关节突关节呈 45°矢状位成角排列（图 14－9）。骶椎、尾椎分别融合成骶骨和尾骨，骶骨形态不规则，有骶骨翼、骶骨岬、骶正中嵴、骶孔和关节面等独有解剖结构，与髂骨形成骶髂关节（图 14－10）。

三、脊柱的运动生理特性

脊柱为一种复杂的节段性机械力学结构，具有支持、保护脊髓神经结构，维持直立姿势及身体运动的功能。脊柱的运动单位包括相邻的两个椎体、椎间盘、关节突关节及连接的韧带结构。特定运动单位的运动对称性是由其解剖结构所决定的。运动单位使脊柱在具有柔韧性的同时又能保持其稳定性。

脊柱韧带和椎间盘起限制脊柱可运动骨性结构的作用。在上颈椎，齿状突由尖韧带、翼状韧带及寰椎横韧带等共同稳定（图 14－11）。整个下颈椎的稳定装置可分成前柱、后柱两组（图 14－12）。椎间

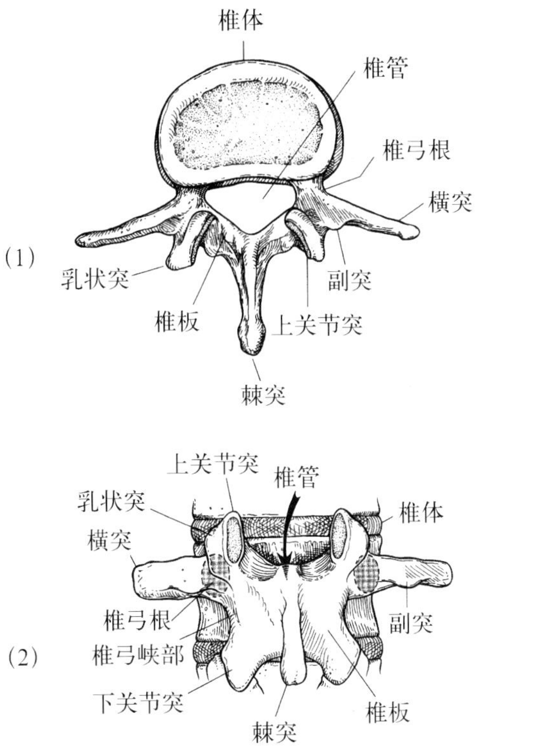

图 14－9　腰椎体解剖

（1）头侧观显示较大椎体、渐成三角形的椎孔；（2）背侧观显示椎板、椎弓峡部、横突及关节突。椎弓根投影以虚线描记为椭圆形区域（引自：An HS. Principles and techniques of spine suegery. Baltimore：Williams & Wilkins，1998.）

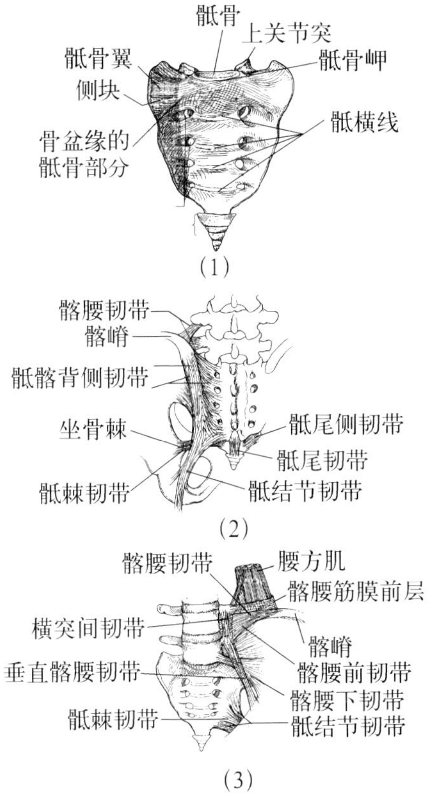

图 14－10　骶、尾骨及骶髂关节解剖

（1）骶骨前侧管显示骶骨翼、骶骨岬、骶孔及关节面；（2）背侧观显示髂腰、后骶髂及骶结节韧带结构；（3）骶髂关节前方观显示前髂腰、下髂腰、垂直髂腰和上髂腰韧带（引自：An HS. Principles and techniques of spine suegery. Baltimore：Williams & Wilkins，1998.）

盘和前纵韧带、后纵韧带是前柱的稳定装置，关节突关节的关节囊、黄韧带、棘间韧带、棘上韧带和项韧带构成后柱的稳定装置。胸腰椎的稳定装置可分成三柱（图 14－13）。前柱包括前纵韧带、纤维环前半部分和椎体前半部分；中柱由后纵韧带、纤维环后半部分及椎体后半部分组成；后方的骨性椎弓（包括椎弓根、椎板和关节突）及韧带复合体组成后柱。三柱模型对于理解损伤机制和诊断脊柱不稳定非常有意义。

头部的大部分旋转功能及部分前屈、侧屈功能由上颈椎完成。在寰枕连接部，大部分运动功能为前屈—后伸和侧屈；而在寰枢关节，近 50% 的头部旋转运动发生于此。上颈椎的运动被翼状韧带所限制，“十”字韧带在保证寰椎围绕齿状突旋转的同时能防止颈椎前屈时的寰椎前移，而尖韧带对枕骨与 C_2 之间的运动限制近可忽略。

下颈椎的基本运动是前屈－后伸，这是下颈椎的结构特征所决定的。椎间盘的存在及关节突关节的排列方向使下颈椎能支持轴向负荷、限制旋转。下颈椎的侧屈运动会使轴向负荷向同侧偏移。

胸廓和胸骨的作用使胸椎成为脊柱中最坚强的部分（图 14－14）。胸椎的运动包括旋转及小幅度的前屈—后伸及侧屈。胸腰椎连接处具有特殊的运动学特征，这是坚强的胸椎向柔韧的腰椎移行的结果。前柱的破坏能减少胸腰椎连接部轴向负载能力的 30%；前柱及中柱的破坏则能减少胸腰椎连接部轴向负载能力的 70%；单纯后柱仅承担脊柱轴向负载能力的 25%，加上中柱则上升到 65%。纤维环是脊柱的主要旋转稳定结构，其破坏会使脊柱胸腰椎连接处的旋转稳定性减低 80%，而关节突关节的破坏仅降低旋转稳定性的 20%。

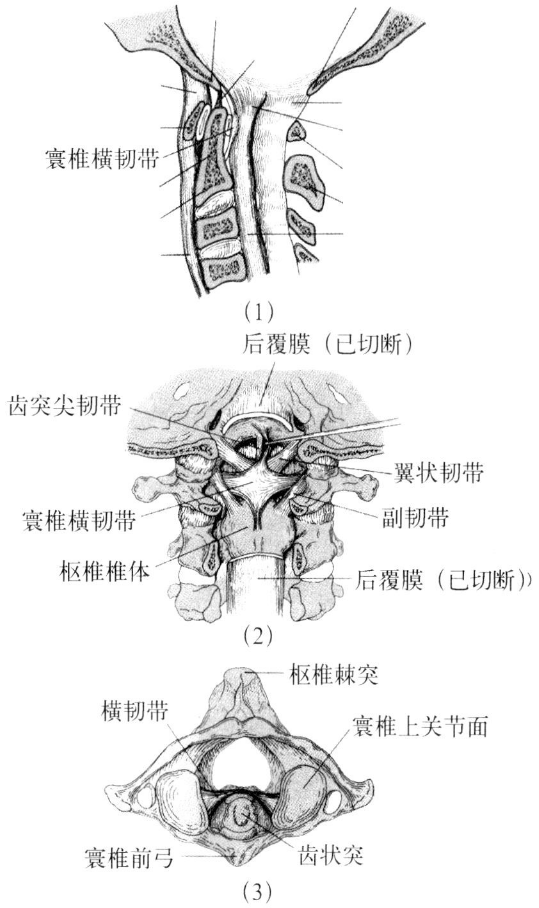

图 14－11 寰枢椎韧带复合体

（1）矢状面韧带解剖；（2）冠状面韧带解剖，寰枢椎后方椎弓已去除；（3）寰枢关节轴位观

［引自：Jarrett PJ，Whitesides TE Jr. Injuries of the cervicocranium. In Browner BD，Jupiter JB，Levine AM，et al（ed）：Skeletal Trauma：Fractures，dislocations，Ligamentous Injuries，Philadelphia，WB Saunders，1992，7：666.］

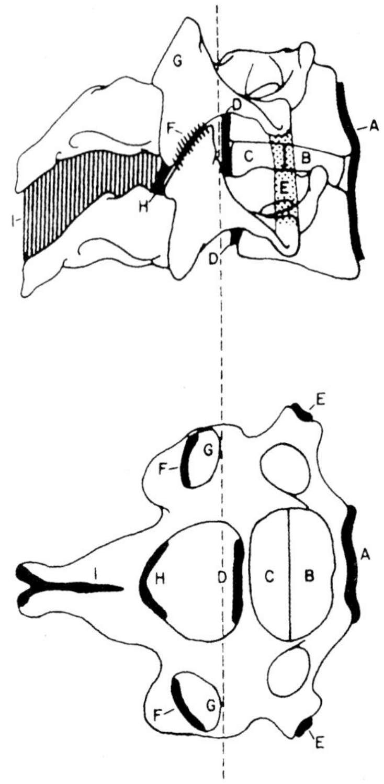

图 14－12 下颈椎稳定装置的二柱模型

A. 前纵韧带；B. 纤维环前半部分；C. 纤维环后半部分；D. 后纵韧带；E. 横突间韧带；F. 关节囊韧带；G. 小关节；H. 黄韧带；I. 棘间和棘上韧带

（引自：White AA，Johnson RM，Panjabi MM，et al. Biomechanical alalysis of clinical stability in the cervical spine. Clin Orth，1975，109：85.）

四、脊髓解剖特征与生理功能

脊髓及其被膜是大脑向尾侧的延伸，走行于枕骨大孔到 $T_{12}\sim L_1$ 的椎管内，终止于脊髓圆锥；在脊髓圆锥以下，腰骶神经根组成马尾（图 14－15）。在每个椎间隙，腹侧根和背侧根汇合成脊神经根通过椎间孔出椎管。脊髓及椎管内的神经根被包容在硬脊膜内（图 14－16）。在脊髓与硬脊膜之间是蛛网膜下隙，其中的脑脊液包绕脊髓，可吸收震荡；脑蛛网膜下隙的脑脊液与脊髓周围的脑脊液形成循环。

在 C_1 水平，脊髓占据椎管的 33%，剩下的空间被齿状突和脂肪垫平分（图 14－17）。在下颈椎和胸椎，脊髓约占据椎管容积的 50%，其余空间被脑脊液、硬膜外脂肪和硬脊膜占据。脊髓的直径并不一致，在颈部和腰部各形成膨大以发出臂丛和腰骶丛的神经根。与颈、胸段的脊髓相比，马尾在生物力学上不容易被损伤，因为该段椎管宽大、柔韧性好；此外，马尾神经是由下运动神经元的轴突组成，比上运动神经元轴突更有弹性，对创伤的耐受性较高。

脊髓的横断面解剖可显示中央位置的灰质和周围的白质（图 14－18）。脊髓灰质主要由神经元和无髓鞘的轴突组成。脊髓灰质前角包括支配颈部、躯干、四肢肌肉的下运动神经元；后角有与传入感觉神

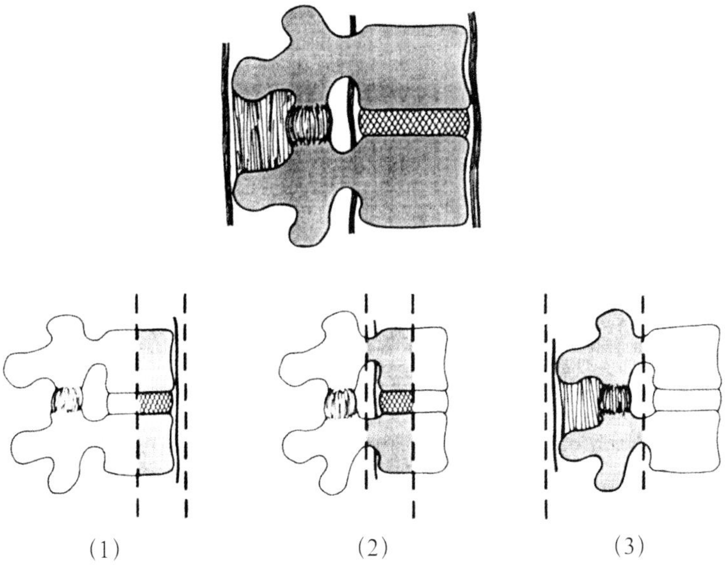

图 14－13　胸腰椎的三柱理论

（1）前柱包括前纵韧带、纤维环前半部分和椎体前半部分；（2）中柱由后纵韧带、纤维环后半部分及椎体后半部分组成；（3）后方的骨性椎弓（包括椎弓根、椎板和关节突）及韧带复合体组成后柱

（引自：Denis F. The three-column spine and its significance in the classification of acute thoracolumbar spine injuries. Spine，1983，8：817.）

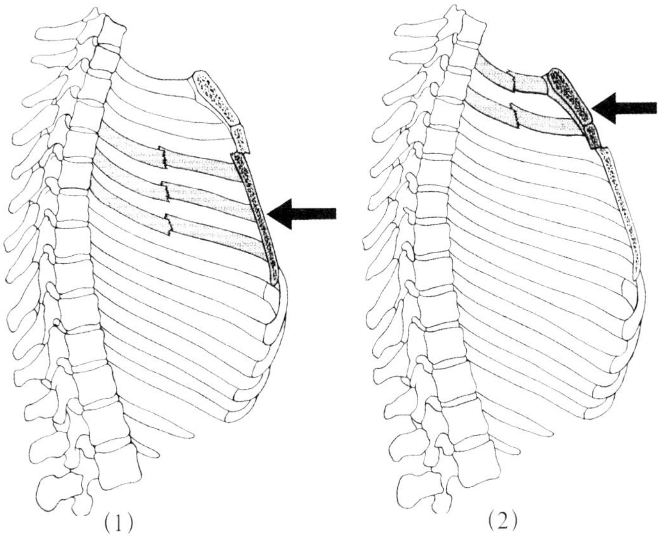

图 14－14　胸廓对胸椎的支撑作用

注：胸骨和肋骨同时骨折可能导致胸椎进行性后凸畸形。

经轴突形成突触的神经元；$T_1 \sim L_3$ 节段脊髓灰质的中间角包含神经节前自主交感神经元。脊髓白质包含有髓鞘轴突形成的上行及下行传导束。尽管脊髓灰质和白质的空间关系在脊髓全长均保持一致，但在不同水平其比例有所变化，如颈段的脊髓白质比例较尾侧节段大，因为在颈段白质汇集了下位节段的上行传导束。脊髓灰质在颈部和腰部水平形成膨大，因为该水平汇集了支配上、下肢的运动神经元。上运动神经元起源于大脑皮质或脑干，其中大部分交叉到对侧形成皮质脊髓前束和侧束（锥体束），与下运动神经元在脊髓灰质前角形成突触（图 14－19）。

脊髓在接收和传导躯体及内脏感觉信号到大脑的过程中起关键作用，它同时还传导及调节支配运动及自主效应器的信号（图 14－20）。上行感觉传入信号起源于躯体或内脏感受器，经轴突传导背根神经

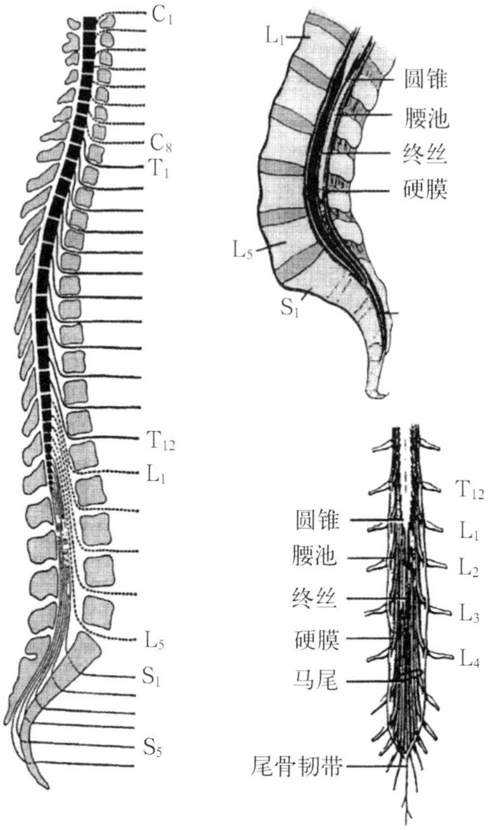

图 14－15　脊柱一般解剖及神经组成

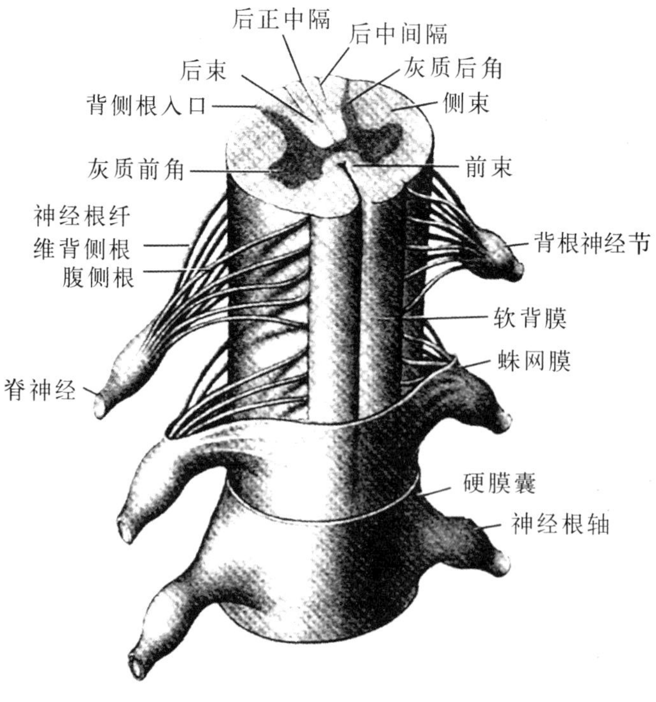

图 14－16　脊髓及神经根的解剖

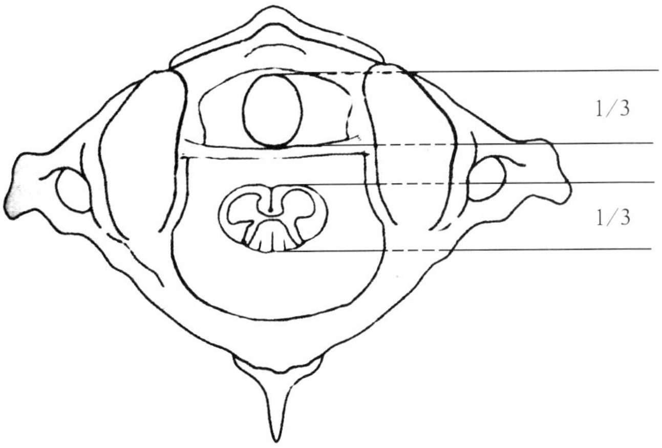

图 14－17　寰椎椎管的 Steel 三分原则

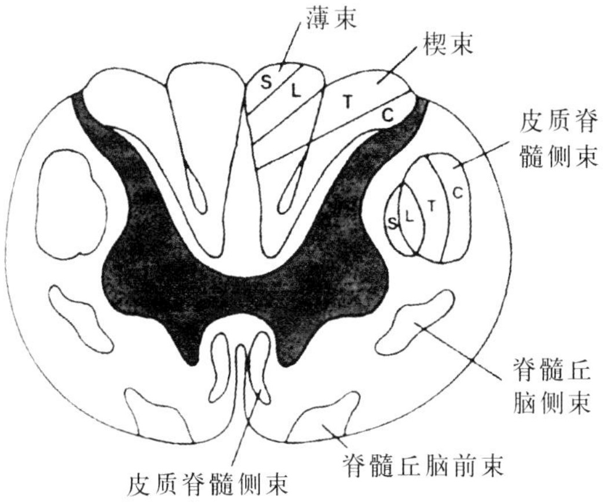

图 14－18　下颈椎脊髓的横断面解剖

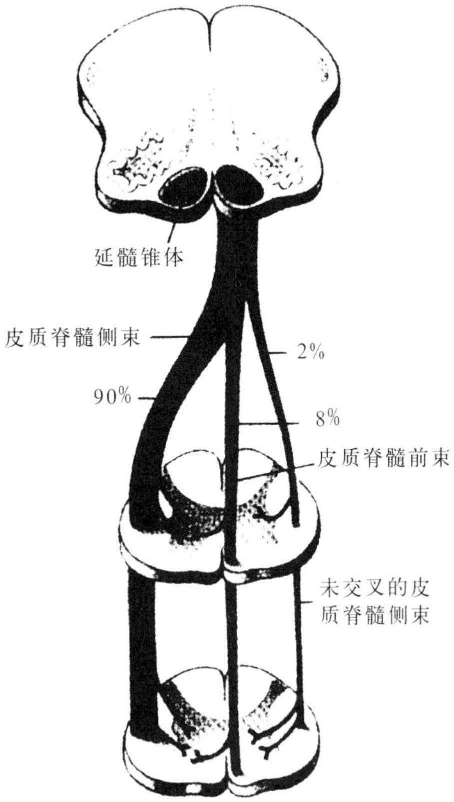

图 14－19　锥体束中轴突分布

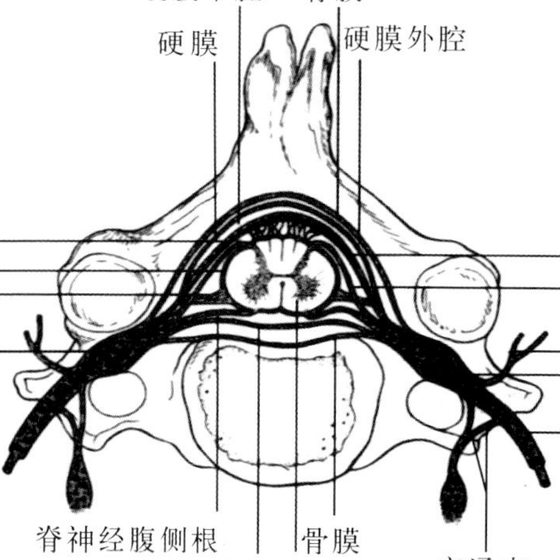

图 14－20　颈椎骨性结构和神经的解剖关系

（引自：An H S，Simpson J M. eds. Surgery of the Cervical Spine. Baltimore：Williams & Wilkins，1994：21.）

节中的神经元，感觉传入神经元接着进入脊髓灰质后角，根据感觉类型在脊髓的不同区域向上走行。痛、温觉立即交叉到对侧的脊髓丘脑侧束上行；触觉也交叉到对侧，以弥散的方式上行，但主要走行在脊髓丘脑前束中。本体感觉和震动觉沿后柱纤维上行，在脑干交叉到对侧。后柱也是一种拓扑结构，薄束（下肢感觉）靠内侧，楔束（上肢感觉）靠外侧（图 14－21）。

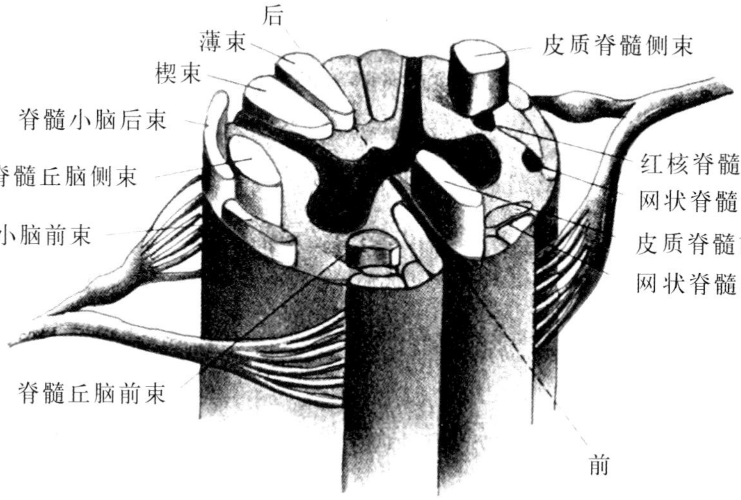

图 14－21　脊髓主要上行及下行传导束

上、下运动神经元功能受损会出现不同的症状，上运动神经元损伤会导致痉挛性瘫痪、随意运动功能丧失、深腱反射亢进、浅反射消失，巴宾斯基征阳性；脊髓灰质前角损伤会累及下运动神经元损伤，出现软瘫、自主运动功能丧失、所有反射消失和肌肉萎缩。脊髓损伤往往导致损伤节段下运动神经元损伤及其下位所有脊髓节段的上运动神经元损伤。脊髓还整合及调节躯体反射，球海绵体肌反射是一种简单的感觉—运动通路，不需要任何脊髓上行或下行传导束即可自动发挥功能，只要该反射弧水平脊髓生理学及解剖学上完整，即使上位脊髓功能丧失，该反射仍会出现。球海绵体肌反射的恢复标志着 SCI 后脊髓休克期的结束。

第二节　脊柱急性损伤

一、创伤性脊柱不稳

脊柱机械性不稳定是指脊柱被施加负荷时出现不正常反应，出现超出正常范围的脊柱节段的运动。脊柱不稳定是指在生理性负荷下，脊柱失去保持正常解剖结构之间的关系的能力，导致继发损害或刺激脊髓、神经根，甚至导致疼痛、致残或畸形。其定义同时考虑了神经学和力学的不稳定。实际上，除了继发于贯通伤（如枪伤、刺伤）的脊柱损伤外，其他合并神经损伤的脊柱骨折均为不稳定性。

【稳定性评估】

当脊柱运动单位的解剖结构或其支持结构断裂后，脊柱不稳定就会发生，因而正常脊柱能耐受的负载也会导致受损脊柱产生过度或不正常的运动、移位或应变，导致进行性畸形的发生。认识脊柱创伤后不稳定对预防神经结构的损伤、脊柱迟发畸形和疼痛非常重要。为简化脊柱不稳定的诊断，评估各脊柱区域的稳定性，可采用一种评分系统的检查表（表 14－1～表 14－3）。

表 14－1　下颈椎临床不稳定诊断检查表

项目	积分
前柱破坏或不能发挥功能	2
后柱破坏或不能发挥功能	2
放射学参数（图 14－22）	总分 4
A. 矢状位上移位 >3.5 mm	2
B. 矢状位上相对角度 >11°	2
牵引试验阳性	2
脊髓损伤	2
神经根损伤	1
椎间盘异常狭窄	1
可预料的载荷危险性	1

注：总分≥5 分即不稳定（引自：White AA, Southwick WO, Panjabi MM: Clinical instability in the lower cervical spine. Spine, 1976, 1: 15.）。

表 14－2　胸椎和胸腰椎临床不稳定诊断检查表

项目	积分
前柱破坏或不能发挥功能	2
后柱破坏或不能发挥功能	2
放射学参数	总分 4
A. 矢状位上移位 >2.5 mm	2
B. 矢状位上相对角度 >5°	2
脊髓或马尾损伤	2
肋椎关节断裂	1
可预料的载荷危险性	2

注：总分≥5 分即不稳定（引自：White AA, Panjabi MM. Clinical Biomechanics of the Spine. Philadelphia: JB Lippincott, 1978: 236－251.）。

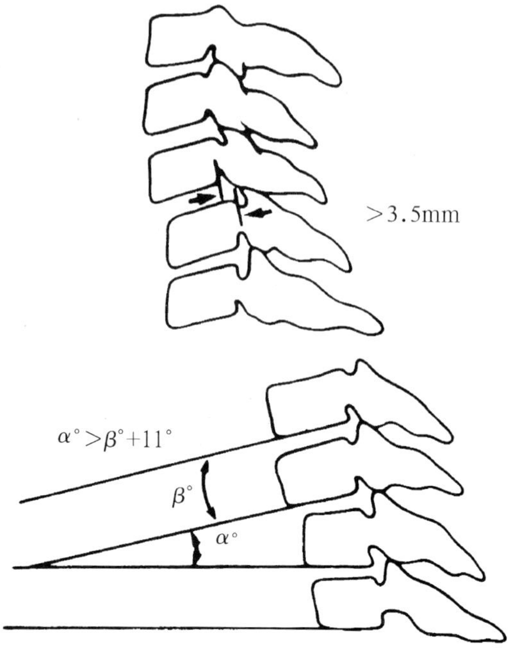

图 14－22　下颈椎不稳的放射学测量

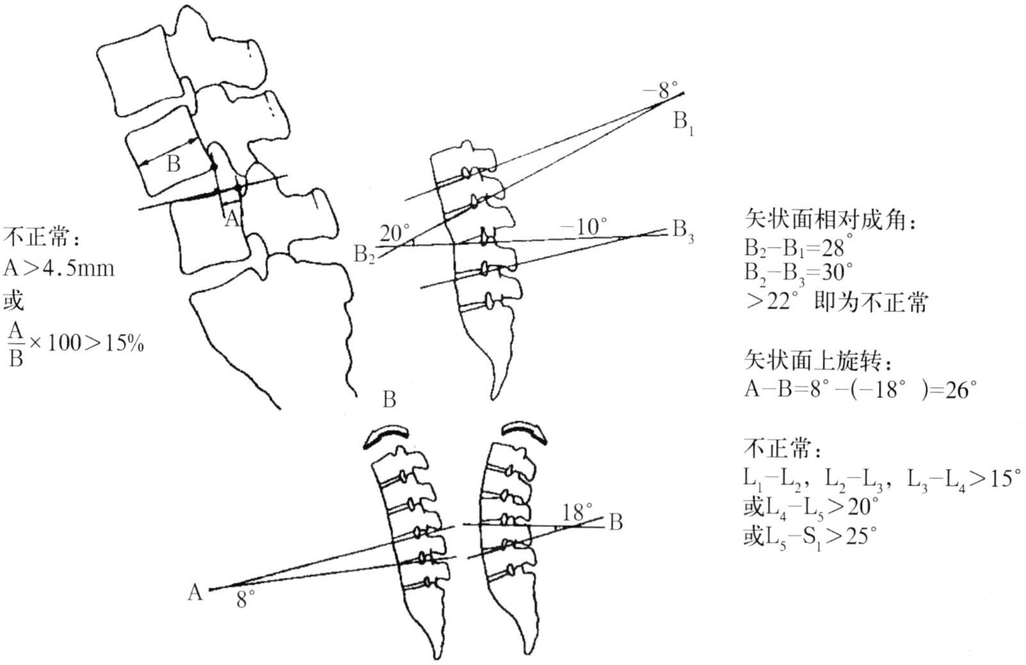

图 14－23　腰骶椎不稳定的放射学测量

表 14－3　腰骶椎临床不稳定诊断检查表

项目	积分
前柱破坏或不能发挥功能	2
后柱破坏或不能发挥功能	2
放射学参数（图 14－23）	总分 4
A. 屈曲—伸展位 X 线片上	
（1）矢状位上移位 > 4.5 mm 或 15%	2
（2）矢状位旋转　$L_{1\sim2}$，$L_{2\sim3}$，$L_{3\sim4}$ 节段 > 15°	2
$L_{4\sim5}$ 节段 > 20°	2
$L_5\sim S_1$ 节段 > 25°	2
B. 休息位 X 线片上	
（1）矢状位上移位 > 4.5 mm 或 15%	2
（2）矢状位上相对角度 > 22°	2
马尾损伤	3
可预料的载荷危险性	1

注：总分≥5 分即不稳定（引自：White AA，Panjabi MM．Clinical Biomechanics of the Spine．Philadelphia：JB Lippincott，1978：236－251．）。

脊柱常被分成不同的柱状结构，以评价其潜在的不稳定。在二柱模型中，后纵韧带后方结构为后柱，其余结构为前柱，任意一柱损伤均造成不稳定。在胸腰椎三柱模型中，两柱或两柱以上损伤会造成不稳定（表 14－4）。生物力学研究和临床观察表明：椎体高度丢失超过 50% 或胸腰椎成角畸形超过 20° 会导致脊柱节段不稳定。在这种情况下的压缩骨折和爆裂骨折应被认为是不稳定的。临床研究表明三柱中至少有相邻的两柱破坏才会出现力学上的不稳定。

表 14－4　基于三柱稳定模型的脊柱损伤方式

骨折类型	前柱	中柱	后柱
单纯压缩骨折	压缩	无	无
严重压缩骨折	压缩	无	牵张
爆裂骨折	压缩	压缩	无
屈曲－牵张型骨折	无/压缩/牵张	牵张	牵张
骨折－脱位	压缩/旋转/剪切	牵张/旋转	牵张/旋转

（引自：Denis F：The three column spine and its significance in the classification of acute thoracolumbar spinal injuries．Spine，1983，8：817．）

【发生机制】

根据损伤暴力的大小和方向，可导致脊柱不稳定的创伤机制大致可分成以下七种。

1．屈曲－压缩　过度屈曲或椎体生物力学性能不足（如骨质疏松症）可导致典型的楔形骨折，累及椎体前部分。这种损伤的旋转中心位于中柱，从而中柱在压缩骨折中未受损。后柱撕裂可导致严重压缩骨折，脊柱不稳定。严重屈曲－压缩骨折和屈曲“泪滴”样骨折是非常不稳定的损伤。

2．轴向压缩　轴向作用载荷导致爆裂骨折，导致前、中柱破坏。损伤暴力的大小决定损伤严重性，主要表现为骨折的粉碎程度、椎管内侵占程度、并发的神经损伤、遗留的脊柱畸形（椎体高度的丢失）。寰椎轴向压缩可导致一种相当于爆裂骨折的 Jefferson 骨折。

3．屈曲－牵张　屈曲暴力和牵张暴力联合、旋转中心前移可导致后方稳定装置的明显撕裂，并延伸至中、前柱。这种非常不稳定的损伤，可发生在脊柱运动节段的骨性结构和（或）韧带结构之间（Chance 骨折）。

4．过伸　可导致前、中柱张力性撕裂，如出现旋转或移位因素，常伴有脊柱半脱位或脱位。典型的例子有枢椎创伤性滑脱（Hangman 骨折）和伸展“泪滴”样骨折。这些损伤，除伸展“泪滴”样骨折外都为典型的不稳定损伤，因为稳定性韧带装置被撕裂和椎间盘被损伤。

5. 旋转　屈曲和伸展损伤如果合并明显旋转暴力常导致脊柱脱位、半脱位和脊柱关节突的骨折脱位。旋转损伤常伴有平行移位，非常不稳定。双侧关节突脱位是典型的不稳定性三柱损伤。

6. 剪切　脊柱平移是大部分脊柱骨折和（或）韧带撕裂的组成部分。脊柱损伤的剪切机制会导致所有三柱的破坏、常合并关节突关节脱位。

7. 撕脱　这种损伤是典型的稳定性损伤，如Ⅰ型齿状突骨折，C_7 铲土者骨折或伸展“泪滴”样骨折。

二、急性脊髓损伤

SCI 通常是创伤时的机械应力或碰撞所致。脊髓损伤的程度取决于脊柱脊髓损伤水平及创伤暴力的性质及其动力学。根据损伤机制的性质和程度，可分为以下几种：①直接占位性损害：脊柱骨折、脱位、椎间盘突出或直接贯通伤可产生高强度暴力，集中作用于脊髓的某较小区域，导致碰撞部位神经结构的集中损伤。损伤部位可通过影像学检查来确定；②直接非占位性损害：牵张、剪切或压缩暴力通过脊柱的骨性或韧带结构作用于脊髓，导致相对较小的载荷分布于脊髓的较大区域，出现更广泛的神经学损害；③继发性损伤：缘于脊髓血运的中断或脑脊液循环的阻断。

总的来说，脊髓损害很少局限于压迫点，可能扩展到相邻的一些脊柱节段，这缘于脊髓的原发性和继发性创伤性改变。

根据脊柱的解剖学和生物力学特点，颈椎和胸腰椎连接部成为创伤性损害的最常发生部位。颈椎损伤后果尤为严重，甚至是致命的。约 60% 的急性致命性颈椎损伤和创伤性颅脑损伤有关。颈椎骨折脱位或半脱位最常发生于 $C_{5\sim6}$，常累及上段脊髓。胸椎骨折较颈椎骨折少见，下胸椎损伤占大部分。下胸椎损伤常缘于碾压伤或坠落伤时脊柱过度屈曲、交通事故或工矿业事故。腰椎损害可能损伤脊髓圆锥或压迫马尾神经。

（一）病理改变

根据损伤部位和可能的发生机制的关系，脊髓损伤的病理变化可分成以下三种：主要损害病灶位于损伤部位或其附近，代表局部创伤的结果；临近损害病灶发生在主要损害附近区域，包括出血、缺血性或出血性坏死、水肿等；远处损害病灶则是血液及脑脊液循环中断的结果。

脊髓中最易受直接损伤损害的区域是灰质，因为灰质的代谢率高，存在损伤区域神经元的修复过程。而白质的神经元细胞体位于远隔部位。

根据脊髓损伤后时间的不同，其病理损害可分为早期或急性期变化、中期变化和晚期变化。据研究表明，除淤血外，人类脊髓在创伤后 6～24 h 内无明显肉眼或组织病理学改变，所以在损伤到脊髓创伤区出现坏死之间有一段潜在、宽松的时间用于挽救脊髓的功能。

（二）功能改变

原发性机械损伤直接损害脊髓组织，随之而来的继发性损伤对神经组织功能也产生损害。尽管神经组织的结构损害是不可逆转的，但及时去除脊髓持续性直接致压物对终止进行性神经功能受损仍有重大意义。目前，重视、认识和预防继发性 SCI 机制是早期药物干预 SCI 的主要前提。

典型的早期创伤性损害会导致脊髓的压迫和挫伤、神经细胞、轴突、传导束及血管的机械性损伤。脊柱钝性创伤导致脊髓完全横断很少见。机械损伤后会出现反应性脊髓出血、水肿和缺血，并向邻近神经组织延伸。占位性骨、韧带和椎间盘等结构，对脊髓的持续性压迫会加重原发损伤后脊髓的机械性损害。神经组织的机械损害会触发继发损伤，从而出现一系列复杂的生化及细胞学级联反应过程。尽管准确的脊髓继发损伤的机制尚不明确，但有不同的功能学假说被提出。

早期出血后，脊髓中央灰质出现炎症反应。在系统水平，自主神经系统功能障碍、低血压、心动过缓（神经源性休克）均归因于脊髓再灌注损伤，这些情况又加重缺血。SCI 动物模型的实验研究发现神经组织中缺氧性代谢产物增加。尽管有许多假说强调某种关于继发损伤病理生理学的特定因素，但这些因素必然产生相互作用。

神经递质学说认为，伤后 1 h 内，兴奋性氨基酸衍生物、谷氨酸盐、门冬氨酸盐就会增长到基线水平的 6 倍，产生足以损害神经元的介质浓度。把脊髓暴露于兴奋性氨基酸可在实验室诱导出神经功能障碍，同时预先给予这些氨基酸的拮抗剂可减低神经功能受损的程度。自由基学说认为自由基聚集在损伤的神经组织中，破坏细胞膜上的脂质及蛋白质及核酸，不能保持细胞膜的完整，离子内流失控、渗透压不平衡，导致神经元的死亡。钙离子学说主要指脊髓继发损伤期的细胞外钙离子内流入神经细胞。实验性 SCI 中，也发现细胞内钙离子的聚集和钾离子的外流。钙离子过度增高激活磷脂酶、蛋白酶和磷酸酶，导致线粒体活性终止及细胞膜的崩解。早期神经元肿胀与钠内流有关，而随之的神经元崩解则是钙内流的结果。竞争性和非竞争性钙通道阻滞剂，在实验中均被发现有减轻继发性神经损伤的作用。

另外，还有一种假说推测脊髓损伤时有内源性阿片类物质的卷入引起 SCI 的继发效应，如缩氨酸、内啡肽、脑啡肽等。这被有关实验结果所证实，运用阿片类拮抗剂如纳络酮可改善实验性 SCI 模型的神经功能的恢复。在炎症反应假说中，环氧化酶和脂氧化酶活性增强，导致炎性介质蓄积，如前列腺素、白介素、血小板激活因子和 5－羟色胺等，导致继发性神经损害。炎性介质的效应在缺氧及组织灌注减少的情况下得到加强。

运用类固醇及其类似物可限制损伤诱导的炎症反应所致的细胞及分子水平的病理变化，从而限制神经组织继发效应的程度。类固醇的抗炎症反应作用在 SCI 临床中已经被广泛研究。尽管现存的所有假说均有科学依据，但临床上控制继发损伤的结果并不成功。唯一被前瞻性研究证实对限制继发损伤程度有益的药物是甲泼尼龙和纳络酮，而 GM－1 神经节苷脂的作用有待临床证实。这些药物的大规模临床多中心研究，将在脊髓损伤的治疗章节中阐述。

（三）类型

所有脊髓损伤均可广义的分为完全性和不完全性损伤，可采用 Frankel 评分（表 14－5）或美国脊柱损伤协会（America Spinal Injury Association，ASIA）量表（图 14－24）来评估。ASIA 量表中对运动功能按照关键肌肌力 0～5 级记分（图 14－25），对皮节轻触觉按无、减退、正常分别记0～2 分（图 14－26）。四肢腱反射的检查对脊髓神经根损伤的评估亦不可缺少（图 14－27）。脊髓完全损伤患者损伤节段以下水平无运动、感觉功能和骶部功能存留（图 14－28）。脊髓损伤的完全性需待脊髓休克期恢复后才能确定。脊髓某些反射、尤其是尿道球海绵体肌反射（图 14－29）的出现提示脊髓休克期的结束，大多数在伤后 48 h 左右，如仍无感觉及运动功能的恢复，则可判定为脊髓完全损伤，一般不会有神经功能的进一步明显改善。脊髓损伤节段位置越高，其脊髓完全损伤的严重性越高。

表 14－5　脊髓损伤的 Frankel 分级

Frankel 分型	功能状况
A	完全性损伤，无感觉及运动功能
B	残存感觉功能，无运动功能
C	残存无用的运动功能
D	存在有用的运动功能
E	正常感觉及运动功能

（引自：Frankel HL，Hancock DO，Hyslop G，et al. The value of postural reduction in initial management of closed injuries of the spine with paraplegia and tetraplegia. Paraplegia，1970，7：179.）

【损伤模式】

在脊髓不完全性损伤中，有不同特征的神经损伤模式（图 14－30），这些脊髓损伤综合征其感觉和运动功能的丧失具有不同的特征，并与特殊脊柱损伤相关联，呈现不同的神经功能恢复及预后。

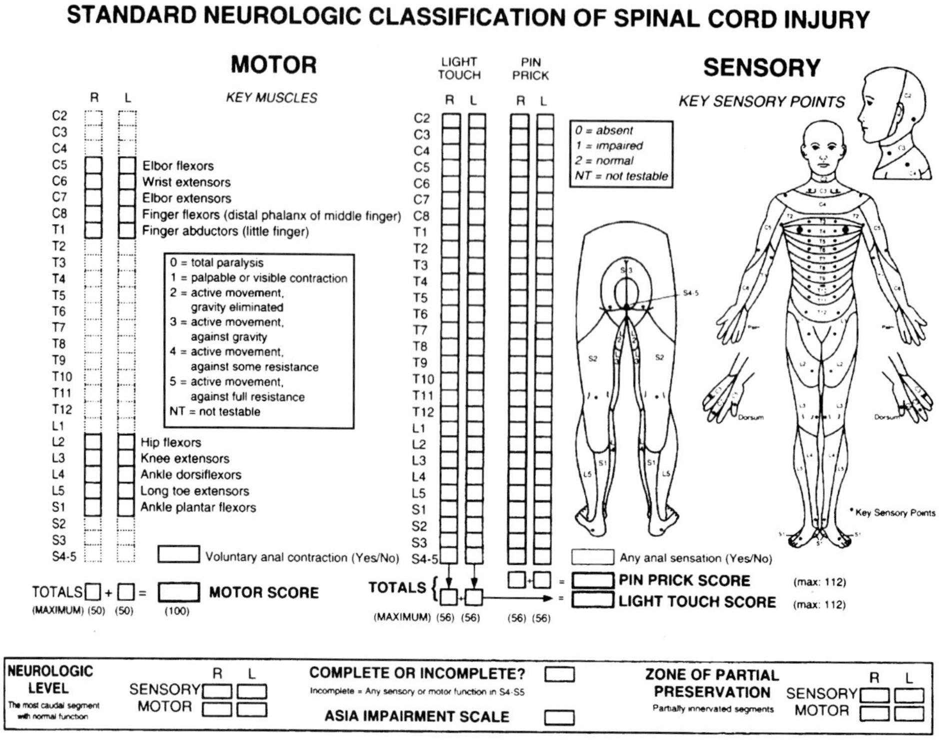

The ASIA classification of neurologic deficit following spine injury.

图 14－24 ASIA 脊髓损伤评估量表

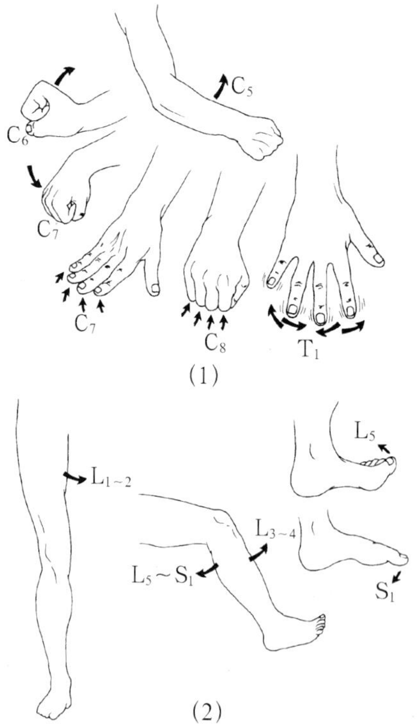

图 14－25 四肢关键肌检查

（1）根据神经支配，上肢肌群的肌力检查应至少包括屈肘（C_5）、伸腕（C_6）、伸指（C_7）、屈指（C_8）和指外展（T_1）；（2）下肢肌力检查应至少包括屈髋（$L_{1\sim2}$）、伸膝（$L_{3\sim4}$）、屈膝（$L_5\sim S_1$）、足踇趾背伸（L_5）和足踇趾跖屈（S_1）

（引自：Keenen TL，Benson DR：Initial evaluation of the spine－injuried patient. In Browner BD，Jupiter JB，Levine AM，et al. Skeletal Trauma：Fractures，Dislocations，Ligamentous Injuries，Philadephia，WB Saunders，1992，1：594.）

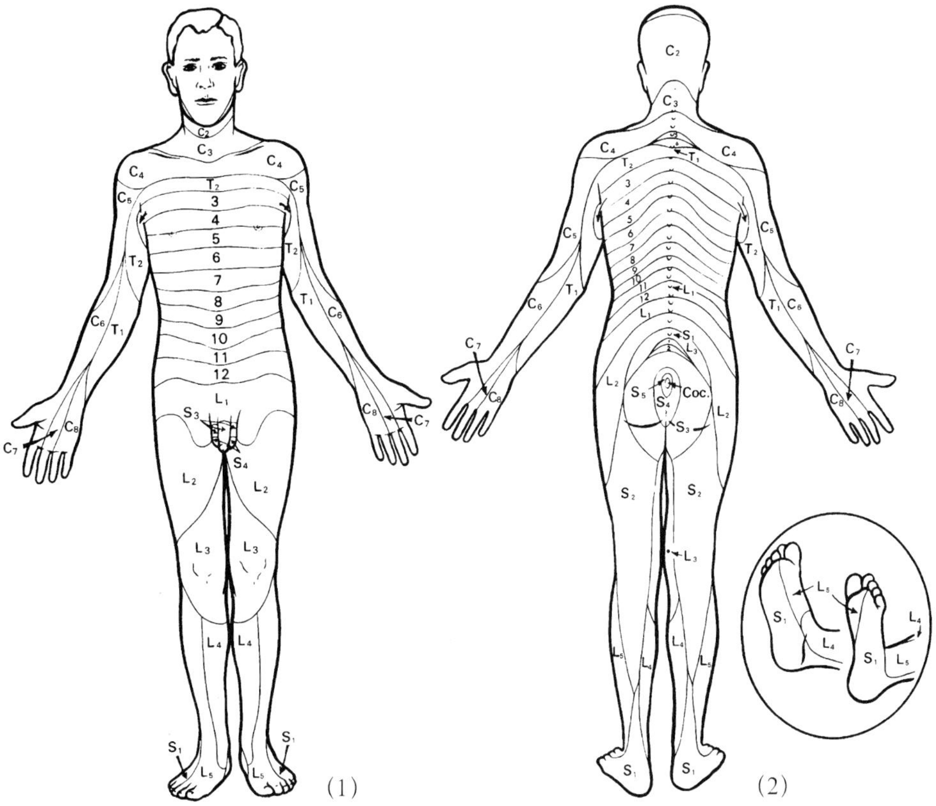

图 14－26　皮节感觉检查

（1）前方皮节分布；（2）后方皮节分布

（引自：An HS. Principles and techniques of spine suegery. Baltimore：Williams & Wilkins，1998.）

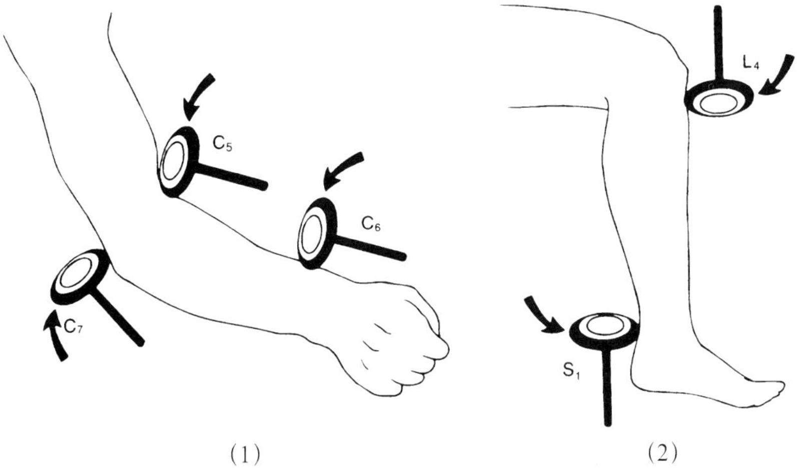

图 14－27　四肢腱反射检查：腱反射及相应神经支配

（引自：Keenen TL，Benson DR. Initial evaluation of the spine－injuried patient. In Browner BD，Jupiter JB，Levine AM，et al. Skeletal Trauma：Fractures，Dislocations，Ligamentous Injuries，Philadephia，WB Saunders，1992，1：596.）

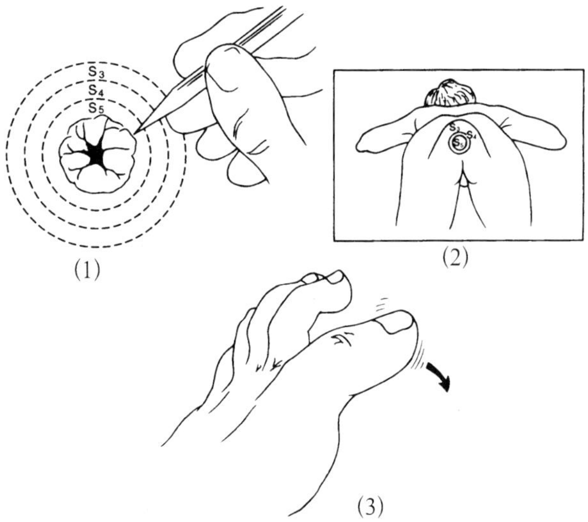

图 14－28　神经功能骶部存留包括肛周感觉、直肠张力或足跗趾屈曲功能的保留

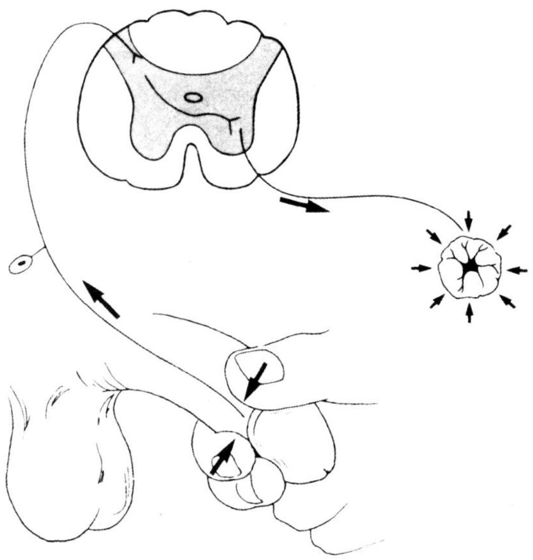

图 14－29　球海绵体肌反射弧

注：为简单的感觉—运动通路，不需要脊髓白质中上、下行传导束的完整。

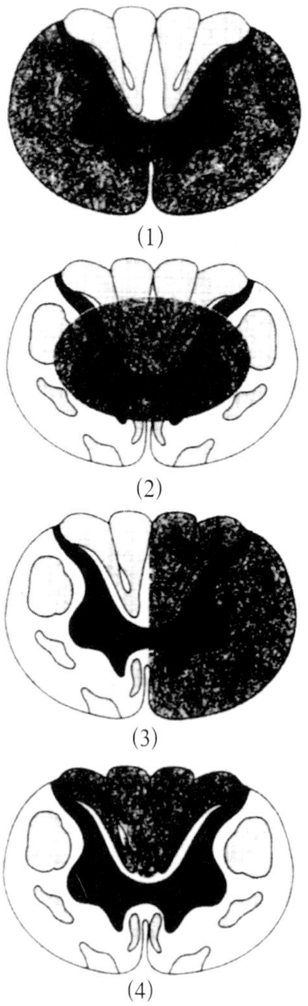

图 14－30　最常见脊髓不完全损伤模式

（1）前脊髓综合征；（2）中央脊髓综合征；（3）Brown－Sequard 综合征；（4）后脊髓综合征

1. 前脊髓综合征　特征是损伤累及脊髓前2/3。损伤机制通常是压缩或屈曲型应力，导致继发性血管损伤。临床上，患者出现损伤水平以下尖锐痛觉、温度觉及运动功能完全丧失，但保留本体感觉、震动觉和深压觉。预后差，恢复有意义的功能的机会小。

2. 中央脊髓综合征　较常见，典型病例见于有颈椎病的老年患者受到过伸性损伤。损伤累及脊髓中央部分。临床上，上肢出现的感觉及运动功能障碍较下肢重，因为脊髓传导束中支配下肢的轴突更靠外周。此型损伤的预后尚可，部分患者可获得行走功能的恢复及上肢功能的有限恢复。

3. Brown-Sequard 综合征　是脊髓半切损伤的表现，单侧皮质脊髓束和脊髓丘脑束损害导致同侧运动和背侧柱（薄束、楔束）功能及对侧痛温觉的丧失。这种综合征有望获得实质性恢复。

4. 后脊髓综合征　较少见，损伤累及背侧柱，导致本体觉和震动觉的丧失，运动功能保留。一般预后较好，但有些患者因为本体感觉受损而出现行走困难。

5. 颈神经根综合征　指单独颈神经根损伤导致感觉缺失和下运动神经元性运动功能损伤。这种损伤常与急性椎间盘突出或关节突关节脱位相关联。

6. 脊髓圆锥综合征　脊髓圆锥位于脊柱 $T_{11}\sim L_1$ 节段椎管内，脊髓圆锥损伤可产生上运动神经元和下运动神经元的混合损伤的症状，单独脊髓圆锥损伤可能导致大小便功能失控，预后差。

7. 马尾综合征　马尾神经从 L_1 延伸到 L_5 水平，完全由腰骶神经根组成。此区损伤类似于周围神经损伤，产生下运动神经元损伤的症状。患者可有不同程度的感觉及运动障碍及大小便功能障碍。运动功能恢复的预后较好。此部位脊柱手术治疗效果最好。

三、诊断和紧急处理

（一）诊断

对怀疑脊柱损伤的患者在正确的早期复苏治疗后应进行完整的影像学评估。正确的影像学检查可确定损伤，避免诊断和治疗的延误。

1. 早期颈椎侧位 X 线片　可发现所有颈椎损伤的 70% ~79%，但注意包括全颈椎及颈胸连接部，再加上颈椎前后位和张口位可使 X 线诊断率达 90% ~95%。颈椎最易受损伤部位在 C_2 和 $C_{5\sim6}$运动节段（图 14－31）。

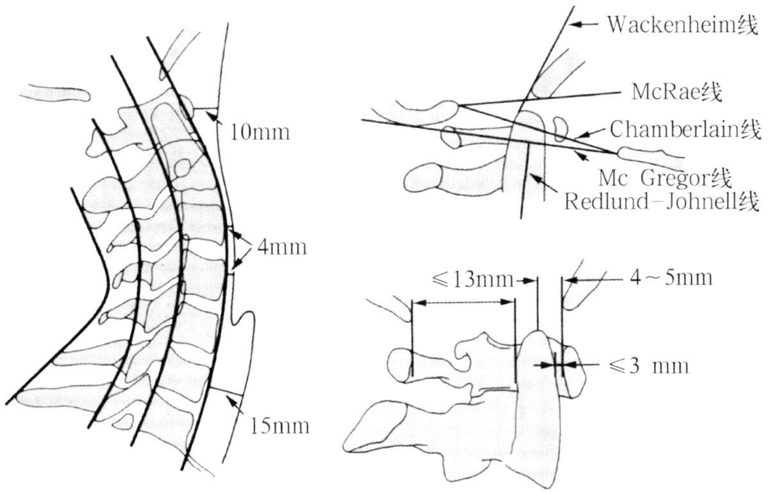

图 14－31　正常颈椎侧位片上的线性关系

尽管屈曲—伸展应力位 X 线片对发现脊柱不稳定有价值，但对脊柱损伤急诊评估并不适用，因为脊柱损伤患者因为肌肉痉挛而不能行脊柱全范围的主动屈曲和伸展，如果患者静态 X 线片阴性，而症状持续存在，则应在伤后 2 ~3 周行应力位 X 线检查。

2. 螺旋 CT　对多发伤患者、伤后反应迟钝或有神经损伤的患者应常规行颈椎、胸椎及腰椎 X 线检查。螺旋CT可增加影像学诊断的敏感性。联合运用X线片和颈椎螺旋CT对伴有神志不清的患者颈椎损伤的诊断迅速、敏感。CT扫描可帮助观察脊柱移行区的情况和进一步明确X线片上怀疑有损伤的区域。

急诊CT适用于所有出现临床症状而X线片不能明确诊断的患者。所有头部钝性创伤导致神经损伤的患者都需要行头部及颈椎的急诊CT检查。对有神经损伤、脊柱损伤水平和神经损伤水平不一致或神经损伤症状加重等情况的患者需行急诊MRI检查。MRI还可以发现后柱韧带结构的损伤，这在X线片上往往无阳性表现。然而，MRI不能常规用于多发伤患者，因为这些患者常需要支持生命的设备如呼吸机、肢体夹板、静脉泵等，这些设备不能带进MRI检查室。

怀疑脊柱损伤患者如同时满足以下条件，可以免除进一步影像学检查：①患者完全清醒，警觉性强、定位能力好；②无醉酒状态；③脊柱无压痛；④无神经损伤症状；⑤无其他可能掩盖脊柱创伤症状的合并损伤。

（二）紧急处理

1. 药物治疗　如果SCI出现神经症状，应早期给予药物治疗。药物治疗的目的是预防和（或）打断与原发脊髓损害有关的继发损伤机制的路径。一些临床研究表明在行脊柱有效复位和制动的同时立即应用类固醇类药物对改善神经功能有好处。NASCIS－Ⅱ在一项包括487例急性SCI患者在内的对照研究中评估甲泼尼龙和纳络酮的效果，损伤后8 h内先给予30 mg/kg的甲泼尼龙冲击剂量，继之以5.4 mg/（kg·h)的剂量维持23 h，此方法显示在伤后6周、6个月和1年时随访均表现出较好的神经功能恢复。甲泼尼龙组与对照组之间在病死率和并发症发生率无统计学上的显著性差异。急性SCI患者最好在伤后3 h内接受甲泼尼龙治疗，并维持24 h；如果在伤后3～8 h之间开始行甲泼尼龙治疗，则应持续48 h。基于这项临床研究，甲泼尼龙被广泛运用于急性SCI的治疗，并被认为是药物治疗急性SCI的标准。

2. 脊柱制动　一旦脊柱损伤诊断确立，应立即稳定脊柱受累节段。

（1）冰钳或头环牵引：在颈椎采用冰钳或头环牵引，可早期制动。冰钳牵引技术简单，单人即可在急诊室完成；采用头环牵引至少需要2人，花费更多的时间，但头环牵引的优点在于可提供三个平面的稳定。不管哪种牵引器具，其材料最好能允许进行CT和（或）MRI检查。

（2）牵引复位：颈椎骨折和脱位需考虑行轴向牵引复位。牵引目的包括复位骨折畸形、对损伤的神经组织间接减压和脊柱的临时稳定。牵引应在X线片上发现脊柱畸形损伤后尽早实施。脊髓损伤的实验研究发现在伤后6～8 h内紧急复位、减压可以逆转受损的神经功能。曾有学者建议牵引前行MRI检查以发现可能存在的椎间盘突出，但最近有研究评估颈椎损伤后牵引闭合复位导致神经损伤加重的危险性，发现所有类型的颈椎创伤性骨折及脱位均可发生椎间盘突出或撕裂，然而闭合复位后神经损伤加重的发生几率很小，所以对肢体有明显运动功能损伤的患者在牵引前即使未行MRI检查也是合理的。

采用冰钳或头环行颈椎牵引后需密切监测，反复检查患者神经功能状态，每次增加牵引重量后均需行颈椎侧位X线检查以避免过牵。一般讲，牵引重量应逐渐增加，枕骨水平约需4.0～5.0 kg，损伤水平每增加一节脊椎，牵引重量增加2.0～2.5 kg。颈椎牵引的最大安全牵引重量尚无定论，但不管牵引效果如何，只要牵引复位过程结束，牵引重量就需减少到4.5～6.8 kg以下。

（3）胸腰椎制动：可通过早期行卧床及损伤水平腰枕垫高来完成。

（4）可以采用坚强的支具固定，对部分患者可作为最终治疗方法。

四、非手术治疗

脊柱骨折非手术治疗通常包括有良好耐受性的制动，适时地活动和及时地损伤愈合。非手术治疗的成功有赖于正确选择患者，医师对脊柱、脊髓创伤非手术治疗原则的正确理解。大多数脊柱急性损伤可行非手术治疗，尤其大多数颈椎骨折无需手术。非手术治疗适用于没有神经损伤的稳定型脊柱损伤。大部分骨性损伤用支具制动即可获得愈合；韧带损伤的愈合效果无法预测，大多数需要手术治疗。

（一）颈椎牵引

颈椎牵引通常适用于颈椎损伤的治疗，用来复位颈椎畸形、对损伤的神经组织间接减压并提供颈椎稳定性。正确运用牵引在颈椎创伤治疗中必不可少，因为它易于运用、并发症发生率低。

颈椎牵引重量应从4.5～6.8 kg开始，然后根据实时X线片评估逐渐增加重量。颈椎牵引可通过颏枕带、冰钳或头环来实行。但颏枕带牵引的安全重量小（最高9 kg），与头颅附着不牢，只能通过纵向牵引控制轴向压缩；此外，长时间牵引容易导致颏枕部压疮。

冰钳通过特制的针尖插入颅骨的外板，同时防止穿透内板，把固定针上的压力传导到与针接触的颅骨外板上。冰钳的固定针应放置在颅骨最大周径平面以下，耳尖前上方，颞肌后方，以避免穿透薄层颞骨或咀嚼时固定针激惹颞肌而产生症状。冰钳的固定针互相成180°，拧紧时控制扭矩在2.7～3.6 kg（图14－32，图14－33）。通常固定针在24 h内需要再次拧紧以保持针—骨应力。如果固定针再次松动，可再次拧紧；如果反复松动，则需要重新置针。冰钳和颏枕带一样只能通过纵向牵引控制单平面运动。冰钳较头环的针道松动率高，因为它要对抗颈椎单平面运动。冰钳最适用于需要颈椎暂时性轴向牵引或患者必须卧床的情况。

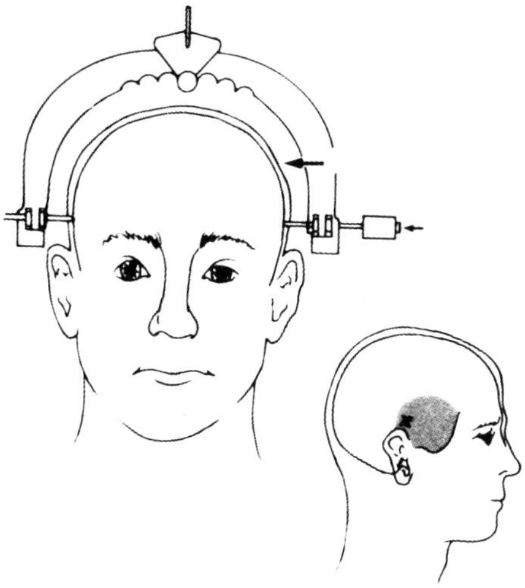

图14－32　Gardner-Wells冰钳

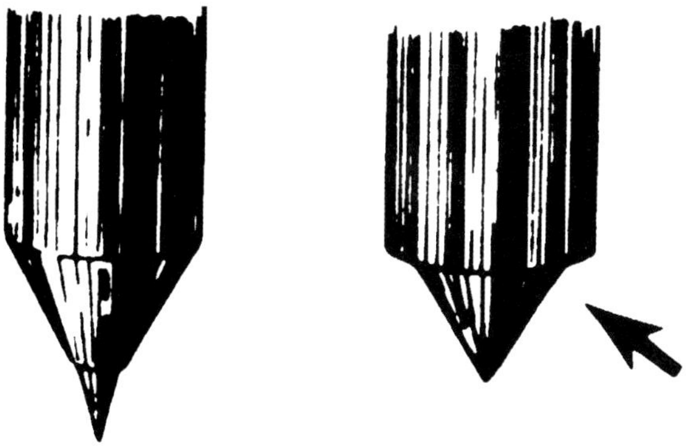

(1)　(2)

图14－33　Gardner-Wells冰钳固定针

（1）标准针；（2）针有凸缘可以防止针头穿透颅骨内板

头环装置最早由Nickel等介绍，后由Perry报道其用于稳定颈椎的效果。头环因其多针环形结构使针－骨结合坚强，从而可耐受长时间大重量牵引。此外，头环可控制多平面运动，如固定在躯体石膏管或塑料背心上，可允许患者直立行走而不影响脊柱的稳定性。头环放置可在局麻下施行，头环要摆放在颅骨最大直径区以下，耳尖以上约1 cm，眉毛平面左右。在所选的进钉点区域作局部麻醉，在裸露的皮肤上插入两个前钉，而不是在发际线内，前钉置于眶上缘上1 cm，眶上缘中外1/3交界处，这样可以避免损伤内侧的眶上神经、滑车上神经、额窦等结构，还可防止固定外侧的颞肌或穿透颞窝骨板（图14-34）。其余螺钉放置位置，见图14-35。注意在插入两个前外侧螺钉时，患者的眼睛一定要保持闭合状态。后方螺钉放置的危险较小，因为该部位无重要神经肌肉组织、颅骨板较厚、形态规则。插入螺钉并同时将呈对角线的两个螺钉旋紧，将四个螺钉旋紧使之都嵌入皮肤和骨中。反复将对角线的钉成对拧紧，要交替地拧紧两对螺钉以免将头环偏移到不对称的位置。将所有的螺钉拧到扭矩为2.7~3.6 kg，用适当的锁定螺母将钉与头环固定在一起。用前后立柱将头环与石膏背心相连，也可以与良好塑形的塑料背心相连（图14-36）。

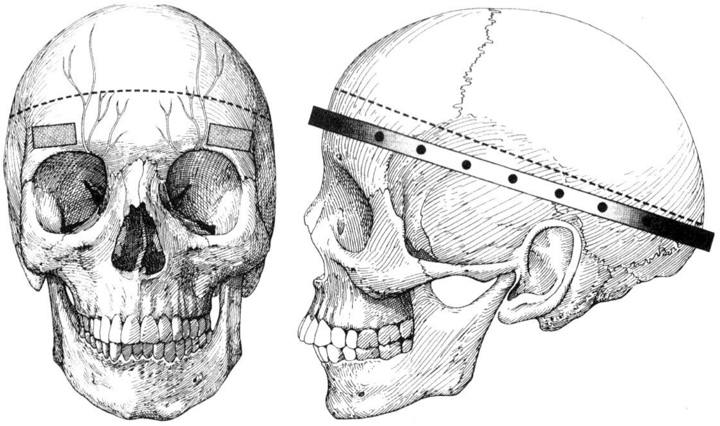

图14-34 头环放置的解剖基础

（1）方形区（眶上缘上1 cm，眶上缘中外1/3交界处）为前方置针的安全区；（2）头环要摆放在颅骨最大直径区（虚线）以下，耳尖以上约1 cm

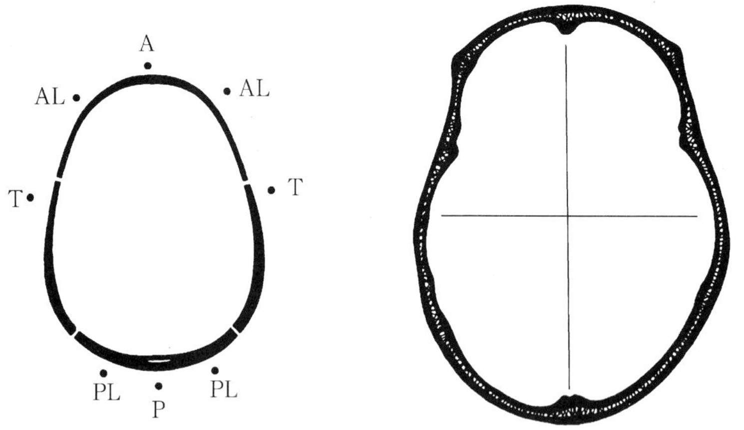

图14-35 儿童及成人头环螺钉放置位置的选择

A. 前方进针点；AL. 前外侧进针点；T. 颞窝进针点；PL. 后外侧进针点；P. 后方进针点

一旦冰钳或头环安置完毕，即可开始颈椎牵引，开始重量4.5~6.8 kg，然后每次增加重量2.2~4.5 kg，每隔10~15 min复查颈椎侧位X线片。患者必须完全松弛，必要时可给予止痛药或肌松剂来缓解肌肉痉挛及张力。在大重量（18~22 kg）牵引时，增加牵引重量前需间隔30~60 min。床头需抬高，以身体重量对抗牵引，使肩部下沉，有利于对颈胸结合部的影像学观察。

对颈椎闭合牵引复位的最大安全牵引重量仍无定论。Crutchfield建议颈椎损伤最大牵引重量为头部4.5 kg，在此基础上每增加一节段颈椎加2.5 kg，例如$C_{5\sim6}$节段牵引总量高限为16 kg。有学者提出缓慢牵引，逐渐增加牵引重量可使脊柱在较低的牵引总量上获得复位。而有其他学者支持更快速、逐渐增加

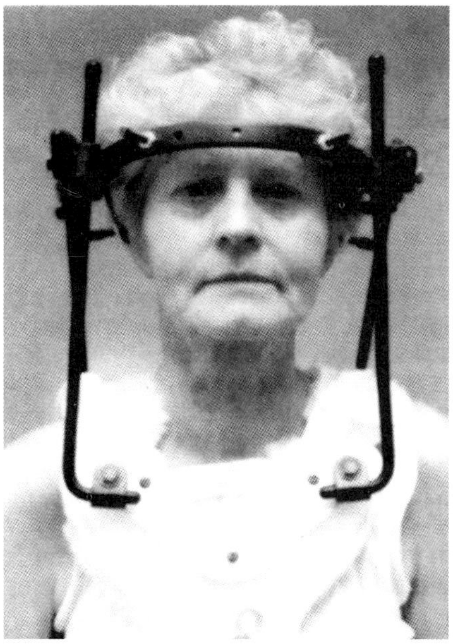

图 14－36　Halo－Vest 头环背心

牵引重量，最高达到 68 kg 亦未出现副反应。另外，所能耐受的最大牵引重量还受制于牵引装置，如颅骨冰钳的牵引重量上限约为 45 kg。

大多数颈椎损伤仅通过纵向牵引即可获得复位，在一些病例中可能需要稍微调整牵引力的方向（如稍微屈曲或伸展）（图 14－37，图 14－38）。脊柱的手法复位可能导致严重后果，故争议较大。Evans 建议在全麻下手法复位，Lee 等比较牵引和麻醉下手法复位后认为牵引更可取，Cotler 提出在牵引下行轻柔手法复位对清醒的患者优点较多。作者建议，行轴向牵引来闭合复位；无论患者在清醒或全麻下，都不提倡行手法复位颈椎损伤，即使需要，也应该在开放手术中进行。

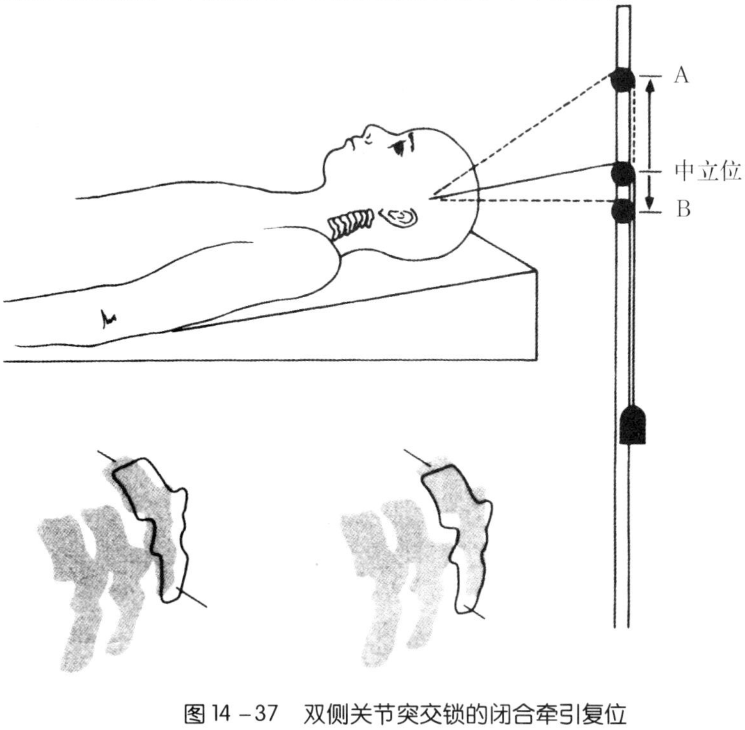

图 14－37　双侧关节突交锁的闭合牵引复位

注：中立位牵引通常会导致关节突骑跨，A 点牵引可使关节突脱位复位，复位后移至 B 点牵引，并减少牵引重量可以维持复位。

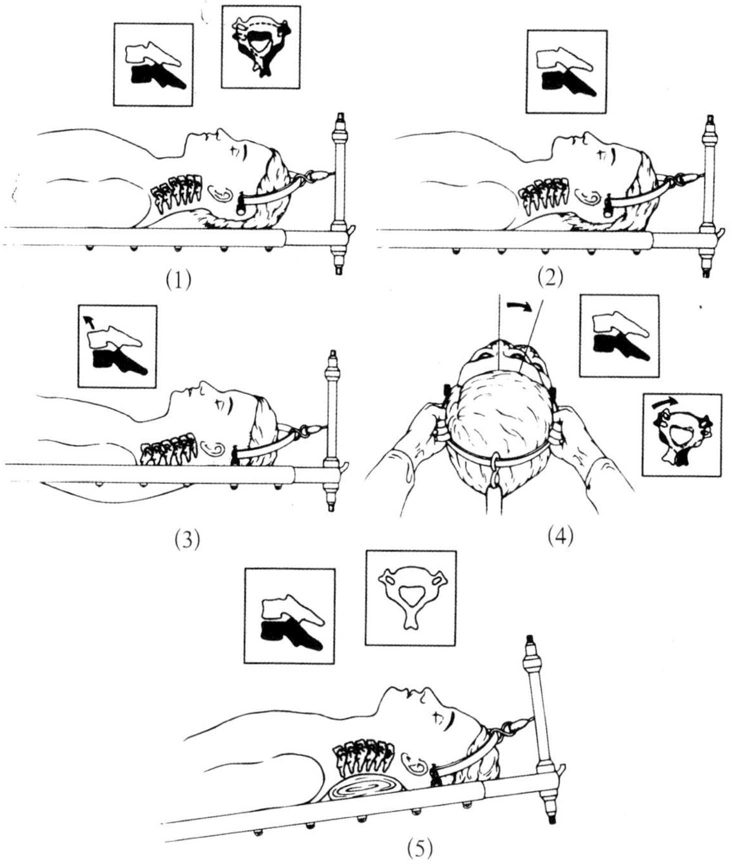

图14－38　单侧关节突交锁的闭合牵引复位

（1）显示单侧关节突关节脱位在冠状面及矢状面上的位置；（2）单纯牵引可以部分牵开关节突，但不能获得复位；（3）颈部屈曲牵引可以加大牵开程度，但仍不能复位；（4）向健侧侧屈可以解除关节突交锁；（5）伸展颈部并回到中立位，完成复位过程

（二）脊柱矫形支具

脊柱创伤的非手术治疗还包括用支具制动受损脊柱节段。脊柱支具通过间接作用和加强支具和损伤脊柱之间的软组织来达到限制脊柱运动的作用。尽管设计不同，所有脊柱支具理论上的功能都相似，包括限制脊柱运动、保持脊柱力线、减轻疼痛和支持躯干肌肉。脊柱支具还从心理上提醒患者要限制脊柱运动。脊柱支具的制动效应有赖于需被稳定的脊柱节段的活动性及解剖特点、损伤机制、支具的长度及刚度、支具和脊柱之间软组织的厚度以及患者对支具的依从性。尽管脊柱支具一般用于稳定特定脊柱运动节段，但其制动特性会影响整个脊柱区段（如颈椎、胸椎或腰椎）。

由于正常颈椎运动范围在方向和幅度上变化均较大，在该部位运用支具固定的挑战性较大。由于颈部的重要结构不能受到长时间压迫，故颈椎支具利用颅骨和胸廓作为固定点。颈椎支具可作为伤后运送途中及医院急诊诊断过程中的暂时制动，亦可作为某些颈椎损伤的最终治疗。这些支具一般可分为两型：颈部支具，高胸或低胸颈胸支具（图14－39）。

颈部支具包括软颈围和硬颈托。前者是一种泡沫塑料制成的圆筒状结构，包绕颈部，其力学功能很小，主要制动效应为佩戴支具的心理学作用，适用于轻微颈部软组织扭伤或为颈椎内固定稳定手术后的患者提供安慰。

高胸颈胸支具在枕颌区和上胸部之间提供支撑，通常在前方不低于胸骨切迹，后方不低于C_3棘突。其中包括Philadelphia颈托、Miami J支具、NecLoc颈托等。

在各种高胸颈胸支具中亦存在生物力学上的差异。各种不同颈椎支具和颈胸支具对颈椎运动的限制效应见表14－6。某些颈椎支具和颈胸支具对颈椎特殊运动节段的制动特性见表14－7。

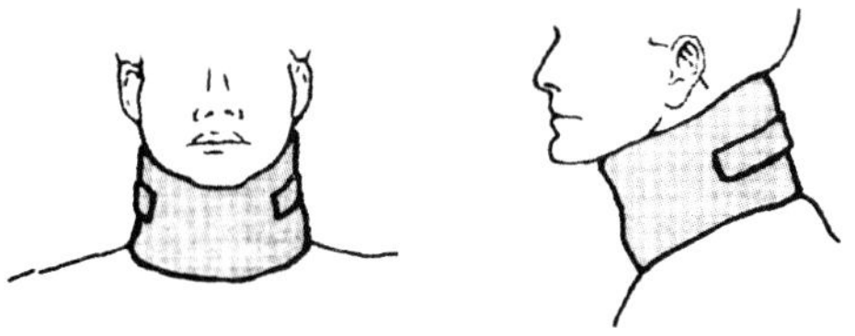

(1)

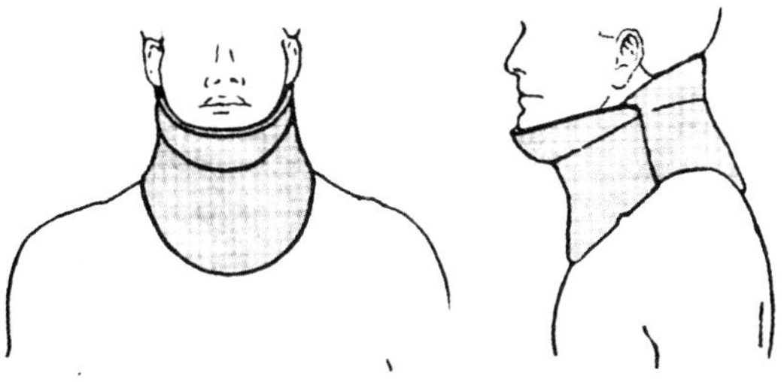

(2)

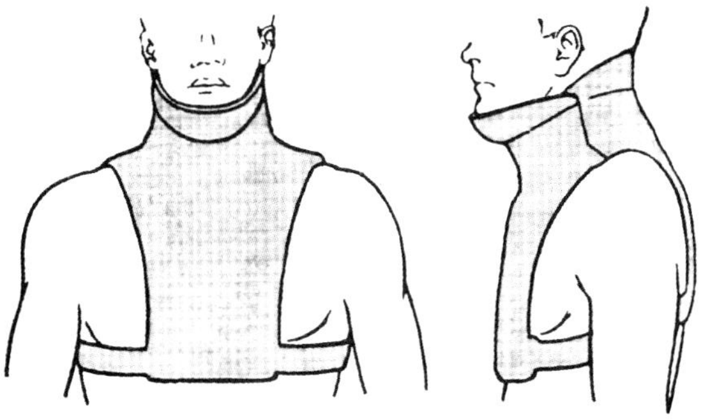

(3)

图 14 –39　颈椎支具的基本型

（1）颈围；（2）高胸支具；（3）低胸支具

（引自：Sypert GW. External spinal orthotics. Neurosurgery, 1987，20：642.）

表 14 –6　不同颈椎支具限制全颈椎运动的比较

支具	运动范围限制比例（%）				
	屈曲—伸展总和	屈曲	伸展	侧屈	轴向旋转
CO					
软颈围	26	23	20	8	7
高胸 CTO					
Philadelphia	70	74	59	34	59
Miami J	73	85	75	51	65
NecLoc	80	86	78	60	73
Newport/Aspen	62	59	64	31	38
Stifneck	70	73	63	50	57
Malibu		86	82	55	74
Nebraska	87	74	60	75	91
低胸 CTO					

续表

支具	运动范围限制比例（%）				
	屈曲—伸展总和	屈曲	伸展	侧屈	轴向旋转
SOMI	72	93	42	34	66
Yale	86			61	76
Four Poster	79	89	82	54	73
Minerva	79	78	78	51	88
LMCO	83	68	66	50	60
Halo – vest	96			99	96

注：CO. 颈部支具；CTO. 颈胸支具；LMCO. Lehrman – Minerva 颈椎支具；SOMI. 胸骨枕颌制动支具。

表 14 –7　部分颈椎损伤的推荐支具

损伤部位	累及的运动节段	不稳定的平面	推荐支具
寰椎 Jefferson 骨折			
稳定型	$Occ - C_1$	全部	Yale
不稳定型	$Occ - C_2$	全部	Halo – vest
齿状突骨折Ⅱ、Ⅲ型	$C_{1\sim2}$	全部	Halo – vest
寰枢关节不稳定	$C_{1\sim2}$	屈曲	SOMI
Hangman 骨折			
稳定型	$C_{2\sim3}$	屈曲	SOMI
不稳定型	$C_{2\sim3}$	全部	Halo – vest
中颈椎屈曲型损伤	$C_{3\sim5}$	屈曲	Yale、SOMI、四柱
中颈椎伸展型损伤	$C_{3\sim5}$	伸展	Halo – vest、Yale、四柱

低胸颈胸支具与高胸颈胸支具相似，其上方与枕颌区接触，但下方延伸至胸骨切迹和 T_3 棘突以下。常用的低胸颈胸支具有胸骨枕颌制动支具（sternal – occipital – mandubular immobilizier，SOMI）、Yale 支具、四柱支具和 Minerva 型支具等。所有这些支具比高胸颈胸支具的固定效果好，是所有颈椎支具中固定效果最好的一类。高胸颈胸支具和低胸颈胸支具的主要不同在于后者能更好地控制中、下颈椎的旋转和矢状位上的运动。

胸椎结构比较独特，它与胸廓相连，具有内在的稳定性，上、下方分别连接高度灵活的颈椎和腰椎。胸椎处于脊柱中段，使该部位最适于用矫形支具。此外，胸廓和肩胛带可提供额外的稳定作用。然而，对胸椎不稳定型损伤，持续的呼吸运动使支具限制受损胸椎活动的作用明显减弱，而且胸椎的主要运动是旋转，这比屈曲和伸展更难控制。从而，胸部脊柱支具仅限于急性脊柱创伤临时固定或稳定手术后支撑。

腰椎，尤其是下腰椎行支具固定非常困难，因为尾侧固定点很有限，下腰椎活动度高。一般讲，支具要获得足够稳定性，其固定范围应至少超出不稳定节段上方及下方各 4、5 节脊椎。即使支具包括一侧髋"人"字结构，亦不能完全控制对侧髋关节的屈曲，故不能提供对腰椎的足够保护。

胸腰椎支具是通过限制整个躯干的运动、减少肌肉的活动、增加腹内压、减少脊柱负载和限制脊柱运动来达到对胸腰椎的支撑。目前常用的有 Jewett 支具、腰骶束腹和全接触型定制胸腰骶支具（thoraco-lumbosacral orthosis，TLSO）等。

正确选择支具须考虑损伤类型、脊柱不稳定程度、合并损伤、身体体质和患者年龄等因素（表14 – 8）。

表 14-8　胸腰骶椎制动推荐支具

脊柱节段	支具
$T_{2\sim7}$	带枕颌支撑部件的塑制 TLSO
$T_8 \sim L_3$	塑制 TLSO
$L_4 \sim S_1$	带大腿部件的塑制 TLSO

五、手术治疗

脊柱损伤的手术治疗需要对损伤的解剖学和生物力学特征进行完全及深入的理解。一系列脊柱损伤的分类对临床医师诊断脊柱骨折、选择手术适应证及评估预后均有很大帮助。

（一）脊柱损伤分类与手术治疗选择

颈椎骨折脱位的 Allen - Ferguson 分型（图 14 - 40）容易理解，在该分型中，根据受伤时颈部所处的位置和损伤暴力的方向，把颈椎损伤方式分为 6 种：屈曲—压缩型、垂直压缩型、屈曲—牵张型、伸展—压缩型、伸展—牵张型和侧屈型。每种损伤方式又根据受累节段损伤程度不同分级，级别越高，损伤越复杂。

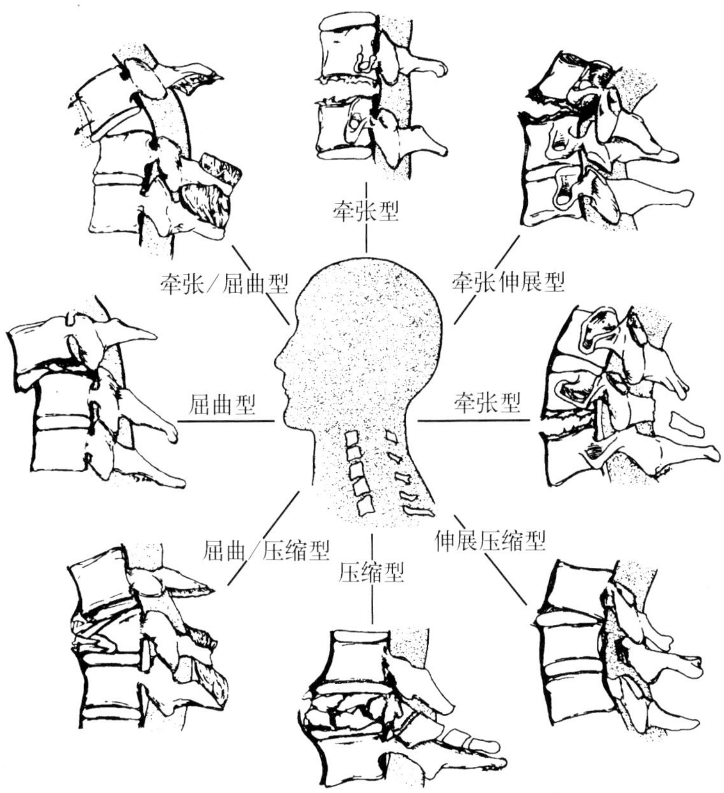

图 14 - 40　下颈椎损伤 Allen - Ferguson 分型

（引自：McAfee P. Cervical spine trauma, in Frymoyer JW. Adult Spine. New York: Raven Press, 1991: 1 080.）

对于胸腰椎骨折，由于影像学技术如 CT 或 MRI 能更好地显示骨折方式、椎管内占位及脊柱不稳定，其手术治疗也得到很大提高。出现很多脊柱不稳定的分类法。Holdsworth 把胸腰椎脊柱分成两柱，前柱包括前纵韧带、椎体、椎间盘及后纵韧带，后柱包括剩余的骨韧带结构。根据 Holdsworth 模型，双柱受损，脊柱即不稳定。

Denis 提出三柱分型系统，根据该模型，有任何两柱受损，脊柱就出现不稳定。Panjabi 等在爆裂骨折的体外尸体模型上验证了三柱理论，在该研究中证实中柱是胸腰椎脊柱稳定性的主要决定因素。

Gertzbein 对 Magerl 等提出的胸椎和腰椎骨折分型进行改良，根据损伤机制和损伤严重性对骨折方式进行简单分类（图 14－41）。A 型损伤为压缩暴力所致，B 型损伤为牵张暴力所致，C 型损伤为旋转移位暴力所致。在该分类系统中，越复杂的类型，其脊柱稳定性越差，越倾向于手术治疗。

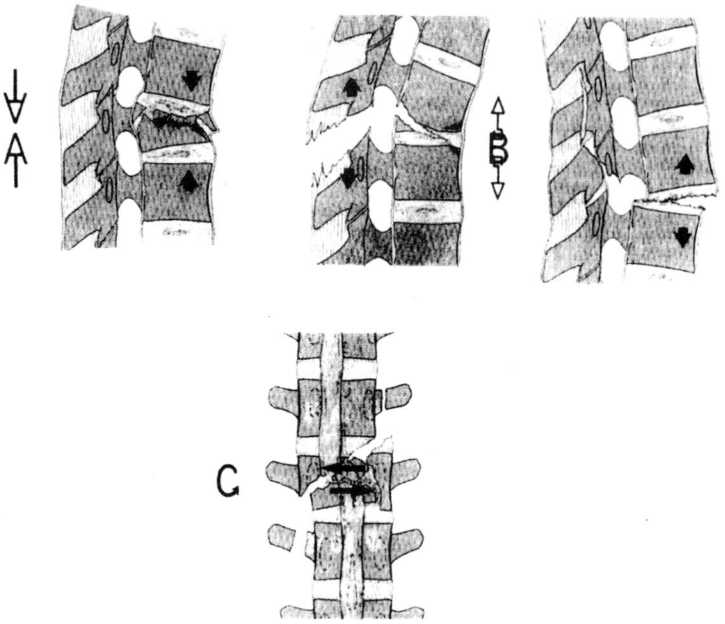

图 14－41　胸腰椎骨折 Gertzbein 分型

（引自：Magerl F，Aebi M，Gertzbein SD，et al. A comprehensive classification of thoracic and lumbar injuries. Eur Spine J，1994，3：184.）

（二）手术治疗的目的

大部分脊柱骨折可行非手术治疗，只有不稳定型脊柱损伤，伴或不伴有神经损伤，才需要手术治疗。手术目的包括纠正脊柱力线；恢复和保持脊柱稳定性；对受损的神经组织进行减压。

脊柱创伤手术的首要目的是复位脊柱畸形达到功能上可以接受的力线。脊柱器械的选择有赖于其复位骨折及保持脊柱稳定性的能力。例如，用撑开型器械治疗屈曲—牵张型骨折会进一步加重脊柱不稳定，而应该用伸展—压缩型后路器械则能纠正和稳定这种损伤畸形。

手术的另一个目标是恢复脊柱稳定性。现代前路和后路手术固定器械能在固定尽可能少的运动节段的同时获得更稳定的脊柱。

脊柱手术的最后一个目的是对神经结构减压以得到最佳的神经功能恢复。损伤类型和手术时间决定最佳减压方式。神经结构减压可通过前路、后外侧入路、经椎弓根入路和（或）间接减压。在胸腰椎，伤后 48～72 h 内手术，利用后路器械恢复脊柱力线，可对神经组织间接减压，效果确切。运用后路器械撑开，通过韧带整复作用，可以间接复位骨折。对不完全性神经损伤，经前路直接减压和经后路间接减压的效果相似。后路间接复位技术是目前大部分胸腰椎骨折治疗最常运用的方法。前路减压的绝对适应证包括椎管侵占超过 50% 的不完全神经损伤患者，伤后超过 72 h 者，后路复位失败，或尽管后路可复位，但前、中柱支撑结构破坏严重者。

（三）手术时机

脊柱损伤后最佳手术时机仍有争议，有人提倡尽可能早地手术，另有人建议在创伤性水肿消退后手术。急诊手术的绝对适应证包括神经功能进行性加重、伴有不完全神经损伤或无神经损伤的脊柱骨折脱位。

脊柱损伤患者受累节段的稳定和其他部位的活动可以减少成人呼吸窘迫综合征（ARDS）、深静脉血栓形成（DVT）等并发症的发生。对于不伴有神经损伤的患者，延期手术可以允许医师制定更合理的手术计划，同时脊髓及神经根水肿的消退有益于手术。此外，伤后 48 h 以后血肿就会机化，可以减少术中失血量。但延期手术时间过长可能会影响骨折的复位和椎管的减压。有报道伤后 4 d 内手术椎管减压效果最好，而伤后 7 ~ 10 d 以后手术效果差。

伴脊柱损伤的多发伤患者的治疗是个难题。有研究证实多发伤伴脊柱骨折的患者行早期稳定手术和延期稳定手术相比较，损伤严重评分 >18 分的患者在 72 h 内行手术治疗可以明显减少全身系统并发症的发生率和住院时间，而与脊柱手术相关的围手术期并发症发生率与延期手术的患者无明显差异。

第三节　上颈椎损伤

（一）枕颈连接处损伤

1. 枕骨髁骨折　Anderson 和 Montesano 把枕骨髁骨折分为以下三型（图 14 - 42）：Ⅰ型为撞击粉碎骨折，为颅骨作用于寰椎上的轴向载荷所致，可能伴有同侧翼状韧带损伤，但稳定性可由对侧翼状韧带和后覆膜代偿；Ⅱ型为枕骨髁伴颅底骨折，其损伤机制可能是直接打击颅骨所致，其颅颈稳定性未受损；Ⅲ型骨折是枕骨髁的翼状韧带撕脱骨折，为头部旋转应力或合并侧屈应力的结果，可能合并对侧翼状韧带和后覆膜的损伤，造成寰枕关节不稳定。诊断需断层 X 线片或 CT 证实。常伴有颅内血肿和神经损伤等合并伤。治疗：Ⅰ型、Ⅱ型枕骨髁骨折以硬颈围制动 6 ~ 8 周；Ⅲ型骨折先以坚强的颈部支具或 Halo - vest 固定 3 个月，然后拍摄颈椎过伸过屈位颈椎侧位片评估上颈椎稳定性，如有不稳定，需进一步行枕骨到 C_2 之间的后路融合手术。

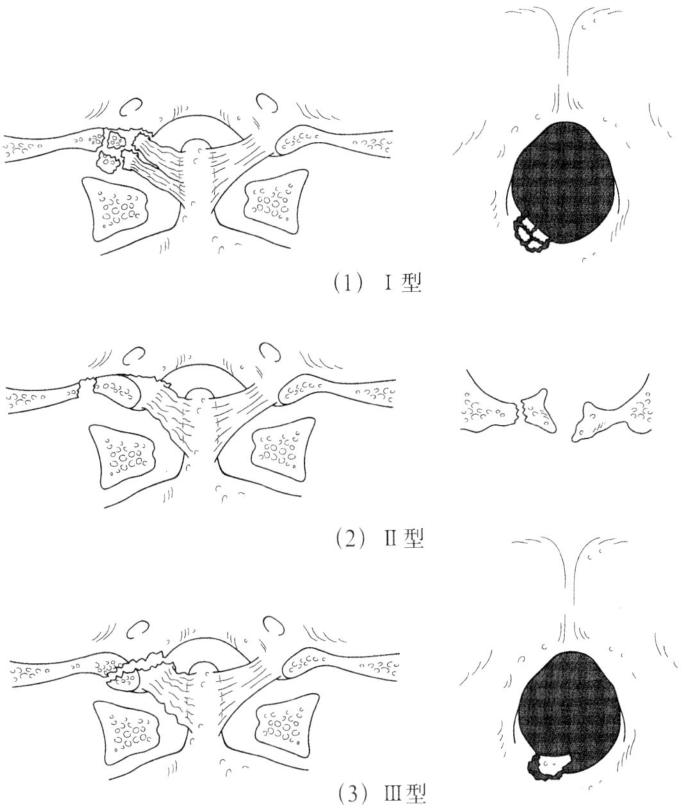

（1）Ⅰ型

（2）Ⅱ型

（3）Ⅲ型

图 14 - 42　枕骨髁骨折 Anderson - Montesano 分型

（引自：Anderson P，Montesano P. Morphology and treatment of occipital condyle fractures. Spine，1988，13：731.）

2. 寰枕关节脱位　寰枕关节脱位较少见，常可致命，常因头部受到暴力打击、扭转、过伸过屈应力的作用所致，由于寰枕关节的韧带结构均断裂，故极不稳定。主要包括寰枕关节脱位、半脱位，可伴有枕骨髁骨折。可通过测量颈椎侧位 X 线片上 Power 比率（图 14－43）来发现该类损伤。Traynelis 等把寰枕关节脱位、半脱位分为三型（图 14－44）：Ⅰ型，枕骨在寰椎上向前移位；Ⅱ型，纵向牵拉损伤致寰枕分离移位；Ⅲ型，枕骨在寰椎上向后移位。Ⅰ型和Ⅲ型损伤需要行小重量（约 2.27 kg）牵引，在复位过程中可轻微伸展或屈曲。Ⅱ型损伤往往力线可以接受，禁忌牵拉。非手术治疗包括早期牵引 3 个月，如果力线能维持，可继之以 Halo－vest 制动 3 个月。但这种损伤大多极不稳定，需要后路手术稳定和枕颈融合，常融合枕骨、寰枢椎。

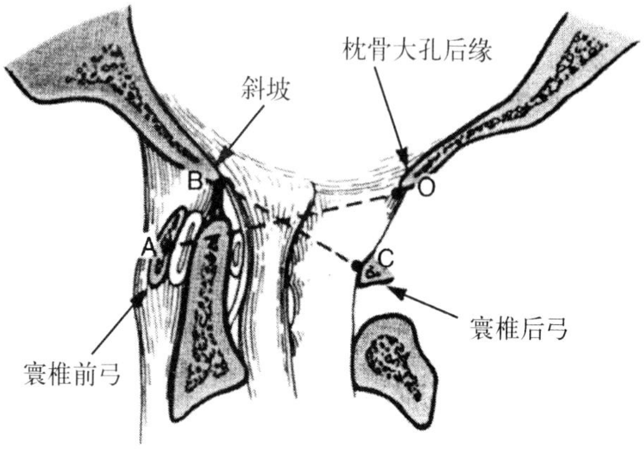

图 14－43　Power 比率如果 BC/OA >1，存在寰枕前脱位

［引自：Jarrett PJ，Whitesides TE Jr. Injuries of the cervicocranium. In Browner BD，Jupiter JB，Levine AM，et al (eds). Skeletal Trauma：Fractures，Dislocations，Ligamentous Injuries，vol 1. Philadephia，WB Saunders，1992：668.］

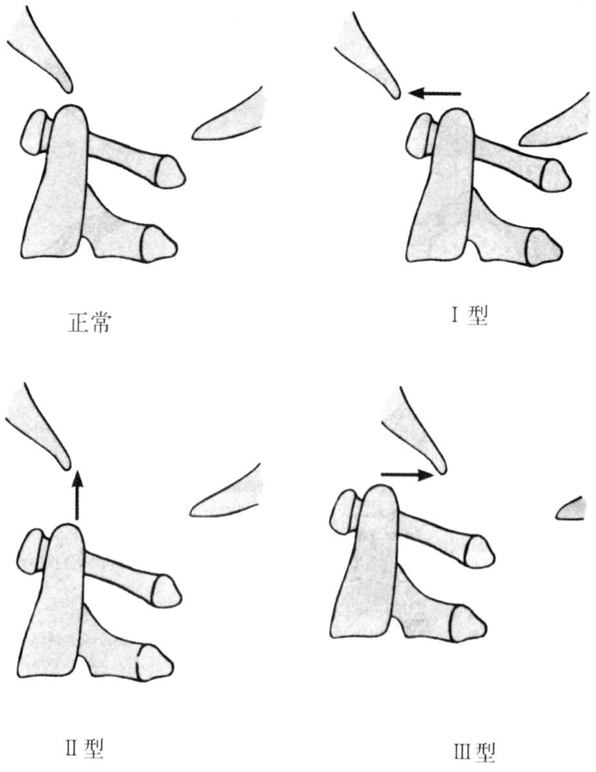

图 14－44　寰枕关节脱位、半脱位 Traynelis 分型

（引自：Traynelis VC，Marano GD，Dunker RO，et al. Traumatic atlanto－occipital dislocation. J Neurosurg，1986，65：863.）

3. 寰椎骨折　寰椎骨折常为轴向暴力所致，很少伴有神经损伤，但可导致疼痛和颈部活动受限。寰椎骨折包括无不稳定的单纯骨折和伴有寰椎侧块侧方移位的骨韧带损伤，寰椎侧块向侧方外移超过7 mm提示寰椎横韧带断裂，骨折不稳定（图 14－45）。寰椎骨折可表现为以下不同的骨折方式（图14－46）：后弓骨折（最常见）侧块骨折、四部分骨折（Jefferson 骨折）、前弓水平骨折和单侧或双侧横突骨折等。寰椎横韧带未受损的稳定性骨折和单纯后弓骨折可用颈部支具固定 3 个月。不稳定性及移位骨折时，寰椎横韧带断裂，需早期行牵引复位移位的侧块，继之以 Halo－vest 固定 3 个月，伴有明显移位的寰椎骨折牵引可能需要 6～8 周，继之以 Halo－vest 固定 6 周。早期一般不需要手术治疗，如出现骨折延迟愈合或不愈合，寰枢椎半脱位或患者不能耐受长期牵引，需行手术固定和融合。

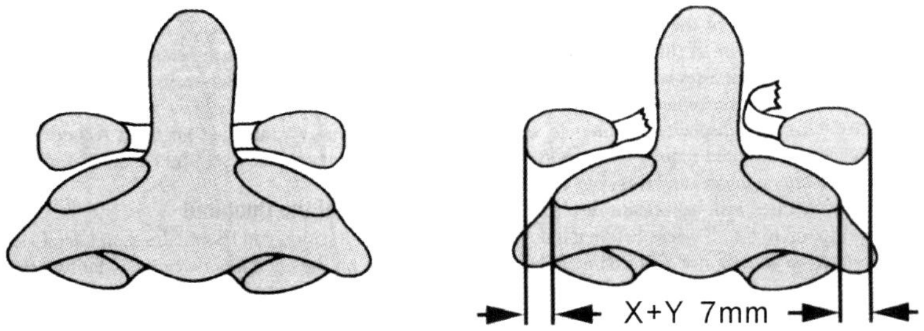

（1）稳定　　（2）不稳定

图 14－45　寰椎横韧带撕裂致寰椎侧块外移和寰枢椎关节不稳

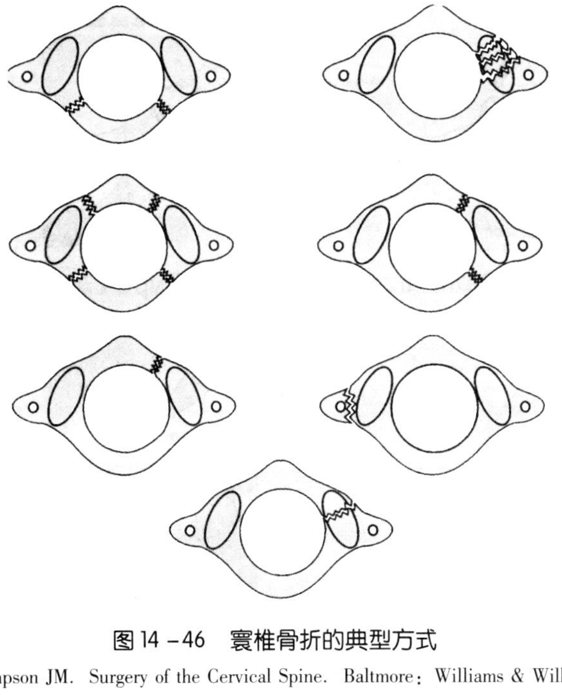
图 14－46　寰椎骨折的典型方式

（引自：An HS，Simpson JM．Surgery of the Cervical Spine．Baltmore：Williams & Wilkins，1994：235．）

（二）寰枢关节半脱位

1. 寰椎横韧带断裂　当寰椎横韧带断裂，而寰椎无骨折时可能出现寰枢椎半脱位。在颈椎侧位 X 线片上，寰齿间隙在 3～5 mm 提示横韧带断裂；＞7～8 mm 提示寰枢椎所有韧带断裂；＞10 mm 可能造成脊髓压迫（图 14－47）。由于这种损伤极其不稳定，发生神经损伤的风险较高。早期行牵引可获得复位，继之以后路寰枢椎融合。

2. 寰枢椎旋转固定　寰枢椎旋转固定临床表现为患者头部向固定侧倾斜，下颌及 C_2 棘突指向相反方向，需行颈椎张口位 X 线片及 CT 检查确诊（图 14－48）。Fielding 和 Hawkins 把寰枢椎旋转固定分为 4 型（图 14－49）：Ⅰ型，旋转固定，无向前移位（65°的旋转导致双侧脱位及脊髓压迫 7 mm）；Ⅱ型，

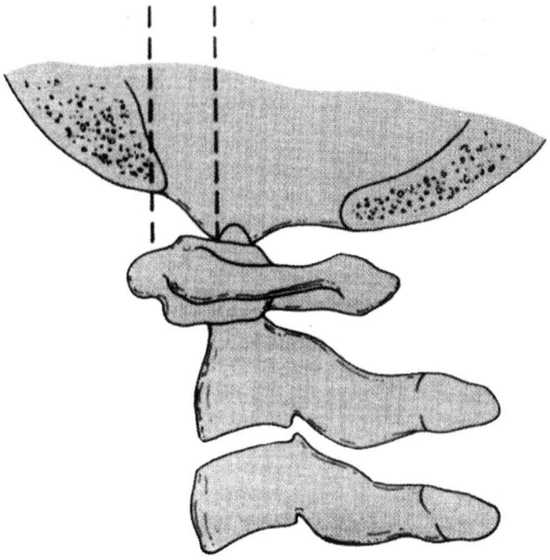

图 14－47　寰齿间隙（atlantodental interval，ADI）

注：ADI 在成人如 >3 mm，表明寰椎横韧带撕裂，但在儿童，ADI 需 >5 mm 方可认为横韧带断裂；成人 ADI >5 mm，表明横韧带及附属韧带，如关节囊、翼状韧带、尖韧带等全部断裂。

（引自：Jarrett PJ，Whitesides TE Jr. Injuries of the cervicocranium. In Browner BD，Jupiter JB，Levine AM，et al. Skeletal Trauma：Fractures，Dislocations，Ligamentous Injuries，vol 1. Philadephia，WB Saunders，1992：672.）

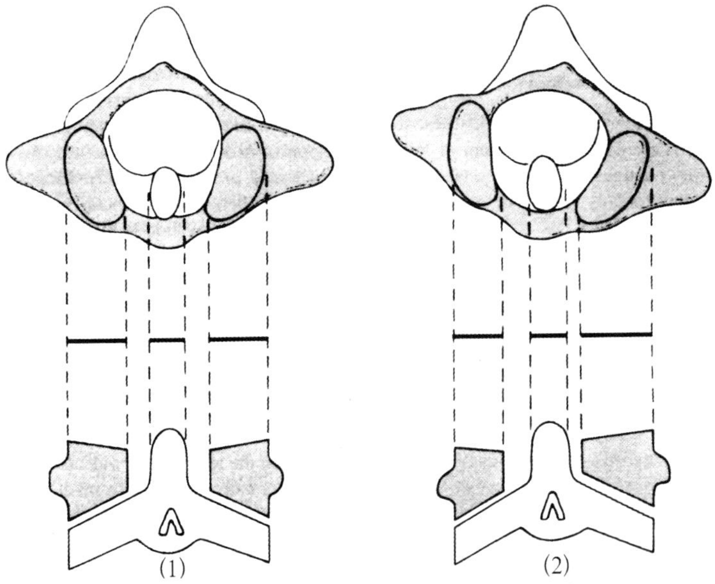

图 14－48　寰枢关节 CT 扫描和齿状突张口位 X 线片对照

（1）正常中立位；（2）向右旋转固定。旋转固定在张口位 X 线片上的表现包括左侧寰椎侧块明显向齿状突靠近、左侧寰椎侧块增宽、右侧寰椎侧块变窄、寰枢关节侧块关节间隙左侧变宽、右侧变窄等

（引自：Wortzman G，Dewar FP. Rotary fixation of the atlantoaxial joint：Rotational atlantoaxial subluxation. Radiology，1968，90：479.）

旋转固定伴 3～5 mm 的前方移位（横韧带撕裂，45°旋转导致单侧脱位）；Ⅲ型，旋转固定伴 >5 mm 的向前移位（所有韧带结构断裂）；Ⅳ型，旋转固定伴有后方移位。这种半脱位通常行牵引复位后以支具固定 3 个月，然后行颈椎过伸过屈位 X 线检查，如有不稳定，需行 C_{1-2} 融合术；如需要行切开复位，须同时行融合术。

（三）枢椎齿状突骨折

枢椎齿状突骨折可在颈椎侧位及张口正位 X 线片上发现，根据骨折的解剖位置，Anderson－D'Alonzo 分型把齿状突骨折分为以下 3 型（图 14－50）：Ⅰ型，尖韧带撕脱骨折，稳定性好，只需要支具

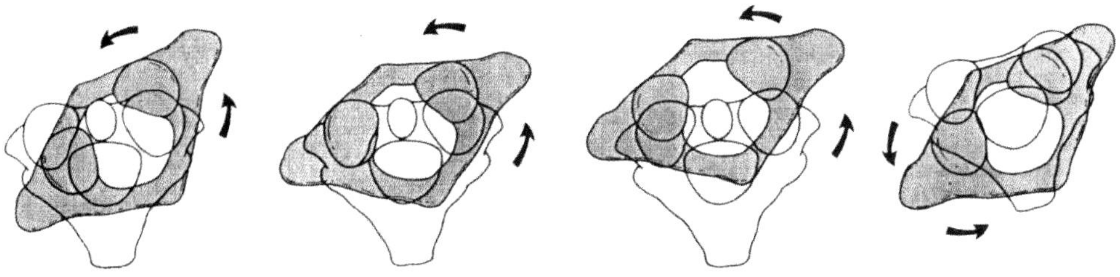

图 14－49　寰枢椎旋转固定的 Fielding－Hawkins 分型

（引自：Jarrett PJ，Whitesides TE Jr. Injuries of the cervicocranium. In Browner BD，Jupiter JB，Levine AM，et al. Skeletal Trauma：Fractures，Dislocations，Ligamentous Injuries，vol 1. Philadephia，WB Saunders，1992：676.）

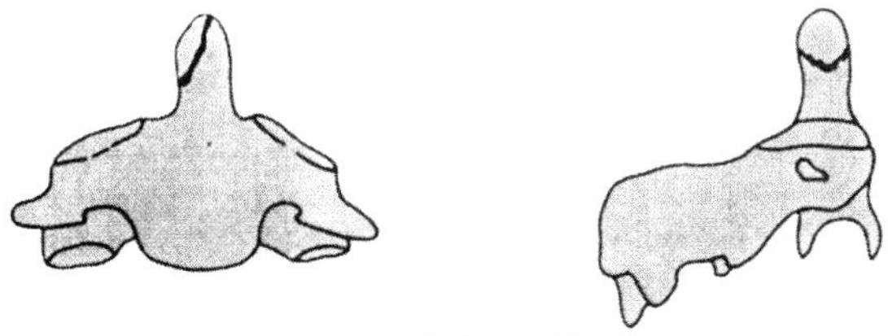

（1）Ⅰ型

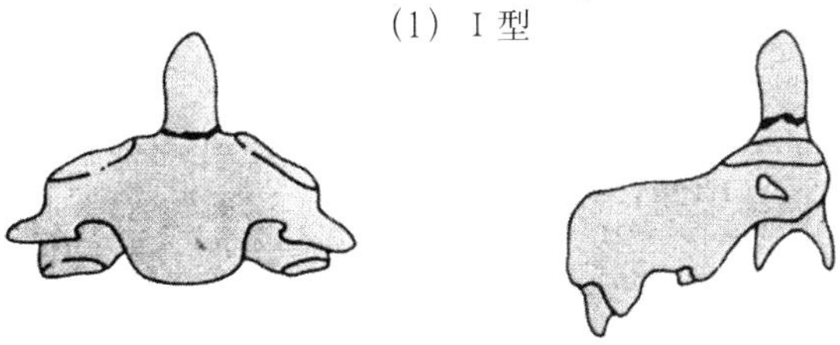

（2）Ⅱ型

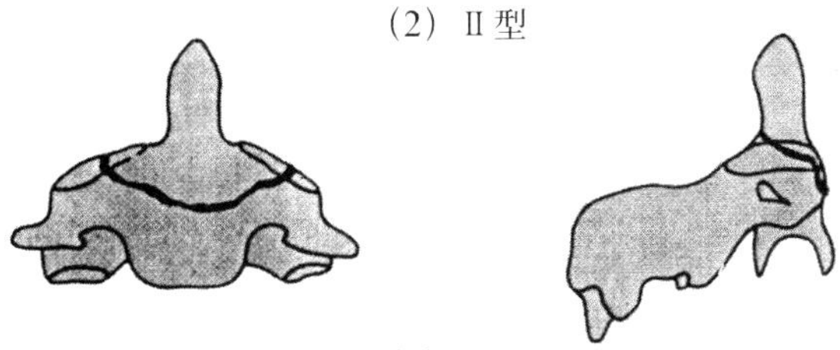

（3）Ⅲ型

图 14－50　齿状突骨折 Anderson－D'Alonzo 分型

（引自：Anderson LD，D'Alonzo RT. Fractures of the odontoid process of the axis. J Bone Joint Surg Am，1974，56：1 663.）

固定；Ⅱ型，齿状突腰部骨折，可分为 3 个亚型：横行骨折、前上向后下斜行骨折及前下向后上斜行骨折；屈曲型损伤可导致骨折向前移位，伸展型损伤则引起向后移位；骨折不愈合率较高，尤其在患者超过 50 岁，骨折移位超过 4 mm 的情况下；该型需要解剖复位齿状突的成角及移位，因为即使 10°的成角或 5 mm 的移位也会大大增加骨折不愈合和畸形愈合的发生率，必须保持骨折稳定以期望骨折愈合，可以选择 Halo－vest 外固定或手术治疗，手术选择包括前路齿状突螺钉固定和后路寰枢椎融合术；Ⅲ型，可从齿状突腰部以下延伸到枢椎椎体，一般都能获得骨折愈合，为保持正常的齿状突力线，最好采用 Halo－vest 固定，因为其他颈部支具固定的骨折不愈合率高达 15%。

（四）枢椎创伤性滑脱

枢椎创伤性滑脱指枢椎椎弓根或峡部骨折，很少合并神经损伤，通过颈椎侧位 X 线片即可诊断（图 14－51）。Levine 和 Edwards 根据骨折移位和成角畸形的程度把这类损伤分型（图 14－52）。其治疗

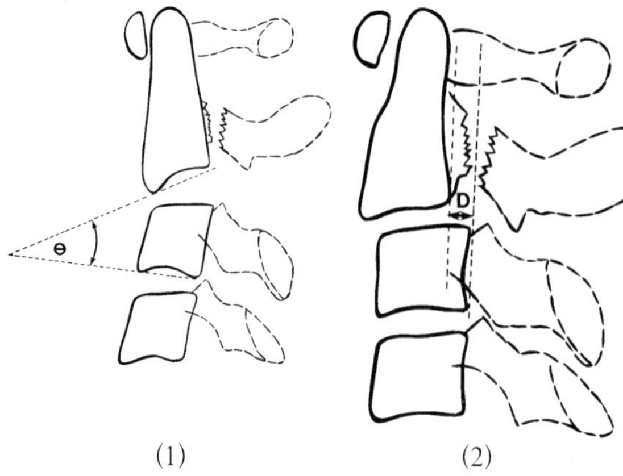

图 14－51　枢椎创伤性滑脱的成角和移位的测量

（1）角度移位的测量；（2）前移位的测量

（引自：Levine AM，Edwards CC．Traumatic spondylolisthesis of the axis．J Bone Joint Surg Am，1985，67：217.）

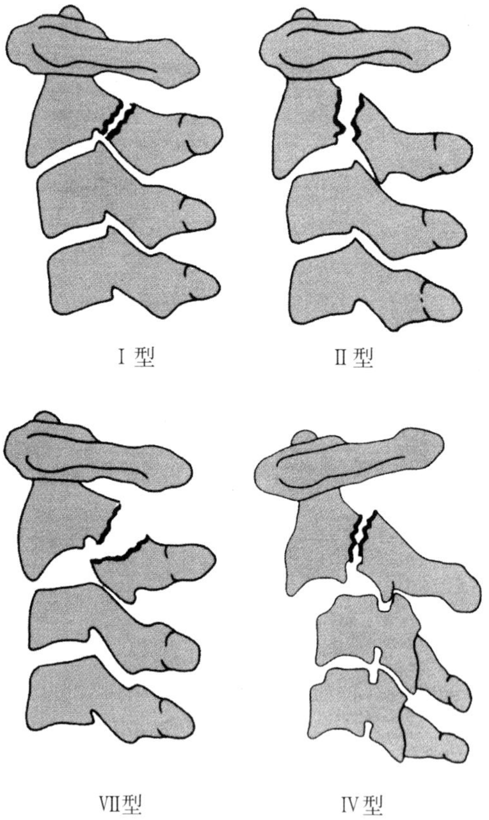

图 14－52　枢椎创伤性滑脱 Levine－Edwards 分型

（引自：Jarrett PJ，Whitesides TE Jr．Injuries of the cervicocranium．In Browner BD，Jupiter JB，Levine AM，et al．Skeletal trauma：Fractures，dislocations，ligamentous injuries，vol 1．Philadephia，WB Saunders，1992：683.）

需考虑合并椎间盘及韧带损伤的程度。Ⅰ型：轻微移位骨折（<3 mm），其损伤机制为过伸性应力导致枢椎椎体与椎弓根交接处垂直方向骨折，用 Halo－vest 固定 12 周即可。ⅡA 型：骨折无明显移位（<3 mm），但成角 >11°，其损伤机制为屈曲—牵张应力导致椎弓根骨折并向前牵开，导致 $C_{2\sim3}$ 椎间盘及后纵韧带等结构损伤，治疗采用颈部伸展位复位，可给予轻微压缩应力，Halo－vest 固定 12 周，该型损伤极不稳定，应避免牵拉或牵引。Ⅱ型：骨折移位 >3 mm，成角 >11°，其损伤机制先为过伸—轴向应力导致枢椎椎弓或椎板骨折，但未累及前纵韧带、椎间盘、后方关节囊等结构，继之以前屈—压缩应力导致后纵韧带、椎间盘撕裂，常合并 C_3 椎体前上部分压缩骨折。治疗可采用颈部伸展位头环牵引复位 2 ~ 3 周，待有骨痂形成后以 Halo－vest 固定 10 ~ 12 周；Ⅱ型和ⅡA 型骨折复位如不能维持，则需要手术治疗，包括后路枢椎椎弓根拉力螺钉固定术或前路 $C_{2\sim3}$ 椎间盘摘除、椎体间植骨融合、钢板内固定手术等。Ⅲ型：枢椎峡部骨折合并关节突关节脱位，其损伤机制为屈曲—压缩应力导致关节突脱位和椎弓根骨折。由于枢椎椎体和后方结构连续性中断，故牵引无法复位关节突关节，需要后路手术复位、$C_{2\sim3}$ 融合，可采用棘突间钢丝或侧块钢板固定；椎弓根骨折可采用枢椎椎弓根拉力螺钉内固定或采用 Halo－vest 外固定治疗。

第四节　下颈椎损伤

下颈椎损伤包括骨折、脱位、半脱位及混合损伤。通常根据颈椎侧位及斜位 X 线片可得出诊断，有时损伤节段自动复位，则需要应力位 X 线片帮助诊断。White 等根据受损节段成角和移位程度定义下颈椎不稳定。单侧或双侧关节突关节损伤可由轻到重表现为半脱位、关节突骑跨、脱位，是相同损伤方式的不同表现。颈椎力线异常的程度可以提示关节突关节囊和（或）后方韧带撕裂的程度。神经症状表现多样化，单侧关节突关节损伤可表现为神经根激惹和放射痛，而双侧关节突损伤常出现脊髓损伤症状。

一、分型

Allen 等提出的按受伤机制（受伤时颈部的位置及暴力方向）进行分类的方法最为完整。提出了以下 6 种常见的损伤类型，每型又依据对骨及韧带结构损伤的程度不同分为数级。

1. 压缩屈曲型(CF)——5 级(图 14－53)

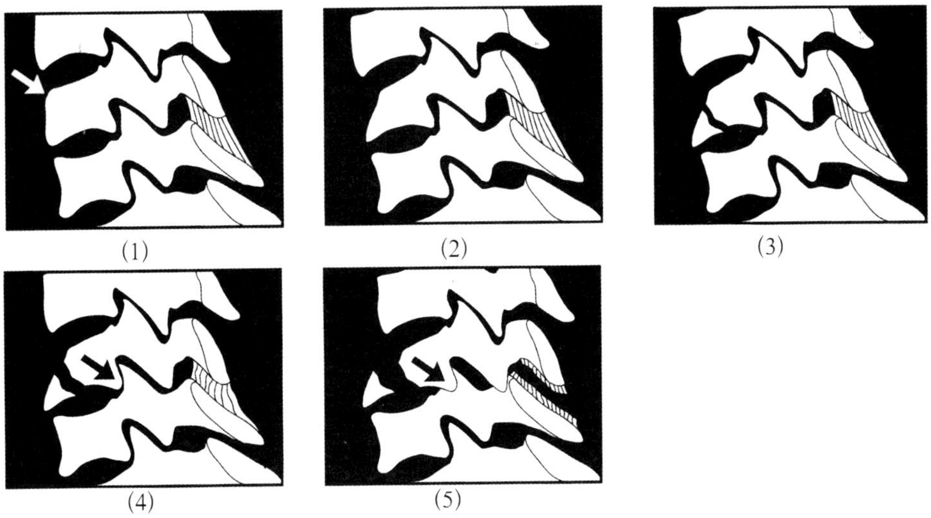

图 14－53　屈曲压缩型骨折

（1）1 级；（2）2 级；（3）3 级；（4）4 级；（5）5 级

（1）CF 型 1 级：椎体的上缘变钝，轮廓变圆，无后部韧带结构的断裂。

（2）CF 型 2 级：除了 CF 型 1 级的改变外，前部椎体倾斜，椎体前方高度减低、椎体前下方呈“鸟嘴”样，下方终板的凹度可能增加，椎体可以有垂直骨折。

（3）CF 型 3 级：除了 CF 型 2 级的特征外，骨折线从椎体前表面斜行穿过椎体延伸到下方的软骨下板，还有“鸟嘴”骨折。

（4）CF 型 4 级：椎体变形和“鸟嘴”骨折伴椎体后下缘轻度向椎管内移位（<3 mm）。

（5）CF 型 5 级：骨性损伤如 CF 型 3 级，但是椎体后部向后移位到椎管内达 3 mm 以上。椎弓根完整。关节面分离，损伤水平棘突间空隙增宽，提示后部韧带因拉力而断裂。

2. 垂直压缩型（VC）——3 级（图 14－54）

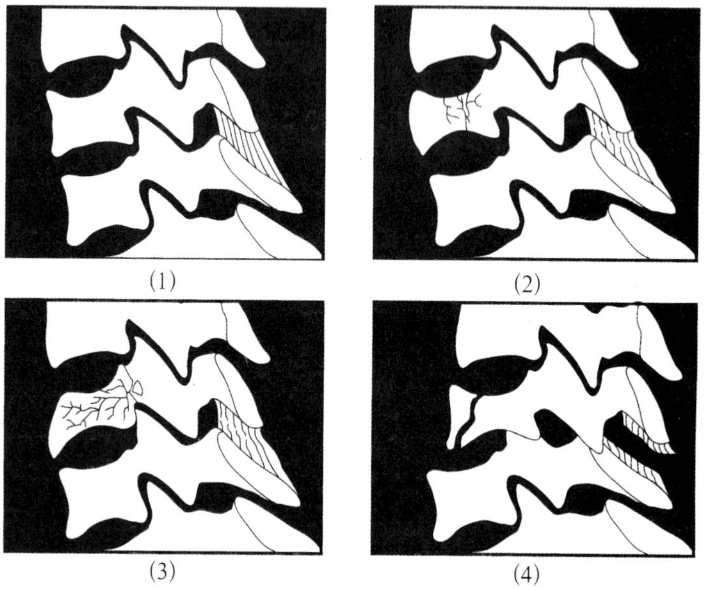

图 14－54　垂直压缩型骨折

（1）1 级，上或下终板骨折，呈杯口样畸形，损伤累及前、中柱，但无明显韧带损伤；（2）2 级，上、下终板均形成杯状凹陷畸形，可以见到骨折线穿过椎体，但是移位极轻微，韧带结构完整；（3）3 级，椎体形成碎片，并向四周各个方向移位，椎体后部骨折可以移位到椎管内，无明显韧带损伤；（4）3 级合并三柱韧带结构断裂，椎管变窄，其机制包括椎体骨折块突入椎管和（或）椎体后移位，常导致脊髓完全损伤

（1）VC 型 1 级：上或下终板骨折，形成杯状凹陷畸形。终板中心断裂而不是前侧断裂，无明显后侧韧带断裂。

（2）VC 型 2 级：上下终板均形成杯状凹陷畸形，可以见到骨折线穿过椎体，但是移位极轻微。

（3）VC 型 3 级：VC 型 2 级的椎体损伤进一步发展，椎体形成碎片，并向四周各个方向移位。大多数的情况是椎体明显的压缩并形成碎片。椎体后部骨折可以移位到椎管内。椎弓根可以完整而无韧带断裂的征象，也可以有粉碎骨折并伴有后部韧带复合结构的断裂，断裂的韧带在骨折椎体之间和下方。

3. 牵开屈曲型（DF）——4 级（图 14－55）

（1）DF 型 1 级：后部韧带复合结构断裂，表现为小关节半脱位，棘突异常分开。

（2）DF 型 2 级：单侧小关节脱位（后部韧带的断裂程度，从只能引起异常移位的部分断裂到合并有前纵韧带断裂的完全断裂不等，后一种情况较少见），存在有脱位小关节对侧的小关节半脱位时说明韧带损伤严重。此外，可以有从关节突后表面来的小骨片向前移位；可以看到脱位侧的钩椎关节增宽、棘突尖向有小关节脱位侧移位。Beatson 依次将棘间韧带、小关节囊、后纵韧带、纤维环和前纵韧带区分开；发现单侧小关节发生脱位可以只伴有后棘间韧带和关节囊破裂。

（3）DF 型 3 级：双侧小关节脱位，合并有椎体向前半脱位的约占 50%。下位椎体前上缘变钝而呈圆角的现象可以出现也可以不出现。Beatson 证明只有在棘间韧带、双侧关节囊、后纵韧带和椎间盘纤维环等结构破裂时才能出现这种损伤。

（4）DF 型 4 级：整个椎体前移或运动单元的不稳定，看起来像一个“飘浮”的椎体。

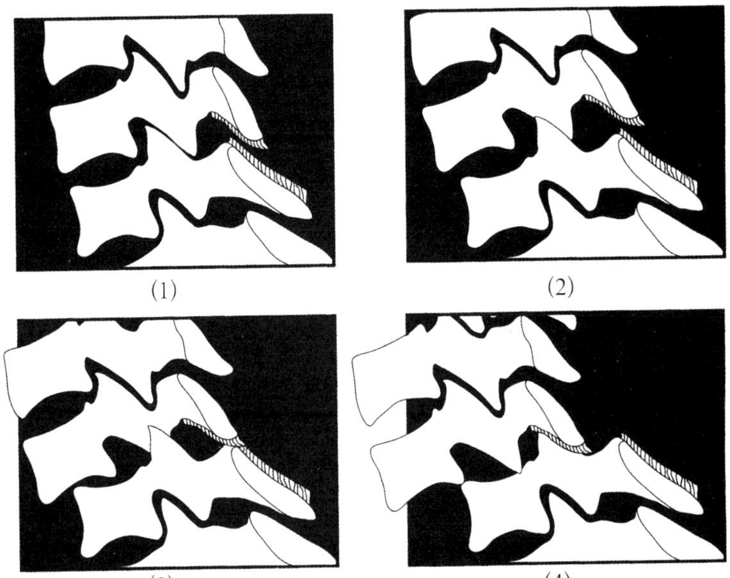

(1) (2) (3) (4)

图 14-55 屈曲牵张型损伤

(1) 1级，后部韧带复合结构断裂，表现为小关节半脱位，棘突异常分开；(2) 2级，单侧关节突脱位，椎体前移不超过25%，后柱和中柱完全断裂，前柱韧带可完整；(3) 3级，双侧关节突脱位，椎体前移约50%，关节突交锁；(4) 4级，整个椎体前移，所有韧带断裂

4. 压缩伸展型(CE)——5级(图 14-56)

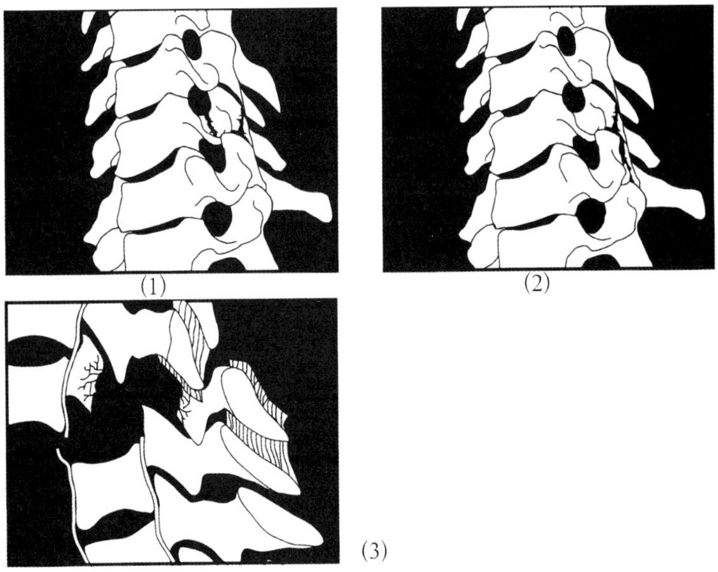

(1) (2) (3)

图 14-56 压缩伸展型损伤

(1) 1级，颈椎斜位观可见椎弓根和椎板骨折；(2) 2级，颈椎斜位观可见双侧椎板骨折，而无其他组织损伤，常见椎板骨折发生在连续的多节段；(3) 5级，双侧椎弓骨折，三柱韧带均断裂，椎体移位，常合并脊髓完全损伤

(1) CE 型1级：单侧椎弓骨折，可以有或无椎体向前旋转移位。后侧部分断裂，可以包括骨折线通过关节突的线性骨折、关节突压缩和同侧椎弓根及椎板骨折。以致在正侧 X 线片上显示“横向关节”。可以合并有同侧椎弓根和关节突骨折。

(2) CE 型2级：双侧椎板骨折，而无其他组织损伤。典型的病例为椎板骨折发生在连续的多节段。

(3) CE 型3级：双侧椎弓骨折伴有单侧或双侧关节突、椎弓根、椎板骨折，无椎体移位。

（4）CE 型 4 级：双侧椎弓骨折，部分椎体向前移位。

（5）CE 型 5 级：双侧椎弓骨折，全部椎体向前移位：骨折椎体的椎弓后部无移位。前部椎弓仍与椎体相连；韧带断裂发生在两个水平：后方在骨折椎体与其上方 1 个椎体之间，而前方在骨折椎体与其下方 1 个椎体之间。特征性的表现是骨折椎体其下位椎体的前上方部分被前移的椎体削去。

5. 牵开伸展型（DE）——2 级（图 14－57）

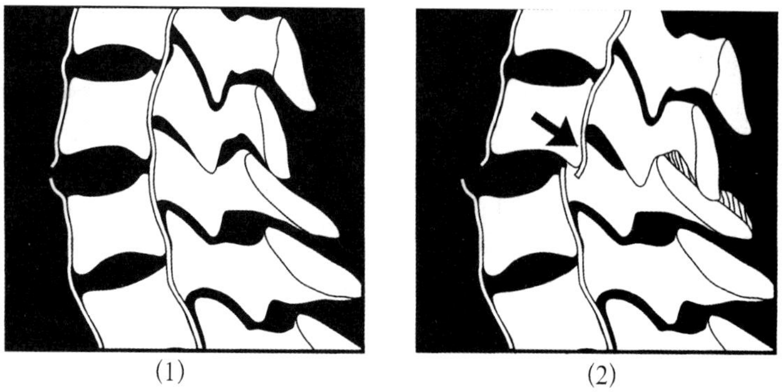

图 14－57　牵开伸展型损伤

（1）1 级，损伤发生在前侧韧带结构或椎体横行骨折，X 线片表现为椎间隙前方增宽，椎体无移位；（2）2 级，运动节段所有韧带损伤，上位椎体后移

（1）DE 型 1 级：前侧韧带结构断裂或椎体横行骨折。通常是韧带的损伤，也可以有附近椎体前缘的骨折。这型损伤的 X 线特征是椎间隙宽度异常。

（2）DE 型 2 级：除了 DE 型 1 级的改变外，还有后方韧带复合结构的断裂，上位椎体向后移位进入椎管。此型移位在头部摆放于中立位时有自发性变小的倾向，所以 X 线片上的移位可能很小，患者仰卧位的初期 X 线片上的移位很少超过 3 mm。

6. 侧方屈曲型（LF）——2 级（图 14－58）

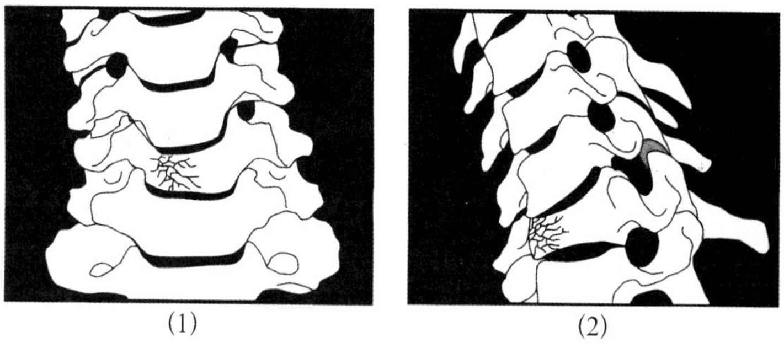

图 14－58　侧屈型损伤

（1）1 级，椎体不对称性压缩骨折，常合并同侧椎弓骨折；（2）2 级，椎体不对称性压缩骨折合并对侧韧带损伤和关节突关节分离

（1）LF 型 1 级：不对称的椎体压缩骨折、同侧椎弓骨折，正位 X 线片上无椎弓移位。可以有关节突压缩或椎弓根的粉碎骨折。

（2）LF 型 2 级：椎体侧方的不对称性压缩骨折，伴有同侧椎弓骨折移位或者伴有对侧的韧带断裂及关节突分离。同侧椎弓的压缩损伤和对侧椎弓的断裂都可能出现。

二、治疗原则

1. 关节突关节骨折或脱位　下颈椎关节突关节骨折脱位可能累及单侧或双侧关节突关节，单侧关节突关节脱位可导致椎体前移约 25%，双侧关节突关节脱位可引起椎体前移 50%（图 14－59）；可以合并椎间盘脱出，从前方压迫脊髓。治疗应采用早期颈椎牵引复位，后路融合术，如果内固定物不够坚强，应辅以 Halo - vest 制动 2 个月；如闭合复位失败，则建议行切开复位、融合术，后路固定可采用三钢丝技术或侧块钢板螺钉系统。如关节突关节脱位伴椎间盘突出，行闭合复位可能导致颈脊髓损伤或原有神经损伤加重，建议行颈椎前路椎间盘摘除，复位、椎体间植骨融合，可辅以前方钢板固定或后方内固定装置。如存在神经根性症状，有相应节段的关节突骨折，应从后路去除致压骨折块，行后路颈椎融合。

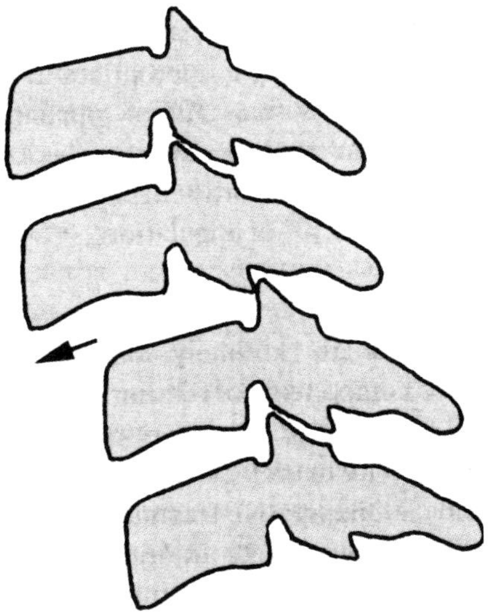

图 14 - 59　颈椎双侧关节突关节脱位是伴有移位的不稳定性损伤

2. $C_{3\sim7}$椎体骨折

（1）压缩骨折：压缩骨折指椎体前部分楔形变，而椎体后部分及椎管完好（图 14 - 60）。该损伤可在颈椎侧位 X 线片上显示，常不累及神经组织。如果成角 <11°、楔形压缩少于椎体前高的 25% 或移位 < 2.5 mm，治疗以支具制动 6 周即足够。当椎体前部压缩骨折超过 50% 时，将发生屈曲—牵张型损伤，导致后方韧带断裂，如果再合并椎间盘撕裂，单纯以颈托或 Halo - vest 制动不能阻止骨折椎体的进行性塌陷和颈椎后凸畸形的加重，需要行手术稳定和融合。

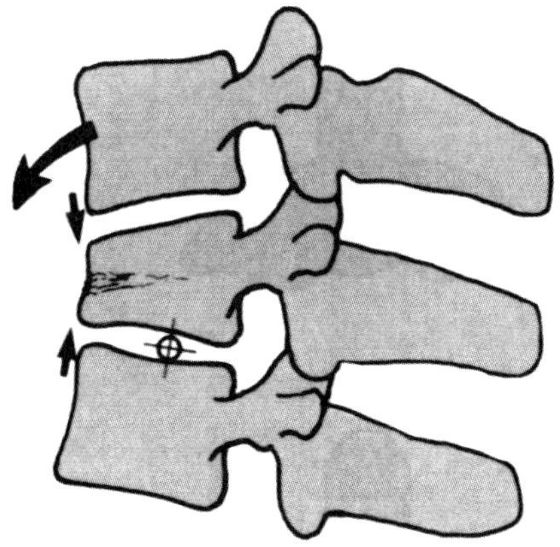

图 14 - 60　累及脊柱前柱的单纯压缩骨折

（2）爆裂骨折：颈椎伸直位时受到较大轴向载荷作用可导致爆裂骨折，脊柱前柱、中柱破坏，椎管内有不同程度的侵占（图 14 - 61）。合适的治疗选择取决于神经损伤的有无、颈椎力线改变的程度和颈椎不稳定的程度。对稳定性爆裂骨折，骨折移位小、无韧带撕裂、无神经损伤、颈椎力线可以接受并能维持，可运用 Halo - vest 制动 2 个月；对不稳定性爆裂骨折，椎体爆散，椎体后部骨折块突入椎管，椎

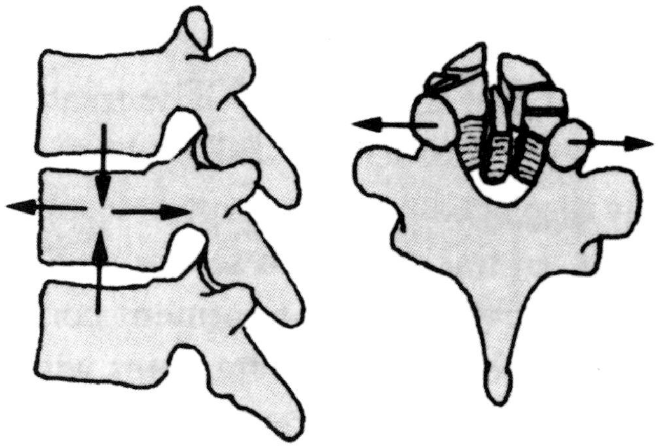

图 14 - 61 垂直压缩导致椎体爆裂骨折并累及前、中柱

弓根间距明显增宽，椎体高度丢失严重，常伴有椎板或椎弓根骨折，合并神经损伤的比例较高，如不能获得骨折复位或复位不能维持，需行前路减压、融合手术；如果前纵韧带和后纵韧带同时损伤，也需要行稳定手术。对不稳定性爆裂骨折无神经损伤患者，可采用后方稳定、融合手术；对迟发性后凸畸形可行颈椎前路支撑植骨、前方钢板或后方装置固定。对爆裂骨折合并神经损伤者，需行前路减压、支撑植骨、前方钢板固定；如果后方结构亦受累，可在前方减压、植骨后行后方固定，如三钢丝技术或侧块钢板。

3. 其他颈椎损伤

（1）过伸性损伤合并椎体反向滑脱常发生于有颈椎病的老年患者，可发生脊髓中央综合征或完全性脊髓损伤，在 X 线片上可出现典型的上位椎体后移。治疗上可采用颅骨牵引、Halo - vest 制动，如果脊髓前方有致压物，需行前路减压、稳定及融合手术；如果为多节段颈椎病合并颈椎管狭窄，早期行颈椎管成型或椎板切除、颈椎融合手术有利于神经损伤的恢复。

（2）常见颈椎骨折还包括屈曲型泪滴样骨折、侧块骨折、伸展型泪滴样骨折（图 14 - 62）及后方椎弓骨折等，其中屈曲型泪滴样骨折是破坏程度最严重的一种（图 14 - 63）。屈曲型泪滴样骨折是屈曲—压缩型损伤机制作用的结果，神经损伤发生率较高；伸展型泪滴样骨折是一种稳定性的撕脱骨折，仅累及脊柱前柱；侧块骨折常并发于关节突关节脱位或半脱位。这些骨折需要早期复位。后方骨性结构或韧带结构损伤（椎板骨折、铲土者骨折）通常是稳定型损伤，仅累及后柱结构。上述所有颈椎骨折的

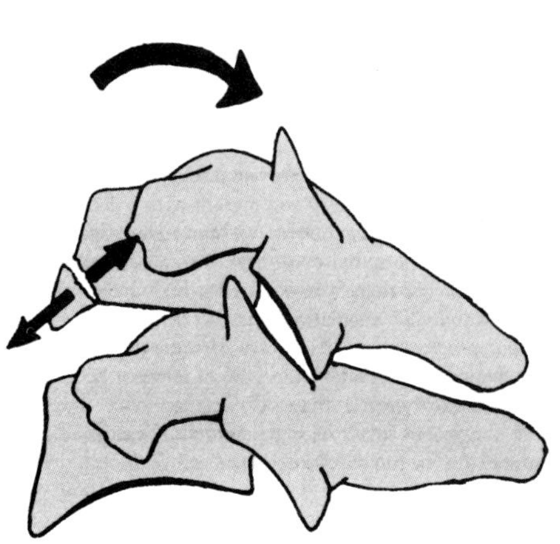

图 14 - 62 伸展型泪滴样骨折

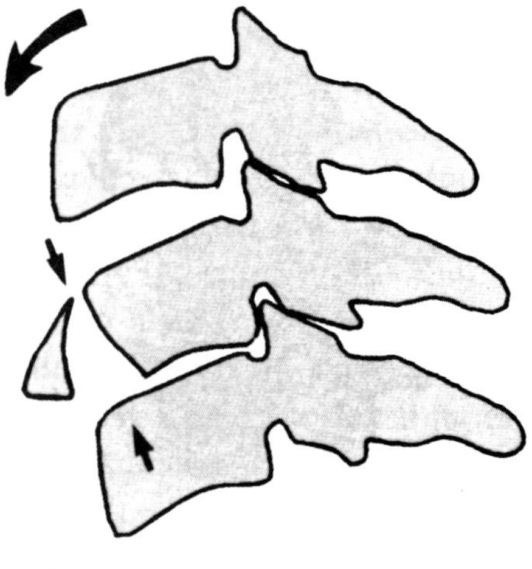

图 14 - 63 屈曲压缩型泪滴样骨折累及颈椎多柱结构

治疗选择（保守/手术治疗）需根据脊柱的稳定性、牵引复位的可能性及神经损伤的情况综合考虑。

（3）软组织损伤包括过伸性损伤（加速伤，挥鞭伤）和过屈性损伤（减速伤）。过伸性损伤可累及前纵韧带、前方肌肉组织及椎间盘，引起颈部疼痛，头部、肩部和臂部牵扯痛，吞咽困难，眼部症状，眩晕及颞下颌区不适等症状，影像学上可表现为椎前软组织间隙增宽、椎间盘间隙增大及椎体向后移位。在有症状的患者中，约39%可以发现颈椎间盘疾病的影像学证据，治疗上可早期行支具固定，如果基础颈椎病症状明显，可择期手术治疗。屈曲性损伤可导致肌肉扭伤及耳大神经的牵拉伤、棘间韧带及关节囊的撕裂、椎间盘后部及后纵韧带的损伤，影像学常表现为角状后凸畸形、椎体前移和关节间隙增宽。屈曲性损伤早期可行非手术治疗，如存在颈椎不稳定，可行后路固定、融合手术。

第五节　胸、腰椎损伤

一、概述

（一）致伤特点

1. 上、中胸椎骨折（$T_{1\sim10}$）　胸椎由于和胸廓相连、具有内在稳定性。胸椎损伤往往缘于高能量损伤，合并其他损伤的比例约占所有胸椎损伤的75%，包括肋骨骨折、肺挫伤、心脏挫伤、气胸和血管损伤等。稳定型损伤往往不累及神经组织，而不稳定型损伤合并神经损伤的风险高，由于胸椎管狭窄，胸段脊髓血供纤细，造成损伤的暴力大等因素，神经损伤常为完全性损伤。无神经损伤的稳定型胸椎骨折常表现为压缩或爆裂骨折、无明显屈曲、旋转或移位，可以用支具行非手术治疗。不稳定型胸椎骨折常伴有神经损伤，表现为过度屈曲、旋转或移位。

2. 胸腰段骨折（$T_{11}\sim L_2$）　胸腰段骨折发生率仅次于颈椎。由于该段与胸椎及骶骨相比活动性明显增加，故容易受损伤。胸腰段骨折包括压缩骨折、爆裂骨折、屈曲—牵张型损伤和骨折脱位。胸腰段创伤后不稳定可根据White和Panjabi提出的检查量表来判断，如果在生理载荷下，脊椎之间的解剖关系不能维持即意味着不稳定。

3. 下腰椎骨折（$L_{3\sim5}$）　下腰椎椎体大，可抵抗较高的压迫载荷；关节突关节呈矢状位排列，可耐受更大的旋转应力；腰椎具有生理性前凸，故下腰椎骨折很少出现角状后凸畸形；神经损伤不常见，可累及马尾或神经根。

（二）发生机制

机体受到创伤时常伴随着许多复杂的应力，每种应力都能对脊柱结构造成破坏，但多数情况下只有一两种应力是造成骨与韧带破坏的原因。与胸椎、胸腰椎及腰椎损伤有关的常见暴力有轴向压缩暴力、屈曲暴力、侧方压缩暴力、屈曲扭转暴力、剪切暴力、屈曲牵张暴力和过伸暴力。

1. 轴向压缩暴力　正常胸椎存在着生理后凸，施加于该区域的轴向负荷常导致脊柱向前屈曲，由此发生的脊柱损伤处在屈曲暴力下（图14－64）。轴向暴力作用于伸直的胸腰段脊柱使椎体承受单纯的压缩负荷，其结果是在椎体压缩同时伴有终板破坏，如果暴力较大，通过椎体可产生垂直骨折，即所谓的“爆裂骨折”，骨折线可经血管孔通过椎体后缘中央皮质，如果进一步施加应力，可使骨折块向后移位，同时伴有椎间盘及椎体后缘破坏。在传导应力作用下，可使连接椎体的椎弓根发生骨折、椎弓根间距增宽，在合并屈曲暴力作用时，还可产生椎板骨折。伴随着严重的压缩应力，椎体后部结构出现明显破坏。

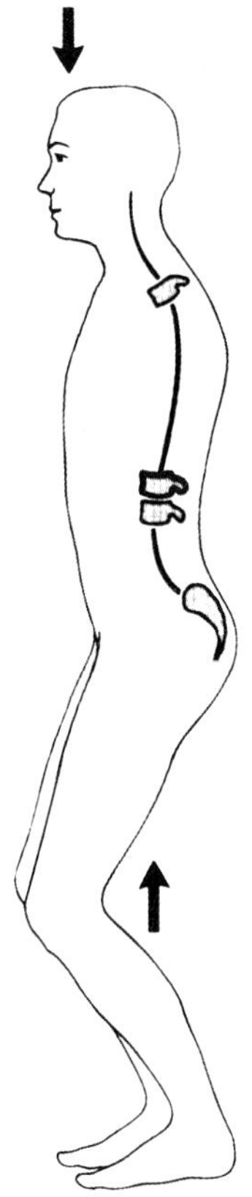

图14－64　轴向压缩暴力致椎体骨折

注：轴向压缩暴力作用于伸直的胸腰段脊柱使椎体承受单纯的压缩负荷，导致椎体爆裂骨折。

2. 屈曲暴力　屈曲暴力导致椎体与椎间盘前部压缩，同时张力作用于脊柱后方结构（图 14－65）。在突然暴力作用下，脊柱后部韧带可不发生撕裂，但可出现撕脱骨折。当椎体前部发生骨折并出现成角时，应力被吸收。如脊柱后方韧带保持完整，则大多为稳定性骨折。一般情况下，中柱的完整意味着脊柱没有半脱位以及骨折片或椎间盘的向后突出。当脊柱后方韧带和关节囊被破坏时，骨折表现为不稳定。如果椎体前高丢失超过40%～50%，可能会出现脊柱后方韧带及关节囊的破坏及伴有进行性畸形的晚期脊柱不稳定。能导致中柱损伤的屈曲压缩暴力，是造成脊柱机械性不稳、进行性脊柱畸形以及神经功能障碍的创伤性暴力之一。

3. 侧方压缩暴力　侧方压缩暴力产生的损伤类似于上述的前方压缩损伤，只是应力作用与椎体一侧（图 14－66）。损伤可只限于椎体骨折或并发有脊柱后部韧带损伤，前者为稳定性损伤，后者为慢性不稳定性损伤，并可导致进行性腰痛与畸形。

4. 屈曲扭转暴力　屈曲扭转暴力所致的损伤与单纯屈曲损伤类似（图 14－67）。典型表现为椎体前部破坏，当屈曲暴力增大时，脊柱后方韧带和关节囊发生破坏，并引起前柱和后柱损伤，这种伴有脊柱后方韧带和关节囊破坏以及前部椎间盘与椎体的斜行撕裂，常导致脊柱的进行性不稳定。

由于颈、胸及腰椎小关节的方向与形状的差异，单纯胸椎或腰椎脱位比颈椎少见，只有在屈曲扭转暴力作用下，脊柱受到牵张时，才可发生脱位。单纯屈曲牵张暴力，较常见的结果是小关节或其他脊柱后方结构骨折，也可发生脊柱脱位。

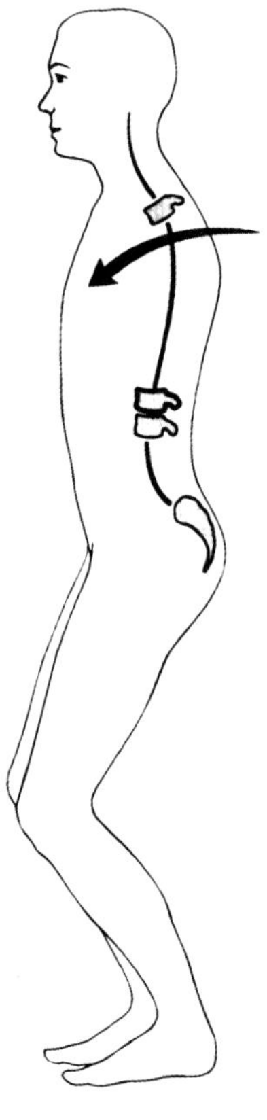

图 14－65　屈曲暴力致椎体与椎间盘前部压缩

注：张力作用于脊柱后方结构，可导致椎体前方压缩骨折，如暴力持续，可导致后方韧带撕裂。

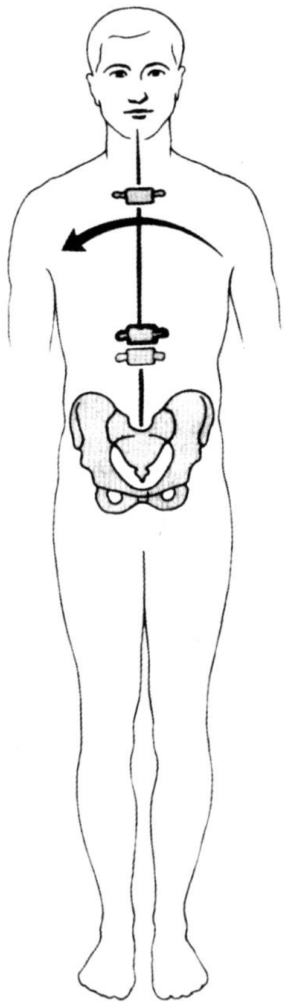

图 14－66　侧方压缩暴力致椎体侧方楔形压缩骨折

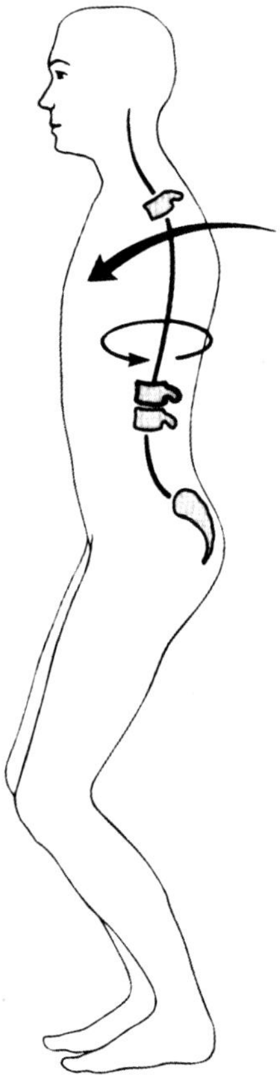

图 14－67　屈曲扭转暴力致严重脊柱损伤

注：屈曲扭转暴力容易导致严重脊柱损伤，常导致后方韧带和关节囊的撕裂和前方椎间盘或椎体的斜行撕裂。

5. 剪切暴力　剪切暴力很容易造成韧带损伤，其损伤情况类似于上述提到的屈曲旋转暴力损伤(图14－68)。这种暴力可导致创伤性椎体前滑脱合并脊髓完全性损伤，偶可合并通过关节突间的骨折。

6. 屈曲牵张暴力　屈曲牵张暴力使脊柱的屈曲轴前移至腹壁，同时整个脊柱遭受较大的牵张暴力(图14－69)。椎体、椎间盘及韧带均可发生撕裂或撕脱，但不会像多数脊柱损伤时出现的典型的粉碎骨折。该暴力可造成单纯的骨性破坏、骨与韧带联合损伤或单纯的软组织损伤（韧带或椎间盘)。单纯的骨性破坏大多为水平骨折，骨折线始于棘突，并向前通过椎板、横突及椎弓根延伸至椎体。损伤多发生在 $L_{1\sim3}$ 节段，尽管存在脊柱的急性不稳定，但预后良好。骨与韧带或软组织损伤最常发生于 $T_{12}\sim L_2$ 节段，为不稳定性损伤，且自愈能力较差。

屈曲牵张暴力还可导致胸椎或胸腰椎的双侧小关节脱位。脊柱后方韧带、关节囊及椎间盘破坏的同时，前纵韧带可保持完整，但常造成前纵韧带的剥脱。如果屈曲轴远离脊柱前方，且损伤能量较大，也可造成前纵韧带破坏，导致严重的脊柱不稳定。

7. 过伸暴力　头或躯干上部突然后伸时可产生过伸损伤，损伤类型与单纯的屈曲暴力相反（图14－70)。前纵韧带与纤维环前部受到张力作用，同时压缩暴力传导至椎体后部，造成小关节、椎板与棘突骨折，椎体前下部可发生撕脱骨折，但这并非过伸损伤的特有体征。这类损伤大多属稳定性损伤，除非相邻的上位椎体发生明显后移。

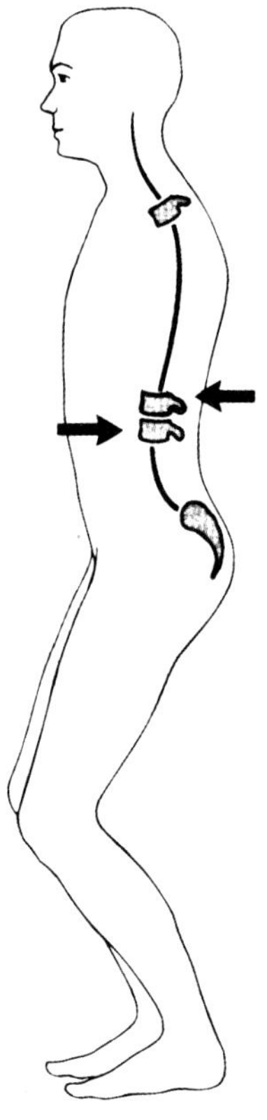

图14－68　剪切暴力损伤

注：剪切暴力从不同水平以相反的方向作用于脊柱，容易导致极度不稳定的脊柱三柱损伤和脊柱前后方向或侧向滑移。

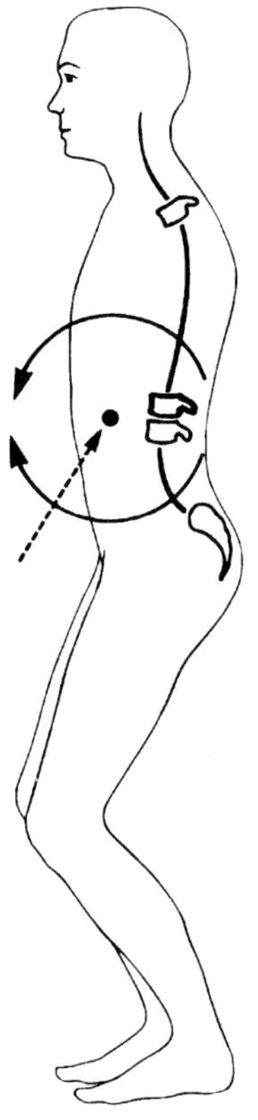

图14－69　屈曲牵张暴力致典型的“安全带损伤”

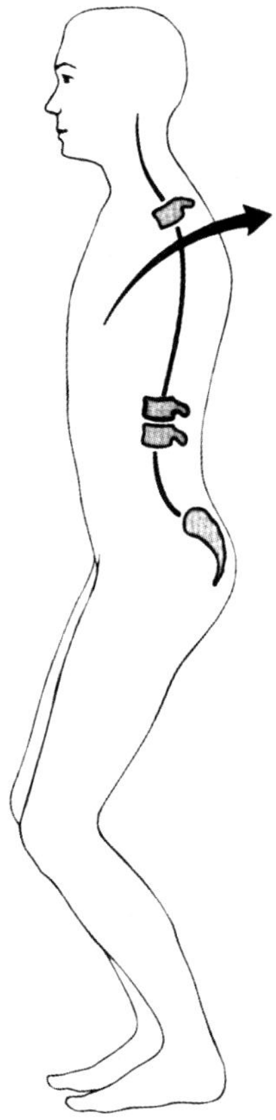

图14－70　过伸暴力损伤

注：过伸暴力使前纵韧带与纤维环前部受到张力作用，同时压缩暴力传导至椎体后部，一般导致稳定性损伤，除非出现相邻的上位椎体发生明显后移。

（三）分类与分型

1983年，Denis提出了脊柱的三柱理论，其中前柱包括前纵韧带、椎间盘纤维环前半及椎体前半部分；中柱包括后纵韧带、椎间盘纤维环后半及椎体后半部分；后柱由椎弓根、关节突关节、椎板、棘突，棘间韧带和棘上韧带组成。如果中柱撕裂，脊柱通常不稳定。但 T_8 以上的胸椎有胸廓的支持，不稳定性骨折较少；下腰椎的负重主要经过后柱，故不稳定性损伤亦相对较少。

胸椎及胸腰椎损伤的分类系统很多，其中较常用的是根据 Denis 三柱理论的分类，这种分类中包括了每一种最为常见的损伤类型及其与损伤机制之间的关系。Gertzbein 分型则更为系统、全面。这两种分型对指导治疗有实际意义。

1. Denis 分型　Denis 通过对胸腰椎损伤的研究，提出脊柱骨折的分类系统，其中轻度损伤包括单纯关节突骨折、横突骨折、棘突骨折、椎弓峡部骨折；重度损伤包括压缩骨折、爆裂骨折、安全带骨折及骨折脱位。根据特殊的影像学所见，又将四种重度损伤进一步分为许多亚型。

（1）压缩骨折：压缩骨折是指仅有前柱破坏，而中柱完整的脊柱骨折，其中部分可出现后柱破坏。损伤机制为脊柱受到单纯的前屈或侧屈暴力所致。压缩骨折（压缩程度 <40% ~50%）在不伴有脊柱后方韧带破坏时为稳定性骨折（图 14 –71）。

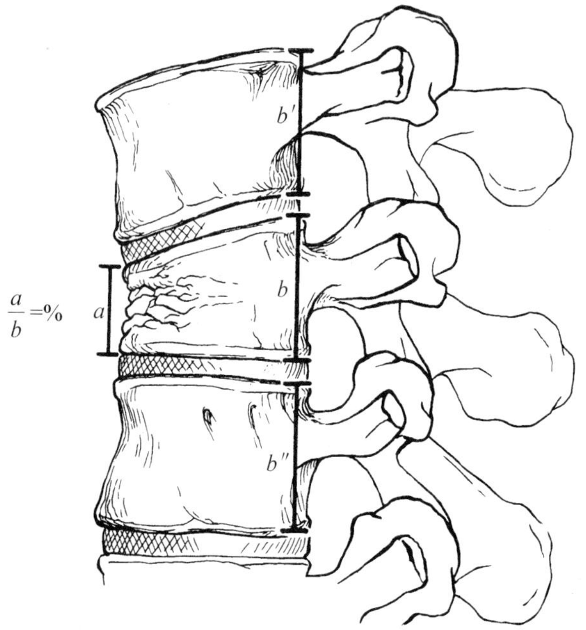

图 14 –71　胸腰椎楔形压缩骨折严重度的计算

注：伤椎椎体前方高度保留值 a 除以椎体后缘高度 b；或者 a 除以伤椎相邻上下椎体前方高度的平均值。注意，单纯椎体压缩骨折中，椎体后缘高度未改变（$b = b' = b''$）。

根据骨折发生的部位不同，压缩骨折又分为 4 个亚型（图 14 –72）：A 亚型，骨折发生在上下终板；B 亚型，上终板骨折；C 亚型，下终板骨折；D 亚型，只有椎体前方皮质压缩，而上下终板完整的骨折。

影像学特征：X 线侧位片显示椎体前方呈楔形改变，可有以伤椎为中心的脊柱后凸畸形。椎体后缘骨皮质完整，椎体后缘高度正常，相邻椎体间无脱位。CT 显示骨性椎管结构完整。

（2）爆裂骨折：爆裂骨折是指有中柱破坏的骨折，可同时有后柱结构分离。椎体后缘的骨折碎片很容易向后突入椎管内压迫脊髓。该类骨折属急性不稳定性骨折。

爆裂骨折分为 5 种常见亚型（图 14 –73）。A 亚型：因单纯轴向暴力所致的椎体双终板骨折。骨折片可经相邻的椎间隙向后进入椎管内。多见于下腰椎损伤。B 亚型：因轴向及前屈暴力所致的椎体上终板骨折，是最常见的一种爆裂骨折，多见于胸腰段脊柱损伤。C 亚型：因轴向及前屈暴力而致的椎体下终板骨折，较少见。D 亚型：因轴向及扭转暴力而致的爆裂骨折，常合并有侧方半脱位，正位 X 线片可明确诊断。E 亚型：为伴有前柱侧方压缩的爆裂骨折，由轴向及侧屈暴力所致，与其他爆裂骨折类型相比，向后突入椎管内的骨折块更靠外侧。

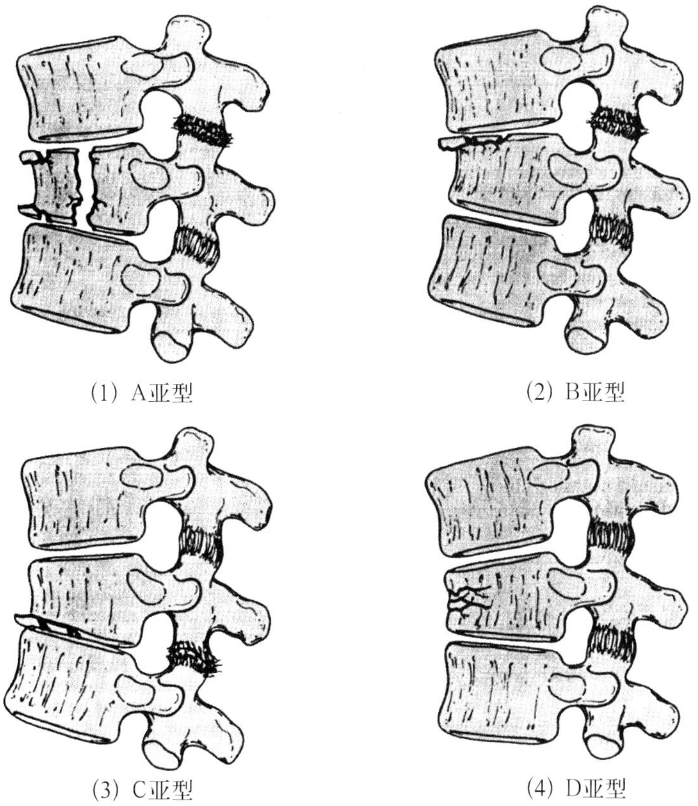

图 14－72　Denis 分型压缩骨折的 4 种亚型

(1) 累及椎体上下终板；(2) 仅累及上终板；(3) 仅累及下终板；(4) 未累及双侧终板，仅有椎体前皮质的弯曲褶皱

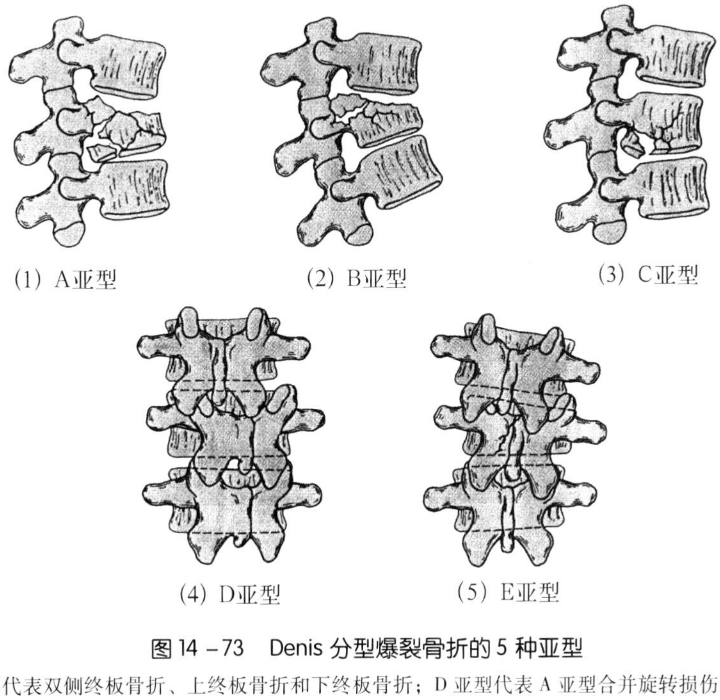

图 14－73　Denis 分型爆裂骨折的 5 种亚型

A、B、C 亚型分别代表双侧终板骨折、上终板骨折和下终板骨折；D 亚型代表 A 亚型合并旋转损伤；E 亚型爆裂骨折是侧压暴力的结果，在脊柱正位 X 线片上表现为不对称性压缩，可累及上终板或下终板，或同时累及上下终板

影像学特征：正位X线片显示椎弓根间距增宽，可有椎板骨折，上关节突外展；多数椎板骨折仅发生在内侧皮质，而外侧皮质结构完整，因此，术中不易被发现。侧位X线片显示椎体后壁骨折，椎体后缘高度降低，单极或双极终板骨折，骨折碎片移位或向后进入椎管内。CT显示骨折椎体的环形骨壁遭到破坏，有骨折碎片进入椎管内。

（3）安全带骨折（Chance骨折）：安全带骨折是指前柱保持完整，作为暴力支撑轴，导致后柱及中柱受到牵张暴力引起的骨折。损伤机制为屈曲牵张暴力，多见于交通事故中驾驶员只佩戴腰部安全带而无肩部固定带的情况。在暴力作用下，前柱也可出现部分破坏，但未失去连续性。这类骨折主要表现为脊柱前屈时不稳定，但有别于骨折伴脱位。

安全带骨折分为单平面与双平面损伤两种类型（图14－74）。单平面损伤型包括：A亚型，骨折线通过骨组织（棘突、椎弓根及椎体）；B亚型，骨折线通过韧带与椎间盘。双平面损伤型包括：C亚型，骨折线通过韧带、椎间盘及中柱的骨折；D亚型，骨折线只通过韧带与椎间盘，而不通过中柱的骨折。

影像学特征：X线显示横突及椎弓根呈水平撕裂骨折（也可发生在棘突和关节突内），由于棘突水平骨折而致棘突间距增宽，椎体后缘高度或损伤平面椎体后间隙增宽。因扫描平面平行于骨折平面，故CT检查无阳性发现，矢状面二维重建图像意义较大。

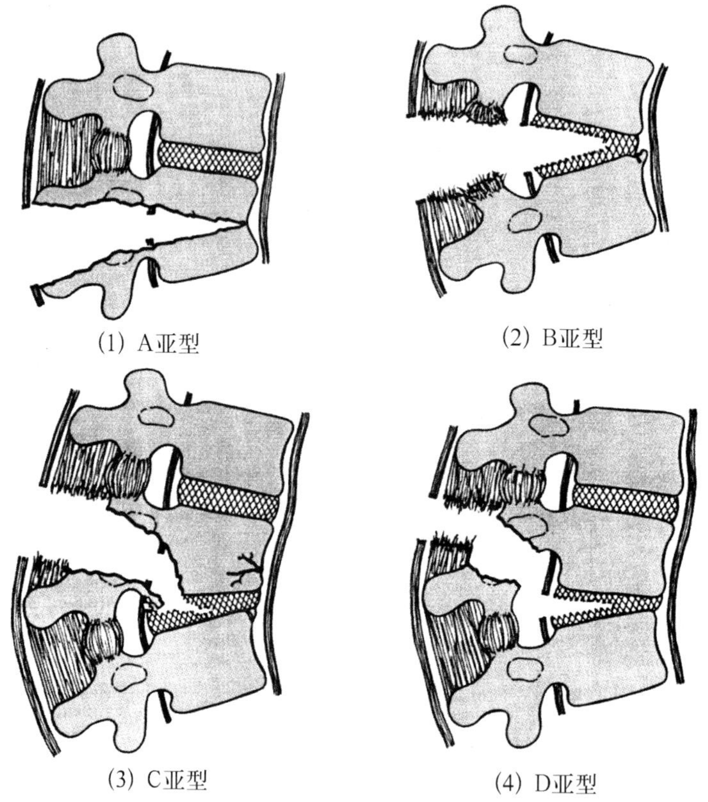

图14－74 Denis分型屈曲牵张型损伤的4种亚型

A亚型损伤通过同一水平的骨性结构；B亚型损伤通过同一水平的椎间盘和韧带组织；
C亚型损伤通过不同水平，中柱为骨性损伤；D亚型损伤通过不同水平，中柱损伤通过韧带和椎间盘组织

（4）骨折脱位：指在压缩、牵张、旋转或剪切等复合暴力作用下发生的脊柱三柱破坏。根据损伤机制不同，骨折脱位又分为3种亚型（图14－75）：

A亚型：为屈曲扭转暴力所致，多由交通伤或高处坠落伤引起，当张力和扭转力作用于中、后柱时，发生椎弓及脊柱后方韧带复合结构破坏，常伴有一侧或双侧关节突骨折或脱位，同时前屈暴力作用于前柱，使椎体发生楔变，前、中柱破坏可发生在椎体或椎间盘，骨折线上方椎体向前方或侧方移位，前纵韧带可保持完好的连续性，但多从下位椎体的前部剥脱。

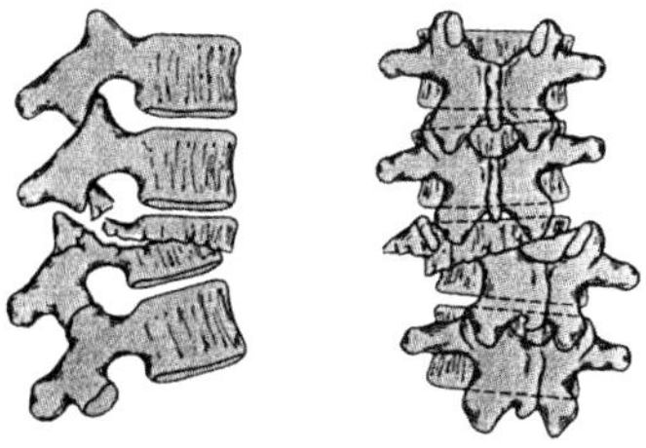

(1) A亚型

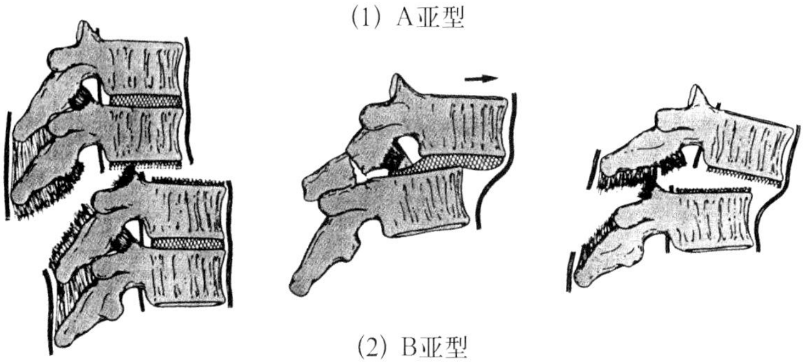

(2) B亚型

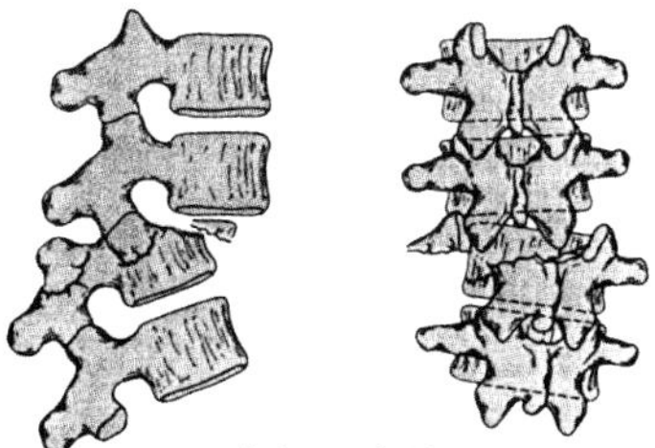

(3) C亚型

图 14 –75 Denis 分型脊柱骨折脱位的 3 种亚型

A 亚型为屈曲旋转损伤，损伤经过骨性结构或椎间盘，三柱均受累，仅前纵韧带可能保留，但亦会从下位椎体前方剥离，这种损伤常伴有下位脊椎上关节突骨折；B 亚型为剪切损伤，可导致头侧椎体向前滑脱合并关节突骨折，亦可导致头侧椎体向后滑脱而无关节突骨折；C 亚型为双侧关节突关节脱位，这是一种累及三柱结构的屈曲牵张性损伤，前柱损伤可表现为经椎间盘或经椎体前部

B 亚型：由垂直于脊柱长轴的剪切暴力所引起，椎体无楔形压缩，根据剪切暴力的方向又分为两种类型：①前后位剪切损伤，上位椎体受到向后的剪切暴力而向后移位，不伴有关节突骨折；②后前位剪切损伤，由于上位椎体受到向前的剪切暴力而使其向前移位，常伴有关节突骨折。

C 亚型：为双侧的关节突脱位，由屈曲牵张暴力引起，类似于上述的安全带损伤，区别在于该类骨折可同时伴有前柱破坏，损伤多发生在椎间盘或椎体前部，前纵韧带多从下位椎体前方剥脱，可有明显的半脱位。该类损伤又可分为单平面型骨折脱位及双平面型骨折脱位。

影像学特征：正、侧位 X 线片均可见半脱位或脱位征象，常伴有多发横突骨折（以 $L_{2\sim4}$ 为常见）、多发肋骨骨折、一侧或双侧关节突骨折、椎弓根骨折等。

2. Gertzbein 分型（胸腰椎骨折综合分类法） Gertzbein 等提出的胸椎及腰椎骨折综合分类法，该分型系统综合考虑了胸椎及腰椎骨折的损伤机制、影像学表现及软组织损伤范围及程度。共有 3 种损伤类型（图 14 –76）：A 型损伤是椎体压缩骨折，由轴向应力或合并屈曲应力致伤，导致椎体前高丢失（图 14 –77）；B 型损伤累及前柱和后柱，由牵张应力致伤，导致相邻脊椎之间距离增宽（图 14 –78）；C 型损伤中、前柱和后柱断裂合并脊柱旋转不稳定，出现椎体侧移、单侧关节突关节骨折脱位或横突骨折等表现（图 14 –79）。该分类法采用了 AO 骨折分类方式，包括 3 种基本损伤类型，每一种类型又分为 3 个亚型，每一亚型再分为 3 个次亚型及其近一步的分级（表 14 –9，表 14 –10，表 14 –11）。在此分类中，损伤的等级是根据损伤的严重程度从上往下排列的，即损伤的严重程度从 A 到 C 逐渐加重，同样在各亚型及次亚型中也是如此。损伤的等级主要是根据不稳定的程度来决定的，预后也与损伤的等级有关。

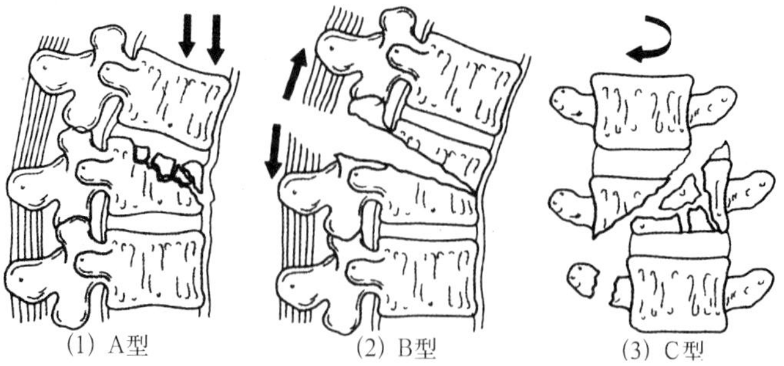

(1) A型　(2) B型　(3) C型

图 14－76　脊柱损伤综合分型

A 型为椎体压缩损伤；B 型为牵张损伤；C 型为旋转损伤

（引自：Gertzbein SD. In：Gertzbein，SD，ed. Fractures of the Thoracic and Lumbar Spine. Baltimore，Williams & Wilkins，1992.）

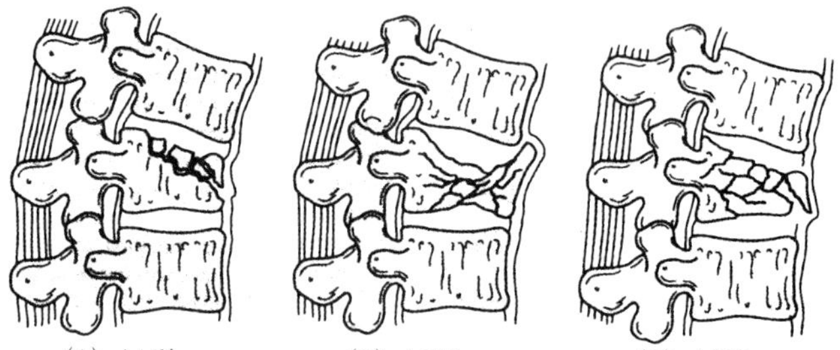

(1) A1型　(2) A2型　(3) A3型

图 14－77　脊柱损伤综合分型

A 型损伤包括 3 种亚型：A1 型为楔形压缩骨折；A2 型为劈裂分离骨折；A3 型为爆裂骨折

（引自：Gertzbein SD. In：Gertzbein，SD，ed. Fractures of the Thoracic and Lumbar Spine. Baltimore，Williams & Wilkins，1992.）

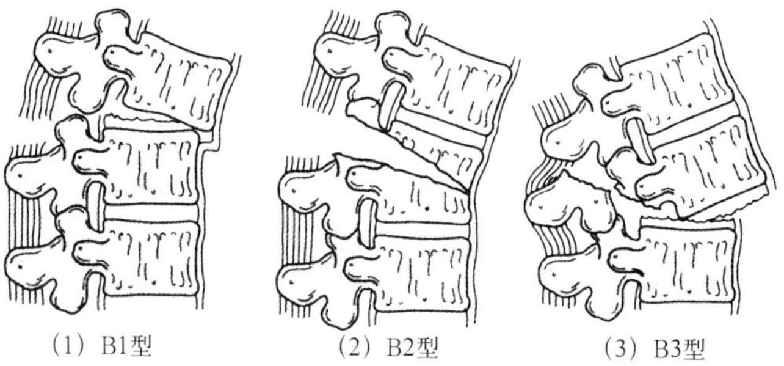

(1) B1型　(2) B2型　(3) B3型

图 14－78　脊柱损伤综合分型

B 型损伤为屈曲牵张损伤，包括 3 种亚型：B1 型损伤为经后方关节突关节囊和前方椎间盘的软组织撕裂；B2 型为经椎弓及椎体等骨性结构的断裂；B3 型发生于伸展牵张性损伤，前方经椎间盘撕裂，后方为软组织和（或）骨性结构的断裂

（引自：Gertzbein SD. In：Gertzbein，SD，ed. Fractures of the Thoracic and Lumbar Spine. Baltimore，Williams & Wilkins，1992.）

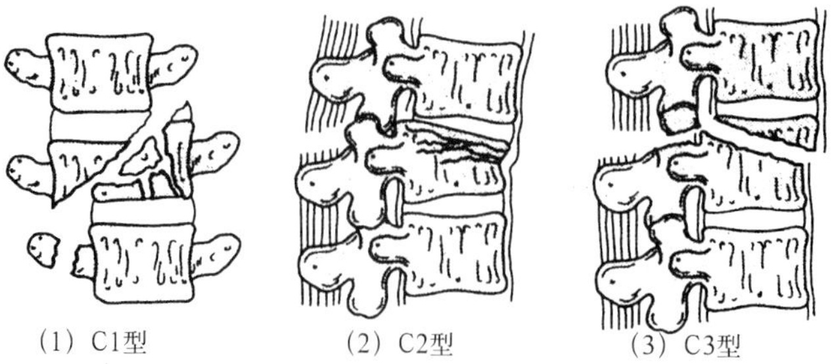

(1) C1型　(2) C2型　(3) C3型

图 14－79　脊柱损伤综合分型

C 型损伤包括 3 种亚型：C1 型为旋转合并压缩性损伤；C2 型为旋转合并牵张性损伤；C3 型为旋转合并剪切性损伤

（引自：Gertzbein SD. In：Gertzbein，SD，ed. Fractures of the Thoracic and Lumbar Spine. Baltimore，Williams & Wilkins，1992.）

表 14－9　椎体骨折（A 型损伤）细分型

亚型	次亚型	再次亚型
A1 嵌压型骨折	A1. 1 终板嵌压	
	A1. 2 楔形嵌压	A1. 2. 1 上缘楔形嵌压骨折 A1. 2. 2 侧方楔形嵌压骨折 A1. 2. 3 下缘楔形嵌压骨折
	A1. 3 椎体塌陷	
A2 分离型骨折	A2. 1 矢状面分离骨折 A2. 2 冠状面分离骨折 A2. 3 钳夹样（Pincer）骨折	
A3 爆散型骨折	A3. 1 不完全爆散骨折	A3. 1. 1 上缘不完全爆散骨折 A3. 1. 2 侧方不完全爆散骨折 A3. 1. 3 下缘不完全爆散骨折
	A3. 2 爆散分离骨折	A3. 2. 1 上缘爆散分离骨折 A3. 2. 2 侧方爆散分离骨折 A3. 2. 3 下缘爆散分离骨折
	A3. 3 完全分离骨折	A3. 3. 1 钳夹分离骨折 A3. 3. 2 完全屈曲爆散骨折 A3. 3. 3 完全纵轴向爆散骨折

表 14－10　前方及后方结构牵张性损伤（B 型损伤）细分型

亚型	次亚型	再次亚型
B1 后方韧带结构损伤（屈曲牵张型损伤）	B1. 1 伴有椎间盘的横贯损伤	B1. 1. 1 屈曲半脱位 B1. 1. 2 前方脱位 B1. 1. 3 屈曲半脱位/前方脱位伴关节突骨折
	B1. 2 伴有 A 型椎体骨折	B1. 2. 1 屈曲半脱位＋A 型椎体骨折 B1. 2. 2 前方脱位＋A 型椎体骨折 B1. 2. 3 屈曲半脱位/前方脱位伴关节突骨折＋A 型椎体骨折
B2 后方骨性结构损伤（屈曲牵张型损伤）	B2. 1 两柱横贯性骨折	B2. 1. 1 损伤通过椎间盘及椎弓根 B2. 1. 2 损伤通过椎间盘及椎弓峡部（屈曲性峡部裂）
	B2. 2 伴有椎间盘损伤	
	B2. 3 伴有 A 型椎体骨折	B2. 3. 1 损伤通过椎间盘及椎弓根＋A 型椎体骨折 B2. 3. 2 损伤通过椎间盘及椎弓峡部（屈曲性峡部裂）＋A 型椎体骨折
B3 经椎间盘前方损伤（过伸剪切损伤）	B3. 1 过伸半脱位	B3. 1. 1 不伴有后柱损伤 B3. 1. 2 伴有后柱损伤
	B3. 2 过伸性峡部裂	
	B3. 3 后方脱位	

表 14-11 前方及后方结构旋转性损伤（C 型损伤）细分型

<table>
<tr><th>亚型</th><th>次亚型</th><th>再次亚型</th></tr>
<tr><td rowspan="2">C1 A 型损伤伴有旋转（压缩损伤伴有旋转）</td><td>C1.1 楔形旋转骨折</td><td></td></tr>
<tr><td>C1.2 分离旋转骨折</td><td>C1.2.1 矢状面分离旋转骨折
C1.2.2 冠状面分离旋转骨折
C1.2.3 钳夹样分离旋转骨折
C1.2.4 椎体分离</td></tr>
<tr><td rowspan="3">C2 B 型损伤伴有旋转</td><td>C2.1 B1 损伤伴有旋转（屈曲牵张型损伤伴有旋转）</td><td>C2.1.1 屈曲旋转半脱位
C2.1.2 屈曲旋转半脱位伴有单侧关节突骨折
C2.1.3 单侧脱位
C2.1.4 向前旋转脱位伴或不伴有关节突骨折
C2.1.5 屈曲旋转半脱位伴或不伴有单侧关节突骨折 + A 型骨折
C2.1.6 单侧脱位 + A 型骨折
C2.1.7 向前旋转脱位伴或不伴有关节突骨折 + A 型骨折</td></tr>
<tr><td>C2.2 B2 损伤伴有旋转（屈曲牵张型损伤伴有旋转）</td><td>C2.2.1 两柱横贯性旋转骨折
C2.2.2 单侧屈曲性峡部裂伴有椎间盘损伤
C2.2.3 单侧屈曲峡部裂 + A 型骨折</td></tr>
<tr><td>C2.3 B2 损伤伴有旋转（过伸剪切损伤伴有旋转）</td><td>C2.3.1 旋转过伸半脱位伴或不伴有椎体后方结构的骨折
C2.3.2 单侧过伸性峡部裂
C2.3.3 向后旋转脱位</td></tr>
<tr><td>C3 剪切旋转样骨折</td><td>C3.1 切片样骨折
C3.2 斜行骨折</td><td></td></tr>
</table>

（四）治疗原则

治疗时需综合考虑解剖部位、神经功能状态、脊柱稳定性和患者的一般情况。

1. 一般原则

（1）胸椎骨折：如不合并神经损伤，对稳定性骨折可采用胸腰骶支具（TLSO）固定；对不稳定性骨折需行后路融合和器械固定。如伴有不完全性脊髓损伤，需行前路减压、支撑植骨，可辅以前路钢板或后路器械固定加强稳定性。如严重爆裂骨折或骨折—脱位伴有完全性脊髓损伤，建议行后路器械固定、融合以利于早期康复锻炼。胸椎后方稳定性可通过运用钩棒系统或 Luque 技术加强。

（2）胸腰段：如无合并神经损伤，对稳定性骨折可采用胸腰骶支具（TLSO）固定；对不稳定性骨折需行后路融合和器械固定，后方稳定的钩棒系统需固定骨折水平上下各 3 个节段，而运用椎弓根螺钉系统可行短节段固定。如伴有神经损伤，需行前路减压、支撑植骨，前方或后方稳定手术。

（3）下腰椎：如无神经损伤，对稳定性骨折可采用胸腰骶支具（TLSO）固定；对不稳定性骨折需行后路融合和器械固定。如伴有神经损伤，需行后路减压、融合和坚强内固定手术，短节段经椎弓根螺钉系统是最佳选择。

（4）伴脊髓不完全损伤的胸腰椎骨折：对伴有脊髓不完全损伤的胸腰椎骨折，即使是陈旧骨折，行彻底减压可促进神经功能的恢复。对不伴有神经损伤的胸腰椎骨折，即使椎管内有明显的侵占，亦不建议行减压手术，因为损伤节段坚强的固定和牢固的融合可以预防神经损伤的发生，而且临床上常发现椎管内后凸骨折块吸收、椎管再塑型的情况。

（5）对有严重脊柱创伤性畸形或脱位，但不能急诊手术的患者，可以行对抗牵引、闭合复位。

（6）外固定支具的选择：T_5 以上胸椎骨折采用颈胸腰骶支具（CTLSO）；$T_6 \sim L_4$ 胸腰椎骨折采用 Jewett 过伸支具或 TLSO；$L_5 \sim S_1$ 骨折采用石膏裤固定。

2. 神经损伤状态和脊柱稳定性

（1）无神经损伤的胸腰椎稳定性骨折常见于椎体压缩骨折、安全带型损伤和下腰椎的椎体爆裂骨折，可运用支具或躯干石膏治疗。

（2）无神经损伤的胸腰椎不稳定性骨折常见于爆裂骨折和严重压缩骨折，行手术稳定可以预防神经损伤，促进早期迅速康复。非手术治疗亦可选择，但患者必须能耐受长期卧床和接受可能出现的迟发性脊柱畸形和神经损伤，尤其在椎管侵占超过 50% 的患者。

（3）伴神经损伤的胸腰椎稳定性骨折常见于胸椎（T_7 或以上水平）爆裂骨折和儿童的胸腰椎骨折。如果椎管内有椎间盘组织或骨折块压迫神经组织，需行椎管减压、脊柱稳定手术；脊柱枪击伤往往是稳定性损伤，但常伴有脊髓完全损伤，建议行非手术治疗。

（4）伴神经损伤的胸腰椎不稳定性骨折常见于下胸椎和腰椎的爆裂骨折或骨折脱位，需行减压和稳定手术。

3. 不同类型骨折的特殊治疗原则

（1）屈曲压缩损伤：屈曲—压缩性骨折是所有胸腰椎骨折中最常见的一种，椎体前高丢失，而椎体后半部及脊髓未受破坏。稳定型压缩骨折椎体前高丢失 $<50\%$，成角 $<30°$，可用过伸位石膏或支具固定，一般畸形不会进行性加重。严重压缩骨折指椎体前高丢失 $>50\%$，成角 $>30°$，或有连续 3 个运动节段损伤，可引起迟发性后凸畸形。这些压缩骨折需要行器械撑开固定和脊柱融合手术。

（2）屈曲牵张损伤或安全带型损伤：屈曲—牵张型损伤累及脊柱前后骨性结构及韧带组织，在早期稳定该类损伤时，应避免牵拉或牵引复位。如果损伤为仅累及骨性结构的 Chance 骨折，无脱位或半脱位或成角不超过 30°，可以行闭合复位、过伸位躯干石膏或支具固定。而对主要累及韧带组织和椎间盘的屈曲—牵张损伤、成角超过 30°，则需要行脊柱后路器械压缩固定和融合手术。

（3）侧屈损伤：如仅有轻微成角，可行非手术治疗；如为三柱损伤合并较大成角，需行器械撑开固定、融合。

（4）屈曲扭转损伤（骨折—脱位）：骨折—脱位是极其不稳定的一种损伤，包含旋转、屈曲、移位等多种畸形。这类损伤中约有 2/3 合并神经损伤，其中一半为完全性损伤。非手术治疗很少有适应证。早期行后路复位、减压及固定对不完全神经损伤的恢复有益。对完全性神经损伤或无神经损伤的患者行手术稳定也便于患者早期活动和康复。

（5）垂直压缩损伤（爆裂骨折）：爆裂骨折时整个椎体被破坏，向后突入椎管的椎体爆裂骨折块压迫脊髓危险增加，神经损伤发生率高。稳定型爆裂骨折指椎体高度减少 $<50\%$，成角 $<25°$，椎管侵占 $<50\%$，稳定型爆裂骨折可以采取卧床、石膏或支具等非手术治疗，但需要密切随访以确保脊柱力线得以维持，及时发现迟发性神经损伤或畸形。不稳定型爆裂骨折指椎体高度减少 $>50\%$，成角 $>25°$，椎管侵占 $>50\%$ 并出现神经损伤，不稳定型爆裂骨折需要手术来恢复脊柱力线及稳定骨折，可行前路减压、三面骨皮质的髂骨支撑植骨稳定，前方或后方器械稳定、融合；亦可先行后路器械撑开复位、固定，后外侧或经椎弓根减压，如神经功能无恢复及椎管内占位存在，或前方椎体破坏严重，需要支撑植骨，可二期行前路减压、融合手术。

4. 胸、腰椎固定器械的运用原则

（1）器械固定可以增强稳定性，提高脊柱融合率，允许早期活动；可以协助骨折复位，减少迟发畸形和疼痛的发生；器械撑开复位还可以对椎管进行间接减压。其适应证包括：不稳定性脊柱骨折或脱位；完全性瘫痪需早期康复锻炼者；多发创伤需要早期活动的患者。

（2）Harrington 撑开棒通过撑开和过伸机制矫正畸形，依靠前纵韧带的张力恢复椎体前方的高度，对抗轴向载荷的能力好，但对抗扭转应力较差。适应于屈曲—压缩损伤和垂直压缩损伤，需固定损伤节段上3个脊椎和损伤水平下两个节段，随着多钩棒系统的出现，Harrington撑开棒在临床上运用愈来愈少。

（3）改良撑开棒系统对钩的设计进行改良，如解剖型钩、椎弓根钩；采用方形末端的撑开棒可以更好地控制棒的旋转，有利于恢复脊柱生理性弯曲；Edwards套筒可以增加棒的直径，产生向前方的应力，有利于矫正后凸畸形；节段性运用椎板下钢丝或Wisconsin钢丝技术可以增加抗扭转的强度。

（4）Harrington或Edwards压缩棒以稳定的中柱结构为支点来矫正前柱的压缩性损伤，适用于屈曲牵张性损伤和前路植骨后的后路二期固定。注意避免联合运用椎板下钢丝技术。

（5）Luque棒联合椎板下钢丝技术可以更好地控制旋转不稳定，但对抗轴向载荷和压缩应力的能力较差。适用于屈曲扭转性损伤和剪切性损伤。

（6）现代多钩棒系统包括CD、TSRH、ISOLA等器械系统，是坚强的内固定装置，可以更好地控制轴向载荷和旋转不稳定，适用于各种胸腰椎损伤。

（7）经椎弓根螺钉系统是目前最坚强的短节段内固定器械，可运用于各种胸腰椎损伤。

（8）胸腰椎前方固定器械可运用于胸腰椎骨折伴神经不完全性损伤行前路减压后的稳定；胸腰椎骨折在行后路器械复位骨折后，如前方椎体明显骨缺损，可能导致后路内固定装置的失败，需行前路支撑植骨或前方器械固定以增强固定节段的生物力学强度。前路固定器械慎用于骨质疏松患者。

第六节　骶骨骨折和腰骶椎脱位

一、概　述

骶椎骨折和腰骶椎脱位经常与骨盆骨折相伴随，常被漏诊。造成这些骨折最常见的原因是机动车事故和坠落伤。所以对多发伤患者需要高度警惕有骶椎骨折，应该细心检查这些患者是否有骶神经根功能障碍的表现，如肛周感觉减退和直肠括约肌功能障碍。跟腱反射减弱和阴茎球海绵体反射消失也提示有骶神经根的损伤。

（一）应用解剖

1. 骨性结构　骶骨位于腰椎的尾端，下接尾骨，由5节骶椎融合成三角形骨块（图14－80）。其上表面为骶骨底，其下表面为骶骨尖。骶骨底由第1骶椎构成，横径明显超过前后径，其前缘称骶骨岬。第1骶椎的椎孔为三角形，系骶管的起始部。第1骶椎的椎弓根较小，并向左右两侧与椎板相延续，两侧椎板在后正中相连而形成骶正中嵴。横突向两侧延伸形成骶骨翼（也称骶骨侧块）。骶骨翼前表面为凹面，有腰大肌附着。骶骨底后表面向上突起形成左右两侧上关节突，其关节面一般为向后并略偏内

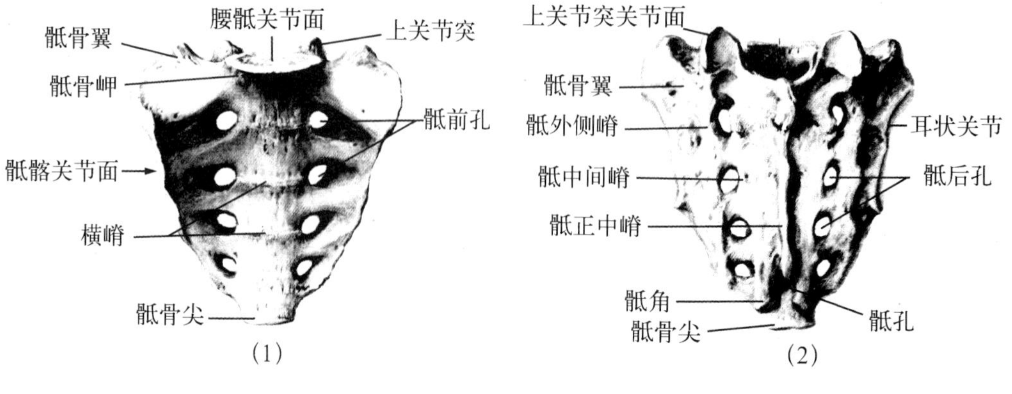

图14－80　骶骨解剖结构

（1）前面观；（2）后面观

侧，但有较多变异且常不对称。上关节突外侧为骶骨上切迹，L_5 神经根的后支由此通过。骶骨的外侧为5个骶椎的横突，这些横突（主要为 $S_{1\sim3}$ 横突）相融合，其表面呈耳郭状，称为耳状面，与髂骨的耳状面形成骶髂关节。脊柱借骶髂关节与骨盆相连接，骶髂关节对于维持人体的直立姿势具有至关重要的作用。由前面观，5个骶椎相互融合后在骶骨前表面形成横行骨嵴（横线），其深面即为残存的椎间盘。相互融合的骶椎椎体外侧为4对骶前孔，内有 $S_{1\sim4}$ 神经的前根穿出。与此相对应的是由后面观时位于骶骨后表面的4对骶后孔，内有 $S_{1\sim4}$ 神经的后根发出。骶骨后表面可见5条纵行骨嵴，正中为骶正中嵴，由此向外依次为骶中间嵴和骶外侧嵴，分别相当于脊柱其他节段的棘突、关节突和横突。

2. 韧带和肌肉　骶尾骨与髂骨之间有韧带附着，其作用为增强骨盆的强度并对由下肢传递至骨盆和脊柱的力进行调节（图14－81）。在骶骨底附着的主要韧带有前纵韧带、髂腰韧带和前骶髂韧带、后纵韧带、黄韧带和后骶髂韧带。而棘上韧带位于骶椎棘突之间，向下则延续为后骶尾韧带。骶骨外下角与尾骨横突之间为外侧骶尾韧带。附着于骶骨底的肌肉有腰大肌和髂肌，而在骶骨前表面附着的肌肉为梨状肌，后表面则有骶棘肌和多裂肌附着。

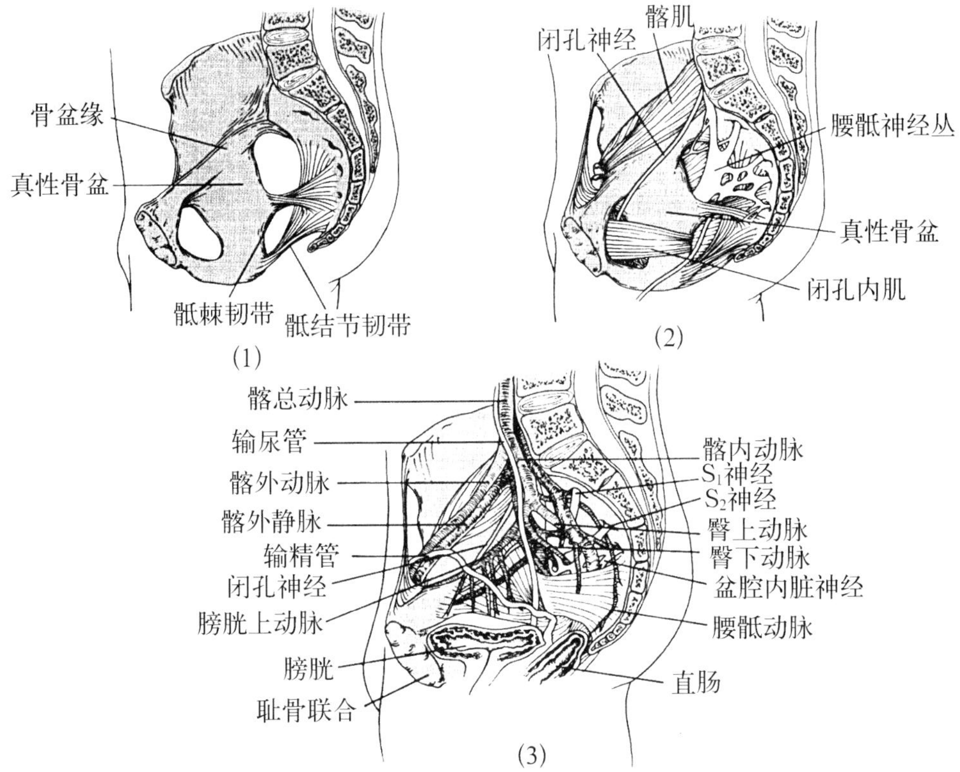

图14－81　骶骨的毗邻解剖

（1）骶骨通过骶棘韧带和骶结节韧带与骨盆连接；（2）骨盆内侧面的主要结构有腰骶丛、臀上动脉、闭孔内肌等；（3）髂血管和腰骶丛在骶骨体和骶骨翼前方走行

（引自：Kellam JS，Browner BD．Fractures of the Pelvic ring．In Browner BD，Jupiter JB，Levine AM，et al（eds）：Skeletal Trauma：Fractures．Dislocations，Ligamentous Injuries，vol 1．Philadelphia，WB Saunders，1992：852－853．）

（二）分类

对于骶骨骨折的分类目前各家意见还不尽一致。根据骨折线形态将其分成横行、斜行与纵行骨折（图14－82）。Sabiston 把骶骨骨折分为垂直骨折、骶髂关节水平以下横行骨折和骶髂关节水平横行骨折三类（图14－83）。Schmidek 等将其按照受伤机制分成两大类，即由直接暴力或间接暴力致伤。其中直接暴力所致骨折又包括开放性骨折和闭合性骨折，开放性骨折以火器伤为主，虽常同时合并有内脏损伤，但骨折多局限于后骨盆环，对骨盆的稳定性破坏较小；而闭合性骨折则以高处坠落伤所致骶骨后凸顶点处横行骨折

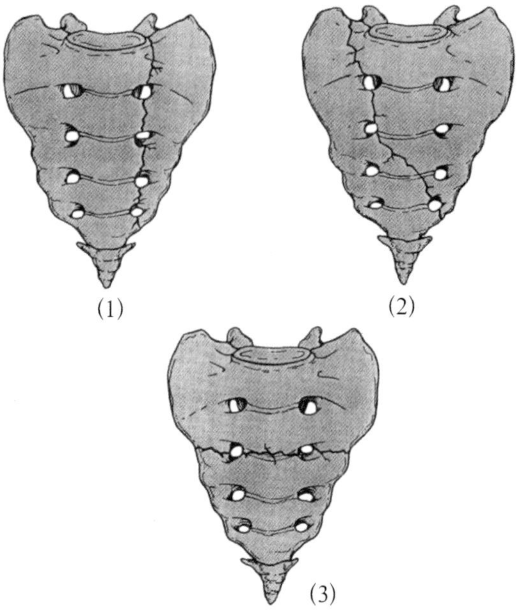

图 14－82　骶骨骨折分型及其亚型

（1）骶骨垂直（横行）骨折常发生于骨盆开放型损伤或侧方压缩型损伤，骨折线可以通过骶骨翼、骶孔或骶骨体；（2）骶骨斜行骨折可以单独发生或合并骨盆骨折；（3）横行骨折最少见，常发生在 S_{2-3} 水平，该部位是骶骨后凸弧形的顶点

（引自：Kellam JS，Browner BD．Fractures of the Pelvic ring．In Browner BD，Jupiter JB，Levine AM，et al（eds）：Skeletal Trauma：Fractures．Dislocations，Ligamentous Injuries，vol 1．Philadelphia，WB Saunders，1992：818．）

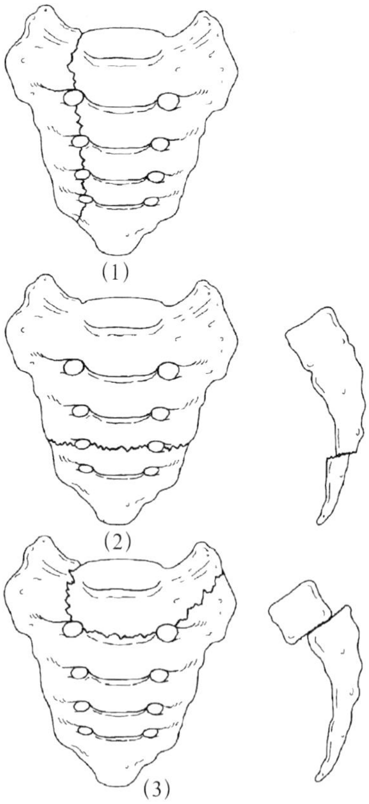

图 14－83　骶骨骨折的 Sabiston 分型

（1）垂直骨折；（2）骶髂关节水平以下的骶骨横行骨折；（3）骶髂关节水平的横行骨折，合并垂直骨折线

（引自：Sabiston CP，Wing PC．Sacral fractures：Classification and neurologic implications．J Trauma，1986；26：1 114．）

为主，受伤时暴力会产生杠杆作用，其作用点位于骶髂关节以远，故骨折通常位于 S_3 水平以下，虽远端骨折块易向前移位，但亦属稳定性损伤。也有人报道高处坠落伤后发生的高位骶骨骨折并非少见。在间接暴力引起的骨折中，主要包括 $S_{1,2}$ 横行骨折和骶骨的纵行骨折，此类损伤多见于年轻人，系由骨盆或腰椎所传导的暴力所致。此类损伤不仅经常危及骨盆环的稳定，而且容易造成神经系统的损害。Schmidek 等还将间接暴力所致骶骨纵行骨折分为侧块骨折、关节旁骨折、劈裂骨折和撕脱骨折 4 种类型（图 14－84）。Denis 等将骶骨按解剖区域划分为 3 个区（图 14－85），1 区损伤为单纯骶骨翼骨折，2 区损伤为骶骨孔骨折，3 区损伤为骶骨中央椎管骨折，其中许多横行骨折尽管已同时累及了这 3 个解剖区域，但仍属于 3 区损伤，因为在这 3 个区域中以 3 区损伤程度最为严重。这一分类的优越性在于其可将骨折形态与临床表现及治疗选择较为紧密地联系起来，即 1 区与 2 区损伤一般仅累及一侧神经根而 3 区骨折常可损伤双侧神经根并引起膀胱或直肠症状。这一分类的不足在于评价骶骨骨折的同时将其与整个骨盆环的稳定性割裂开来。

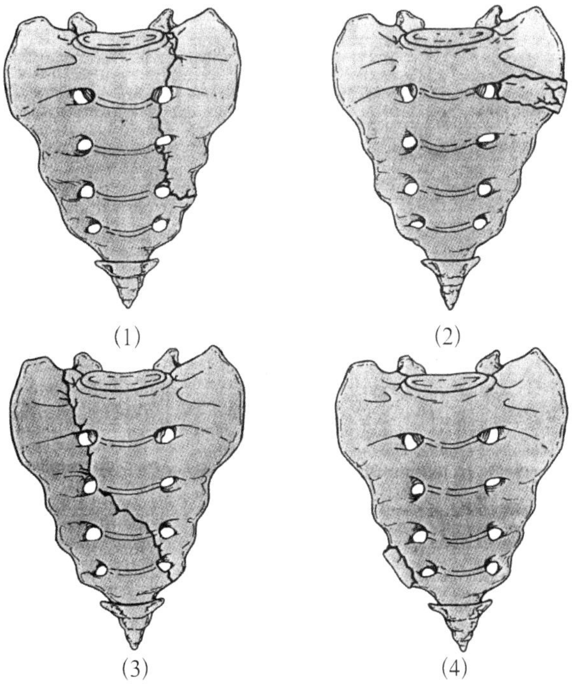

图 14－84　骶骨骨折的 Schmidek 分型

（1）骶骨翼骨折；（2）关节旁骨折；（3）斜行骨折；（4）撕脱骨折

（引自：Schmidek HH，Smith DA，Kristiansen TK. Sacral fractures. Neurosurgery，1984，15：735.）

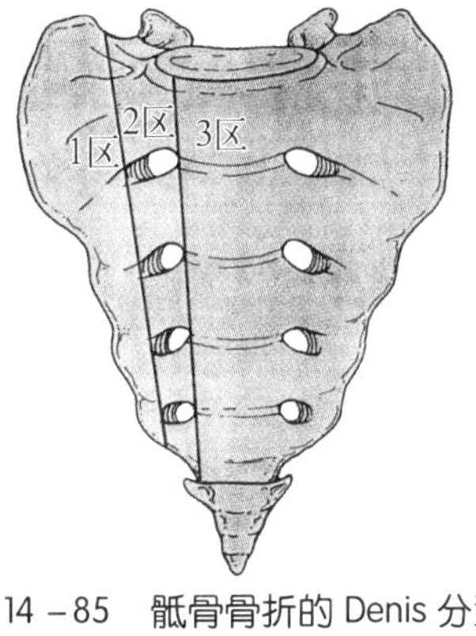

图 14－85　骶骨骨折的 Denis 分型

1 区：骶骨翼；2 区：骶神经孔；3 区：骶管区

（引自：Denis F，Davis S，Comfort T. Sacral fractures：An important problem：Retrospective analysis of 236 cases. Clin Orthop，1988，227：67.）

（二）诊断

1. 骨盆骨折　骶骨骨折可以是孤立的损伤，也可以合并有骨盆等其他部分骨折，严重者可引起神经系统损害。从致伤原因看，高能量损伤者多为男性青壮年，而老年女性患者则多由低能量损伤所致，其中部分为不全骨折。大约2/3的骨盆骨折病例存在各种并发症如休克、出血及腹腔脏器伤等。故在完成全身一般检查及抢救威胁生命的严重创伤的同时，应向患者及有关救护人员尽可能详细地询问受伤经过，对于高能量损伤如交通伤、高处坠落伤患者更应强调骨盆的检查，而对脊柱检查时则不应将骶骨遗漏，如有局部压痛和（或）血肿存在则提示有骨折发生。此外，还应仔细检查有无直肠、尿道及阴道损伤等并发症发生。

（1）Pennal 等将骨盆骨折按照损伤机制分为3种类型：

1）骨盆环前后挤压伤：表现为耻骨联合分离和前骶髂韧带断裂，后骶髂韧带相对坚强，在多数情况下仍保持完整。此时如发生骶骨纵行骨折，即使后骶髂韧带保持完整骨盆也将丧失其稳定性；而同时发生骶棘韧带断裂或其在骶骨或坐骨边缘产生的撕脱骨折均提示骨盆不稳定骨折。

2）骨盆环侧方挤压伤：侧方挤压是骨盆骨折最常见的损伤机制，侧方暴力作用于髂骨外侧使骨盆的前部发生内旋，从而造成耻骨支和耻骨联合的损伤。由此骶髂关节的前方被压缩而后骶髂韧带受到牵拉，其结果为骶骨侧块的压缩骨折和（或）后骶髂韧带的断裂。

3）垂直剪切损伤：典型的垂直剪切损伤见于高处坠落伤，暴力由下肢传导至骨盆，在前方引起耻骨支或耻骨联合的损伤，在后方则造成骶骨、骶髂关节或髂骨的骨折。所有垂直剪切损伤均为不稳定损伤。

（2）Tile 等将骨盆骨折按照损伤机制和骨盆的稳定程度分为3种类型，在此基础上发展成为AO分类：

1）A型骨折：单纯髂骨骨折或骶尾骨骨折，由于骨盆后弓仍保持完整，骨盆稳定性不受影响。

2）B型骨折：由旋转暴力而致伤，其中B2型骨折为侧方压力使一侧髂骨翼内旋，使骶骨前方受到撞击而发生压缩性骨折，并同时合并对侧或双侧的耻骨支骨折，而B3型骨折则损伤更为严重，表现为双侧的翻书损伤或内旋损伤。此时由于骨盆环的完整性受到不完全破坏，骨折表现为旋转不稳。

3）C型骨折：为一侧或双侧骨盆环的完全断裂，不仅表现为旋转不稳，而且存在后方及垂直不稳。此时骶骨骨折已不应被作为孤立性的损伤来对待，而是应将其作为不稳定性骨盆骨折的一部分来处理。

2. 神经损伤　骶骨骨折患者中合并神经系统损伤者可高达22%～60%，大大超过骨盆骨折患者中神经系统损伤的发生率。髂骨翼骨折、骶骨孔骨折以及骶髂关节的损伤都可能对一侧腰骶神经丛和（或）神经根形成压迫、牵拉以至撕裂损伤（图14－86），而当骨折累及中央椎管时，则可能导致马尾和双侧神经根的损伤。Gibbons 等将骶骨骨折引起的神经系统损害分成以下3种类型。

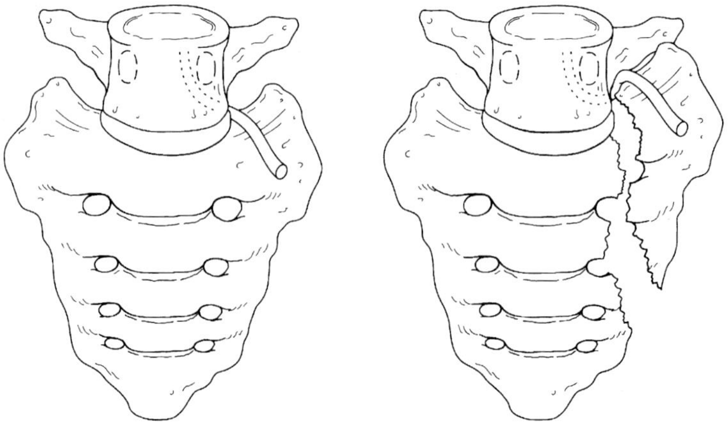

图14－86　骶骨1区或2区垂直骨折

注：可损伤经过骶骨翼上方走行的 L_5 神经根，其机制为上移的骶骨翼与 L_5 横突的碰撞和挤压。

（1）一侧感觉障碍。

（2）一侧运动功能减退（同时伴有或不伴有感觉减退）。

（3）直肠和（或）膀胱功能损害（同时伴有轻微运动和感觉减退）。

一般认为，一侧神经根损伤尚不至于引起直肠及膀胱损害，当出现直肠或膀胱括约肌损害症状时，往往提示马尾或两侧神经根损害。但骶骨骨折患者常常同时合并有全身其他部位的损伤，当多发伤较为严重时常使病情被掩盖。

3. X线片检查　注意观察骶骨骨皮质边缘、骶孔轮廓以及骶髂关节下缘有无连续性中断，两侧骶孔是否保持对称。由于骶骨的生理后凸，在骨盆前后位片上对骶骨骨折尤其是 S_1 和 S_2 骨折的显示常不满意。而由于软组织影的重叠和肠道气体的影响，骶骨骨折无论在正位片还是侧位片上的显示均比较模糊。此外，髂骨翼的重叠也会给骶骨骨折的诊断带来一定困难。可按照 Ferguson 法向头侧倾斜 30°摄前后位片，而摄侧位片时则应以骶骨为中心。单纯骶骨骨折相对少见，主要系直接暴力引起的横行骨折，在正位片上往往容易遗漏，而根据侧位片可能明确诊断，此时在侧位片可见骶骨骨皮质边缘连续性中断。一般认为必要时还可摄骨盆的入口位和出口位片，前者可清晰显示骶骨翼和骶骨体，而后者对骶骨孔的显示要更为理想。

4. CT 扫描　CT 扫描无疑是诊断骶骨骨折乃至骨盆骨折最为重要的影像学手段，其优越性在于不仅可对骨折的细节作三维显示，而且还能了解骨折片对于神经根的侵犯程度。但由于 CT 扫描系以轴位显示为主，当骨折发生于横断面时（如横行骨折）很容易被遗漏。

5. MRI 检查　在显示横行骨折方面明显优于 CT 扫描，并可反映神经损伤程度。

（三）治疗原则

有关骶骨骨折的治疗目前仍存在较大分歧。但不论采用非手术治疗或手术治疗，对于骶骨骨折治疗方案的选择应主要考虑两方面的因素，即骨盆的稳定性和神经系统受累程度。由于骶骨骨折常同时合并骨盆骨折，骨盆的稳定性往往决定着对于骶骨骨折治疗方法的选择。对于骨盆稳定性受到严重破坏、存在神经系统损害的患者，均应施行积极的治疗以使移位的骨折断端获得复位，并重建骨盆的稳定性。一旦骨折得以复位、骨盆的稳定性得以重建，神经系统的功能多能获得满意的恢复。

1. 非手术治疗　当骨折无移位或移位不明显时非手术治疗多可达到满意效果，对无移位骶骨骨折合并神经系统症状者一般应行非手术治疗，只有当受伤数周后神经根疼痛症状不缓解或神经功能损害进行性加重时方考虑手术治疗。非手术治疗包括卧床休息 8～12 周，骨盆牵引，也有人报道使用髋“人”字石膏固定获得了成功。

2. 手术治疗

（1）有神经功能障碍，有确切的骨折片或骶椎畸形压迫神经和有慢性疼痛者，及对于不稳定性骨盆骨折合并骶骨骨折移位者，无论是否存在神经损害，均可考虑手术治疗。

（2）手术的目的是重建骨盆环与腰骶关节的稳定、纠正和防止骨盆环与腰骶关节的后凸和平移畸形，以及避免进一步神经损害和治疗现有的神经损伤。骨盆环稳定性的恢复有利于早期功能锻炼、改善心血管功能、减轻疼痛和缩短住院时间。骨外固定器的应用有助于在创伤急性期稳定骨盆，但对于不稳定性骶骨骨折并无稳定作用，因此，对于此类病例已逐渐倾向于内固定手术。

（3）以往骶骨骨折的手术治疗主要限于骨折片陷入椎管压迫神经者，行骶椎椎板切除，同时进行清除血肿、探查神经根、从椎管内去除骨折片和改善或纠正骨畸形等方面的处理。而随着内固定技术的发展，对于有移位的骶骨骨折除行椎板切除减压外还更强调手术复位及内固定治疗，主要处理措施包括：①纵行骨折：可采用骶髂螺钉或经髂骨螺栓，尤适于骶骨 1 区和 2 区损伤而不论是否合并骨盆骨折。经髂骨螺栓的固定位置为骨折线偏后，在加压固定后就很容易造成骶骨前部的骨折分离，常需同时行前方内固定；对 2 区损伤，骶骨杆加压固定往往难以取得满意效果。而采用骶髂螺钉治疗骶骨纵行骨折更具可行性。手术成功的关键在于将骨折解剖复位，如复位不满意时即行加压固定，可能造成医源性神经损害。直接骶骨钢板固定技术可以保留骶髂关节功能，但技术难度高。②横行或斜行骨折：横行骨折后出现后凸畸形者可对神经根形成压迫，此外在剪切暴力作用下骨折端还容易产生水平移位。此时单纯行椎板切除术不仅不能对神经根减压，而且也无法纠正后凸畸形。即使将近端骨折片突入椎管内部分切除，也会因骨折的水平移位对神经根形成卡压。因此应先行手术复位，然后再用钢板内固定。如骨折为斜行，则应行腰骶融合及内固定术，如移位明显则可将融合范围延伸至 L_4。

（商卫林　李振宙）

第十五章　髓核化学溶解术

第一节　胶原酶髓核溶解术

一、概述

（一）发展史

1959 年，瑞典学者 Carl Hirsh 提出设想用某种酶注入椎间盘内，加速椎间盘的退化过程，使之纤维化缩小来减轻对神经根的压迫。美国学者 Smith（1964）从中得到启示，首先采用木瓜凝乳蛋白酶（chymopapain）注入椎间盘内，溶解病变的髓核组织来治疗腰椎间盘突出症，从而开创了髓核化学溶解疗法治疗腰椎间盘突出症的历史，使腰椎间盘突出症的治疗进入了一个重要的历史发展阶段。1968 年，美国学者 Sussman 使用胶原酶进行了椎间盘组织的体外溶解试验，在动物试验成功的基础上，于 1969 年首次使用胶原酶治疗腰椎间盘突出症。1981 年发表了 29 例临床报告。他在体外试验中证明胶原酶能迅速地、选择性地溶解髓核和纤维环，而不损伤邻近的血管和其他组织。他将小剂量、大剂量的胶原酶注入狗的椎间盘内和硬膜外间隙内，通过各种实验发现，在注入胶原酶 7 ~ 10 d 内，实验狗的血细胞计数、血常规、尿分析、体温以及肌力、行动均正常。在注射后 2 d、7 d、10 d 时，分别处死实验狗进行解剖学和显微镜观察，发现髓核和纤维环几乎全部溶解，而透明软骨、前纵韧带、后纵韧带和邻近的骨、骨膜均无损伤。美国 FDA 于 1981 年批准了胶原酶Ⅲ期临床试验。1983 年，在西德召开的胶原酶溶解术国际学术会议上，报道了双盲法的临床研究结果，治疗效果达到 80% 以上。

我国上海医药工业研究院从 1972 年开始进行胶原酶的研究，1975 年由朱克闻、董宏谋首先开展胶原酶治疗腰椎间盘突出症的临床应用研究，并在国际上首次应用椎间孔注射法施行盘外胶原酶髓核溶解术。在经过临床Ⅰ、Ⅱ、Ⅲ期试验取得了令人满意的治疗效果基础上，20 世纪 90 年代始向全国推广。由于本治疗方法创伤小，并发症少，效果可靠，即使治疗失败也不影响其他保守治疗和手术治疗，已成为治疗腰椎间盘突出症有效的介入治疗方法之一。

（二）胶原酶药理

胶原酶主要是从溶组织的梭状芽孢杆菌中提取的。国内生产胶原酶注射剂所使用的菌株 SIP1. 7 是上海医药工业研究院经物理和化学方法处理后得到的诱变菌，酶活性稳定在 250 u/mL，相对分子质量约为 80 000；作用于底物的时间为 18 ~ 24 h，胶原纤维的溶解度在 65% ~ 90%；用于腰椎间盘内的治疗剂量为（400 ~ 600）u/（1 ~ 2）mL；用于椎间盘外（硬膜外间隙、椎间孔内等）的治疗剂量通常为 1 200 u/2 mL；半数致死量为 7 000 ~ 9 000 u/kg。胶原酶是一种主要溶解胶原蛋白的酶，能有效地溶解髓核和纤维环中Ⅰ型和Ⅱ型胶原。与人体组织渗透压相等的胶原酶溶液不破坏组织细胞和神经细胞，对血红蛋白、乳酪蛋白、硫酸角质素等蛋白无损害，能在正常的生理环境下和酸碱度下分解胶原纤维，使其降解为相关的氨基酸并被血浆所吸收。

Bromley 等用狗进行的实验认为：胶原酶注入盘内剂量达 400 ~ 500 u 时，有纤维环内缘的轻微溶解，超过这个剂量溶解作用将增加，但也只是纤维环内缘的溶解，注入胶原酶2周之后溶解程度不再增加。孙磊等将胶原酶注入兔椎间盘内后观察到：胶原酶注入盘内24 h，可见髓核结构破坏；1周后髓核浓缩，纤维组织增生。2周时椎间盘髓核结构界线不清。4周时椎间隙狭窄，髓核结构消失，被纤维软骨替代，但纤维环的外层胶原纤维结构无变化。胶原酶溶核后8周时髓核开始再生，交界区开始出现软骨细胞，胶原纤维和蛋白多糖在有透明质酸的网状结构中重建，说明胶原酶髓核溶解术后有部分修复功能，可以部分修复化学髓核溶解术后椎间盘力学性能的损害，有利于维持长期疗效。

Sussman（1975）进行的胶原酶毒理试验表明：胶原酶行盘内、静脉内、腹腔内、脊柱旁及硬膜外注射有相当大的安全范围，胶原酶对透明软骨、骨及成熟的纤维组织如前、后纵韧带作用极小，对硬脊膜、马尾神经等接触也不会造成损害，腰神经根等神经实质对胶原酶不敏感，但胶原酶鞘内注射可引起严重的并发症如截瘫、化学性脑膜炎。

二、治疗机制

（一）胶原蛋白水解酶（collagenase，简称胶原酶）作用

胶原酶的化学本质是蛋白质，是一种有催化作用的高度特异性生物催化剂，是唯一能作用于胶原组织螺旋结构的酶，能在生理pH值及温度条件下水解天然胶原纤维。人体内源性胶原酶与胶原分子在细胞内共同合成，以酶原的方式处于潜伏状态。当椎间盘内环境改变或受到机械作用时，椎间盘纤维细胞崩解，酶激活物进入基质激活处于酶原状态的胶原酶，使其具有生物活性，胶原纤维出现降解。降解的结果引起椎间盘本身出现自溶，使纤维环强度下降，出现裂隙或破裂，并引起相应的临床症状。当外源性胶原酶以酶原的形式大量注入病变的椎间盘，便被其中的酶激活物激活。胶原酶被激活后作用于胶原分子的全部3条α－链，距氨基酸端的3/4处，将胶原分子水解为3/4和1/4两个片段，使之溶解度增加，易解链变性被其他蛋白酶水解，最终降解为相关的氨基酸，被血浆中和吸收。由于椎间盘的总体积明显缩小，从而使突出物减小或消失，对神经组织的压迫得以缓解或消除，临床症状得以改善或消除。

（二）胶原酶作用研究的新进展

（1）目前临床使用的梭菌源性胶原酶与人体内源性胶原酶以及动物源性胶原酶均有很大的不同。主要表现在：

1）梭菌胶原酶属胞外酶，通过发酵可大量获得，而动物胶原酶需进行组织培养后方能提取，较难获得。

2）梭菌胶原酶除对7S基质胶原不能水解外，几乎能以同样的速率水解Ⅰ～Ⅴ型胶原，而人体内源性胶原酶和动物来源胶原酶只能水解Ⅰ～Ⅲ型胶原，不能水解Ⅳ型和Ⅴ型的胶原。

3）梭菌胶原酶可作用于胶原的多个位点，其最终产物是平均只有5个氨基酸残基的小分子短肽，而人体内源性胶原酶只作用于胶原N端的3/4处Gly－Ieu或Gly－Ile肽腱，产生一个3/4片断和1/4片断（又称TCA和TCB）。

（2）胶原酶能明显抑制磷脂酶A_2（phospholipase A_2）的活性。众所周知，磷脂酶A_2是神经根致炎物质，抑制其活性或使其失活，将能减轻或消除神经根的炎性反应。这也解释了有时在硬膜外腔注射胶原酶不能完全溶解突出物，但是可以在很大程度上改善乃至消除临床症状的原因。

三、治疗方法

（一）适应证

应用胶原酶髓核溶解术治疗腰椎间盘突出症的适应证相对较窄。严格掌握适应证，是提高疗效的关键。

（1）临床诊断明确，经保守治疗无效的急性、慢性颈腰椎间盘突出症。

（2）脱出型颈腰椎间盘突出症。

（3）突出物中央钙化、周围未钙化者。

(4) 椎间盘突出症合并轻度骨性椎管狭窄但未出现神经卡压和马尾神经综合征者。

(二) 禁忌证

(1) 椎间盘突出合并骨性椎管狭窄出现脊髓神经根受压和马尾综合征者。

(2) 严重的双侧侧隐窝狭窄或病变同侧侧隐窝狭窄者。

(3) 突出物严重钙化者。

(4) 椎间盘炎或椎间隙、穿刺部位感染者。

(5) 有严重药物过敏史者。

(6) 严重的代谢性疾病如肝硬化、活动性结核、重症糖尿病患者。

(7) 孕妇及14岁以下的儿童。

(8) 患者对治疗存在明显的忧虑。

(三) 穿刺方法

胶原酶可行椎间盘内注射、椎间盘外注射或椎间盘内外联合注射。但只有根据患者不同的临床表现及椎间盘突出的不同部位或程度来选择注射治疗的方法，才能获得良好的治疗效果。

1. 椎间盘内注射法　此法是经典注射法，适用于各种类型的椎间盘突出，尤其适用于椎间盘突出症脱出型、中央型突出者。经过多年来盘外法和盘内法的大量实践后认为，盘内法特别适用于经椎间盘造影证实纤维环破裂、后纵韧带破裂的脱出型椎间盘突出症。其穿刺途径安全，定位客观，精确可靠，效果确实。据实验研究显示盘内法用于脱出型椎间盘突出症效果好，术后疼痛反应发生少，且对软骨终板破坏轻，而膨出型椎间盘突出症却是相反的结果。

(1) 手术前用药：在注射胶原酶之前，先给患者静脉注射地塞米松5 mg以预防过敏反应。术前肌内注射安定10 mg。术前当日静脉滴注抗生素，连续3天预防感染。

(2) 注射方法：在C型臂X线机或CT监测下穿刺，常规后外侧入路，具体操作见本章第二节。穿刺针进入椎间盘后，拍摄腰椎正位及侧位X线片，以明确进针的确切位置。术中建议最好行椎间盘造影术，判断纤维环、后纵韧带有无破裂及破裂的程度，有助于判断预后和确定注射方法。当确认穿刺针已进入病变的椎间盘内后，注入1 mL含有胶原酶600 u的溶液，注射药液的速度宜缓慢，以防止注药速度过快引起腰痛加剧。

(3) 注药后的处理：注射完毕即应嘱患者仰卧，严密观察有无副作用，有无头晕、恶心、皮肤瘙痒及荨麻疹等；严重的过敏反应有低血压和呼吸困难，此时应立即静脉注射肾上腺素和地塞米松。注药后部分患者可出现腰痛，其中10%患者为严重腰痛。疼痛可持续数小时甚至数天，疼痛严重者可给镇静药如地西泮口服或抗炎镇痛药口服，必要时还可给予麻醉性镇痛药物和静脉滴注脱水药物。

2. 盘外注射法

(1) 经骶裂孔硬膜外前间隙法：此法为国内张少臣、牟桂玲1997年首次报道，本法适用于中央型、脱出型、多间盘突出的患者。

1) 穿刺用具准备：选用16 cm长、18 G特制盘内斜面穿刺针（一般不用勺状针），及带钢丝内芯硬膜外导管1根，5 mL玻璃注射器1支，局麻药及其他消毒用具。

2) 体位：患者取俯卧位，下腹部垫一个薄枕；

3) 体表定位：术者先触及骶裂孔，以中指摸到尾骨尖，用拇指尖从尾骨沿中线向上摸，可触到骶骨末端呈“V”形或“U”形的凹陷，此凹陷即骶裂孔。于骶裂孔两侧可触到的结节是骶骨角。骶裂孔中心与髂后上棘连线呈一等边三角形，可作为寻找骶裂孔的参考。另外髂后上棘连线相当于第2骶椎，即硬脊膜囊终止部位。据测量男性骶角下端到硬膜囊下端的距离为6.5±0.3 cm，女性为5.8±0.2 cm，骶管裂孔尖端距尾骨尖端为5.2±0.6 cm，这可作为穿刺时定位及穿刺深度的参考值。

4) 以骶裂孔为中心行皮肤消毒，同时注意尾骨尖部皮肤消毒，铺无菌洞巾。

5) 穿刺方法：确定骶裂孔中心，用7号短针头与皮肤呈直角进针，先行局部浸润麻醉，同时可以试探骶裂孔的进针方向。局麻后，将穿刺针向尾侧倾斜，与皮肤成30°~45°角穿刺，斜面朝下，当穿透骶尾韧带时可有落空感，将体位斜面紧贴骶管前壁继续进针 3 ~ 4 cm，连接注射器进行回抽，无血无脑脊液，注气无阻力，皮下组织无气肿，穿刺成功，置入带钢丝内芯的硬膜外导管，深度为 $L_5 \sim S_1$ 间隙距皮肤 12 ~ 14 cm，$L_{4\sim5}$间隙距皮肤 14 ~ 16 cm。在 X 线或者 CT 下定位，到达预定髓核突出部位，即可退出导管内钢丝，经导管回抽无血无脑脊液，注射造影剂 1 ~ 2 mL 于影像显示器下观察正侧位造影剂显示结果，特别是侧位造影剂在硬膜外前间隙呈线样分布，则表明置管成功，保持导管位置不变退出穿刺针。

穿刺到位后，先注入试验剂量的局麻药（1.5% ~ 2% 利多卡因 3 ~ 5 mL）行延迟性脊麻试验，观察 20 min 无脊麻现象，之后缓慢注入得宝松 7 mg/mL，再缓慢注射胶原酶 1 200 ~ 2 400 u（每间隙注射 1 200 u，每次不超过 2 400 u），侧方型突出患者向下侧卧、中央型突出者俯卧 8 h 后改为仰卧位，术后绝对卧床 24 h。

（2）经小关节内缘行硬膜外前侧间隙穿刺法：此方法适用于突出物偏向一侧，而且突向侧椎管，临床有神经根刺激症状者。可采用此穿刺方法。

患者取俯卧位，$L_5 \sim S_1$ 间隙采用小关节内缘进路：将 X 光片上的 $L_5 \sim S_1$ 小关节内缘定为 A 点，经 A 点的水平线与 L_5 棘突的交点定为 B 点，根据 AB 长度确定穿刺点。经测量后在体表定位。垂直进针找到小关节内缘触及黄韧带，遇落空感和空气阻力消失即进入硬膜外腔。穿刺到位后，回抽无血和脑脊液即可行正侧位椎管造影，确认穿刺针位于硬膜外前、侧间隙。先注入试验剂量的局麻药（1.5% ~ 2% 利多卡因3 ~ 5 mL）行延迟性脊麻试验，观察 20 min 无脊麻现象，其他操作同上。

（3）经椎板间隙穿刺置管硬膜外前侧间隙法：本方法适用于外侧型腰椎间盘突出和颈椎间盘突出患者，骶裂孔法穿刺失败的患者可以改用此方法。

本法即传统的经后正中棘突间隙硬膜外穿刺至病变相应节段的硬膜外后间隙，回抽无血无脑脊液，置入不带钢丝的硬膜外导管，向患侧侧间隙置管 2 ~ 3 cm，导管遇有骨性感，表明导管前端抵达椎体后缘，然后再置入 1 cm，回抽无血无脑脊液，即可行正侧位椎管造影，确认导管位于硬膜外前、侧间隙，其他操作同上。

（四）胶原酶溶解术后处理

1. 综合处理

（1）体位：治疗后俯卧位或患侧卧位 8 h，以后转为平卧位 24 h。绝对卧床 24 h 后转为平卧休息 7 d。

（2）禁食海鲜类、牛奶、鸡蛋等异种高蛋白食品 1 周，女性患者禁用化妆品及洗面奶 1 周。

（3）治疗前一天起开始口服扑尔敏 4 mg，3 次/d，连用 4 d 预防过敏；术前予以地塞米松 5 mg 静脉推注。

（4）根性痛严重者，溶解术前予以静脉滴注七叶皂苷钠 20 mg + 生理盐水 250 mL，连续应用 7 ~ 14 d，必要时可予以椎间孔神经阻滞治疗以减轻炎症反应。

2. 治疗后残留痛及麻木处理　胶原酶髓核溶解术注射胶原酶后可引起下腰部及腿痛加重，临床中可见 4 ~ 8 d 疼痛达到高峰，以后疼痛逐渐减轻。但现在随着方法的改进，术后近期发生疼痛已经明显降低，笔者曾作随机对照试验证实在注射胶原酶之前予以得宝松等甾体类消炎镇痛药，可减轻炎症反应，预防术后疼痛加重。若治疗后出现残留痛及麻木的处理措施如下。

（1）非甾体类抗炎镇痛药物：如草乌甲素片 0.8 mg，口服 3 次/d，10 ~ 15 d；布络芬胶囊300 mg，口服 2 次/d，10 ~ 15 d；术后 4 d 可以加用理疗。

（2）术后残留麻木者，可用 HANS 治疗仪治疗效果较好，也可肌内注射神经妥乐平 3 mL，1 次/d，7 ~ 14 d 为一疗程。

3. 术后注意事项　1 个月之内尽量卧床休息，3 ~ 6 个月内注意加强腰背肌功能锻炼。6 个月内避免重体力劳动和过度弯腰、扭腰活动。

四、并发症和不良反应

（一）脊髓麻醉及延迟性脊髓麻醉

（1）常规硬膜外后间隙穿刺法全脊麻发生率平均为0.24%（0.12%～0.51%）。笔者曾经对1 066例经骶裂孔穿刺置管治疗腰椎间盘突出症病例统计，脊髓麻醉的发生率为2.06%，但未见全脊麻发生，其中延迟性脊麻发生率为1.22%，其特点是回抽无脑脊液，但注入局麻药试验剂量后，15～20 min出现脊麻。分析原因：带钢丝的导管虽然不能与硬脊膜成直角，但与硬脊膜发出的神经根袖成直角，且根袖处硬脊膜较薄弱，有刺破的可能性；椎间盘突出过大，长期压迫和刺激硬脊膜，产生粘连或硬脊膜菲薄，置入带钢丝的导管时，容易刺破硬脊膜，产生脊麻或延迟性脊麻。预防措施：置管成功后，先注入局麻药试验剂量3～5 mL，必须观察20 min以上，待确定患者双下肢肌力无下降、感觉无减退等现象方能注射胶原酶。

（2）经小关节内缘行硬膜外前侧间隙穿刺法穿刺到位后，因为大多选用尖针，如果固定不牢，在注入局麻药或者胶原酶时极易穿破神经根袖，产生脊麻或延迟性脊麻。严重时可发生胶原酶误入蛛网膜下隙。预防措施：操作时应该固定好穿刺针或者穿刺后再行硬膜外造影术。

（二）过敏反应

（1）胶原酶作为一种生物制剂，存在过敏反应的可能性。笔者从1998年至今，所见过敏反应表现为荨麻疹4例，仅为一过性；严重过敏反应2例，其中1例为第二次注射胶原酶4 h后出现低血压等表现，经对症处理后很快恢复正常；1例为第三次注射胶原酶时出现过敏性休克，经抢救恢复正常，无其他不良反应。

（2）预防措施：见治疗后处理。

（三）化学性脑膜炎、截瘫

主要是因为注入胶原酶前未做延迟性脊麻试验，使胶原酶误入蛛网膜下隙，发生化学性脑脊膜炎或截瘫。

（四）局麻药中毒反应

骶丛血管丰富易造成局麻药液过多吸收进入血液循环后，发生局麻药毒性反应。局麻药中毒反应在骶裂孔硬膜外前间隙穿刺置管法中此副作用很少见，但应该加以重视。术前常规查凝血像，正在行抗凝治疗或凝血常规异常的患者禁止穿刺。

（五）尿潴留

多见于经骶裂孔穿刺置管后出现脊麻，骶髓排尿中枢（$S_{2\sim4}$）的骶神经和阴部神经受到阻滞，可发生尿潴留。预防措施应先行小剂量局麻药试验剂量测试，必要时留置导尿。

（六）穿刺置管引起的并发症

据报道骶管后壁存在缺损约有22%，甚至完全敞开，这种缺损可发生于一侧，两侧或中部，也有时因相邻椎板未愈合而在中间成锯齿状。骶管后壁的缺损或有孔，导致有时可能穿刺置管经此缺损进入皮下。进针过深或遇骶骨前壁阙如时，穿刺针有可能进入直肠。

五、穿刺置管有关问题

（一）骶裂孔穿刺失败

既往报道约20%正常人的骶管有解剖变异，骶裂孔畸形或闭锁者占10%。笔者曾经观察454例患者骶尾侧位片，显示骶裂孔闭合或者狭小畸形合计32例（占7.05%），骶裂孔穿刺失败率为6.6%。故在欲行骶裂孔穿刺前应常规拍骶尾侧位片，观察骶裂孔的位置、骶管的走形、骶裂孔的大小，有无闭合或者狭小畸形等，提高穿刺的成功率。

（二）置管失败

在骶裂孔前间隙法中可见置管不顺利，或者不能到达前间隙的病例。因为骶腔内有一定弯度而且凹凸不平，有的腰骶曲角度过大，再加上突出物过大可直接阻止导管前进。另外前间隙还充满疏松结缔组织和脂肪。如果置管不顺利，可以通过调整穿刺针的方向，反复多次向前探索。置管时动作要轻柔，避免使用蛮力，而预防穿破硬脊膜。笔者曾统计X线下首次骶裂孔穿刺置管到前间隙的成功率为97.17%。如果注射胶原酶治疗腰椎间盘突出症，经反复置管均未到达前侧间隙，应该放弃此种入路方法，改用其他入路方法，以保证疗效。另外需要注意置管过程中要避免硬膜外导管断裂，同时注意硬膜外导管中的钢丝前端一定与导管前端保持吻合，避免发生钢丝前端从导管前端穿出发生意外。

六、临床疗效

（一）疗效分析

据对国外资料综合分析：美国和澳大利亚的前瞻性、随机、双盲研究显示化学髓核溶解术的成功率维持在77%，而安慰剂组仅为38%。欧洲化学髓核溶解术长期随访结果为优良率66%～84%，总平均率为75.3%。胶原酶髓核溶解术的成功率在69%～88%。

化学髓核溶解术效果优于椎板切除术。Launois等报告化学髓核溶解术的1年成功率为88%，椎板切除术为76%；2年结果仍优于手术组。Javid认为手术治疗早期效果好，但随时间延长效果变差，而化学髓核溶解术能在较长时间内保持较高的有效率。有研究显示椎板切除术后短时间内疼痛缓解比率比常规化学髓核溶解术高，但6周后两者无统计学差异。

化学髓核溶解术失败后行手术治疗的结果与初期显微椎间盘切除术相比，后者的优良率稍高，显微椎间盘切除术成功率在80%～90%，比椎间盘盘内治疗（化学髓核溶解术、经皮髓核切除、激光消融）的成功率高。

化学髓核溶解术失败后行外科手术的效果和初次手术切除椎间盘的效果相似，化学髓核溶解术失败并不影响必要时手术切除椎间盘的疗效。有作者比较化学髓核溶解术后行椎板切除术和反复椎板切除术的效果，前者效果明显高于后者。比较经皮髓核切除和化学溶核治疗，经皮椎间盘髓核摘除组有72%术后即刻显效，化学溶核治疗组优良率80%，但术后改善慢，常有背部痉挛和疼痛的副反应。必要时二次行化学髓核溶解术也是安全有效的，但规范指出不能行3次以上的化学髓核溶解术。

国内胶原酶椎间盘内注射有效率在81%～83%，盘外法注射的有效率在81%～92%。笔者对骶裂孔前间隙法胶原酶溶解术治疗腰椎间盘突出症360例患者行1～3年随访，各组治愈率、优良率分别是一年组72.5%、87.5%，二年组75.0%、88.3%，三年组79.2%、90.0%。

可以看出随着胶原酶溶解术治疗技术的逐步完善，并严格掌握适应证，临床上胶原酶髓核溶解术已经取得了较高的优良率。

（二）疗效评定标准

因胶原酶髓核溶解术治疗腰椎间盘突出症的适应证不同于外科手术，故不宜用骨科评定标准。

笔者在长期胶原酶髓核溶解术治疗腰椎间盘突出症的临床实践中，采用北京天坛医院疼痛科疗效评定标准，供读者参考见表15-1。

表15-1　远期随访疗效评定标准

	直腿抬高度	脊椎活动度	VAS	感觉	肌力
痊愈 cure	>70	正常	<1分	正常	正常
显效 good	↑比前>30	↑比前>20	<3分	正常	正常
好转 improve	↑比前<30	↑比前<20	<5分	减退	Ⅳ级
无效	症状和体征无好转，疼痛无改善。				

注：痊愈+显效=优良率；优良率+好转率=总有效率。

七、关于注射胶原酶是否会造成术后粘连的问题

在胶原酶用于预防椎板切除术后硬膜外粘连的动物实验研究中观察到，胶原酶组的效果优于透明质酸钠组、几丁糖组等。此外比较直接手术和胶原酶溶解术失败再行手术患者发现，两组突出物与神经根均有粘连，但胶原酶组粘连较轻，易分离。

化学髓核溶解术的治疗机制是将胶原酶注入病变的腰椎间盘内或突出物内或者周围，依靠胶原酶特异性溶解突出物中或椎间盘内的胶原组织，使突出物的体积减小或者消失，对神经组织的压迫得以缓解或者消除，从而使临床症状得以改善或者痊愈。由此可见，无论采取何种穿刺途径和注射方法，“药达病处，酶达底物”是该治疗方法最基本的要求和目的。所以不能一味地追求胶原酶的用量和反复注射，过量或多次注射胶原酶临床上有过教训。中华医学会疼痛学分会对此项技术进行了规范，胶原酶髓核溶解术治疗颈、腰椎间盘突出症只能应用2 次，一次总量不超过2 400 u。但愿这项技术能够科学合理的推广应用，造福广大患者。

（刘延青　张少臣　王平）

第二节　臭氧髓核溶解术

近年国内应用臭氧髓核溶解术治疗椎间盘源性颈、腰痛取得满意疗效，其治疗机制主要是臭氧可灭活椎间盘内炎性介质，缓解对间盘内痛性细小神经的刺激达到治疗目的，国内报道总有效率可达81% ~ 93%。臭氧是已知可利用的最强的氧化剂之一，不少文献报道适当浓度的臭氧在人体内产生的反应性氧化产物，可作为生理激活因子，引起多种生理反应：如刺激多种细胞因子产生、促进细胞间信息传递、介质合成、改善细胞供氧和代谢等。

一、治疗原理

目前对臭氧治疗椎间盘病变的机制尚不十分明确，根据动物及临床实验发现有以下几个方面的作用。

（一）氧化蛋白多糖

此为臭氧溶核术治疗椎间盘病变的主要机制。正常髓核由蛋白多糖、胶原纤维网和髓核细胞构成。蛋白多糖是髓核最主要的大分子结构之一，可吸收电荷至髓核基质内，使髓核基质产生高渗透压，是髓核水分高达85% 的主要因素。

（1）臭氧气体注入髓核后，可直接氧化蛋白多糖复合体。同时臭氧与髓核基质内的水分结合，生成活性氧（reactive oxygen species，ROS），可破坏蛋白多糖复合物中的氨基酸。蛋白多糖被破坏后，失去固定电荷密度的特性，髓核基质渗透压下降最终导致水分丢失。

（2）俞志坚等动物实验的病理结果显示臭氧对正常髓核造成影响的最终结果为水分减少，从而致使髓核体积和压力变小。明显的证据是：大体标本可观察到髓核失去弹性、色泽改变和干涸，切开椎间盘时髓核不会外膨。电镜下观察髓核基质内的大泡样结构消失。

（二）破坏髓核细胞

实验证明将体外红细胞和其他人体细胞悬浮于生理盐水中并接触臭氧，细胞膜及细胞内的酶被氧化而失去功能；臭氧能破坏细胞膜的不饱和脂肪酸、胆固醇和其他功能蛋白基团，从而改变细胞膜的通透性。另外，臭氧还能引起细胞核内染色体的改变，造成细胞死亡。动物实验也证实了臭氧注入髓核组织后，早期就能使髓核细胞出现变性，随后细胞坏死溶解；髓核细胞受到损害，必然造成蛋白多糖合成及

分泌减少。

以上两种共同作用的结果使萎缩的髓核不能恢复。在动物实验中还观察到，臭氧使髓核固缩是个较缓慢的过程，可能与髓核组织没有血管供应，髓核内多余水分必须缓慢渗出有关，此过程至少需1周以上，1个月左右有较好的临床效果。

（三）抗炎镇痛作用

1. 实验研究显示　臭氧是通过刺激抗氧化酶的过度表达以中和炎症反应中过量的反应性氧化产物，刺激拮抗炎症反应的细胞因子和（或）免疫抑制细胞因子（如IL－10，TGF－β_1）释放，从而达到抗炎作用。

2. 实验研究发现　腰椎小关节突、椎间盘表面和邻近韧带附着点处广泛分布细小神经纤维及神经末梢受体。神经受体被局部感受到的压力和牵拉等机械刺激激活，或者被炎症因子和突出髓核所释放的炎症介质（如P物质、磷脂酶A_2等）激活后，敏感性提高，引起反射性的肌肉痉挛而导致下腰痛或/和坐骨神经痛。因而，臭氧使髓核萎缩，降低神经根压力，减轻炎症反应均可能是其镇痛作用的主要环节。

二、毒、副作用

臭氧具有很强的氧化作用，并可瞬间完成氧化作用，且没有永久性残留。臭氧能严重损害髓核内组织，但对神经根，脊髓和腰大肌损伤影响较小。国外利用臭氧治疗腰肌劳损，直接将臭氧注入腰大肌内，至今没有造成明显损害的报道。有实验证明，只有当臭氧浓度超过70～80 ug/mL才会对血液细胞产生有意义的损伤作用。

三、治疗方法和临床疗效

（一）操作方法

治疗在严格的无菌操作下进行，一般腰椎间盘穿刺均采用后外侧径路即穿刺针经“安全三角区”（图15－1）进入病变椎间盘。穿刺点定位一般是与病变椎间隙平行，旁开中线8～10 cm（图15－2），也可采用CT轴位扫描直接测量旁开中线的距离和穿刺深度（图15－3）。穿刺针尖应位于椎间盘的中心或中后1/3交界处。所使用穿刺针口径20～21 G。颈椎间盘穿刺采用前外侧入路，21 G 9 cm长穿刺针。

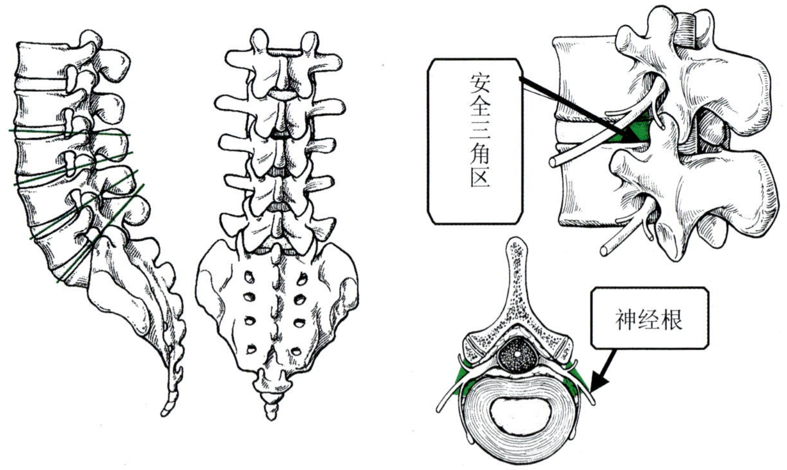

图15－1　安全三角区

注：它是由相应椎体的脊神经根出椎间孔后和下一椎体的上缘及其上关节突的前外侧面构成一无重要组织结构的区域，如右上图椎间盘后外侧的阴影部位。

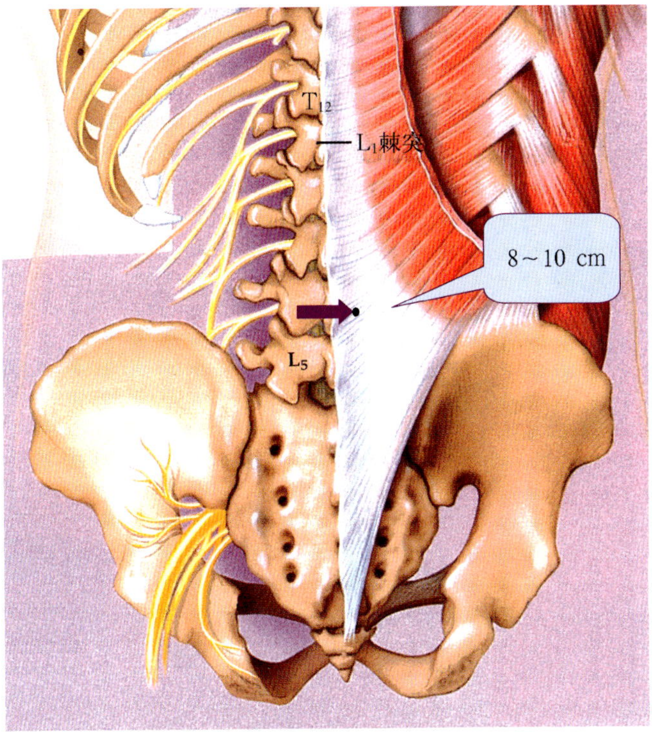

图 15－2　穿刺点定位

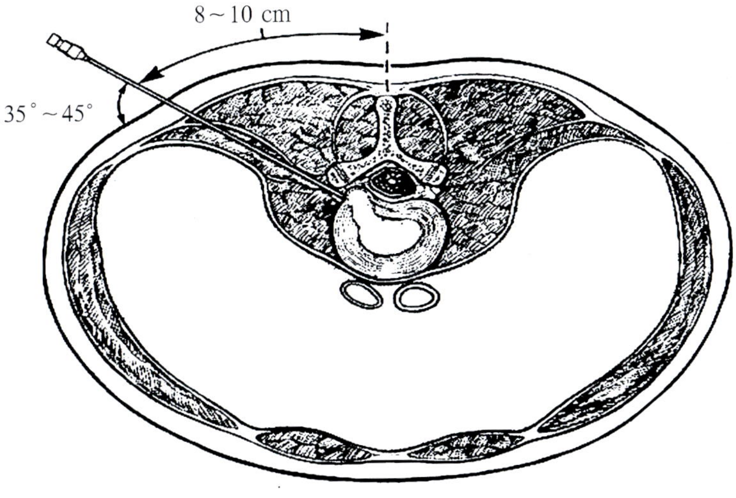

图 15－3　CT 轴位扫描测量旁开中线的距离和穿刺深度

注：CT 监测下于患侧距脊柱中线 8～10 cm 以专用穿刺针与皮肤呈 35°～45°角刺入椎间盘。

（二）臭氧浓度和剂量

臭氧浓度为 20～50 μg/mL，经穿刺针缓慢注入椎间盘内。椎间盘内气体注射量可根据患者的耐受程度调整，一般每个椎间盘 5～25 mL，一次最多穿刺 3 个间盘。之后，将穿刺针退至椎间孔附近，再注入一部分医用臭氧至椎旁间隙内。椎旁间隙内注射臭氧浓度为 20～30 μg/mL，注射量约 10～15 mL。

（三）围手术期处理

手术前当日给予抗生素，连续 3 d 以预防感染，术中静脉滴注止血敏 1 g。术后绝对卧床 24 h，呈仰卧位。少部分患者术后 1～2 周会出现症状“反跳”，可使用止痛剂和脱水剂对症处理。

（四）临床疗效

国外资料统计医用臭氧治疗腰椎间盘病变的有效率在 66%～86%，见下表。

臭氧治疗腰椎间盘病变的有效率

作者	病例(例)	随访(月)	有效率(%)
Muto	1 200	18	75
D'Erme M	>1 000	6	68
Andreula	150	3	76
Cinnella	157	>3	69
Leonardi	191	6	66
Bonnetti	36	4	86
Scarchilli	400	36	80

术后随访部分治疗有效的患者，进行影像学检查，显示不同治疗系列突出椎间盘回缩情况存在较大差异。Muto 对 45 例治疗有效病例进行了影像学复查（6 个月以后），发现仅有 8 例显示椎间盘回缩。但 Bonetti 等在一组 36 例病例行术后影像学复查，术后 4 个月 CT 结果却显示突出椎间盘有 22 例完全回缩（61. 1%），9 例部分回缩（25%）。

在临床报道中，均显示医用臭氧治疗腰椎间盘病变没有出现近期和远期的并发症。

（五）适应证和禁忌证

1. 适应证　Muto 等提出医用臭氧治疗腰椎间盘突出症的适应证是：

（1）下腰痛或（和）坐骨神经痛、无严重神经功能缺失。

（2）程度轻的包容性突出。

（3）保守治疗至少 8 ~12 周以上无效者。

椎间盘源性颈、腰痛；轻度颈椎间盘突出症，无严重神经根和髓型症状、体征者，无明显椎间狭窄和椎管狭窄者也适用于本法。笔者经大量实践表明效果良好。

2. 禁忌证　下列情况被列为禁忌证。

（1）严重神经功能缺失者。

（2）非椎间盘源性坐骨神经痛。

（3）严重退行性椎间盘疾病合并椎管狭窄，侧隐窝狭窄者。

（4）椎间盘突出伴钙化，突出物大，压迫硬脊膜囊大于 50% 者。

（6）脱出型和游离型腰椎间盘突出症，脱出型颈椎间盘突出症。

（7）合并椎体滑脱者。

（8）合并重要器官严重疾患，手术有风险者。

（六）技术特点

腰椎间盘病变微创介入治疗方法曾以其创伤小、不破坏脊柱的正常骨性结构、并发症很少、患者痛苦小、效果好、恢复快等特点深受医患双方的欢迎并得到迅速发展，臭氧髓核溶解术不仅具有以上长处，尚有其独特之处。

（1）臭氧极不稳定，注射后易分解形成稳定状态的氧气，故不会造成二次污染和持久的器官组织伤害。

（2）臭氧对髓核组织破坏能力强，但对椎旁组织无明显不良影响。

（3）臭氧髓核溶解术价格低廉，手术监视设备要求不高，降低了手术费用。

（4）手术操作损伤小，毒副作用少。

（5）臭氧具有消毒杀菌作用，术后感染机会少。

但目前这项新技术疗效比较肯定的适应证范围尚有限。臭氧髓核溶解术治疗颈、腰椎间盘病变远期随访结果国内目前报道较少，缺乏大样本多中心的随机对照研究。

（刘延青　牟桂玲）

第十六章　颈腰痛选择性神经阻滞及毁损术

对由椎间盘突出症造成神经根损伤而引起的疼痛，广泛推荐使用类固醇病灶注射。事实上，当明显的神经根损害已经存在时，应用类固醇镇痛复合液（得宝松和局麻药复合液）行病变神经根阻滞，临床上常常获得较好的效果，使用这一治疗的最好成功机会是在轻型椎间盘突出症发病第一个月之内。在较好的对照研究中，所报道的成功率范围也是接近 70 %。但报道治疗慢性坐骨神经痛的患者没有什么进步。以前做过外科手术，神经根被骨或疤痕组织挤压或显示神经功能障碍的患者甚至可能更难奏效。在成功的病例中，一疗程可能需要 2 ~3 次注射，注射后常常延迟 2 ~6 d 才有好的效果。

有证据表明鞘内类固醇注射能导致蛛网膜炎，可能是由于媒介物聚乙二醇引起的。鞘内类固醇注射可加重急性神经根痛，这种用法不应提倡。在猫用硬膜外注射类固醇未产生任何腰神经根损害的组织学征象，现在没有在人类硬膜外隙使用类固醇引起进一步神经根损害的证据。但以这种途径使用类固醇被全身吸收能抑制肾上腺功能达 3 周之久。现在疼痛科门诊使用硬膜外隙注射类固醇逐渐减少，多使用选择性神经根阻滞治疗。

第一节　颈腰痛选择性神经阻滞

（一）操作方法

1. 神经定位及穿刺方法　临床上根据查体的神经阳性体征确定穿刺点。①脊神经后支：颈椎穿刺点旁开棘突中线 2 cm，腰段旁开脊柱中线 3 ~4 cm，与相应棘突平行。常规消毒后垂直进针（7 号 8 cm 长针）抵达横突根部遇有骨质感，即接近脊神经后支走行，回抽无血，注射镇痛复合液常可出现向周围扩散的异感即可施行脊神经后支阻滞。②腰神经根若在腰椎穿刺抵达相应横突后，将针向尾部与皮肤成 15° ~20°角，再向下穿刺 1 ~2 cm，出现落空感，回抽无血，注射镇痛复合液常可出现神经根的异感即可施行腰脊神经根阻滞。

2. 镇痛复合液常用配方　2% 利多卡因 1 ~2 mL，得宝松 1 mL，弥可葆 1 mL，混合后生理盐水稀释至 5 ~10 mL，每处注射 5 mL。

（二）臭氧联合糖皮质激素注射治疗

1. 脊神经后支综合征

（1）部位：根据临床症状和体征定位病变脊神经后支及分支，临床上多见于腰 3 脊神经后支、臀上、臀中皮神经。

（2）方法：确定病变部位后，操作方法同（一）先注射镇痛复合液，然后注射臭氧。配方：2% 利多卡因 1 ~2 mL + 得宝松 1 mL 以 NS 稀释至 5 ~10 mL，每一部位注射 5 mL。之后每一部位再注射 10 ~15 mL 臭氧（30 μg/mL），1 周 1 次，3 次为 1 个疗程。

2. 腰脊神经根性痛

（1）部位：腰脊神经根及分支，根据临床检查进行神经定位，多见于 $L_4 \sim S_1$ 脊神经根及坐骨神经干及分支。

（2）方法同（二）1。

（三）适应证、禁忌证

1. 适应证

（1）颈腰脊神经后支疼痛。

（2）腰椎间盘突出症造成神经根性疼痛。

（3）带状疱症急性期腰神经根性疼痛。

2. 禁忌证

（1）脊柱外科手术后神经根被骨或疤痕组织挤压或显示神经功能障碍的患者。

（2）蛛网膜炎神经根粘连引起的神经病理性疼痛。

（3）严重骨质疏松症。

（4）全身和穿刺局部感染者。

（5）凝血功能异常者。

第二节　脊神经后支源性腰痛神经冷冻毁损治疗

一、概述

（一）定义及历史

1. 定义　冷冻神经毁损治疗是用液氮冷冻机和独特的液气夹层回流冷冻针，利用液氮加压产生极低温度，低温生物效应使相应部位的神经末梢髓鞘变性而失去传导功能达到长久止痛目的。

2. 历史　Nelson 1974 年报道手术直视下冷冻周围神经治疗疼痛，疗效很好。随后，人们发现冷冻周围神经不形成神经瘤及神经内粘连，没有副作用，神经可以再生，因而冷冻被用于治疗三叉神经痛、面神经痛、肋间神经痛等，一般是在手术直视下进行冷冻。由于使用的温度（－60 ℃、－45 ℃、－120 ℃）不同，疗效差异很大。国内邵振海等人 1992 年进行动物试验的基础上，在国内首次报道神经定位经皮穿刺深部冷冻（－140～－180 ℃）腰脊神经后支治疗腰背痛，现在冷冻神经毁损治疗在疼痛科多应用于治疗脊神经后支源性下腰痛。

（二）冷冻神经毁损治疗特点

（1）冷冻时使用的温度、周期不同，止痛时间差异很大。邵振海等人的动物实验表明冷冻温度越低，神经损伤越重，修复越慢，越不完全。

（2）通过神经定位，再行冷冻毁损治疗，与传统方法相比较，具有止痛快，疗效持久的特点。

（3）冷冻治疗可以减少常规神经阻滞时激素的用量，从而减少激素的副作用；与神经破坏药毁损治疗相比，冷冻神经毁损治疗很少发生神经炎。

（4）根据临床症状及体征进行神经定位，冷冻前应行神经阻滞测试。

（5）操作简单易行，正确操作下，并发症及副作用发生率低。

（6）如果神经后支疼痛复发，可重复进行冷冻神经毁损治疗。

（7）其缺点是：制冷剂需要使用液氮，此气体极易挥发，不易保存，需要事先约患者，然后再定购液氮。

二、治疗方法

（一）操作方法

1. 仪器　冷冻设备使用上海医疗器械六厂 YDZ—4 型液氮冷冻机或者广州奕人医疗器械公司生产的冷冻腰痛仪和特制的液气夹层回流冷冻针，制冷剂常规使用液氮。

2. 神经定位　应用后支解剖行径与分布规律，自远端至近端，找出支配痛区的后支。以小关节连线划分神经定位，该线为后支分支重要解剖标志。根据腰痛部位，先区分内或外侧支的关系。腰痛位于腰骶部，棘上或棘突旁，即与内侧支有关。如疼痛在腰骶部，按内侧支主干下降 3 个脊椎平面规律，其脊神经来自于 $L_{2\sim3}$ 平面。内侧支在发出平面有肌支、关节支和到达棘突的分支。该平面横突、关节突和棘突 3 点都有压痛，深压可向腰骶部（主诉区）放散，并见局部（L_2 平面）小肌肉节段性痉挛，即为定位标志。如腰痛位于臀或髂部外方，根据 $L_{1\sim5}$ 外侧支在该处的排列顺序，应定位 L_1 平面，若该平面横突、关节突有压痛，深压向臀或髂（主诉区）放散，有时见相应骶棘肌中间或外侧部位节段性痉挛，即可定位。

3. 操作方法

（1）患者俯卧，冷冻点用 1% 龙胆紫标记，常规消毒皮肤，行局部麻醉，先行神经阻滞测试，用常规腰部穿刺针穿刺至小关节上关节突的外侧缘，出现麻痛向主诉痛点放散后，证实到位。予以 2% 利多卡因 2 mL 行阻滞测试，5 min 后无神经根阻滞现象，再测定神经阻滞范围，符合相应脊神经后支支配区的阻滞平面。然后用消毒的夹层冷冻外针旋转进针至先前阻滞测试的位置，准备实施冷冻。也可在 X 线引导下操作。

（2）接冷冻装置，调节冷冻机内压力，用加压阀调整液氮压力至 1.0 kPa/cm^2，调节冷冻内针的液氮喷量，将内针套入外针内，控制冷冻针尖温度为 －140 ～ －180 ℃，启动开关，当冷冻外针体结霜后开始计时，持续 45 s，关闭阀门，自然复温 1 ～2 min 后冰霜融解，（此为一冻融周期），一般一次冷冻治疗以 2 ～3 个冻融周期为宜。待冷冻外针表面冰霜完全溶解后，拔除外针，乙醇消毒，无菌敷料覆盖针孔。

（二）适应证

（1）脊神经后支源性下腰痛。

（2）椎间盘源性下腰痛合并腰脊神经后支疼痛者。这部分患者表现有脊神经后支源性下腰痛的症状，且冷冻治疗后止痛维持时间较短。故对于疗效差的患者需要仔细分析原发病因。

（三）临床疗效

笔者 2002 年以来行冷冻治疗腰脊神经后支源性下腰痛患者，并于术后半年、一年随访患者 20 例，优良率为 85%，与邵振海等 1992 年报道的近期优良率 87.23% 接近。

三、不良反应及注意事项

（一）不良反应

1. 皮下气肿　一般是因为冷冻针质量差，治疗前未严格检查冷冻针质量所致。预防措施：冷冻前要严格测试冷冻针。遇有液氨外漏时患者有气体向上的感觉，应立即关闭阀门，拔出冷冻内针。

2. 冷冻反应　术中冷冻过程中一般都有短暂的（3 ～5 s）沿神经走行的疼痛异感现象，提示神经定位准确。但是部分患者可能产生紧张恐惧，应该术前充分解释，取得患者积极配合治疗。

（二）注意事项

（1）由于脊神经后支的重叠分布模式，可能会同时累及 1 支以上脊神经后支，需要行神经阻滞测试，准确神经定位。穿刺时最好在 C 型臂 X 线机引导下确定解剖位置，解剖及神经定位都很明确后，方可行神经冷冻毁损治疗，这样可以提高临床疗效。术前要和患者及其家属签知情同意书，告知治疗过程中及治疗后可能出现的风险和意外。

（2）脊神经后支内外侧支均为混合神经，故一般一次治疗可冷冻 2 ～3 支脊神经后支。一般不推荐首选行脊神经后支总干的毁损治疗或者同时行双侧脊神经后支的毁损治疗，因为后外侧支支配腰背肌，如果同时阻断2~3支总干，可能会产生腰背部肌肉无力的症状。治疗前必须行神经阻滞测试，如果脊神经后内侧支阻滞后腰痛缓解≥60%，可以考虑首先行脊神经后内侧支的神经毁损治疗。如果病情需要，慎重选择脊神经后支总干的毁损治疗，并告知患者，讲清利弊。

（3）如果诊断明确，病情需要，冷冻神经毁损治疗可以重复进行。

（4）术后告诫患者避免腰痛的诱发因素，治疗后半月加强腰背肌功能锻炼。

（刘延青　王平）

第十七章　经皮椎间盘激光消融术

第一节　发展历史

激光技术自20世纪50年代发明以来，已有大量的文献报道了激光的临床应用。德国的Peter Ascher是研究CO_2及钕激光（Nd：YAG，钕：钇—铝—石榴石）在神经外科领域中应用的先驱者之一，1985年他关于脑及脊髓肿瘤切除术激光止血和气化的研究被应用于椎间盘外科。他通过一个生理盐水测压计测量激光切除术前和术后椎间盘内的压力，以便客观的反映病理生理的改变。Daniel．S．J．Choy博士于20世纪80年代初在法国成功地采用氩激光进行冠状动脉成形术。随后Choy被邀请到慕尼黑MBB实验室进行钕激光冠状动脉成形术实验，他发现应用钕激光后会引起动脉壁皱缩、管腔狭窄，不适合行冠状动脉成形术。之后Choy设想到激光可能适合用于腰椎间盘突出症的治疗。在1984～1986年期间，他在人尸体和牛新鲜椎间盘上进行了激光消融体外实验，同时在活体狗应用钕激光椎间盘消融术，发现激光对神经根及脊髓无明显损伤。在1985年意大利米兰国际激光研讨会上，Ascher邀请Choy到奥地利进行钕激光临床实验。1986年2月中旬应邀来到奥地利Craz市。Choy与Ascher合作给一位患有L_5～S_1椎间盘突出症的土耳其工人进行了世界上首例经皮激光椎间盘消融术，经过600 J消融，术后患者下肢疼痛完全消失。1987年Choy在新英格兰医学杂志上发表了题为《经皮激光腰椎间盘髓核溶解术（Percutaneous Laser Disc Nucleolysis）》的文章。不久，经哈佛矫形外科主任Augustus White教授的建议将“Nucleolysis（髓核溶解术）”一词改为“Decompression”，从而诞生了一个新的术式“Percutaneous Laser Disc Decompression PLDD”，4个字母分别表示手术的途径、方式、靶组织和机制。

1990年日本Yonezawa等使用钕激光借用一根裸露的石英纤维通过一双腔针管测量椎间盘内的压力，这种测压仪可以记录到术前术后椎间盘内的压力，为探讨PLDD手术机制提供可靠依据。1992年，Davis在腰椎间盘切除术中使用了钾—钛—磷（KTP）激光并认为其成功率达80%，与Onik的自动经皮腰椎间盘切除术的结果相类似。Choy早期运用波长为1.06 μm的钕激光结果不理想，接受PLDD的18例患者14例在术后3个月因疼痛复发需要再行常规的手术。但应用波长1.32 μm钕激光疗效满意，80%的患者神经根压迫症状及体征得到解除，同时MRI和CT成像显示椎管内突出的椎间盘也有部分回纳，但实验和临床实践发现钕激光的热损伤相对较大，因此限制了PLDD的发展。Choy等在开展PLDD早期比较了各种波长的激光，研究显示激光对椎间盘消融效果和波长的吸收率有关，波长2.1 μm的激光被认为比波长1.06 μm的钕激光更优越。90年代初，研究发现波长为2.1 μm的脉冲式钬激光（Ho：YAG）因具有优越的被水吸收的特性，可消除PLDD应用中产生的脊神经根和脊髓热损伤而引起广泛注意。Sherk等最早报道以猪为实验对象，运用钬激光进行PLDD。椎间盘内的压力得到即刻的降低，消融过程中椎间盘与神经根相邻的后纵韧带无明显的温度升高。1990年中期，美国Coherent公司研制的第一台医用钬激光交付使用，开创了激光关节内窥镜治疗的先河，其在外科中的应用已获得FDA和美国医学学会（AMA）认证。Wemer Siebert首次将PLDD应用于胸椎间盘突出症，Johannes Hellinger首次将

PLDD 应用于颈椎间盘突出症。我国 20 世纪 90 年代初期引进了 PLDD 技术，1994 年齐强首先报告了采用 Nd：YAG 激光行 PLDD 手术 10 例，随访 6 个月，优良率为 100%；1997 年孟庆水等采用钬激光治疗 26 例，平均随访 16 个月，优良率 88%。

第二节　技术方法

一、PLDD 的原理

椎间盘是由包围髓核的纤维环和软骨终板构成的密团结构。Choy 等通过动物实验研究发现椎间盘容积的微小变化可引起间盘内压的显著变化。激光烧灼气化了大部分髓核组织，有效地降低间盘内的压力，使其体积缩小，甚至大部分消失。椎间盘内容积的少量变化（1 ~ 2 cm^3）可以导致较大的内压变化，这是因为容积模量作用（bulk - moduluseffect）的缘故。手术虽未直接烧灼椎间盘的突出部分，但压力降低使其回缩或数量减少，因而消除神经根及周围痛觉感受器的压迫和刺激，使症状缓解或消失。

二、PLDD 激光仪的选择

PLDD 术中所用激光仪的选择取决于激光通过光纤维传导的能力、组织对激光的吸收气化能力及热能的产生和传播能力。临床上常使用的激光包括 KTP、Nd：YAG 和 Ho：YAG。Choy 和 Hellinger 推荐使用波长为 1 320 nm 的 Nd：YAG 激光。Liebler 等分别用 Nd：YAG 和 KTP 激光治疗 333 例和 117 例患者，随访 2 年，PLDD 成功率分别为 70% 和 72%，均无严重并发症发生。Quigley 等则认为波长为 21 nm 的 Ho：YAG 在水中具有高吸收率，而椎间盘为含水组织，所以更适用于 PLDD。关于采用的激光光纤类型，有报告认为与直照式光纤相比，侧照式光纤定位更精确，组织气化及随后的间盘内压下降更显著，故推荐应用侧照式光纤。

（一）二氧化碳激光器

二氧化碳激光波长 10 600 nm，组织穿透深度为 0. 02 nm，吸收色基为水。二氧化碳激光器气化效果好，但止血效果欠佳，传导系统是比较重的多关节臂，可与显微镜连接行显微外科手术。由于二氧化碳激光不能很好地使用光纤传输，使用上受到很大限制，目前在外科很少应用。

（二）钕激光器

钕激光波长 1 064 nm 或 1 320 nm，组织穿透深度为 4 ~6 nm，吸收色基为黑色素和血红蛋白，为近红外不可见光。钕激光可由石英光纤传输，医用钕激光器输出功率可达 100 W。通过使用不同的输出功率，达到凝固治疗效果，止血好，目前在 PLDD 手术中运用较广泛。但由于钕激光组织作用深，热损伤大，创面恢复慢，因此钕激光并非是理想的外科激光。

（三）离子激光器

离子激光波长 488 ~514. 5 nm，组织作用深度为 1 ~2 nm，吸收色基为血红蛋白，连续输出功率可达 10 W。它可用光纤或裂隙灯传播，临床多用于鲜红斑痣及眼科眼底光凝的治疗。

（四）半导体激光器

半导体激光波长 810 ~980 nm 组织作用深，吸收色基为黑色素和血红蛋白。半导体激光热损伤较大，创面愈合较慢。其优点是体积小，重量轻，但其单色性差，为选择性组织吸收，目前国内临床大多使用此激光。

（五）钬激光器

钬激光器是目前众多外科手术用激光器中最新的一种激光器。钬激光为脉冲式激光器，工作介质是包含在钇—铝—石榴石晶体中的钬（一种稀有元素）。钬激光波长 2 100 nm，组织穿透深度浅，仅0. 4 ~0. 5 nm，安全可靠。钬激光为非选择性组织吸收，因此气化切割精确，对任何组织作用均匀、一致，是理想的外科手术激光系统。20 世纪 90 年代初，美国 Coherent 公司率先推出世界上第一台钬激光，功率达 100 W，是目前功率最大的钬激光，其在外科中的应用已获得 FDA 认证。

三、PLDD 的适应证与禁忌证

1. 适应证

（1）有典型的腰腿痛病史，腿痛重于腰痛，跛行、感觉异常等临床相应症状。

（2）MRI、CT 及脊髓造影等影像学检查确诊为腰椎间盘突出症者。

（3）经正规保守治疗至少 3 月无效的患者。

（4）临床根性疼痛及其他症状和体征与突出的椎间盘水平相一致者。

2. 禁忌证

（1）脱出型及游离型椎间盘突出症者。

（2）存在其他相关骨关节疾患，如腰椎管骨性狭窄、侧隐窝狭窄、强直性脊柱炎、广泛性骨关节炎、腰椎小关节紊乱、腰椎滑脱。

（3）既往有该节段椎间盘手术史。

（4）存在出血倾向、心功能不全等严重全身性疾患。

四、操作步骤

患者俯卧位，腹部垫枕高 10 ~ 15 cm，透视下确定病变椎间隙，一般为距后正中线旁开 8 ~ 10 cm 作为穿刺点，局麻后在 C 臂 X 线透视机及 CT 引导下选 18 G 16 cm 穿刺针进针，进针方向与躯干矢状位成 45°角左右，以目标椎间盘的中后 1/3 为中心穿刺，$L_5 \sim S_1$ 椎间盘穿刺针向尾端倾斜 30°左右，以避开髂骨嵴。透视下确定穿刺针位置准确无误后，拔出针芯，置入光导纤维，光纤直径 600 μm，光纤输出功率设置为 10 ~ 20 W，辐射时间 1 ~ 2 s，间隔时间 1 s，总能量为 800 ~ 1 500 J，具体参数应根据患者年龄、身高、椎间盘高度及髓核突出的程度，在辐射过程中如患者诉局部疼痛应缩短辐射时间并延长间隔时间，术后卧床 1 ~ 3 d，给予常规抗生素预防感染，逐渐加强腰背肌功能练习及直腿抬高训练，术后 3 个月可正常工作。

第三节　临床应用及疗效评价

与开放手术相比，PLDD 的最大优点在于它的微创性。该术式操作简便，可在局麻下进行，术后恢复快，而且并发症发生率低，可重复进行，不影响脊柱稳定性，无术后瘢痕或粘连形成，即使失败后亦可再行开放手术。能避免开放手术出血、神经损伤、硬脊膜损伤、腹膜后组织损伤等并发症。此外，PLDD 治疗康复时间短，费用较低。

PLDD 的疗效评价多采用 MacNab 标准或改良 MacNab 标准（表 17 - 1）。Hellinger 等采用前瞻性临床对照研究方法观察了波长 1 064 nm Nd：YAG 激光经后外侧入路行 PLDD 术。观察 42 例胸椎间盘突出症患者，共 68 个椎间盘。均采用后外侧入路，单一节段间盘最大激光剂量达 1 000 J，经 6 周随访，根据 MacNab 标准，41 例患者手术成功，1 例临床怀疑并发椎间盘炎，术后效果不理想。4 例合并有痉挛性瘫痪者 2 例症状改善。并发症有 1 例气胸，1 例胸膜炎，1 例可疑椎间盘炎。作者认为，PLDD 术创伤小，可作为任何开放手术前的治疗方案。Ohneiss 手术患者进行平均 13. 2 个月的随访，认为在正确选择病例的前提下手术成功率为 70. 07%，如病例选择不当则手术成功率大大降低。Knight 等应用波长 532 nm KTP 激光治疗椎间盘源性背部疼痛患者，所有患者均经椎间盘造影确诊，并排除椎管狭窄、椎管内游离椎间盘。术后采用 Oswestry 劳动力丧失指数评价，随访 3 ~ 9 年，平均 5. 33 年。73% 患者临床症状改善。Bossaco 等应用 KTP 激光治疗患者 63 例，平均随访 31.75 个月，72% 病例根性疼痛缓解，54% 病例腰痛缓解，59% 病例到术后 4 周时已恢复正常工作。Knight 等应用波长 KTP532 激光和钬激光治疗保守治疗无效的颈椎间盘突出症引起的颈肩痛患者。采用 X 线透视下前方入路，共治疗了 105 例 108 个椎间盘。经随访 2 年以上，51% 患者临床疗效明显，其中 25% 有显著的功能恢复。两种激光疗法无显著差异。

表 7－1　MacNab 治疗标准

良好	可	差
恢复术前的功能，偶有背痛和腿痛	术前症状无明显改变，但不影响劳动	不能劳动，持续性疼痛
不需要依赖药物缓解症状，可进行适当的活动	间歇性出现中度下腰痛和/或神经放射痛	需长期服用药物，活动受限
没有神经根受损的客观症状	适当活动不需要依赖药物，没有神经根受损的客观症状	持续根性病变体征

Choy 报告 12 年内使用 Nd：YAG 激光行 PLDD 术 518 例，752 个椎间盘，治疗结果显示成功率 75% ~89%，并发症低于 1%。Hellinger 对使用 Nd：YAG 激光做颈椎及腰椎间盘 PLDD 手术的 2 503 例患者进行资料分析，其中技术性失败率仅为 0.15%。Liebler 报道用 Nd：YAG 治疗组 333 例，用 KTP532 激光治疗组 117 例，两组均作两年随访，前者成功率为 70%，后者为 72%，结果相似。Nerubay 报道 CO_2 激光治疗 50 例，2 ~5 年随访，结果按 MacNab 标准评定，优良率为 74%。

PLDD 的病例选择十分重要，要求做到诊断精确和适应证严格，方能取得优良结果。近年来，随着 PLDD 术式操作的熟练、内窥镜的引进和术者经验的积累，PLDD 手术的适应证也有所扩大。Choy 等近年采用 PLDD 手术治疗了 21 例椎间盘突出症患者，按 MacNab 标准评估，18 例患者疗效优良，认为椎间盘突出症的患者是 PLDD 术良好的适应证。

第四节　组织学改变

一、PLDD 的热效应问题

激光在气化椎间盘髓核组织的同时对于周围组织的热效应问题引起学者普遍关注。Sherk 运用热电偶测定了激光气化人体椎间盘髓核组织标本的最高温度，取椎体边缘、纤维环和脊髓三个部位作为测试点，结果发现在使用 CO_2 和钬激光时为 40 ℃，用 Nd：YAG 激光时测为 42 ℃。Yonegawa 研究活体山羊 PLDD 时椎间盘周围热效应，以 400 mm 直径，6 407 J 总能量 Nd：YAG 激光照射，其后纵韧带、神经根、间盘前缘及椎间孔外缘四个测试点最高温度均在 30 ℃以下。因此可见：激光气化时其热效应对周围组织影响很小，未达到促使组织变性的 60 ℃阈值，故而认为 PLDD 操作过程是安全的。

二、PLDD 后间盘组织学改变

研究表明，PLDD 术后改变与常规椎间盘切除术，化学溶核术后组织变化具有一致性。Yonegawa 及 Nerubay 分别研究了兔、犬 PLDD 的椎间盘组织在不同时期的变化，1 d ~1 周髓核局部产热变性和气腔形成，周围组织碳化；3 ~4 周时可见软骨细胞和纤维组织开始增生；8 周时可见髓核几乎全部被纤维组织代替或可见骨性增生。研究亦表明激光气化产物水蒸气、CO_2、气化和碳化组织不会引起组织的化学改变。1994 年齐强等报道动物实验与 2002 年董生等报道的动物试验观察椎间盘激光气化的病理过程，其结果与 Nerubay 及 Yonegawa 报道的试验结果相同。

第五节　并发症

激光辐射气化是否引起周围组织的热损伤并发症，一直是临床医生所关注的问题。近年来不断可见实验研究的报道。1993 年齐强等使用 Nd：YAG 激光对 12 只狗作研究，分成 6 组，激光设定输出功率为 25 W，波长为 1.06 μm，总能量为 400 ~ 600 J。结果表明：各组狗至预定死期之前，无一例出现肢体运动障碍及括约肌功能异常等并发症。此外，他还进行了新鲜尸体脊柱标本（L_1 ~ S_1）做激光辐射实验，采用 Nd：YAG 激光自 1 000 ~ 1 300 J 不同的辐射能量，结果受气化的容积虽然逐渐增大，而空腔周围组织的温度上升不超过 3 ℃。1995 年 Buchelt 等研究采用 Ho：YAG 激光，输出功率 10 ~ 32 W，发现功率达到 20 W 以上时，髓核融化率不再提高，总能量达 500 J，温度达到最高值，如能量继续提高时，温度却不复提高。1996 年 Dichy 等应用 Ho：YAG 激光对 33 只狗实验，评估时间自 3 ~ 114 周，结果所有狗均无并发症，而放射学与组织评估所有做实验髓核的容积均减少。1997 年 Nerubay 使用 CO_2 激光对 10 只狗进行实验，每只狗两个椎间盘，激光气化后测定椎间盘内压全部下降，下降幅度：$L_{2\sim3}$椎间盘为 10% ~ 55%，$L_{4\sim5}$椎间盘为 40% ~ 69%，大体标本与光镜研究除显示髓核空腔外，有 8 个椎间盘存在椎体终板热损伤，研究认为 CO_2 激光能有效气化髓核，但能量超过 300 J 时，可导致椎间盘终板热损伤。

临床 PLDD 手术的并发症比较少见。Casper 等报告的 100 例患者无一例并发症发生。Choy 早年报告的 333 例 PLDD 中只有 1 例并发椎间盘炎。他总结 752 个节段 PLDD 治疗效果，总并发症发生率低于 1%。曾有 PLDD 术后下肢屈肌萎缩和感觉减退的报告。其他并发症如术后发热、感染、椎体炎、头痛、颈肩痛等均少见。我院临床应用 3 000 例，4 例发生终板炎，117 例术后 2 周有轻度腰痛外，未发现其他并发症及不良反应。

（王　文）

第十八章　椎间盘电热治疗

第一节　概述

慢性腰痛是一类常见症状，致病原因很多。据报道，90%的人一生中有过腰痛症状。理疗及药物治疗对急性腰痛效果显著，约90%的患者经治疗后症状消失，但其中有60%的患者会复发。腰椎间盘病变是造成慢性腰痛的主要病因之一，占发病原因的40%，慢性腰痛的传统治疗方法包括保守治疗及手术治疗，但有效率、复发率、手术风险及并发症等均不能令人满意。近年来，介入治疗技术的发展为治疗该病带来了新的希望。介入治疗技术以其定位精确、微创、安全、并发症少等特点引起了医学界的关注，在此基础上发展了多种介入治疗方法，其中椎间盘内电热治疗（intradiskal electrothermal therapy，IDET）在临床上广泛应用。

一、历史

椎间盘电热疗法是于20世纪90年代末首先由美国康复医师Jeffrey Saal和Joel Saal设计并应用于临床，是一种治疗椎间盘源性腰痛的微创介入技术。椎间盘源性腰痛是由椎间盘内紊乱（internaldisc disruption，IDD）所引起，常常并不伴有髓核突出或纤维环破裂。致痛原因可能是椎间盘外层纤维环受损和间盘内的炎症引起窦椎神经痛敏。典型的病理特征是内层纤维环撕裂呈放射状，变性的髓核沿该裂隙延伸到外层纤维环下，形成炎性肉芽带，但外层纤维环是完整的。临床上也发现盘源性腰痛的患者手术去除椎间盘及椎体融合后，80%患者疼痛有明显缓解。解除疼痛的办法就是修复加强纤维环和灭活盘内无菌性炎症及痛性细小的神经纤维。IDET利用电热能调节椎间盘的胶原成分，使胶原组织发生固缩，凝固撕裂的纤维环病灶，使向内生长的炎性肉芽组织发生变性、固缩，灭活受累的微小神经来达到消除症状的目的。自1997年IDET在临床应用以来，已有较多有关疗效的报道，对治疗患者的随访最长达到2年。通过大多数统计资料显示，可以认为IDET治疗的有效率约60%，较传统的保守治疗具有明显的优势。

Karasek等对35例行IDET治疗的患者进行3、6、12个月的随访研究，并与17例接受普通理疗的患者进行对照。3个月后接受IDET治疗的患者当中有28例疼痛症状明显缓解，其VAS评分及躯体疼痛指数SF-36评分降低，并伴随运动功能的改善。6、12个月随访，症状缓解持续，有53%的患者恢复了正常的生活和工作。对照组只有1例患者疼痛症状缓解。Saal等对58例病程>6个月、经常规保守治疗无效，接受IDET治疗的慢性腰痛患者进行了6、12、24个月的随访研究。研究结果表明，经IDET治疗的患者在VAS评分及躯体疼痛指数SF-36评分、疼痛症状缓解、对疼痛的耐受能力、躯体功能及生活质量方面均有显著改善，且24个月后持续改善。Endres等报道，经IDET治疗，有66%的患者疼痛症状缓解，对疼痛的耐受能力、躯体功能等方面均有显著改善，且可以开始正常的生活和工作。

二、病理

1. 病理基础　椎间盘病变是造成慢性腰痛的主要病因之一。椎间盘的主要成分是胶原物质，在椎间盘后外侧纤维环内分布有痛觉感受器，由背部的神经根传入痛觉。椎间盘较易受到损伤，而导致椎间盘纤维环磨损、撕裂。椎间盘病变引起疼痛的机制尚不明确，但在病变的椎间盘内可观察到瘢痕组织、神经纤维向内生长，P 物质的表达及窦椎神经的脱髓鞘现象。有研究者认为，是位于纤维环内的窦椎神经受到损伤或间盘组织炎症刺激神经引起疼痛。因此，修复加强受损的纤维环和灭活间盘组织炎症及受累的窦椎神经可有效消除疼痛症状。

2. 作用机制　利用热能等物理因素消除病变在临床上已得到广泛应用。通过热量可以使胶原组织发生固缩，凝固撕裂的纤维环病灶和灭活间盘内炎性肉芽组织及痛觉感受器，以消除疼痛症状。研究发现，感觉神经纤维末梢集中分布于椎间盘纤维环的外 1/3，在椎间盘纤维环内层撕裂时向髓核内分布。已证明在 45 ℃时神经组织会发生不可逆的损害，于纤维环外 1/3 给予 46～48 ℃即可灭活纤维环上的痛觉感受器。且椎间盘是一个相对无血管分布的组织，所以在治疗过程中可以不间断地施加热能，而通过椎间盘外的脑脊液循环及椎体血循环带走多余的热量，以避免损伤外侧的神经根及韧带等正常组织，使治疗的选择性较好，减少并发症的产生。同时，胶原组织的固缩及纤维环的修复增强了椎间盘的牢固性及腰椎的稳定性，缓解了病变椎间盘所受到的压力，有助于消除疼痛症状。

第二节　治疗方法

一、适应证

IDET 适合于椎间盘内紊乱导致的椎间盘源性腰痛患者。纳入标准包括以下几点。

（1）持续至少 6 个月的腰痛，影响腰部功能，经过合适的非手术治疗、康复治疗至少 4 个月无效的患者。

（2）MRI 检查显示，退变的椎间盘呈黑盘征和/或纤维环后方高信号区，无局限性突出及神经根受压的表现。

（3）椎间盘造影诱发试验阳性，即病变椎间盘出现诱发痛、复制痛。同时，邻近对照椎间盘的造影诱发试验应为阴性。

二、禁忌证

IDET 的禁忌证包括以下几种：

（1）全身性感染，骨髓炎，椎间盘炎，蜂窝组织炎。

（2）椎间隙完全塌陷。

（3）椎间盘突出或脱出。

（4）马尾综合征。

（5）节段性椎间不稳。

（6）未经纠正的出血素质。

（7）既往行内固定植入或脊髓刺激器置入者。

三、设备及准备

（一）设备和器械

（1）ORA—50 S Electrothermal Spine 电热发生器。

（2）一次性使用的 Spine CATH 椎间盘电热导管。

（3）17 号脊椎穿刺针。

（4）电热发生器与电热导管之间的连接线缆。

（5）X 线影像增强器。

（6）消毒包、消毒台、巾钳、注射器，6 in（非法定计量单位，约为 15.24 cm）25 号针头、消毒手套。

（7）血压、脉搏监测设备。

（二）术前准备

同一般介入治疗一样，患者术前 4 h 禁食，术前 3～4 d 须停用甾体类消炎药及青霉素类药物，术前可使用少量镇静剂。

1. 麻醉　手术前首先建立输液的静脉通道，给予清醒状态下的轻度镇静。联合应用咪达唑仑和芬太尼可取得良好的麻醉效果。对大多数患者，首先给予 75 μg 的芬太尼，迅速置入穿刺针和电热导管，如果遇到穿刺困难，可以追加 25～50 μg 的芬太尼。对大多数患者，1 mg 咪达唑仑是足够的。当然麻醉药物的剂量还应该根据患者的体型、体质、麻药应用史和焦虑程度等因素适度调整。尽量避免深度镇静以避免心肺并发症，患者在接受穿刺和电热治疗过程中需要对突然出现的疼痛、感觉和运动功能的改变迅速作出反应，与术者及时交流；如果患者不能做到上述反应，有可能发生永久性神经损伤。

2. 体位　体位需根据术者的喜好，一般与椎间盘造影的体位相同。患者可以采用俯卧位或侧卧位于可透视手术床上。应用椎间盘前、外侧穿刺入路，因为 IDET 是绝对不能经过硬膜外隙进行的。

四、手术操作

采用标准的椎间盘造影技术到达椎间盘。需要取得腰椎斜位透视，观察椎间盘下位椎体上关节突（SAP）的位置，在 $L_{4\sim5}$，$L_5\sim S_1$ 椎间盘，SAP 应均分椎间盘；在高位椎间盘，SAP 把椎间盘按 60∶40 比例分开。在斜位透视影像上，椎间盘上下终板应平行，使穿刺针置入椎间盘的中央，这样电热导管可以顺利置入椎间盘，避免导管头部接触终板。

腰部常规消毒、铺巾。皮肤、皮下用1%利多卡因麻醉。17 号穿刺针在椎间盘的后外侧置入。为避免损伤出口神经根，穿刺针应尽量紧贴 SAP 前外侧方进入椎间盘中央。用正侧位 X 线透视证实穿刺针头的位置。穿刺针的方向应对着椎间盘的腹侧和对侧纤维环的交点处，如果把后正中纤维环的位置看作 6 点，那么穿刺针应对着纤维环的 10 点或 2 点处，这样才能使电热导管头在该处折返向背侧纤维环（图 18－1）。

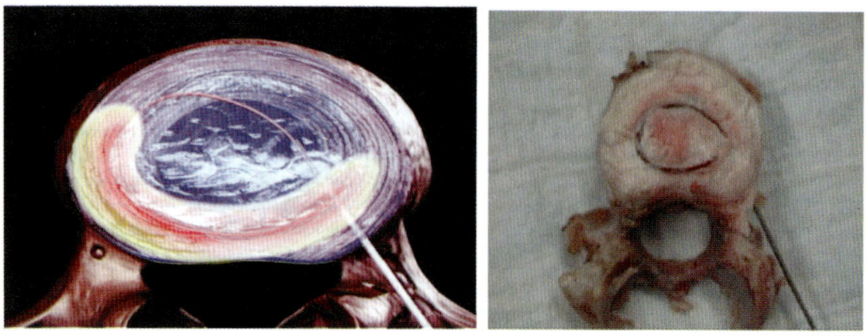

图 18－1　模式图显示电热导管置入位置，电热治疗覆盖几乎 100% 的后纤维环

在将电热导管置入椎间盘内之前需要先测试电热导管（图 18－2）。将电热导管通过连接线缆连接到电热发生器上，将发生器设置在 AutoTemp 模式上（图 18－3），此时实际温度表上应该显示手术室的温度，阻抗表上读数应在正常范围（85～230 ohms）。如果阻抗超过这一数值，说明电热导管有缺陷，必须更换。阻抗检测完后，从电热导管断开连接线缆，将电热导管沿穿刺导针置入椎间盘内，当感到阻

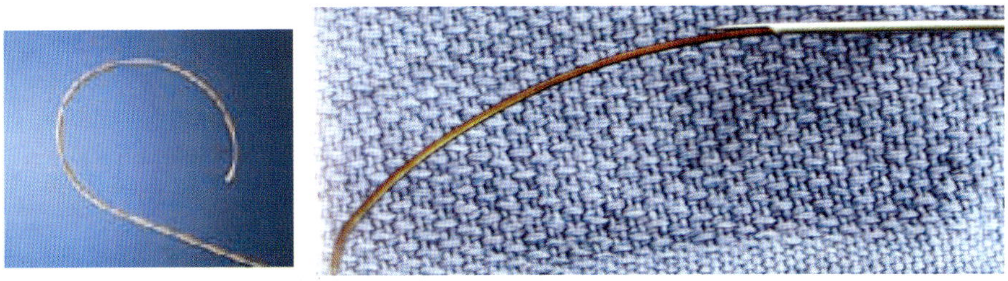

图 18－2　IDET 电热导管可弯曲的头部

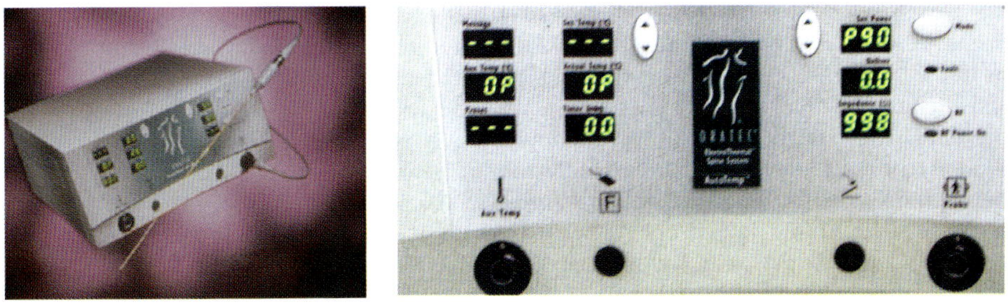

图 18－3　射频电热发生器及其控制面板

挡感时说明导管头已离开穿刺针头部进入髓核组织中。然后在侧位 X 线实时监视下轻柔的推进电热导管，注意避免导管弯曲折断。如果导管折断，就无法进行电热治疗。在有些情况下，导管毫无困难地弯曲绕行椎间盘后纤维环；而有些情况下，导管向上或向下接触终板后弹回，此时需要回撤导管，改变方向后再推进导管。改变导管方向应与穿刺导针方向改变同步，以避免损伤导管本身。穿刺导针的末端呈锐利的斜面，推进导管时注意避免导管和尖锐的末端发生剪切损伤导管。有时导管推进过程中其头部可能卡入椎间盘前下缘的纤维环中，此时也需要回撤导管，改变置入方向。注意导管反复改变方向的次数是有限的，反复置入失败可能导致导管断裂。如果导管超过椎间盘后缘，必须回撤导管，重新置入，一定要避免将导管置入硬膜外间隙或椎间孔。

在侧位 X 线监测下推进导管，沿纤维环弯曲的过程中可能会穿透纤维环外层进入椎间孔。导管置入的理想作用位置是沿内层纤维环、经过整个后方纤维环，也就是 3 点到 9 点的位置（图 18－4）。一旦导管被置入合适的位置，就需要设置射频发生器。能量仪表设置到 P90，即导管末端的最高温度为 90℃。然后按动 RF 按钮一次开启发生器。当加热程序打开后，发生器就会以每 30 s 1℃的速度自动逐步升高温度，直到峰值温度。峰值温度会持续 4 min，然后发生器自动切断热能传送。热能蒸腾将持续超过 16.5 min使患者不会感到明显的临床症状及不适感。如果患者反应下肢痛、不能忍受的腰痛、下肢感觉障碍或活动障碍、下肢不自主地收缩等症状，必须立即改变加热模式。通过按压或松开踏板或 RF 键可以随时手动断开热量传送。如果患者出现严重的腰痛，就必须延迟加热过程，追加芬太尼或其他止痛

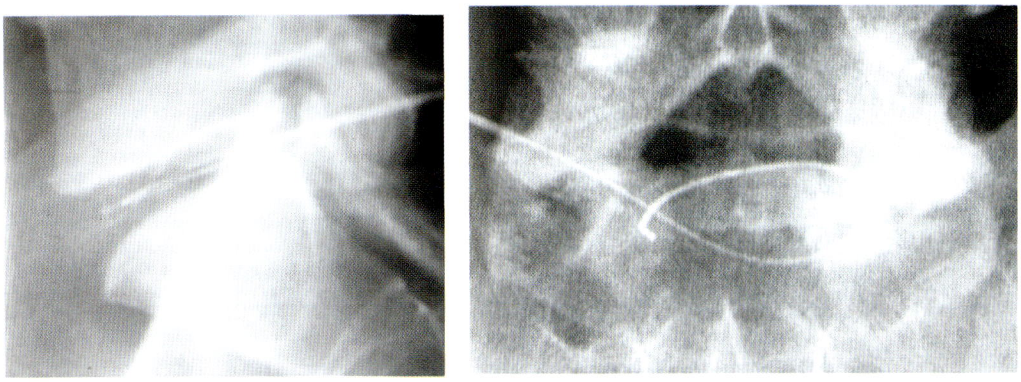

图 18－4　X 线透视监测引导电热导管的置入

药。在椎间盘电热过程中，患者通常会感到一定程度的腰痛，往往与平时的疼痛相似，但应该是可以忍受的。如果患者出现弥散性不适或任何下肢症状，要考虑神经损伤的可能，需要立即断开热能传送，重新检查电热导管的位置。

一旦电热治疗完成，需要从电热导管尾部断开连接线缆，然后撤出电热导管。注意过快撤出电热导管可能损坏非常柔韧的电热导管。有学者建议，在撤出穿刺导针之前应该向椎间盘内注射抗生素；另有学者主张在术前 1 h 通过静脉给予抗生素。撤出穿刺导针后用敷料覆盖针眼。

五、术后处理

（一）术后康复

治疗过程结束后需要观察 1 h 以发现任何可能的并发症，并使患者从镇静状态中彻底恢复。患者带腰围回家后 2 周随访。术后 6 周内需要坚持戴腰围，仅在换衣服或淋浴时可以取下腰围。腰围最基本的作用是提醒患者要限制自己的活动。我们通常建议患者术后 3 d 内避免任何活动，彻底休息。3 d 后，患者可以短距离行走。术后 2 周内应该限制坐位时间，每坐 1 h 应起立休息 20 min，以后逐渐延长坐位时间。如果患者从事坐位工作，术后 2 周即可恢复工作。如果从事重体力劳动，则需推迟到术后 3 ~ 4 个月。术后 3 周可以开始驾驶及轻度家务劳动。术后 6 周内应避免腰部前屈及扭转活动，此后开始腰部灵活性及力量训练。术后康复过程应循序渐进和个体化。

（二）并发症预防和处理

迄今为止，尚无严重并发症的报道。部分患者于术后 6 周内出现下肢放射性疼痛等神经根症状，一般症状较轻，为一过性，经保守治疗症状消失。发生机制不明确，考虑与治疗过程中累及神经根或术后治疗部位炎症有关。另外，曾有 1 例术后发生马尾综合征的报道，被认为由于操作不当所致。Lee 等对 5 例经 IDET 治疗的患者的脊椎运动稳定性进行了研究，通过治疗前后的比较，认为 IDET 不会影响脊椎运动稳定性。

1. 术中/围手术期并发症　IDET 的术中并发症很少，在穿刺导针经过上关节突前方时可能损伤走行的神经根。在置入穿刺导针过程中还可能发生穿透硬膜囊、纤维环损伤、椎体终板损伤等并发症。如果电热导管进入椎管，就有可能热损伤椎管内神经结构，产生马尾综合征。

2. 术后并发症　椎间盘炎、骨髓炎和硬膜外脓肿是 IDET 术后可能会发生的感染性并发症。大多数患者术后 1 周内腰痛可能加重，属术后正常反应 。

（李振宙　商卫林）

第十九章 经皮椎体成形术

第一节 概述

一、椎体成形术概念及发展历史

经皮椎体成形术（percutaneous vertebroplasty，PVP）是在影像学技术引导下经皮穿刺病变椎体将聚甲基丙烯酸甲酯（polymethylmethacrylate，PMMA，骨水泥）注入，用来治疗骨质疏松、血管瘤、转移瘤、骨髓瘤、嗜酸性细胞肉芽肿等良恶性病变引起的压缩性骨折的一种介入技术，其主要作用是增加椎体强度、止痛、防止塌陷等。本手术 1984 年首先在法国 Amiens 大学医学放射科由 Calibert 和 Deramond 开展，患者是一位 54 岁的女性，有严重的颈部疼痛多年。1979 年，她的颈椎平片显示正常，但在 1984 年，她出现了难以忍受的颈部疼痛，严重的神经根症状定位在 C_2 神经根，这时，平片显示出一个很大的椎体血管瘤，侵犯整个 C_2 椎体。轴位 CT 椎体扫描证实病变已侵犯至硬膜外。在切除硬膜外肿物前先进行了 C_2 椎体的椎板切除。为了恢复 C_2 椎体的强度，决定经皮注射骨水泥。通过前外侧入路在 C_2 椎体置入 15 G 的穿刺针，注射 3 mL 骨水泥，骨水泥的用量是根据经椎体内静脉造影确定的。术后该患者疼痛完全缓解。1987 年发表了一篇描述本手术效果的文章。受最初 PVP 成功病例的鼓舞，法国里昂大学附属医院的神经放射科和神经外科医生使用一种略加改良的技术给 7 例有椎体病变的患者椎体内注射骨水泥，其中 4 例患者有骨质疏松性椎体压缩性骨折，2 例为椎体血管瘤，1 例是脊柱转移性肿瘤。结果 7 例患者的近期疼痛缓解，良 1 例，优 6 例。

美国弗吉尼亚大学（the University of Virginia）的神经放射介入小组率先将 PVP 引入美国，1993～1996 年间，他们采用 PVP（Deramond 方法）治疗 29 例骨质疏松脊柱压缩性骨折（OVCFs）患者，共 47 个胸、腰骨折椎体，术后发现：90% 的患者（26 例）腰背部疼痛能够显著缓解，无严重并发症，此外，他们还对 PVP 手术相关的技术加以改进，并积累了经验；随着对 PVP 的治疗机制进一步研究以及临床观察资料的积累，PVP 逐渐成为一种治疗疼痛性椎体疾病（如 OVCFs）的常用方法。美国的放射学权威机构（the American College of Radiology，ACR）制定了 PVP 的操作规范，从制度上保证 PVP 的安全实施，以便为患者获取最大的手术效果，并且减少并发症的发生。从那时开始，PVP 成为一种治疗疼痛性椎体损害的常用方法。

椎体压缩性骨折伴随的剧烈疼痛是常见的医学问题，单单在美国每年就会影响 70 万～100 万患者，统计的数量和欧洲差不多。PVP 技术应用前，除了卧床休息和疼痛的对症处理外，对骨质疏松性压缩骨折可用的治疗方法不多。据报道，PVP 有较好的近、远期疼痛缓解疗效，于是 PVP 很快成为治疗骨质疏松性椎体压缩骨折可接受的治疗方法，并且对既往标准的临床治疗方法——卧床休息和止痛药构成了挑战。随着肿瘤转移患者的生存时间延长，他们对生活质量和疾病的终末阶段能够活动的要求也随之提高。在脊柱转移瘤患者中，据报道 PVP 能够缓解疼痛并且在结构上加强溶骨破坏的椎体，使得患者的痛苦减轻而且能够继续日常的负重活动。

Lieberman 和 Dudeney 在 Belkoff 和 Mathis 实验研究的基础上，完成了后凸成形术（percutaneous kyphoplasty，PKP）。应用一种可膨胀性气囊（inflatable bone tamp，IBT）经皮穿刺置入椎体，充气扩张椎体后注入骨水泥。此后，以色列 Disc－o－tech 公司研制的 SKY 骨扩张器系统，通过高分子聚合物围绕轴心的皱褶达到扩张的作用，从而使骨折椎体复位。PKP 既恢复压缩的强度和刚度，又可部分恢复压缩椎体的高度，矫正后凸畸形，并且扩张后使椎体内压力降低，使骨水泥注入更加安全，取得了较 PVP 更好的治疗效果。

二、PVP 和 PKP 的治疗原理

发生骨质疏松性椎体骨折后，疏松的骨质条件、异常的脊柱生物力学状态等因素都影响着骨折的愈合过程。临床医生都有这样的经验：部分椎体骨折患者，即使是陈旧性骨折（即从时间上看骨折已处于临床愈合期），只要进行过伸复位，椎体高度就可得到不同程度的恢复，同时脊柱后凸畸形的程度随之减轻，文献称之为“dynamic fracture mobility”；在 X 线透视下，观察到椎体的骨折块随着患者的呼吸节律而产生“张、合”运动，并且在 OVCFs 中观察到存在椎体骨折裂隙（intravertebral clefts），认为椎体骨折裂隙是骨折没有愈合的影像学依据；常规 X 线检查和 MRI 对裂隙的诊断不太敏感，很多骨折裂隙在注射 PMMA 时，由于具有特殊的影像学表现才被发现，而且主要分布在胸腰段骨折椎体内，潜在的病因可能是胸腰交界处力学状态导致了骨折愈合困难，有的仅为纤维性愈合（非骨性愈合），从而形成骨不连、假关节。患者的疼痛来源于骨折未愈合的碎块之间的不稳定和微动对椎体内神经末梢的刺激；椎体骨折引起的后凸畸形，使脊柱的生物力学平衡被打乱，导致椎骨的关节结构紊乱和不稳定，以及邻近的肌肉筋膜继发性痉挛也是产生疼痛的原因。

经皮穿刺，向椎体里注射 PMMA 是 PVP 的技术要点，PKP 借用 PVP 的原理，利用球囊或 SKY 扩张的作用，在椎体里做一空腔，再低压灌入 PMMA，所以有人又把 PKP 称作球囊辅助的 PVP（balloon－assisted vertebroplasty）。此外，PKP 还可以用来复位压缩的椎体，纠正脊柱后凸畸形。国内外临床文献报道，PVP 显著缓解 OVCFs 患者的疼痛，术后迅速止痛，有效率达 90% 以上，并且疗效在随访期内能够得到很好的保持（durable efficacy）。

对于这两种微创介入手术的治疗原理，目前基本上有较统一的观点：①PMMA 稳定骨折的作用——即对椎体骨折的修复作用；②PMMA 对椎体神经组织的物理、化学作用。PMMA 是骨科手术中常用的黏合、修复材料，具有较强的黏性和支撑强度，骨科医生在关节置换时，运用 PMMA 黏接假体和填充骨缺损。骨水泥的具体操作如同建筑用水泥：把粉剂（多聚体，polymer）和液剂（单体，monomer）按一定比例混合，利用两者之间的聚合反应，产生 PMMA，反应过程中会产生高热，温度可以达到 40～100 ℃。人为地把骨水泥的物料状态分为以下各期：即“砂浆期、稀粥期、糨糊期、面团期、易塑期、固化期”，一般应在糨糊期内把 PMMA 注射到椎体内，即刻发挥黏结骨折碎块、填塞骨缺损的作用。生物力学研究发现，PMMA 能够恢复椎体的刚度（stiffness）并增加其强度（strength），恢复脊柱的稳定性，减少椎体继续塌陷的危险。体外研究显示，恢复椎体的强度只需较少的 PMMA 量，颈椎 2.5mL，胸椎 3.1 mL，腰椎 4.4 mL；PMMA 充盈体积比例在 20% 即可达到治疗目的的椎体强度，并且 PMMA 的漏出率直接与注射量成正相关，所以无须更大的注射量以防产生相关的并发症。PVP 和 PKP 用于椎体爆裂骨折时，可以增加脊柱前柱的稳定性，减少内固定器械的失败率。因此，脊柱稳定性得到恢复，减少对神经组织的异常刺激，从而达到缓解疼痛的效果。另外，PMMA 在椎体内仍在进行聚合反应（polymerization reaction），释放的热能对椎体内的神经纤维直接作用，使之失活，骨水泥单体对神经组织的细胞毒性作用也是手术能够快速、持久止痛的机制。早期的研究认为，PVP 止痛作用主要来自于 PMMA 对神经纤维的热灼伤和细胞毒性作用，后来采用磷酸钙水泥（calcium phosphate cement，CPC）填充椎体，增加了椎体强度，同样能得到显著的临床效果，然而 CPC 并不具备 PMMA 的物理化学性质，所以，许多人认为恢复脊柱的稳定性才是 PVP 和 PKP 有显著临床疗效的主要作用机制。

三、适应证及禁忌证

（一）适应证

1. 椎体肿瘤　早期的 PVP 临床经验主要来自其对椎体肿瘤的治疗研究，随着 PVP 适应证的拓展，在 OVCFs 的外科治疗领域中取得的巨大成功令人鼓舞。文献报道：采用 PVP 治疗，OVCFs 的疼痛缓解率达 90% 以上，显著高于肿瘤的有效率（70%）；前者并发症发生率（1% ~4%）低于后者（10%）。谨慎筛选具有 PVP 和 PKP 适应证的 OVCFs 患者，是临床取得更好疗效、进一步减少并发症的保证。

2. 椎体压缩性骨折　椎体压缩性骨折引起的背部疼痛，经数周或数月的止痛和卧床休息等治疗后，仍不缓解的患者最能从 PVP 中获得良好效果。应该排除引起疼痛症状的其他脊柱疾病，如椎间盘突出症、小关节紊乱和椎管狭窄症等。体格检查时，通过按压相应骨折椎骨的棘突，引出局部的疼痛症状，并结合影像学资料，即能够确定大多数患者需采用手术治疗的椎体。如果患者骨折的椎体很多，且病程很长，确定引发疼痛的椎体出现困难时，进行 MRI 或/和骨扫描检查实属必要，临床常用它们来判断骨折的椎体是否愈合，而患者的疼痛多来自未愈合的椎体。MRI 能够在增强的 T_2 相检出骨髓充血、水肿的骨折椎体，对其灌注骨水泥，可以得到良好的临床效果。有些病例 MRI 检查阴性时，结合骨扫描检查，如果发现骨折的椎体部位核素聚集，也可准确提示病椎节段。哪一种方法用来筛选产生疼痛的骨折椎体更敏感，目前尚无统一的看法，有的作者更愿意选用 MRI 检查，原因在于 MRI 同时可以提供脊柱结构病理改变的详细信息，有助于临床进行鉴别诊断和手术细节的设计。CT 检查能够清楚地反映脊椎的解剖形态，可供临床评价椎体后壁骨质的完整性、椎弓根的粗细及椎管内的骨折块占位情况。

（二）禁忌证

PVP 没有绝对禁忌证，如果发现椎体后壁破坏严重，骨水泥漏出进入椎管的可能性增大，则手术时更需密切监视，使得注射的 PMMA 位于椎体的腹侧，远离骨折的椎体后壁；椎弓根的口径及走向可为选择穿刺针的型号及穿刺进针方向提供指导；骨折块突入椎管或椎间盘突出，导致脊髓及神经根受压，并产生相应临床表现的患者，则应该采用其他的治疗方式，如开放性减压、固定手术等而非 PVP。早期的 PVP 主要用于对传统治疗反应不好、疼痛顽固的患者，因此，手术时间往往会拖至椎体骨折发生 4 ~ 6 周以后或更久，为了避免患者久卧产生的废用性骨质疏松加重、骨折椎体继续塌陷、运动能力衰退以及感染等其他并发症，现在越来越多的医生对 OVCFs 采取积极的 PVP 治疗，而不必等待保守治疗的结果；曾经接受过 PVP 和 PKP 等手术并得到良好疗效的患者，在发生其他椎体压缩性骨折后，主动要求再次接受这些手术，也是 PVP、PKP 手术时间提前的一个重要原因。Kaufmann 等报道了一组病例资料，患者从发生 OVCFs 到接受 PVP 为止的时间平均为 19 周（1 ~ 104 周），发现：在这组患者中，无论骨折病程的长短，PVP 都能显著缓解疼痛；由于术前较长时间地使用止痛药，造成患者对止痛药的依赖，这些骨折病程长的患者术后止痛药的使用量虽减少但不显著；患者的一般情况随卧床治疗时间的延长而发生显著衰退，而术前运动能力直接和 PVP 术后生活质量改善呈正相关，病程长的患者 PVP 术后疗效不如那些术前体质较好的患者。因此，我们必须正确把握 PVP、PKP 的手术时机，尽快手术，减少因延迟进行 PVP、PKP 对患者产生额外的不利影响。

严重椎体压缩骨折：椎体高度丢失超过 70% 者，残留的椎体体积很少，较难保证穿刺针处于满意的位置，带给 PVP 手术操作一定的技术困难，很多作者将这种情况列为手术的相对禁忌证，但经过 CT 扫描分析，如能发现严重压缩的椎体特别在下段胸腰椎，椎体的外侧壁还残留一定量的骨质，通过特定穿刺角度，成功注射 PMMA，也可以取得很好的效果。高位胸椎（在 $T_{5\sim6}$ 以上）的椎弓根细小，且其走向不利于穿刺操作，这时应选用较细的穿刺针（13 ~ 16 G），经椎弓根内或外在清晰的影像学设备的监视下，进行穿刺和注射 PMMA，可以尽量减少椎弓根骨折、气胸和 PMMA 外漏等并发症的发生。PKP 涉及球囊或 SKY 膨胀系统的放置，穿刺工具（∅：4 ~ 5 mm）比 PVP 的穿刺针孔径要大，因此，进行 PKP 时，至少要求椎体残存高度在 8 mm 以上。PKP 的一个重要治疗机制是恢复椎体的高度、纠正脊柱后凸畸形，一般来说，OVCFs 病程越长，骨折发生畸形愈合的几率越大，这时采用 PKP 等方法复位骨折、改善脊柱畸形的成功可能性减小。有作者比较了患病时间的长短与 PKP 纠正脊柱畸形效果的相关关系，发现 3 个月以内的 OVCFs，病程越短，PKP 纠正脊柱畸形的效果越好。随着 OVCFs 患病时间的延长，只有部分椎体能获得复位效果，所以，要充分实现 PKP 的治疗效果（改善脊柱畸形），就应在发病的早期进行手术。

既往有 OVCFs 病史的患者，近期再发其他椎体骨折的风险显著增加；再者，由于注射 PMMA 后使骨折椎体强度显著加强，引起脊柱生物力学状态发生变化，理论上将置其他骨质疏松的椎体于更大的骨折危险中。Trout 等在一项回顾性研究中，调查了 PVP 术后 432 例患者其他椎体发生骨折的情况，有 41.4%（77 /186 个节段）的新发骨折毗邻于先前的治疗节段，并且邻位椎体新发骨折的中位时间快于其他非邻位节段椎体（55 d VS 127 d，$P<0.000\,1$），前者发生骨折的危险性比后者高 4.62 倍。新发的椎体骨折多与先前治疗过的椎体相邻，邻位椎体骨折发生率增加。有人对此存有不同的看法，Kallmes 等在分析了 OVCFs 的特点后，认为这种类型的骨折节段多呈连续性或相邻性分布，那么，与 PVP 治疗椎体的相邻节段发生骨折，则可以“简单”地归为骨质疏松性脊柱骨折的自然病理生理过程，即骨折的多发性。Lin 等发现：手术时 PMMA 不慎漏入椎间盘（通常被视为“无症状性漏出”）的患者，经随访观察，这种漏出将导致邻位椎体骨折发生率较未漏出的显著升高（58% VS 12%，$P<0.005$）。基于上述情形以及 PVP、PKP 疗效显著，不良反应少，许多学者提出了“预防性手术”的新观点，即注射 PMMA 强化有骨折高风险的未骨折椎体，从而达到防止将来的骨折以及并发症的目的。Higgins 等初步探讨了“预防性手术”对骨质疏松椎体的加强作用，采用单侧椎弓根穿刺的方法，向未骨折的胸腰段椎体（$T_{10}\sim L_5$）内注射 PMMA，经生物力学测试，发现在注射的 PMMA 量（mL）占椎体容积的 10% 或 20% 时，椎体抗压缩骨折的强度都有明显的提高，表现为较低骨矿物质密度（BMD）的椎体，其抗压强度能够获到更大的提升。作者最后认为：使用微创方式（单侧穿刺）、较少的 PMMA（10% ~20%）可以使严重的骨质疏松椎体的抗骨折能力得到改善，可能达到预防骨折的效果。Barr 等为一个长期服用激素的男性患者进行了治疗性和预防性 PVP，涉及 T_{11}、T_{12} 骨折的椎体，以及 T_9、T_{10}、L_1、L_2 等 4 个未骨折的椎体，认为在严重骨质疏松患者，当发生明显脊柱后凸畸形，致使邻位椎体承受过大负荷时，做预防性 PVP 是合理的。但在实际工作中，由于很难准确判断哪些椎体将要发生压缩骨折，并且预防性注射 PMMA 加强椎体、减少骨折的效果缺乏临床验证，其安全性还有待评价，所以，目前看来“预防性手术”是不太成熟的，还需大量的、设计严密的实验来加以考察。

第二节　PVP 和 PKP 技术

一、颈椎体成形术

（一）手术方法

1. 麻醉与手术体位　可采取全麻或局部麻醉，国外文献报道采取全麻，作者完成的 30 多例颈椎椎体成形都在局部麻醉下完成。在 CT 引导下行 C_2 椎体成形时，患者取侧卧位，头下垫枕；其他采取仰卧位，肩下垫薄枕。

2. 穿刺进针点的选择　$C_{1\sim2}$ 穿刺可采取经口腔或侧方进针；C_2 以下采取前外侧或侧方进针，侧方入路穿刺针经椎动脉和颈内动静脉之间的间隙到椎体，在穿刺过程中，采用分步进针法，反复多次行 CT 扫描观察和调整穿刺角度和方向，不能伤及椎动脉和颈内动静脉。前外侧入路穿刺针经气管与颈动脉鞘之间的间隙进入椎体。

3. 影像学导向方法　可在 C－型臂 X 线机或数字减影 C 臂机透视下进行，也可在 CT 引导下进行。作者认为在对 $C_{1\sim2}$ 和透视下 C_7 显示不清晰时，CT 引导下更准确和安全。

4. 操作步骤　前外侧入路，患者取仰卧位，颈部消毒铺巾，用 2% 利多卡因在穿刺点由皮肤向椎体前外侧方向做穿刺通道软组织全层浸润麻醉后，用示指和中指推移分离气管与颈动脉鞘的间隙，穿刺针经示指和中指间通过此间隙进入椎体。CT引导时，要采用分步进针法，直到针尖到达椎体前1/3；C臂X线机监视下操作时，在侧位透视下进针，术中需双向透视证实穿刺方向。经侧方入路，行C_2椎体成形，患者取侧卧位，头部枕头垫高；C_2以下椎体成形，患者取仰卧位，颈部消毒铺巾，局部麻醉下，穿刺针经椎动脉和颈内动静脉之间的间隙到椎体，在穿刺过程中，采用分步进针法，反复多次行CT扫描观察和调整穿刺角度，不能伤及椎动脉和颈内动静脉。证实穿刺针准确无误后，调配PMMA，在黏稠阶段开始注射，2~3 min内将2.5~3.5 mL PMMA注射完毕。在CT引导下，要求分次注射骨水泥，根据CT显示骨水泥分布情况决定骨水泥注射量。透视下操作时，在侧位透视下注射PMMA，务必不能使骨水泥外漏，特别要避免漏到椎管内，如发现出现外漏时，应立即停止注射。注射PMMA时，作心电监护观察血压、心电图等生命指征。注射完毕后为防骨水泥沿针道返流，旋转穿刺针，等2~3 min后再拔出穿刺针。拔针后，暂时不让患者活动或搬动患者，直到体外骨水泥完全变硬。

5. 术后处理　术后12 h观察患者的血压、脉搏等生命体征，并作常规静脉滴注抗生素3 d预防感染。

6. 疗效及相关因素　颈椎椎体成形术主要用于肿瘤患者，颈椎肿瘤且以转移性肿瘤为主，其次为血管瘤，其疗效明显，有效率可达100%，疼痛缓解的程度与肿瘤累及的范围有关。对转移性癌引起者，椎体成形术后，局部应配合放疗，能提高患者的近期和远期疗效，部分患者能达到局部治愈效果。

二、胸、腰椎体成形术

（一）术前准备

胸腰椎体成形术的PVP和PKP的术前准备同其他手术，血常规、凝血实验是必要的检查项目，对于在服用抗凝药物（如：华法林）的患者，应请专科医生会诊进行调整。常规在术前、术后给予抗生素。一般采用局部麻醉+中度镇静的方法，使患者在手术中处于舒适和放松的状态；很少选用全身麻醉，仅使用在患者不能耐受因体位变化而产生的剧痛时或精神异常者。

手术者根据椎体压缩程度、椎体和椎弓根的大小以及患者的体型等情况，选择合适外径（∅：2.5~3.5 mm）的椎体穿刺针；其内径越大，推注处于黏稠状态的PMMA的阻力就越小，因此，应尽量选用较粗的针，以减少推注压力，更好地控制PMMA的流向。

（二）手术方法

1. 穿刺途径

（1）经椎弓根进针法是非常经典的穿刺途径，因有以下优点，被绝大多数手术者所接受：①明确的解剖学标志供定位及穿刺；②避免引起其他结构（如：神经根、肺）的损伤；③通过椎弓根能高效地完成手术，经椎弓根途径能防止骨水泥返流时漏到椎间孔。先从椎体压缩显著的一侧进针。

（2）在胸椎（$T_{5\sim10}$）穿刺如椎体的椎弓根很小时，可选用经肋骨椎骨间途径或椎弓根旁入路，进针角度较大时，常常可以通过单侧穿刺完成PMMA在椎体内的满意充盈。应用此法时，应避免气胸、出血和神经根损伤等并发症。对上位胸椎（$T_{1\sim4}$）透视下显示不清或不佳时，可采取CT引导下完成椎体成形术。

2. 操作方法

（1）在胸、腰椎采用经椎弓根进针法行PVP时，患者取俯卧位，经X线透视，在正位像确定椎弓根位置，在侧位像确定椎弓根倾斜度（由头侧向足侧倾斜）；常规消毒铺巾后，在拟订的穿刺通道采用1%利多卡因行全层浸润麻醉，包括骨膜组织。穿刺针与矢状面成15°~30°的角度，逐层进入到椎板皮质，正位X线透视证实针尖位于椎弓根卵圆形投影边缘的2点（左侧）或10点处（右侧），由外上向内下经椎弓根内穿入，侧位透视下，保持进针方向平行于椎弓根的上下缘，针体应靠上缘，避开经椎弓根下缘离开椎管的神经根。当侧位显示针尖到达椎体后壁时，正位透视的针尖影像应不能越过椎弓根内侧壁，这是保证穿刺针不穿破椎弓根，并进入椎管的重要影像学依据。继续击入穿刺针，使针尖位于椎体的前上或下份，应避免穿破椎体前方皮质，导致前方结构受损。注射骨水泥后如不满意，可用同样方法完成椎体的对侧穿刺注射骨水泥。

(2) 在注射 PMMA 前，美国医生常通过穿刺针进行椎体静脉造影，以预测骨水泥流向、减少椎体外溢（包括进入静脉），并积累了一定经验。欧洲同行对其价值存在一些争议：由于造影剂的流体性能与黏稠的 PMMA 相差甚远，前者在椎体的分布情况实难代表后者的表现；先前使用的造影剂残留在椎体或椎间盘内，可能干扰 X 线对 PMMA 流向和分布情况的观察。有人评价了椎体静脉造影对手术效果所起的作用，发现作造影的患者与不作者，PMMA 溢入静脉的频率及数量和临床疗效都没有显著性差异，而且造影没有为手术增加额外的安全性。在多年实践以后，许多人已经放弃了在 PVP 术中作椎体静脉造影。

(3) PKP 需要建立工作通道用于放置球囊或 SKY 扩张器和向椎体内填充 PMMA，术中保持 X 线投照方向与椎体终板保持平行，终板呈一线影；正位下两侧椎弓根的形状必须对称并与棘突的间距相同。用球囊行 PKP 时，按上述 PVP 手术方法完成“可拆针座导针”（∅：3.4 mm）的穿刺定位，然后拆下针座，沿导针插入“工作导管”（∅：4.0 mm）固定于椎体后缘前 2 ~ 3 mm，这一过程中应防止导针随工作导管前移而刺破椎体前壁，到位后拔出导针建立手术通道，经过工作导管手工将椎体精细钻缓慢钻入，直到椎体前部（侧位示前 3/4 处），X 线正位显示钻头靠近棘突，随即同向旋转取出精细钻，放入球囊扩张系统，待对侧穿刺和球囊放置完毕，分别连接已吸入造影剂的“带表加压注射装置”，同时加压扩张两侧球囊，在连续 X 线透视下观察球囊扩张和骨折复位情况，当椎体骨折复位满意或扩张的球囊接触到椎体的皮质骨或球囊压力达到 300 psi（约为 2.07 MPa）或扩张的球囊达其最大容积时，停止扩张；记录扩张体积和压力后吸出造影剂，取出球囊，等待 PMMA 的灌注。选择两枚球囊双侧同时扩张，填充 PMMA，理论上可以对称地复位、稳定椎体骨折；有的学者对手术扩张方法作一变通，采用一个球囊双侧分别膨胀复位，临床观察其在椎体的复位、Cobb 角的纠正的效果无异于双侧双球囊同时扩张治疗组，认为可以节省医疗费用；Steinmann 在力学实验中，比较经单侧单球囊与经双侧双球囊扩张对压缩椎体骨折的干预效果，发现两组对椎体力学性能（强度、刚度）、椎体高度的恢复都无差异，单侧组并没有出现人们所担心的椎体侧方楔形（不对称复位），作者认为如同单侧 PVP 手术，单侧 PKP 能更节省手术时间和医疗费用，减少患者和术者在 X 线中的暴露，并不影响临床疗效。

(4) 用 SKY 行 PKP 的方法类似于用球囊行 PKP。SKY 系统的定向扩张比球囊扩张好，另外，其扩张强度比球囊大，适于较陈旧性的压缩骨折。

(5) 手术者必须掌握 PMMA 的物理特性，才能在 PMMA 的调和和注射时得心应手。不同骨水泥产品主要区别在于发生聚合反应的时间长短，它决定 PMMA 的工作时间，也就是能够用于注射和 X 线透视观察的时间。Jensen 等推荐两种方法来延长 PMMA 的聚合时间：① 20 g 多聚体 + 12 g $BaSO_4$ 充分混合后，与经 24 h 持续 0 ℃冷冻的 20 mL 单体进行调和；② 不改变固液比例，把调和好的 PMMA 吸入注射器，然后冷冻，以上都能使 PMMA 的工作时间得以延长，甚至超过 15 min。国内作者研究发现，粉剂∶单体∶造影剂的比例为3∶2∶1时最适合 PVP 术中使用。调和 PMMA 必须均匀，使粉剂有时间充分“溶解”于单体，防止在注射过程中两者分离，形成粉栓堵住针道。改变厂家规定的 PMMA 粉液比例和添加 $BaSO_4$ 或造影剂，会引起 PMMA 力学性质的变化，但临床疗效都出现一致的阳性结果，并发症只与 PMMA 的漏出相关。

（三）术中注意事项

1. 注射量与临床效果的关系　PMMA 的注射量与临床效果的关系令人关注。PVP 的良好疗效来自 PMMA 对骨折的修复、稳定作用，为了恢复椎体骨折前的机械完整性（mechanical integrity）所需的骨水泥量，应该就是治疗剂量。Belkoff 等在离体力学研究显示，欲恢复骨质疏松的胸椎和腰椎节段骨折前的强度和刚度，需要注射 PMMA 的量分别为 2.5 ~ 4 mL 和 6 ~ 8 mL，并使骨折椎体残余体积的 50% ~ 70% 得以充填。然而，PMMA 的椎体外漏出率随注射量的增大而增加，有作者比较 PMMA“高注射剂量组”（ >3mL）与“低剂量组”（ <3 mL）的临床疗效，发现两组几无差异；所以为了减少骨水泥漏出造成

不良后果，临床推荐注射相对较少量的PMMA。

2. 并发症的预防　减少PVP、PKP手术并发症的最重要措施是在X线透视下，严密监视PMMA在椎体的充填过程，避免“症状性漏出”。关键在于PMMA应具有良好的显影性，使很少量的漏出即被发现而停止注射。为提高骨水泥显影性，手术时可以在多聚体（粉剂）中加入适量无菌的硫酸钡颗粒（$BaSO_4$），使$BaSO_4$占整个干粉重量的30%；有的作者在调和PMMA时混入少量静脉用非离子型造影剂，两者都能达到增强PMMA显影性的目的。

在PVP手术中，为了减少水泥从椎体内漏出，应该在PMMA处于较黏稠的状态，即糨糊期时才进行注射，这样注射的阻力很大，常需特制的“螺旋加压注射装置”来控制PMMA的注射速度、剂量；当X线透视显示PMMA接近椎体后壁或有漏出征象，应立即停止注射操作。由于球囊或SKY扩张在椎体内形成了空腔，可以于低压下填充水泥，所以在PKP手术时，PMMA应在更加黏稠的状态（拉丝状态）时，采用“骨水泥注入装置”完成其在椎体空腔的灌注。骨水泥注入过程结束后，应旋转穿刺针（PVP）或“骨水泥注入装置”（PKP）数周，使PMMA在针尖或“装置”前端处断开，防止在软组织内遗留坚硬的PMMA“尾巴”，造成疼痛症状。应等待PMMA充分固化后，才能拔出器械，否则，处于椎体内高压状态下的PMMA会沿针道退出，进入背部软组织。

3. 围术期的监测　术中、术后应密切观察患者生命体征、神经功能的变化。在注射PMMA时，患者的平均动脉压、心率没有显著改变，血氧饱和度有下降趋势（由98.0%降至97.4%），但无临床意义；PVP术后，1%～2%的患者会感觉局部疼痛加重（不伴放射痛及神经功能障碍），可以口服镇痛药、NSAIDs或注射甾体激素等对症治疗；如出现其他神经体征，需立即进行影像学检查（通常是CT扫描），若由于PMMA漏出，压迫神经组织，则需急症手术减压。

对肿瘤引起的椎体破坏压缩，单纯放疗后会增加椎体压缩的几率或程度，应在放疗前行PVP或PKP术。成骨性肿瘤不适于行PVP或PKP术。

三、骶骨及骨盆成形术

骶骨及骨盆在肿瘤的骨转移中是常见部位之一，大部分是溶骨性破坏，利用骨水泥的产热等特性，可行破坏灶的骨水泥注射成形术，配合放疗、化疗等，可取得好的临床效果。

四、PVP和PKP的临床疗效及并发症

迄今为止，仍没有随机对照临床试验（randomized controlled trial，RCT）来比较PVP、PKP与保守疗法在治疗OVCFs的短期和长期疗效上的差异，其主要原因在于PVP、PKP手术效果如此之好，以至于患者拒绝被随机分进保守治疗组，导致进入保守组的患者数量过少，使RCT不能进行；由于PVP、PKP止痛效果显著而快速，盲法也无法应用。经过多年的实践，作为微创术式用于OVCFs的介入治疗，有大量回顾性和前瞻性临床研究资料显示：PVP具有迅速缓解患者疼痛、缩短卧床治疗的时间和提高生活质量的效果，此外，PKP对恢复椎体高度、纠正脊柱后凸畸形还有独特的贡献，备受骨科医生的推崇，有关PKP的研究文献也层出不穷。

1997年Jensen等报道了PVP治疗OVCFs的良好疗效后，有很多质量较高的PVP临床研究文献得以发表。Zoarski等采用前瞻性研究的方法，观察了30例OVCFs患者共54人行PVP治疗后的临床疗效，随访期为18个月，术后患者的症状（疼痛）、功能障碍等级和心理状态等都得到显著改善，在整个观察期间，都能维持这样的治疗效果，只有一例患者发生了PMMA硬膜外的无症状性漏出。McGraw评价了100例OVCFs患者接受PVP后的疗效，行PVP的椎体节段有156个（胸椎68个，腰椎88个），平均观察期为21个月，24 h内有97%的患者感觉疼痛显著缓解，在整个观察期内止痛效果得以维持，术后的疼痛评分由8.9降至2.0，93%的患者日常活动功能改善。作者观察到2例手术并发症，分别是胸骨骨折和一过性神经根激惹。在一个随访期长达5年的临床文献中，作者报道了12例患者PVP术后的疗效和CT观察，疼痛评分由术前的9.1降至术后3日的2.1，5年后仍维持在2.2，所有患者对手术效果表

示满意；CT 扫描显示水泥漏至硬膜外静脉（48%），但仅有 1 例患者发生了一过性的神经激惹现象。Do 等报道的一项前瞻性研究，涉及 167 例患者，行 PVP 的 OVCFs 椎体达 264 个，随访期长达 3 年，作者采用多个指标（活动能力、止痛药物的使用、疼痛以及 SF－36 评分系统等）评价 PVP 的治疗效果，疼痛评分由术前的 8.71 降至术后的 2.77（$P<0.000\ 01$）；止痛药物的使用术前、术后分别为 2.93 和 1.64（$P<0.000\ 01$）；活动能力分别为 2.66 和 1.64（$P<0.000\ 01$）；SF－36 评分的改善也得以长期的保持。Kobayashi 等对由于疼痛或保守治疗需卧床的 115 例 OVCFs 患者施行 PVP，术后 24 h 94 例患者（81.7%）即可离床活动，平均恢复活动的时间为 1.9±2.8 d，可见 PVP 能够迅速缩短卧床治疗的时间，减少久卧并发症。McKiernan 等用“骨质疏松症患者相关的生活质量”调查表（the Osteoporosis Quality of Life Questionnaire），评价 PVP 对 OVCFs 患者术后生活质量（QOL）的改善情况，发现 PVP 能够显著提升 QOL，患者对手术效果满意。Alvarez 等提出了预测 PVP 临床疗效的指标，如果 OVCFs 数量在两个或两个以下、患者体质状态分级（按 the American Society of Anesthesiologists criteria）为Ⅰ级、MRI 显示椎体信号（水肿）改变以及椎体压缩不超过 70% 者，则 PVP 的治疗效果较好。Singh 等在回顾性研究中，发现一次多节段 PVP 手术治疗，其效果与单次单节段治疗在缓解疼痛、改善 QOL 方面同样有效。但过多节段（>3 节）行 PVP 治疗，有增加脏器栓塞的危险。在一项非随机分配病例的对照临床研究中，Diamond 等比较了 PVP 与保守疗法对 OVCFs 的治疗效果，PVP 组术后 24 h 疼痛评分下降了 53%（19 降至 9；$P=0.000\ 1$），13 例患者（13/55 例）甚至停止使用以前所用的镇痛药物，活动能力（the Barthel index）改善 29%（14 升至 18；$P=0.000\ 1$），此时保守组这两项指标没有变化；随观察时间的延长，到术后 6 周、6～12 个月时，两组之间的疗效趋于一致，PVP 具有快速止痛和加快患者康复的功能，这是保守治疗无法比拟的；同一作者最近的临床研究显示：保守治疗组 2 年内的骨折相关死亡率显著高于 PVP 组，更说明积极进行 PVP 的重要性。

PKP 的临床研究文献主要报道了其在止痛、纠正脊柱畸形方面的作用及相关并发症。在使用 PKP 术式治疗 OVCFs 的临床Ⅰ期试验中，纳入患者的椎体骨折平均病程为 5.9 月，Lieberman 等发现，术后患者的疼痛和功能状态（以 SF－36 评分系统作为观察指标）显著改善，70% 的患者（21/30 例）椎体原已丢失高度的 47% 得以恢复，PMMA 的“无症状性漏出率”为 8.6%；Ledlie 等回顾了 133 次 PKP 手术（96 例患者），疼痛评分术前为 8.6，术后早期为 2.7，1 年后维持在 1.4，压缩骨折后椎体高度由术前的 65% 上升至 90%；Berlemann 等进行的前瞻性非随机研究，在 1 年的观察期内，PKP 能够持续地缓解所有纳入患者的背痛；脊柱后凸畸形的纠正程度达 47.7%，在整个随访期内 Cobb 角无丢失；有人认为，PKP 对压缩椎体的复位效果与术前脊柱畸形的严重度、病变的节段及骨折病程的长短相关；背痛缓解与椎体复位的程度关系不大。Majd 等报道了 222 例 OVCFs 的患者行 360 次 PKP 的临床结果，PKP 对疼痛的治疗缓解率（89%）与 PVP 接近（90%）；椎体前缘高度的恢复超过 20%（平均为 30%，占骨折总数的 63%），椎体中份高度的恢复超过 20%（平均为 50%，占骨折总数的 69%）；脊柱后凸畸形得以部分纠正；没有发生 PKP 器械相关的并发症，只有 1 例患者由于骨水泥漏至椎间孔造成神经根性疼痛。Kasperk 等比较了 PKP 与传统疗法对 OVCFs 的治疗效果，结果显示：PKP 能够快速缓解背痛、纠正脊柱畸形和减少医疗费用，显著优于以前的治疗方法。Grohs 等采用前瞻性临床研究来评价 PKP 和 PVP 对陈旧性 OVCFs 的治疗效果，认为术后短期两者都能很好缓解疼痛，但 PKP 的疗效更为持久（至 2 年），主要原因在于前者能纠正脊柱的畸形，改善术前脊柱异常的力学状态；如已有严重的脊柱后凸畸形，单纯进行稳定椎体的治疗（PVP）可能不太充分；PKP 的 PMMA 外漏率较 PVP 低（25%）。PMMA 的椎体外漏出率很高（PVP：20%～70%；PKP：8.6%），但大量的是“无症状性漏出”，对于训练有素的手术者，PVP、PKP 是很安全的、有效的微创手术。文献报道有关 PVP、PKP 手术并发症的发生率较低（OVCFs：1%～4%），多为一过性，包括术后不伴其他神经症状的局部疼痛加重。PMMA 漏至椎间孔处，常激惹神经根引起强烈的放射痛，可以用局部神经阻滞的方法治疗，如伴随运动功能障碍的征象，则应该进行外科干预。如发现 PMMA 较多漏入椎管，压迫硬膜囊，应立即行开放性减压手术，降低神经病损的程度。有 PMMA 漏出造成肺栓塞和脑梗死的报道，所以应在 PMMA 较黏稠的状态时注射，且注射过程应全程在X线透视下完成，以减少漏出；造成栓塞的物质固然可以是PMMA，但在PMMA充填骨小梁间隙时，骨髓被挤出形成的脂肪栓子也是脏器栓塞的重要来源。另外还有穿刺操作不当可能造成椎弓根、肋骨、胸骨骨折和气胸等并发症的报道。

（廖正银）

附：经皮椎体成形术典型病例

椎体成形术典型病例1

男性肺腺鳞癌患者，C_2椎体转移，颈部疼痛剧烈，因疼痛不能坐立。在CT引导下由侧方经颈动脉鞘与椎动脉之间隙穿刺行椎体成形术，术后颈部症状缓解，配合放疗后，颈部疼痛完全消失（图19附－1～图19附－3）。

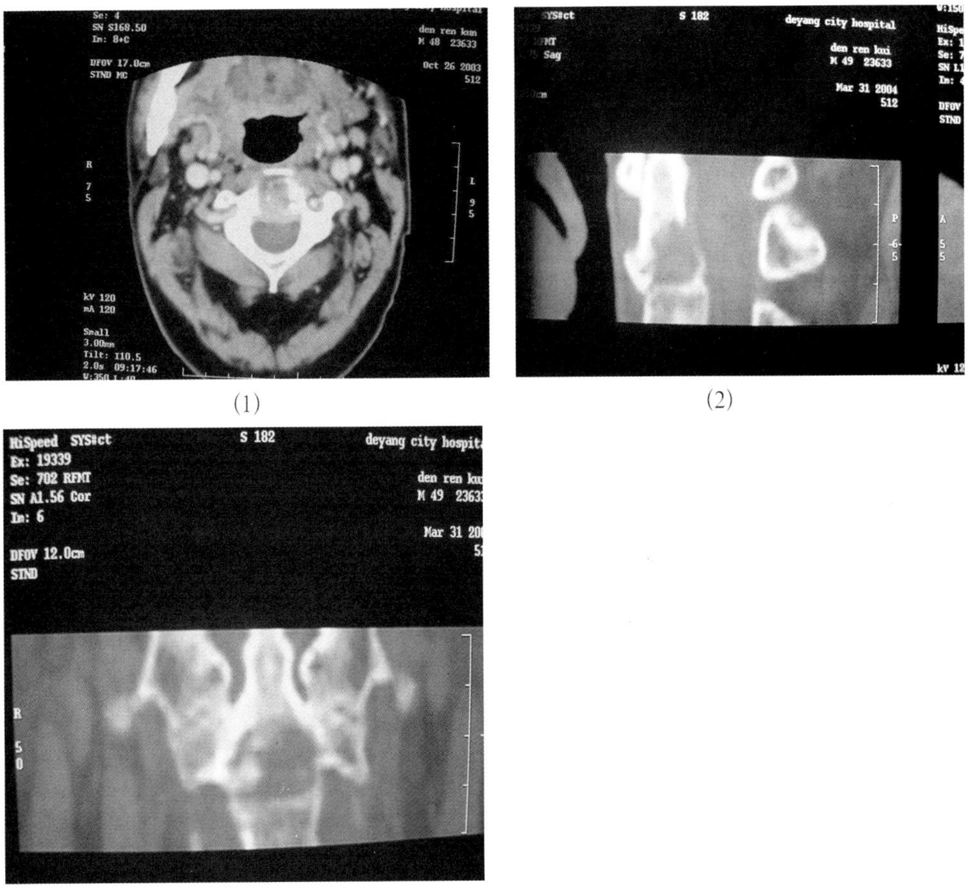

(1) (2)

(3)

图19附－1　CT显示C_2椎体破坏，存在病理骨折。增强CT扫描显示颈动脉鞘与椎动脉的间隙存在一个安全的穿刺途径

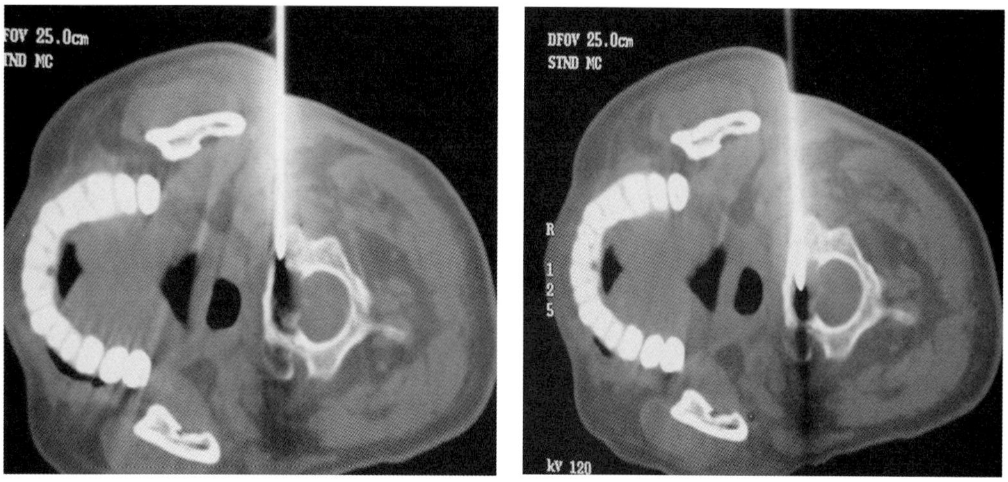

(1) (2)

图 19 附 －2　经颈动脉鞘与椎动脉的间隙分步穿刺到 C_2 椎体内

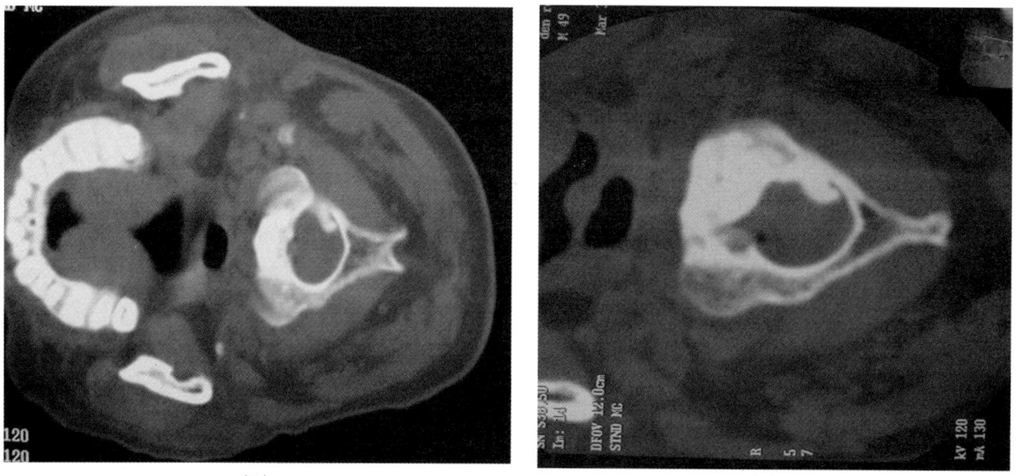

(1) (2)

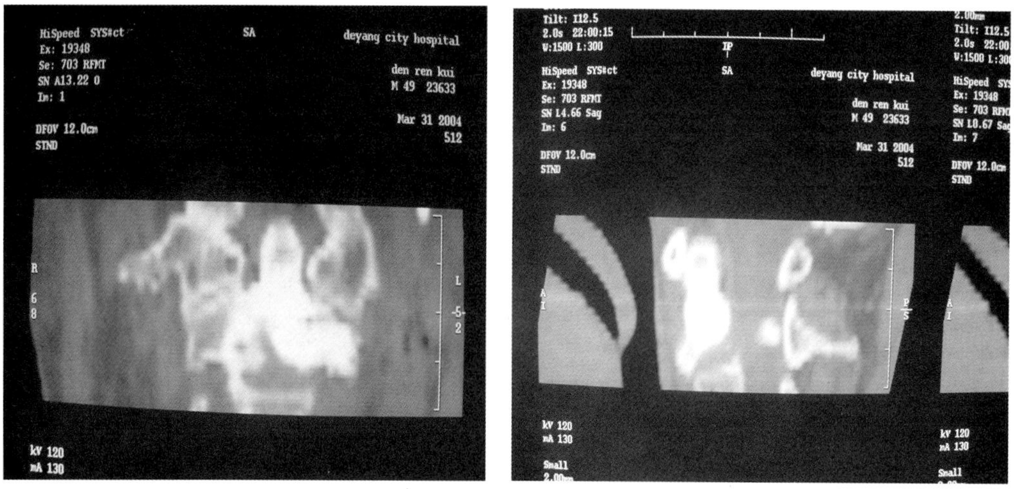

(3) (4)

图 19 附 －3　注入 3.5 mL 骨水泥后，见破坏灶内分布可，有少许骨水泥漏入椎管内硬膜外，无压迫症状（无症状性外漏）

椎体成形术典型病例 2

32 岁的女性患者，颈部疼痛不适，CT 扫描示 C_5 椎体呈栅栏状破坏，诊断为海绵状血管瘤，采取局部麻醉，透视下经前外侧入路完成椎体成形术，术后不适症状完全消失（图 19 附 –4 ~ 图 19 附 –6）。

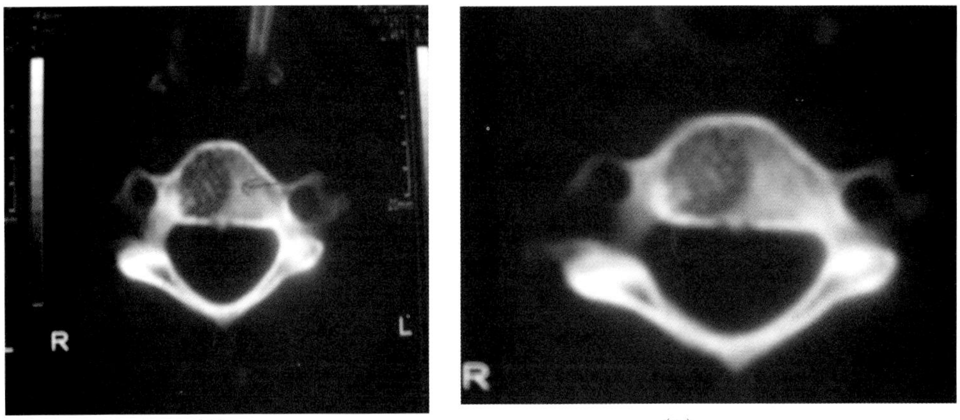

(1)　　　　(2)

图 19 附 –4　CT 扫描示 C_5 椎体呈栅栏状破坏

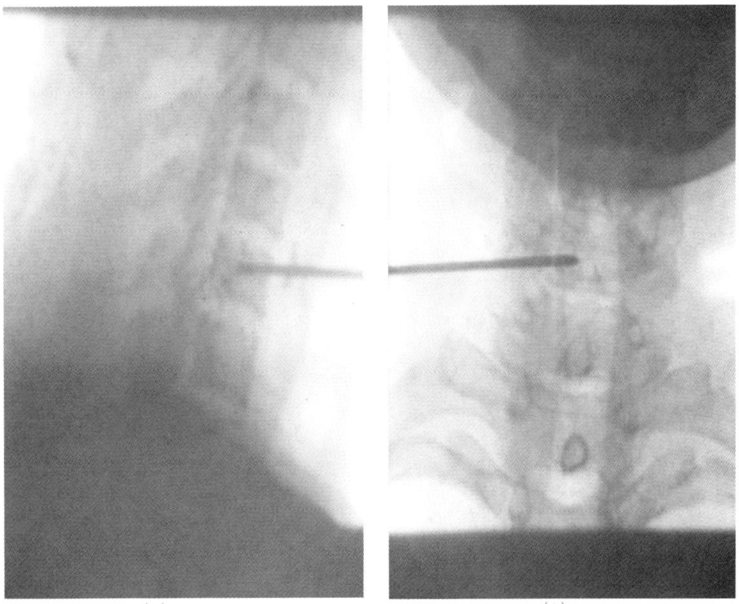

(1)　　　　(2)

图 19 附 –5　局部麻醉，在透视下，用 13G 穿刺针经前外侧入路穿刺到 C_5 椎体内

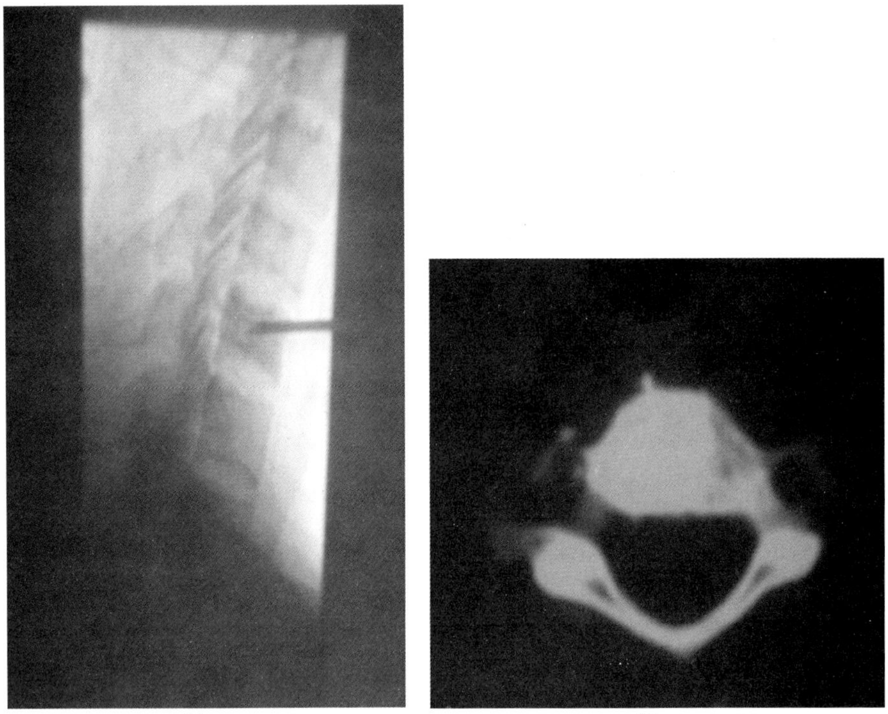

(1) (2)

图 19 附 –6　注入 3.5 mL 骨水泥后，病灶完全被骨水泥填充，无外漏

第二十章　经皮穿刺脊柱引流术

第一节　概述

脊柱结核严重危害人类健康，发病率近年呈现升高的趋势。目前大多数骨与关节结核的治疗采用单纯全身化疗的方法，由于药物无法进入坏死、液化的病灶核心区，所以结核菌转阴率低，控制病情需要的时间长，痊愈后往往遗留严重的晚期并发症。张西峰等报道，患者全身化疗 1 个月后病灶内抗酸染色仍然为阳性。单纯的全身化疗结核病灶，局部吸收困难，出现脓肿、死骨和神经并发症后是常规施行病灶根治术的适应证。20 世纪 50 ~ 60 年代方先知倡导的脊柱结核病灶根治术，大大降低了死亡率、缩短了病程。但根治手术对患者的全身情况有一定的要求，手术无法达到全部清除结核杆菌的目的，放入的抗结核药物只有 1 ~ 2 d 的剂量，因此，根治术存在创伤大、复发率高的问题。

采用经皮穿刺置管局部灌注冲洗和局部化疗的微创治疗方法（简称经皮穿刺脊柱引流术）可替代部分脊柱结核根治术，手术持续灌注引流使结核病灶缩小，为局部吸收奠定了基础。持续局部化疗可以迅速杀灭结核杆菌，并抑制了形成窦道的致病因素，可保证引流管的部位没有形成窦道。2002 年 Dinc 报告，单纯引流治疗 21 例脊柱结核患者，其中 9 例进行了切开手术。张西峰等报道，采用经皮穿刺脊柱引流术治疗的 23 例患者在控制病情后没有 1 例再次行病灶根治术。作者治疗的 15 例患者无一例需再行病灶根治术。此微创治疗方法具有创伤小、住院时间短、费用低、疗效好等特点。

第二节　治疗方法、适应证和禁忌证

一、经皮穿刺脊柱引流术适应证

（1）单纯椎体内结核。
（2）椎旁和/或腰大肌脓肿。
（3）病灶内死骨形成。
（4）病灶清除术后复发。
（5）病灶清除术后复发窦道形成。
（6）合并轻度神经根压迫症状者。
（7）全身情况差无法耐受根治手术者。

二、经皮穿刺脊柱引流术禁忌证

（1）严重脊柱畸形。

（2）脊柱严重不稳。

（3）严重神经压迫，包括脊髓受压，预计经皮穿刺置管局部灌注冲洗和局部化疗治疗无法恢复者。

三、治疗方法

全身化疗方案采用1986年国际防痨和肺病联合会治疗委员会推荐的标准。全身化疗的时间9～18个月。患者在全身化疗的基础上接受经皮穿刺脊柱引流术：①病灶较大或合并椎旁、腰大肌脓肿者接受持续局部化疗加持续局部引流；②单纯椎体内结核接受单纯局部化疗。

1. 手术方法

（1）穿刺前首先根据术前影像学资料，在CT下寻找并确认发生病变的椎体，改用薄层扫描，仔细分析病变椎体与椎弓根的关系。常用的是经过安全三角进入椎间隙部位；椎体病变尽量选用经过椎弓根外侧入路的方法；如果病变不在椎弓根的正前方，通过调整机架倾斜角度可以将病变置于椎弓根前方，然后选择使用经过椎弓根外侧的方法。如果两种方法均无法达到目的，则采用经椎弓根上的入路方法。胸椎破坏严重，椎体周围病变较大时，选用肋骨和椎弓根间入路或肋骨和椎弓根上入路。由于神经根和血管走行在椎弓根下方，一般不选择使用椎弓根下的方法。病灶部有脓肿时，采用在CT引导下经皮置管灌注引流术，有神经刺激压迫症状时，使用环钻钻取或垂体钳钳取病变骨质和病变椎间盘，进行病灶清除。

（2）病灶没有明显脓液的患者，病灶置入细管进行持续局部化疗。

（3）放置冲洗管的数目。手术时的造影发现，只要不是跳跃病灶或者双侧腰大肌脓肿病灶，一次穿刺，造影剂可以满意地充盈病灶及其椎旁软组织间隙或者腰大肌内的病灶。部位不通或多灶时，可置多根管，作者最多的置入有5根灌注引流管。

2. 手术用药物

（1）灌注液为1.0 g雷米封加入500 mL盐水中，24 h维持灌注。局部化疗药物为雷米封0.1～0.3 g，每日每根管一次。

（2）局部化疗结束的标准：当灌注引流管内没有坏死物时，拔出灌注管，留置细管进行单纯持续局部化疗。当肉芽或纤维组织包裹细管，药物不能进入体内后停止局部持续化疗。

3. 临床治愈的标准

（1）临床症状体征消失。

（2）X线片上可见骨质密度增高、骨桥形成。

（3）三维CT上骨质密度增高、明显的骨桥形成。

（4）ESR和CRP正常。

四、疗效

ESR和CRP一般在1～3个月内恢复正常水平。穿刺部位一般不会形成窦道，无发生交叉感染。张西峰等报道的3例颈椎结核患者，采取穿刺治疗后佩戴颈托早期下地；2个月时X线片见椎体密度增高、骨桥形成，出现融合趋势，症状完全消失；3个月时椎体已经融合。胸腰椎结核患者骨桥形成需要6个月，如患者椎体破坏较重，要求患者卧床3个月以上；12个月时椎体密度进一步增高，病灶痊愈。复查三维CT片发现，进入愈合期的病灶周围椎体密度明显增高，椎体高度下降，椎间隙狭窄，是患者可以下地活动的重要依据。张西峰等报道2例根治术后复发和窦道形成的患者，经过3个月治疗获得痊愈。

（廖正银）

附：经皮穿刺脊柱引流术典型病例

32 岁的女性患者，胸腰部疼痛 3 个月，加重 10 多天，CT 和 MRI 检查及实验室检查诊断 T_{11}、T_{12}椎体结核。因病灶部无明显的脓肿形成，在全身正规化疗的基础上，采取脊柱介入局部病灶化疗，每日经脊柱引流管灌注雷米封 0.2 g，治疗 1 周后患者局部疼痛症状消失，局部引流管持续用药 45 d 后拔管，卧床 3 个月后让患者下床活动，1 年后患者达到治愈标准。

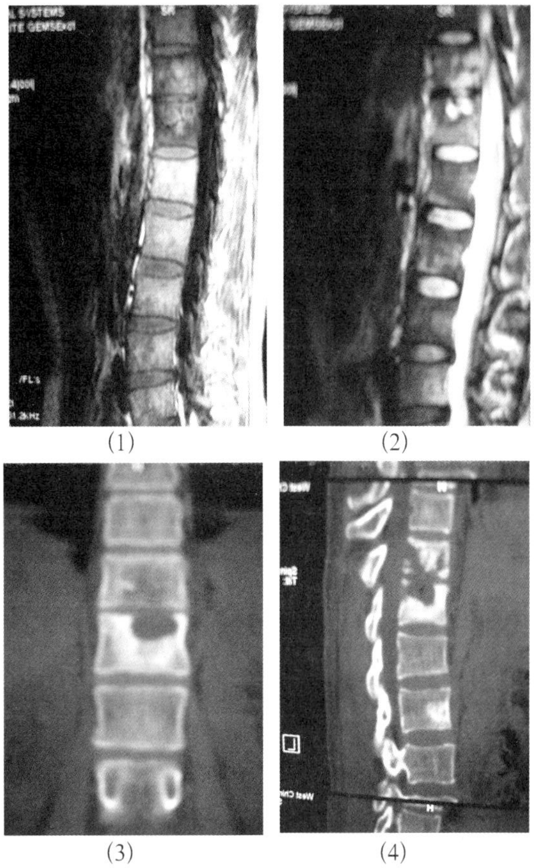

图 20 附 -1　CT 和 MRI 检查显示 T_{11}、T_{12}椎体结核。T_{11}、T_{12}椎体骨质破坏，无明显的脓肿形成

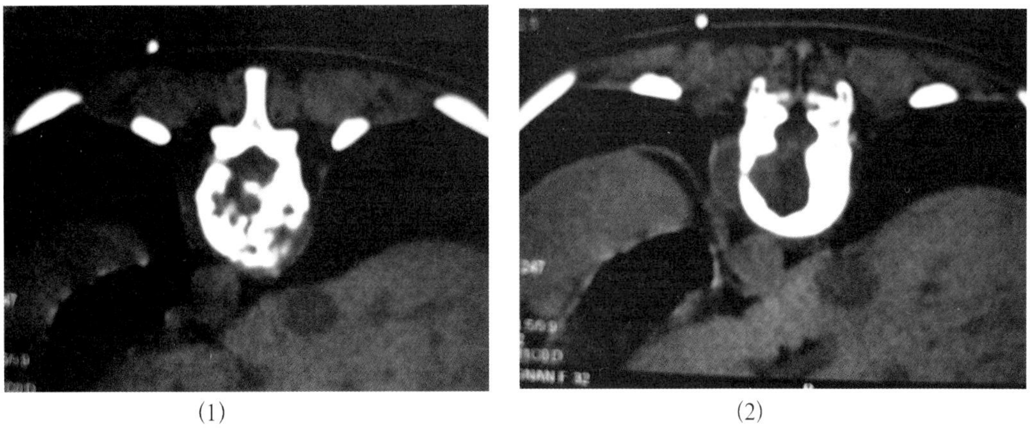

图 20 附 -2　CT 引导下定位

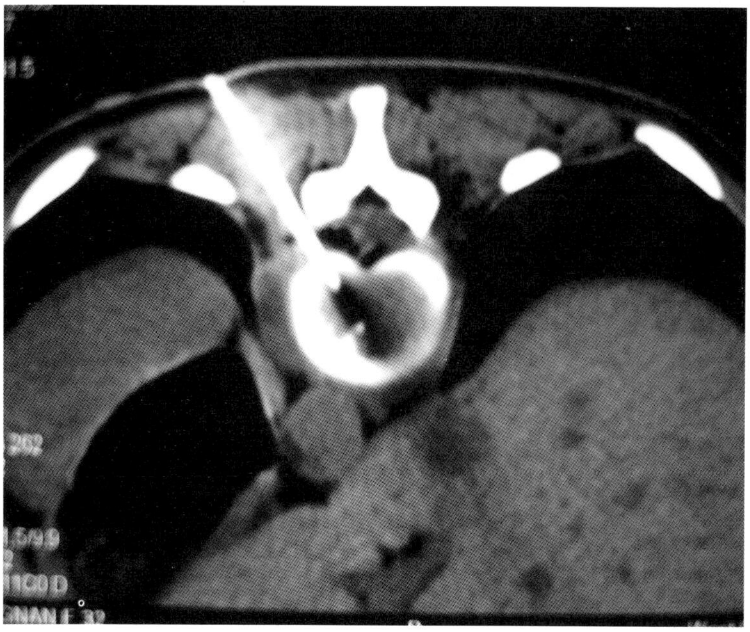

图 20 附 -3　穿刺针穿入病变椎体内

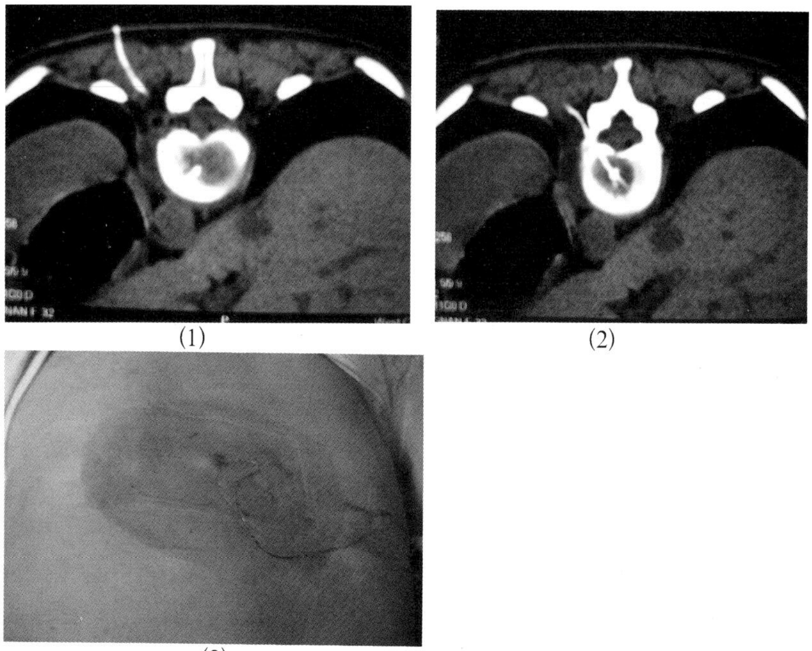

(1)　(2)

(3)

图 20 附 -4　经穿刺针置入细管（硬膜外麻醉导管）到椎体病灶，无皮肤切口

参 考 文 献

第一章至第四章

[1] 郭世绂．骨科临床解剖学．济南：山东科学技术出版社，2002.

[2] 徐达传．骨科临床解剖学图谱．济南：山东科学技术出版社，2005.

[3] 郑思竞．系统解剖学．北京：人民卫生出版社，1995.

第五章

[1] Panjabi MM. Low back pain and spinal instability//Weinstein J, Gordon S, eds. Low back pain: a scientific and clinical overview. Rosemont, Ⅲ, American Academy of Orthopaedic Surgeon, 1996.

[2] Grauer JN, Panjabi MM. Relevant Clinical Biomechanics of the Spine//Vaccaro AR, Betz RR, Zeidman SM, eds. Principles and Practice of Spine Surgery. Mosby, 2003.

[3] Goel VK, Grosland NM, Scifert JL. Biomechanics of the Lumbar Disc. Journal of Musculoskeletal Research, 1997, 1: 81.

[4] Farfan HF, Gracovetsky S. The Nature of Instability. Spine, 1984, 9: 714.

[5] Nachemson A, Morris JM. In vivo measurements of intradiscal pressure. J. Bone Joint Surg, 1964, 46: 1 077.

[6] Panjabi MM, Oxland TR, Kifune M, et al. Validity of the three-column theory of thoracolumbar fracture. Spine, 1995, 20: 1 122.

[7] James KS, Wenger KH, Schlegel JD, and Dunn HK. Biomechanical evaluation of the stability of thoracolumbar burst fractures. Spine, 1994, 19: 1 731.

[8] Bernhardt M, White AA, Panjabi MM. Biomechanical Considerations of Spinal Stability. In Herkowitz HN, Garfin SR, et al eds. The Spine. 4th Edition. Saunders, 1999.

[9] Hecht AC, Silcox DH Ⅲ, Whitesides TE. Injures of the Cervicocranium. In Browner BD, Levine AM, Jupiter JB, Trafton PG, eds. Skeletal Trauma. 3rd Edition. Saunders, 2003.

[10] Panjabi MM, White AA, and Johnson RM. Cervical spine mechanics as a function of transection of components. J. Biomech, 1975, 8: 327.

[11] White AA, Johnson RM, Panjabi MM, Southwick WO. Biomechanical analysis of clinical stability in the cervical spine. Clin. Orthop, 1975, 109: 85.

第六章

[1] Kirkaldy-Willis W H, Hill R J. A more precise diagnosis for low-back pain. Spine, 1979, 4: 102.

[2] Buckwaher J A. Aging and degeneration of the human intervertebral disc. Spine 20, 1995: 1 307 - 1 314.

[3] Miller J A A, Schmatz C, Schultz A B. Lumber disc degeneration. Correlation with age, sex and spine level in 600 autopsy specimens. Spine 13, 1988: 173.

[4] Eyre D, Benya P, Buekwaher J A, et al. The intervertebral disk. Basic science perspectives. // New Perspective on Low Back Pain (Frymoyer JW, Gordon SL, eds), American Academy of Orthopaedic Surgeons, Park Ridge, IL, 1989: 147 -207.

[5] Urban J P G. The effect of physical factors on disc cell metabolism. // Musculoskeletal Soft Tis-sues Aging Impact on Mobility (Buckwalter JA, Goldberg VM, Woo SLY, eds) , American Academy of Orthopaedic Surgeons, Rosemont, IL, 1993: 391 -412.

[6] Maeda S, Kokubun S. Changes with age in proteoglycan synthesis in cells cultured in vitro from the inner and outer rabbit annulus fibrosus. Response to interleukin - 1 and interleukin - 1 re-eeptor antagonist protein. Spine 25, 2000: 166 -169.

[7] Doita M, Kanatani T, Harada T, et al. Immunohistologic study of the ruptured intervertebral disc of the lumbar spine. Spine 22, 1996: 235 -241.

[8] Shirazi-Adl A, Drouin G. Load-bearing role of facets under sagittal plane loading. J Biochem 20, 1987: 601 -613.

[9] Simon B R, Wu J S S, Carhon M W, et al. Poroelastic dynamic structural models for rhesus spinal motion segments. Spine 10, 1985: 494 -507.

[10] Smith FP. Experimental biomechanics of intervertebral disc rupture through a vertebral body. J Neu-rosurg 30, 1969: 134 -139.

[11] Troutt J J, Buckwalter J A, Moore K C, et al. Ultrastructure of human intervertebral disc I. Changes in notochordal cells with age. Tissue Cell 14, 1982: 359 -369.

[12] Troutt J J, Buckwalter J A, Moore K C: Uhrastructure of human intervertebral discs. Cells of the nu-cleus pulposus. Anat Rev 204, 1982: 307 -314.

[13] Annumen S. An allele of COAL9A2 associated with intervertebral disc disease. Science 285, 1999: 409 -412.

[14] Jones A L. Allelic variation in the vitamin D receptor, lifestyle factors and lumbar spinal degenera-tive disease. Ann Rheumatol Dis 57, 1998: 94 -99.

[15] Postacchini F, Lami R, Pugliese O: Familial predispositions to discogenic low back pain: An epi-de-miologic and immunogenetic study. Spine 13, 1988: 1 403 -1 406.

[16] Videman T: Intragenic polymorphism of the vitamin D receptor gene associated with interverte-brai disc degeneration. Spine 23, 1998: 2 477 -2 485.

[17] Battie M C, Haynor D R, Fisher L D, et al. Similarities in degenerative findings on magnetic reso-nance images of the lumbar spines of identical twins. J Bone Joint Surg Am 77A, 1995: 1 662 -1 670.

[18] Battie M C, Videman T, Mannienen H, et al. The effects of lifetime exposure to occupational driv-ing on lumbar disc degeneration. Spine (in press).

[19] Mc Gregor A J. A genetic model for low back pain: A population-based MRI study of twins. Spine (in press).

[20] Heikkila J K, Genetic and environmental factors in sciatica. Evidence from a nationwide panel of 9365 adults twin pairs. Ann Med 21393 -21398, 1989.

[21] Holm S. Nutrition of the Intervertebral Disc, Thesis, Goteborg, Sweden, 1980.

[22] Gruber G J. Relationships Between Whole Body Vibration and Morbidity Patterns among Inter-state Truck Drivers. NIOSH Report, National Institute of Occupational Safety and Health, Cincin-nati, OH, 1976, 77 -167.

[23] Pope M H, Kaigle A M , Magnusson M L, et al. Intervertebral motion during vibration. Proc Instn

Mach Eng J Med 205, 1991: 39 –44.

[24] Dupuis H: Belastung durch mechanische Schwingungen und moegliche C, esundheitssehaedigun-gen in Bereieh der Wirbersaule. Fortseh Med 92, 1974: 618 –620.

[25] Goel V K, Kim Y E, Zhang F: Biomechanical effects of vibration on the human spine. Spine (in press).

[26] Panjabi M M, Andersson G B J, Jorneus L, et al. In vivo measurements of spinal column vibrations. J Bone Joint Surg Am 68A, 1986: 695.

[27] Wilder D G, Pope M H. Epidemiological and etiological aspects of low back pain in vibration environments-An update. Clin Biomech 11, 1996: 61 –73.

[28] Wilder D G, Pope M H, Frymoyer J W. Cyclic Loading of Intervertebral Motions Segment. IEEEC, Dartmouth, NY, 1982, 9 –11.

[29] Wilder D G, Woodworth B B, Frymoyer J W, et al. Vibration and the lumbar spine. Spine 7, 1982: 243.

[30] Naylor A. Intervertebral discs prolapse and degeneration; The biochemical and biophysical approach. Spine 1, 1976: 108.

[31] Charnley J. Orthopaedic signs in the diagnosis of disc protrusion with special reference to the straight leg raising test. Lancet 1, 1951: 186 –192.

[32] Adams MA, Hutton WC: Prolapsed intervertebral disc-a hyperflexion injury. Spine 7, 1982: 184 –191.

[33] Kelsey J L, Githens P B, O Conner T, et al. Acute prolapsed lumbar intervertebral disc An epidemiologic study with special reference to driving automobiles and cigarette smoking. Spine 9, 1984: 608 –613.

[34] Saal J S, Franson R C, Dobrow R, et al. High levels of inflammatory phospholipase A2 activity in lumbar disc herniation. Spine 15, 1990: 674 –678.

[35] Franson R C , Saal J S, Saal J A: Human disc phospholipase . 42 is inflammatory. Spine 17 (6 Suppl), 1992: 129 –132.

[36] Gilman S C, Bemer P R, Chang J. Phospholipase –42 activation by interleukin –1 : Release and me-tabolism of arachidonic acid by IL –1 stimulated rabbit chondrocytes. Agents Action 21, 1987: 345 –347.

[37] Goupille P, Jayson M I V, Valat J P, et al. Matrix metalloproteinases: The clue to intervertebral disc degeneration. Spine 23, 1998: 1 612 –1 626.

[38] Goel V K, Winterbottom J M, Weinstein J N, et al. Load sharing among spinal elements of a month segment in extension and lateral bending. J Biomech Eng 109, 1987: 291.

[39] Deshmukh K, Kline W H. Characterization of collagen and its precursors synthesized by rabbit-articular-cartilage cells in various culture systems. Euro J Biochem 69, 1976: 117 –123.

[40] Wall P D, Devor M: Sensory afferert impulses originate from dorsal ganglia as well as from the periphery in normal and nerve-injured rats. Pain 17, 1993: 321 –329.

[41] Weinstein J W. Mechanisms of spinal pain. The dorsal root ganglia and its role as a mediator of low-back pain. Spine 11, 1986: 100 –103.

[42] Pedrini-Mille A, Weinstein J N, Found E M, et al. Stimulation of dorsal root ganglia and generation of rabbit annulus fibrosus. Spine 15, 1990: 11 –15.

[43] Gertzbein S D, Tile M, Gross A, et al. Autoimmunity in degenerative disc disease of the lumbar spine. Orthop Clin N Am 6, 1975: 67 –73.

[44] Boguk N. Clinical Anatomy of the Lumbar Spine and Sacrum, 2nd Ed, Churchill Livingstone, Australia: Melbourn, 1996.
[45] Ayad S, Weiss J B. Biochemistry of the Interverte-brai Disc. In Jayson M I V (ed.). The Lumbar Spine and Back Pain. 3rd ed. New York: Church-ill-Livingstone, 1987, 100 - 137.
[46] Fennell A J, Jones A P, Hukins D W. Migration of the nucleus pulposus within the intervertebrai disc dunng flexion and extension of the spine. Spine, 1996, 1; 21 (23): 2 753 - 2 757.
[47] Leboeuf-Yde C, Kyvik K O. At what age does low back pain become a common problem? A study of 29, 424 individuals aged 12 - 41 years. Spine, 1998, 15; 23 (2) : 228 - 234.
[48] Nerlich A G, Schleicher E D, Boos N. lmmunohis-tologie markers for age-related changes of human lumbar intervertebral discs. Spine, 1997, 15; 22 (24) : 2 781 - 2 795.
[49] Farfan H F, Huberdean R M, Dubow H I. Lumbar intervertebrai disc degeneration: the influence of geometrical features on the pattern of disc degener-ation-a post mortem study. J Bone Joint Surg Am, 1972, 54: 492 - 510.
[50] Kazarian L E. Creep characteristics of the human spinal column. Orthop Clin North Am, 1975, 6: 3 - 18.
[51] 夏仁云，俞猛，夏侃，等. 腰椎间盘退变的机制及基因治疗. 中国疼痛医学杂志，2006，12 (1): 44 ~ 46.

第七章

[1] Weddell G, Feder G, Mclntonsh A, et al. Low back pain evidence review: London Royal College of General Practitioners, 1996. Butterworth-Heinemann, 2002: 157 - 184.
[2] 赵定麟. 颈椎病. 上海：上海科学技术文献出版社，1988：38.
[3] 郑英刚，胡有谷，周秉文，等. 工人中腰背痛流行病学调查. 中华外科杂志，1994，32 (1): 43.
[4] Kitchel SH. Soft-tissue neck injuries. In: Clark CR. The Cervical Spine. Phladelphia, PA: Lippincott-Raven, 1998: 351 - 355.
[5] 施杞. 要重视对颈椎病的研究[J]. 中国中医骨伤科杂志，1997，7 (1): 1 - 3.
[6] Atlas SJ, Nardin RA. Evaluation and treatment of low back pain: an evidence-based approach to clinical care. Muscle Nerve, 2003, 27: 265 - 284.
[7] Seidel H. Long-term effects of whole-boby vibration, a cervicalsurvey. Int Arch Occup Health, 1986, 58: 1.
[8] 王冰，段义萍，张友常，等. 颈椎病患病特征的流行病学研究. 中南大学学报（医学版）2004，29 (4): 472 - 474.
[9] 王拥军，施杞. 煤矿职工颈椎病患病情况调查. 中国中医骨伤科杂志，1997，5 (3): 10.
[10] 潘之清. 实用脊柱病学[M]. 济南：山东科技出版社，1998: 294 - 316.
[11] 杨克勤. 脊柱疾患的临床与研究[M]. 北京：北京出版社，1993: 504 - 580.
[12] 侯树勋. 脊柱外科学[M]. 北京：人民军医出版社，2006.
[13] 倪家骧. 慢性颈椎间盘源性疼痛. 中国疼痛医学杂志，2006，12 (3): 170 - 174.
[14] 杨克勤. 对颈椎病的一些认识. 中华外科杂志，1982；2: 29.
[15] Hagberg M, Wegman DH. Prevalence rates and odds ratios ofshoulder-neck disease in different occupational group. Br J Int Med, 1987, 44: 62.
[16] 贾连顺. 现代颈椎外科学. 上海：上海远东出版社，1993: 1.

第八章

[1] 赵定麟．颈椎伤病学[M]．上海：上海科技教育出版社，1994：8.
[2] 王拥军，施杞．颈椎病发病因素的流行病学概况[J]．中医正骨，1999，(3)：41 -43.
[3] Jeffrey MR, Ball J. The epidemiology of chronic rheumatism [M]. Condon: The Alden Pr, 1963: 19 -98.
[4] Irvine DH. Prevalence of cervical spondylosis in a general practice [J]. Lancet, 1965, 14: 1 089 -1 092.
[5] 杨克勤．脊柱疾患的临床与研究[M]．北京：北京出版社，1993：504 -580.
[6] 赵定麟．现代颈椎病学[M]．北京：人民军医出版社，2001.
[7] 侯树勋，脊柱外科学[M]．北京：人民军医出版社，2006.

第九章

[1] Leary D H, Polak J F, Kronmal R A, et al. Distribution and correlates of sonographically detected carotid artery disease in the cadiovascular health study. Stroke, 1992, 23: 1 752.
[2] Pignoli P, Tremoli E, Poli A, et al. Intimal plus medial thickness of the arterial wall, a direct measurement with ultrasound imaging. Circulation, 1986, 74 (6): 1 399.
[3] Espeland M A, Hoen H, Byington R, et al. Spatial distribution of intimal-medial thickness as measured by B-modeultrasonography. Stroke, 1994, 25: 1 812.
[4] Hideki Ota, M D, Kei Takase, M D, Hiroya Rikimaru, M D, et al. Quantitative Vascular Measurements in Arterial Occlusive Disease [J]. Radiographic, 2005, 25: 1 141 -1 158.
[5] Bluth E I, Stavros A T, Marich K W, et al. Carotid duplex sonography: a multicenter recommendation for standardized imaging and Doppler criteria. Radiographics, 1988, 8: 487 -506.
[6] 唐杰，董宝玮．腹部和外周血管彩色多普勒诊断学．北京：人民卫生出版社，1999：147 -154.
[7] 周永昌，郭万学．超声医学．北京：科学技术文献出版社．2002：811 -817.
[8] 何文．下肢深静脉血栓形成的超声诊断．中华医学杂志，2003：83 (7) 615 -616.
[9] 何文．颈动脉彩色多普勒超声与临床．北京：科学技术文献出版社，2007.

第十章

[1] 党静霞．肌电图诊断与临床应用．北京：人民卫生出版社，2005：283 ~310.
[2] 卢组能，曾庆杏，李承宴．实用肌电图学．北京：人民卫生出版社，2000：798 ~824.
[3] 崔丽英．简明肌电图手册．北京：人民卫生出版社，2005：1 ~148.

第十三章

[1] Paine K W E, Haung P W H. Lumbar disc syndrome J Neurosurg, 1972, 37.
[2] Yukawa Yasutsugu M D, Kato Fumihiko M D, Kajino Gakuji M D, et al. Groin Pain Associated With Lower Lumbar Disc Herniation. spine. 1997, 22: 1 736.
[3] 杨卫新，章稼，昝云强，等．腹股沟疼痛与低位腰椎间盘突出关系的探讨．中国临床康复，2002 (22)：1 056.
[4] Postacchini F. Lumbar disc herniation. Wein, New York: Springer, 1999: 178 -199.
[5] 王全美．腰椎间盘突出症伴小腿水肿 2 例报道．颈肩腰腿痛防治通讯，1982 (3)：6.
[6] 胡有谷．退变性腰椎管狭窄症的测量及意义．中国骨科杂志，1993，13：193.
[7] 胡有谷．腰椎间盘突出症（第三版）．北京：人民卫生出版社，2004：384.

[8] 周秉文. 颈肩痛. 北京：人民卫生出版社. 1998.
[9] 赵定麟. 现代颈椎病学（第一版）. 北京：人民卫生出版社. 2001.
[10] Nicola N, The H U. Coccygodynia in prolapse of the interbertebral disk. Nervenarzt, 1975, 46: 212.
[11] Saal J S, Franson R C, Dobrow R, et al. Heigh levels of inflammatory phospholipase A2 activity in lumbar disc herniations. Spine, 1990, 15: 674.
[12] Bogduk N. The lumbar disc and low back pain. Neurosurg Clin North A, 1991, 2: 791.
[13] Keim H A, Kirkaldy-Willis W H. Low back pain. Ciba-Geigy Clin Symp, 1980, 32: 1.
[14] 王平，刘延青，宋琪，等. 冷冻治疗腰脊神经后支源性下腰痛的对照研究. 中国疼痛医学杂志，2005，11（2）：68－70.
[15] 邵振海，周林球，舒小秋，等. 腰背痛患者的冷冻治疗1997例报告. 中华外科杂志，1992：29（12）：721－723.
[16] 侯树勋. 研究椎间盘源性腰痛的重要性. 中国疼痛医学杂志. 2006，12（3）：132.
[17] 刘团江. 腰椎间盘造影对椎间盘源性腰痛的诊断价值. 中国矫形外科杂志 ，2005（13）：691－692.
[18] Nakamura S, Takahashi K, Takahashi Y, et al. The afferent pathways of discogenic low-back pain. J Bone J Surg, 1996, 78: 606－611.
[19] 贾和平，白树东. 窦椎神经与下腰痛的研究进展. 中国疼痛医学杂志，2002，8：108－110.
[20] Weinstein J. Chemical mediators in low back pain. Orthop Clin Nor Amer, 1991, 22: 234.
[21] Schwarzer AC, Aprill CN, Derby R, et al. The prevalence and clinical features of internal disc disruption in patients with chronic low back pain. Spine, 1995, 20: 1 878－1 883.
[22] An H, Boden S D, Kang J, et al. Summary state-ment: emerging techniques for treatment of degenerative lumbar disc disease. Spine, 2003, 1; 28 (15 Suppl) : S24－25.
[23] Pcng B, Wu W, Hou S, et al. The pathogcnesis of discogenic low back pain. J Bone Joint Surg (Br), 2005, 87: 62－67.
[24] Peng B, Hao J, Hou S, et al. Possible pathogene-sis of painful imervertebral disc degeneration. Spine, 2006, 31: 560－566.
[25] Boos N, Weissbach S, Rohrbach H, et al. Classi-fication of age-related changes in lumbar interver tebral discs: 2002 Volvo Award in basic science. Spine, 2002, 27: 2 631－2 644.
[26] Carragee E J, Barcohana B, Alamin T, et al. Pro-spective controlled study of the development of lower back pain in previously asymptomatic subjects undergoing experimental discography. Spine, 2004, 15; 29 (10): 1 112－1 117.
[27] Carragee E J, Hannibal M. Diagnostic evaluation of low back pain. Orthop Clin North Am, 2004, 35: 7－16.
[28] Crock H V. Internal disc disruption. A challenge to disc prolapse fifty years on. Spine, 1986, 11 : 650－653.
[29] Sengupta D K. Dynamic stabilization devices in the treatment of low back pain. Orthop Clin North Am, 2004, 35: 43－56.
[30] Tertti M, Paajanen H, Laato M, et al. Disc degen-eration in magnetic resonance imaging. A compara-tive biochemical, histologic, and radiologic study in cadaver spines. Spine, 1991, 16: 629－634.
[31] Bogduk, Sr. What ~ Jn a nanae? The labelling of back pain. Med J Aust, 2000, 173: 400－401.
[32] Palmgren T, Gronblad M, Virri J, et al. An im-munohistochemical study of nerve structures in the

anulus fibrosus of human normal lumbar interver-tebral discs. Spine, 1999, 24: 2 075 -2 079.

[33] Coventry B J, Walsh J A. Cutaneous innervation in man before and after lumbar sympathectomy: evidence for interruption of both sensory and vasomo-tor nerve fibres. ANZ J Surg, 2003, 73: 14 -18.

[34] Ohtori S, Moriya H, Takahashi K. Calcitonin gene-related peptide immunoreactive sensory DRG neurons innervating the cervical facet joints in rats. J Orthop Sci, 2002, 7: 258 -261.

[35] Coppes M H, Marani E, Thomeer R T, et al. In-nervation of "painful" lumbar discs. Spine, 1997, 22: 2 342 -2 349; discussion 2 349 -2 350.

[36] Solovieva S, Kouhia S, Leino-Arjas P, et al. In-terleukin 1 polymorphisms and intervertebral disc degeneration. Epidemiology, 2004, 15 : 626 -633.

[37] Yoshida M, Nakamura T, Kikuchi T, et al. Ex-pression of monocyte chemoattractant protein-1 in primary cultures of rabbit intervertebral disc cells. J Orthop Res, 2002, 20: 1 298 -1 304.

[38] Olmarker K, Nutu M, Storkson R. Changes in spontaneous behavior in rats exposed to experi-mental disc herniation are blocked by selective TNF-alpha inhibition. Spine, 2003, 28: 1 635 -1 641.

[39] McNally D S, Naish C, Halliwell M. Interverte-brai disc structure: observation by a novel use of ultrasound imaging. Ultrasound Med Biol, 2000, 26: 751 -758.

[40] Greening H S, Kim J, Posne J B. Epidural spinal cord compression from metastatic tumor: results with a new treatment protocol. Amm Neurol, 1980, 8: 361.

[41] 曹建中，刘福成，张雪松，等. 老年骨内科疾病学. 北京：中国科学技术出版社，1998：88.

[42] 李仲廉. 原发性骨质疏松症的诊疗. 中国疼痛医学杂志，2006，12（1）：40 -43.

第十四章

[1] Lowery D W, Wald M M, Brown B J, et al. Epidemiology of cervical spine injury victims. Ann Emer Med , 2001, 38: 12.

[2] Holmes J, Miller P, Panacek E, et al. Epidemiology of thoracolumbar spine injury in blunt trauma. Acad Emer Med , 2001, 8: 866.

[3] Stover S L, Fine P R (eds). Spinal Cord Injury: The Facts and Figures. Birmingham, The National Spinal Cord Injury Statistical Center, University of Alabama, 1986: 36.

[4] An H S. Principles and Techniques of Spine Suegery. Baltimore: Williams & Wilkins, 1998.

[5] Jarrett P J, Whitesides T E Jr. Injuries of the cervicocranium // Browner B D, Jupiter J B, Levine A M, et al (ed). Skeletal Trauma: Fractures, dislocations, Ligamentous Injuries, Vol. 7. Philadelphia, W B Saunders, 1992: 666 -667.

[6] White A A, Johnson R M, Panjabi M M, et al. Biomechanical alalysis of clinical stability in the cervical spine. Clin Orth , 1975, 109: 85.

[7] Denis F. The three-column spine and its significance in the classification of acute thoracolumbar spine injuries. Spine , 1983, 8: 817.

[8] An H S, Simpson J M eds. Surgery of the Cervical Spine. Baltimore: Williams & Wilkins, 1994: 21.

[9] White A A, Southwick W O, Panjabi M M. Clinical instability in the lower cervical spine. Spine , 1976, 1: 15.

[10] White A A, Panjabi M M. Clinical Biomechanics of the Spine. Philadelphia. JB Lippincott, 1978: 236 -251.

[11] Frankel H L, Hancock D O, Hyslop G, et al. The value of postural reduction in initial management of closed injuries of the spine with paraplegia and tetraplegia. Paraplegia, 1970, 7: 179.

[12] Keenen T L, Benson D R. Initial evaluation of the spine – injuried patient. In Browner BD, Jupiter JB, Levine AM, et al (eds): Skeletal Trauma: Fractures, Dislocations, Ligamentous Injuries, Vol 1. Philadephia, WB Saunders, 1992: 594 – 596.
[13] Sypert G W. External spinal orthotics. Neurosurgery , 1987, 20: 642.
[14] McAfee P. Cervical spine trauma, in Frymoyer JW [ed]: Adult Spine. New York: Raven Press, 1991: 1 080.
[15] Magerl F, Aebi M, Gertzbein S D, et al. A comprehensive classification of thoracic and lumbar injuries. Eur Spine J , 1994, 3: 184.
[16] Kim C W, Perry A, Garfin S R. Spinal instability: the orthopedic approach. Semin Musculoskelet Radiol, 2005, 9: 77.
[17] German J W, Hart B L, Benzel E C. Nonoperative management of vertical C2 body fractures. Neurosurgery, 2005, 56: 516.
[18] Van Goethem J W, Maes M, Ozsarlak O, et al. Imaging in spinal trauma. Eur Radiol, 2005, 15: 582.
[19] Sengupta D K. Neglected spinal injuries. Clin Orthop Relat Res, 2005, 431: 93 – 103.
[20] Rahimi S Y, Stevens E A, Yeh D J, et al. Treatment of atlantoaxial instability in pediatric patients. Neurosurg Focus, 2003, 15: ECP1.
[21] Banerjee R, Palumbo M A, Fadale P D. Catastrophic cervical spine injuries in the collision sport athlete, part 1: epidemiology, functional anatomy, and diagnosis. Am J Sports Med, 2004, 32: 1 077.
[22] Vaccaro A R, Kim D H, Brodke D S, et al. Diagnosis and management of thoracolumbar spine fractures. Instr Course Lect, 2004, 53: 359.
[23] Eismont F J, Currier B L, McGuire R A Jr. Cervical spine and spinal cord injuries: recognition and treatment. Instr Course Lect, 2004, 53: 341.
[24] Uetani M, Hashmi R, Hayashi K. Malignant and benign compression fractures: differentiation and diagnostic pitfalls on MRI. Clin Radiol, 2004, 59: 124.
[25] Tang T S, Yu H P. Current status and perspective of diagnosis and treatment of thoracolumbar fracture in China. Chin J Traumatol, 2003, 6: 323.
[26] Root J. Pain and debility associated with spinal compression fractures. J Okla State Med Assoc, 2003, 96: 147.
[27] Mackenzie R. Spinal injuries. J R Army Med Corps, 2002, 148: 163.
[28] Knop C, Bastian L, Lange U, et al. Complications in surgical treatment of thoracolumbar injuries. Eur Spine J, 2002, 11: 214.
[29] Shapiro S, Abel T, Rodgers R B. Traumatic thoracic spinal fracture dislocation with minimal or no cord injury. Report of four cases and review of the literature. J Neurosurg, 2002, 96: 333.
[30] Trivedi J M. Spinal trauma: therapy-options and outcomes. Eur J Radiol, 2002, 42: 127.
[31] Marquardt G, Weidauer S, Zanella F E, et al. Acute posttraumatic spinal cord herniation. Case report and review of the literature. J Neurosurg, 2001, 94: 316.
[32] Kothari P, Freeman B, Grevitt M, et al. Injury to the spinal cord without radiological abnormality (SCIWORA) in adults. J Bone Joint Surg Br, 2000, 82: 1 034.
[33] Hessmann M, Degreif J, Mayer A, et al. Transverse sacral fracture with intrapelvic intrusion of the lumbosacral spine: case report and review of the literature. J Trauma, 2000, 49: 754.
[34] Kilburn M P, Hadley M N. Contemporary treatment paradigms in spinal injury. Clin Neurosurg,

2000, 46: 153.
[35] Reynolds R. Pediatric spinal injury. Curr Opin Pediatr, 2000, 12: 67.
[36] Eleraky M A, Theodore N, Adams M, et al. Pediatric cervical spine injuries: report of 102 cases and review of the literature. J Neurosurg, 2000, 92: 12.
[37] Anderson P, Montesano P. Morphology and treatment of occipital condyle fractures. Spine, 1988, 13: 731.
[38] Traynelis V C, Marano G D, Dunker R O, et al. Traumatic atlanto - occipital dislocation. J Neurosurg , 1986, 65: 863.
[39] Wortzman G, Dewar F P. Rotary fixation of the atlantoaxial joint: Rotational atlantoaxial subluxation. Radiology, 1968, 90: 479.
[40] Anderson L D, D' Alonzo R T. Fractures of the odontoid process of the axis. J Bone Joint Surg Am , 1974, 56: 1 663.
[41] Levine A M, Edwards C C. Traumatic spondylolisthesis of the axis. J Bone Joint Surg Am , 1985; 67: 217.
[42] Fang H S, Ong G B, Hodgson A R. Anterior spinal fusion: The operative approaches. Clin Orthop Relat Res, 1964, 35: 16.
[43] Carlson G D, Heller J G, Abitbol J J, et al. Odontoid Fractures. In Levine AM, Eismont FJ, Garfin SR, et al (eds). Spine Trauma. Philadelphia, WB Saunders, 1998: 243 - 244.
[44] Harms J, Melcher R P. Posterior $C_1 - C_2$ fusion with polyaxial screw and rod fixation. Spine, 2001, 26: 2 467.
[45] Tan, Wang, Wang , et al. Morphometric evaluation of screw fixation in atlas via posterior arch and lateral mass . Spine, 2003, 28: 888.
[46] Wertheim SB, Bohlman H H. Occipitocervical fusion. Indications, technique, and long-term results in thirteen patients. J Bone Joint Surg, 1987, 69A: 833.
[47] Aebi M. Surgical treatment of cervical spine fractures by AO spine techniques. In Bridwell KH, DeWald RL: Textbook of spinal surgery, vol 2, Philadelphia, Lippincott-Raven, 1991.
[48] Al-Khateeb H, Oussedik S. The management and treatment of cervical spine injuries. Hosp Med, 2005, 66: 389.
[49] Ochoa G. Surgical management of odontoid fractures. Injury, 2005, 36 (Suppl2): B54.
[50] Yanagawa Y, Takemoto MA, Takasu A, et al. Type I odontoid fracture- ~ ase report. Neurol Med Chir (Tokyo), 2005, 45: 92.
[51] Cokluk C, Takayasu M, Yoshida J. Pedicle fracture of the axis: report of two cases and a review of literature. Clin Neurol Neurosurg, 2005, 107: 136.
[52] Bonneville F, Jacamon M, Runge M, et al. Split atlas in a patient with odontoid fracture. Neuroradiology, 2004, 46: 450.
[53] Jackson R S, Banit D M, Rhyne AL 3rd, et al. Upper cervical spine injuries. J Am Acad Orthop Surg, 2002, 10: 271.
[54] Gangopadhyay S, Aslam M. Posterior arch defects of the atlas: significance in trauma and literature review. Eur J Emerg Med, 2003, 10: 238.
[55] Management of combination fractures of the atlas and axis in adults. Neurosurgery, 2002, 50: S140.
[56] Isolated fractures of the axis in adults. Neurosurgery, 2002, 50: S120 - 125.
[57] Fisher CG, Sun JC, Dvorak M. Recognition and management of atlanto-occipital dislocation: impro-

ving survival from an often fatal condition. Can J Surg, 2001, 44: 412.

[58] Iizuka H, Shimizu T, Hasegawa W, et al. Fractures of the posterior part of the body and unilateral spinous process of the axis: a case report. Spine, 2001, 26: E528.

[59] Sasso RC. C_2 dens fractures: treatment options. J Spinal Disord, 2001, 14: 455.

[60] Della Torre P, Fiacca C, Lignini S. An evaluation of the results of two non-surgical methods in the treatment of fractures of the odontoid process. Chir Organi Mov, 2000, 85: 45.

[61] Nagashima H, Morio Y, Hasegawa K, et al. Odontoid fractures complicated by fractures of the posterior arch of the atlas in the elderly over 85 years with severe thoracic kyphosis secondary to osteoporosis. Injury, 200, 32: 501.

[62] Harris J Jr. The cervicocranium: its radiographic assessment. Radiology, 2001, 218: 337.

[63] Vaccaro A R, Madigan L, Ehrler D M. Contemporary management of adult cervical odontoid fractures. Orthopedics, 2000, 23: 1 109.

[64] Judd D B, Liem LK, Petermann G. Pediatric atlas fracture: a case of fracture through a synchondrosis and review of the literature. Neurosurgery, 2000, 46: 991.

[65] Hatzakis M J Jr, Bryce N, Marino R. Cruciate paralysis, hypothesis for injury and recovery. Spinal Cord, 2000, 38: 120.

[66] Allen BL Jr, Ferguson R L, Lehmann R, et al. Mechanistic classification of closed indirect fractures and dislocations of the lower cervical spine, Spine , 1982, 7: 1.

[67] Smith M D, Emery S E, Dudley A, et al. Vertebral artery injury during anterior decompression of the cervical spine. J Bone Joint Surg Br, 1993, 75: 414.

[68] Karaikovic E E, Yingsakmongkol W, Gaines R W. Accuracy of Cervical Pedicle Screw Placement Using the Funnel Technique. Spine, 2001, 26 (22): 2 456.

[69] Rumi M N, Kowalski J M, Gelb DE, et al. Rationale for cervical pedicle screw placement in the subaxial spine. Current Opinion in Orthopedics, 2001, 12 (3): 265.

[70] Kamimura M, Ebara S, Itoh H, et al. Cervical Pedicle Screw Insertion: Assessment of Safety and Accuracy with Computer-Assisted Image Guidance. Journal of Spinal Disorders, 2000, 13 (3): 218.

[71] Heyde C E, Ertel W, Kayser R. Management of spine injuries in polytraumatized patients. Orthopade, 2005, 34: 889.

[72] Hunink M G. Decision making in the face of uncertainty and resource constraints: examples from trauma imaging. Radiology, 2005, 235: 375.

[73] Bagley L J. Imaging of spinal trauma. Radiol Clin North Am, 2006, 44: 1.

[74] Sengupta DK. Neglected spinal injuries. Clin Orthop Relat Res, 2005, 93 - 103.

[75] Thongtrangan I, Balabhadra R S, Kim D H. Management of strut graft failure in anterior cervical spine surgery. Neurosurg Focus, 2003, 15: E4.

[76] Le H, Balabhadra R, Park J, et al. Surgical treatment of tumors involving the cervicothoracic junction. Neurosurg Focus, 2003, 15: E3.

[77] Patel R V, DeLong W Jr, Vresilovic EJ. Evaluation and treatment of spinal injuries in the patient with polytrauma. Clin Orthop Relat Res, 2004: 43 - 54.

[78] Blackmore C C. Evidence-based imaging evaluation of the cervical spine in trauma. Neuroimaging Clin N Am, 2003, 13: 283.

[79] Ralston M E, Ecklund K, Emans J B, et al. Role of oblique radiographs in blunt pediatric cervical spine injury. Pediatr Emerg Care, 2003, 19: 68.

[80] Chevrot A, Drape J L, Godefroy D, et al. Imaging of the painful cervical spine. J Radiol, 2003, 84: 181.

[81] Management of acute central cervical spinal cord injuries. Neurosurgery, 2002, 50: S166.

[82] Treatment of subaxial cervical spinal injuries. Neurosurgery, 2002, 50: S156.

[83] Initial closed reduction of cervical spine fracture-dislocation injuries. Neurosurgery, 2002, 50: S44.

[84] Radiographic assessment of the cervical spine in asymptomatic trauma patients. Neurosurgery, 2002, 50: S30.

[85] Maus T P. Imaging of the spine and nerve roots. Phys Med Rehabil Clin N Am, 2002, 13: 487 - 544.

[86] Daffner R H, Daffner S D. Vertebral injuries: detection and implications. Eur J Radiol, 2002, 42: 100.

[87] Vaccaro A R, Cirello J. The use of allograft bone and cages in fractures of the cervical, thoracic, and lumbar spine. Clin Orthop Relat Res, 2002, 19 - 26.

[88] Lomoschitz F. Spinal injuries-diagnostic imaging. Wien Med Wochenschr, 2001, 151: 502.

[89] Ehara S, Shimamura T. Cervical spine injury in the elderly: imaging features. Skeletal Radiol, 2001, 30: 1.

[90] Versteegen G J, van Es F D, Kingma J, et al. Applying the Quebec Task Force criteria as a frame of reference for studies of whiplash injuries. Injury, 2001, 32: 185.

[91] Blackmore C C, Mann F A, Wilson A J. Helical CT in the primary trauma evaluation of the cervical spine: an evidence-based approach. Skeletal Radiol, 2000, 29: 632.

[92] Brown P G, Lee M. Trampoline injuries of the cervical spine. Pediatr Neurosurg, 2000, 32: 170.

[93] Gertzbein S D. In: Gertzbein, S D, ed. Fractures of the Thoracic and Lumbar Spine. Baltimore: Williams & Wilkins, 1992.

[94] An H S, Cotler J M. Spinal Instrumentation. Baltimore: Williams & Wilkins, 1992.

[95] Eismont F J, Green B A, Berkowitz B M, et al. The role of intraoperative ultrasonography in the treatment of thoracic and lumbar spine fractures. Spine, 1984, 9: 782.

[96] Josten C, Katscher S, Gonschorek O. Treatment concepts for fractures of the thoracolumbar junction and lumbar spine. Orthopade, 2005, 34: 1 021.

[97] Karaikovic E E, Pacheco H O. Treatment options for thoracolumbar spine fractures. Bosn J Basic Med Sci, 2005, 5: 20.

[98] Woolard A, Oussedik S. Injuries to the lumbar spine: identification and management. Hosp Med, 2005, 66: 384.

[99] Oner F C, Dhert W J, Verlaan J J. Less invasive anterior column reconstruction in thoracolumbar fractures. Injury, 2005, 36 (Suppl 2): 82.

[100] Vialle L R, Vialle E. Thoracic spine fractures. Injury, 2005, 36 (Suppl 2): B65 - 72.

[101] Vialle R, Court C. Traumatic lateral lumbosacral dislocation: one case and review of literature. J Spinal Disord Tech, 2005, 18: 286.

[102] Pascal-Moussellard H, Broizat M, Cursolles JC, et al. Association of unilateral isthmic spondylolysis with lamina fracture in an athlete: case report and literature review. Am J Sports Med, 2005, 33: 591.

[103] van der Roer N, de Lange E S, Bakker FC, et al. Management of traumatic thoracolumbar fractures: a systematic review of the literature. Eur Spine J, 2005, 14: 527.

[104] Mikles M R, Stchur R P, Graziano G P. Posterior instrumentation for thoracolumbar fractures. J Am

Acad Orthop Surg, 2004, 12: 424.

[105] Singh K, Vaccaro A R, Eichenbaum M D, et al. The surgical management of thoracolumbar injuries. J Spinal Cord Med, 2004, 27: 95.

[106] Harrop J S, Hunt GE Jr, Vaccaro A R. Conus medullaris and cauda equina syndrome as a result of traumatic injuries: management principles. Neurosurg Focus, 2004, 16: 4.

[107] Verlaan J J, Diekerhof C H, Buskens E, et al. Surgical treatment of traumatic fractures of the thoracic and lumbar spine: a systematic review of the literature on techniques, complications, and outcome. Spine, 2004, 29: 803.

[108] Lee C, Dorcil J, Radomisli T E. Nonunion of the spine: a review. Clin Orthop Relat Res, 2004: 71 -5.

[109] Hart D J, Wang M Y, Griffith P, et al. Pediatric sacral fractures. Spine, 2004, 29: 667.

[110] Malberg MI. A new system of classification for spinal injuries. Spine J, 2001, 1: 18.

[111] Kirkpatrick J S. Thoracolumbar fracture management: anterior approach. J Am Acad Orthop Surg, 2003, 11: 355.

[112] Hsu J M, Joseph T, Ellis A M. Thoracolumbar fracture in blunt trauma patients: guidelines for diagnosis and imaging. Injury, 2003, 34: 426.

[113] Mirza S K, Mirza A J, Chapman J R, et al. Classifications of thoracic and lumbar fractures: rationale and supporting data. J Am Acad Orthop Surg, 2002, 10: 364.

[114] Papaioannou A, Watts N B, Kendler D L, et al. Diagnosis and management of vertebral fractures in elderly adults. Am J Med, 2002, 113: 220.

[115] Lomoschitz F. Spinal injuries-diagnostic imaging. Wien Med Wochenschr, 2001, 151: 502.

[116] Clark P, Letts M. Trauma to the thoracic and lumbar spine in the adolescent. Can J Surg, 2001, 44: 337.

[117] Boriani S, Palmisani M, Donati U, et al. The treatment of thoracic and lumbar spine fractures: a study of 123 cases treated surgically in 101 patients. Chir Organi Mov, 2000, 85: 137.

[118] Aulisa L, Di Segni F, Tamburrelli F, et al. Surgical management of instability of the lumbar spine. Rays, 2000, 25: 105.

[119] Parker J W, Lane J R, Karaikovic E E, et al. Successful short-segment instrumentation and fusion for thoracolumbar spine fractures: a consecutive 41/2 -year series. Spine, 2000, 25: 1 157.

[120] Kellam J S, Browner B D: Fractures of the Pelvic ring // Browner BD, Jupiter JB, Levine AM, et al (eds): Skeletal Trauma: Fractures. Dislocations, Ligamentous Injuries, vol 1. Philadelphia, WB Saunders, 1992: 852 -853.

[121] Sabiston C P, Wing P C: Sacral fractures: Classification and neurologic implications. J Trauma, 1986, 26: 1 114.

[122] Schmidek HH, Smith D A, Kristiansen T K: Sacral fractures. Neurosurgery, 1984, 15: 735.

[123] Denis F, Davis S, Comfort T: Sacral fractures: An important problem: Retrospective analysis of 236 cases. Clin Orthop, 1988, 227: 67.

[124] Levine A M. Lumbar and sacral trauma. In Saunders, 1992: 845.

[125] Vaccaro A R, Kim D H, Brodke DS, et al. Diagnosis and management of sacral spine fractures. Instr Course Lect, 2004, 53: 375.

[126] Pohlemann T, Gansslen A, Tscherne H. Fracture of the sacrum. Unfallchirurg, 2000, 103: 769.

[127] Routt ML Jr, Nork SE, Mills WJ. Percutaneous fixation of pelvic ring disruptions. Clin Orthop Relat Res, 2000: 15 -29.

[128] White JH, Hague C, Nicolaou S, et al. Imaging of sacral fractures. Clin Radiol, 2003, 58: 914.
[129] Miller C, Major N, Toth A. Pelvic stress injuries in the athlete: management and prevention. Sports Med, 2003, 33: 1 003.
[130] Hollenberg G M, Beitia A O, Tan RK, et al. Imaging of the spine in sports medicine. Curr Sports Med Rep, 2003, 2: 33.
[131] Boissonnault W G, Thein-Nissenbaum J M. Differential diagnosis of a sacral stress fracture. J Orthop Sports Phys Ther, 2002, 32: 613.
[132] Kim M Y, Reidy D P, Nolan P C, et al. Transverse sacral fractures: case series and literature review. Can J Surg, 2001, 44: 359.
[133] Singh H, Rao V S, Mangla R, et al. Traumatic transverse fracture of sacrum with cauda equina injury-a case report and review of literature. J Postgrad Med, 1998, 44: 14.
[134] Raissaki M T, Williamson J B. Fracture dislocation of the sacro ~ occygeal joint: MRI evaluation. Pediatr Radiol, 1999, 29: 642.
[135] Shirado O, Kaneda K. Lumbosacral fracture-subluxation associated with bilateral fractures of the first sacral pedicles: a case report and review of the literature. J Orthop Trauma, 1995, 9: 354.
[136] Lechevalier D, Magnin J, Eulry F. Truncated sciatica as the first manifestation of a fatigue fracture of the sacrum in a young male. Rev Rhum Engl Ed, 1996, 63: 505.
[137] Routt M L Jr, Simonian P T. Internal fixation of pelvic ring disruptions. Injury, 1996, 27 (Suppl 2): B20.
[138] Hatem SF, West OC. Vertical fracture of the central sacral canal: plane and simple. J Trauma, 1996, 40: 138.

第十五章

[1] 蔡钦林．有关腰椎间盘突出症与腰椎管狭窄的诊断与治疗．中华骨科杂志，1996，2：75.
[2] Sussman B, Bromley J. Injection of collagenase in the treatment of herniation lumbar disc. JAMA, 1981, 245: 730.
[3] 汤华丰，丁鑫昌．髓核化学溶解治疗腰椎间盘突出症 30 例近期随访报告．中华骨科杂志，1989，2：88.
[4] 王仁，朱世东，侯铁胜，等．胶原酶溶核术治疗腰椎间盘突出症．颈腰痛杂志，2000，21 (1)：56.
[5] 杨述华，杜靖远，罗怀灿，等．化学溶核术治疗椎间盘突出症的临床研究．中华骨科学，1996，7：415 - 417.
[6] Weinstein J V, Lehmann T R, Hejaw. Chemonucleolysis versus open disectomy-a ten year follow-up study. Clin orthop, 1986, 206: 50.
[7] Muralikuttan KP, Hamilton A, kernoban WG, et al. A prospective randomized trial of chemonucleolysis and conventional disc surgery in single level lumbar disc herniation. Sprine, 1992, APR, 17 (4): 381 - 387.
[8] Stevens CD, Dubois RW, Larequi Lauber T, et al. Efficacy of lumbar discectomy and percutaneous treatment for lumbar disc herniation. SOZ-Paraventivmed, 1997, 42 (6): 367 - 379.
[9] Constantinopol D, Steiger H J . Results of percutaneous chemonucleolysis in lumbar disk hernia. Schweiz-Arch-Neurol-Psychiatr. 1992, 143 (6): 497 - 505.
[10] Boccanera L, Laus M. Chemonucleolysis: advantages and disandvantages. Chir-Organi-Mov. 1990, Jan-Mar, 75 (1) 25 - 32.

[11] Hijikata S. Percutaneous nuclectomy: a new concept technique and 12 years expe - rience. Clin Orthop, 1989, 238: 9.

[12] 田世杰，王进军，刘德隆，等. 经皮椎间盘镜腰椎间盘摘除术. 中华骨科杂志，1993（1）：3-7.

[13] Kambin P. Percutaneous lateral discectomy of the lumbar spine, a preliminary report. Clin Orthop, 1983, 174: 127.

[14] 田世杰. 经皮椎间盘镜腰椎间盘摘除术. 中华骨科杂志，1997，5：321-322.

[15] Maroon J C, Onik G, Vidovich D V. Percutaneous discectomy for lumbar disc herniation. Neurosurg-Clin-N-Am. 1993, Jan, 4 (1): 125-134.

[16] Schaffer J, Kambin P. Percutaneous posterolateral lumbar discectomy and decompression with a 6.9 millimeter cannula. Bone joint sury. 1991, 73: 822.

[17] Blankenstein A, Rubinstein E, Ezra E, et al. Disc space infection and vertebral osteomyelitis as a complication of percutaneous lumbar discectomy. Clin Orthop, 1987, 225: 24.

[18] 黄强，杨安礼，林兆华，等. 经皮穿刺腰椎间盘随和摘除术术后早期反应及并发症分析. 颈腿痛杂志，2000，21（3）：208-209.

[19] Maroon J C, Onik G, Sternau-L. Percutaneous automated discectomy. Clin Orthop, 1989, 238: 64.

[20] Choy D S, et al. Percutaneous laser nucleolysis of lumbar disks. N Eng J Med, 1987, 317: 771.

[21] 孟庆水，韩树峰，刘强，等. 经皮钬激光治疗腰椎间盘突出症. 中华骨科杂志，1997（5）：318-319.

[22] Sherk HH. The use of lasers in orthopedic procedures. J Bone Surg, 1993, 75 (A): 770-776.

[23] Casper G D, Hartman V L, Mullins L L. Results of a clinical trial of the holmium: YAG laser in disc decompression utilizing a side-firing fiber: a two-year follow-up. Lasers-Surg-Med, 1996, 19 (1): 90-96.

[24] Turgut M, Acikgoz B, Kilinc K, et al. Effect of ND: YAG laser on experimental disc degeneration. Part 1. Biochemical and radiography analysis. Acta-Neurochir- (Wien), 1996, 138 (11): 1 348-1 354.

[25] 镇万新，王育才，马乐群，等. 脊柱后路显微内窥镜治疗腰椎间盘突出症. 中华骨科杂志，1998（8）：460-462.

[26] 张记恩，余斌斌，何晓斌，等. 显微内窥镜腰椎间盘切除术的初步报告. 颈腿痛杂志，2000，21（4）：288-290.

[27] 俞志坚，何晓峰，陈勇，等. 臭氧对髓核超微结构的影响［J］. 介入放射学杂志. 2001，10（3）：161-163.

[28] Andreula CF, Simonetti L, De Santis F, et al. Minimally invasive oxygen-ozone therapy for lumbar disk herniation [J]. Am J Neuroradiol. 2003, 24 (5): 784-787.

[29] Weiner BK, Fraser RD. Foraminal injection for lateral lumbar disc herniation. J Bone Joint Surg Br. 1997 Sep, 79 (5): 804-807.

[30] akahashi T. Treatment of lumbar intervertebral disc displacement with chondroitinase ABC-experimental basis for clinical application. Clin Calcium. 2004, 14 (7): 85-89.

[31] Lu D S, Luk K d, Lu W W, et al. Spinal flexibility increase after chymopapain injection is dose dependent: a possible alternative to anterior release in scoliosis. Spine 2004, 29 (2): 123-128.

[32] 康姝娟，刘延青，罗涌，等. 来比林、胶原酶对脊髓及椎间盘组织的影响. 中国疼痛医学杂志，2001，7：179-180.

［33］刘延青，牟桂玲，康妹娟，等. 康宁克通－A、利多卡因复合用于胶原酶盘外溶解术. 中国疼痛医学杂志，1999. 5（2）：70－73.
［34］刘延青，牟桂玲，王平，等. 经骶裂孔硬膜外前间隙穿刺置管1047例回顾总结. 中国疼痛医学杂志，2004. 10（6）：332－334.
［35］刘延青，王平，冯瑞晶，等. 骶裂孔前间隙法胶原酶溶解术治疗腰椎间盘突出症远期随访. 中国疼痛医学杂志，2004. 10（1）：22－25.

第十六章

［1］Nelson RM. Intraoperative intercostals nerve freezing to prevent postthoracotomy pain. Ann Thorac Surg 1974，18（3）：280.
［2］Lloyd，J W. Cryoanalgsia：n new approach to pain relief. The Lancet 1976，10：982.
［3］Nally FF. A 22－year study of paroxysmal trigeminal neuralgia in 211 patients with a 3－year appraisal of the role of cryotherapy. Oral Surgery l984，58：17.
［4］Zakrzewska J M. Cryotherapy in the management of paroxysmal trigeminal neuralgia. Maxillofac Surgery，1984，58：17.
［5］邵振海，周林球，舒小秋，等. 腰背痛患者的冷冻治疗1997例报告. 中华外科杂志，1992，29（12）：721－723.
［6］王平，刘延青，宋琪，等. 冷冻治疗腰脊神经后支源性下腰痛的对照研究. 中国疼痛医学杂志，2005，11（2）：68－70.

第十七章

［1］Ascher P W. Status quo and new horizons of laser therapy in neurosurgery. Lasers Surg Med. 1985，5（5）：499－506.
［2］Choy D S，Case R B，Fieldling W，et al. Percutaneous laser disc nucleolysis of lumbar disks. N Engl J Med，1987，317：771－772.
［3］Yonezawa T，Onomura T，Kosaka R，et al. The system and procedures of percutaneous intradiscal laser nucleotomy. Spine. 1990，15（11）：1 175－1 185.
［4］Davis J K. Percutaneous discectomy improved with KTP laser. Clin Laser Mon. 1990，8（7）：105－106.
［5］Davis J K. Early experience with laser disc decompression. A percutaneous method. J Fla Med Assoc. 1992，79（1）：37－39.
［6］Choy D S，Ascher P W，Saddekni S，et al. Percutaneous laser disc decompression. A new therapeutic modality.（J）Spine，1992，17（8）：949－956.
［7］Choy D S，Aitman P. Fall of intradiscal pressure with laser ablation. J Clin Laser Med Surg. 1995，13（3）：149－151.
［8］Onik G，Helms C A. Automated percutaneous lumbar diskectomy. AJR Am J Roentgenol. 1991，156（3）：531－538.
［9］Sherk H H，Black J D，Prodoehl J A，et al. The effects of lasers and electrosurgical devices on human meniscal tissue. Clin Orthop Relat Res. 1995，（310）：14－20.
［10］Siebert W E，Berendsen B T，Tollgaard J. Percutaneous laser disk decompression. Experience since 1989 Orthopade. 1996，25（1）：42－48.
［11］Hellinger J. Technical aspects of the percutaneous cervical and lumbar laser-disc-decompression and -nucleotomy. Neurol Res. 1999，21（1）：99－102.

[12] 齐强，等. 经皮激光椎间盘减压治疗腰椎间盘突出症初步报告［J］. 北京医科大学学报，1994，26：110－113.

[13] 李贵涛，梁善言，吕春雷. 经皮激光治疗腰椎间盘突出症初步报告［J］. 中国 矫形外科杂志，1995，2：134.

[14] 孟庆水，韩树峰，刘强，等. 经皮激光治疗腰椎间盘突出症［J］. 中华骨科 杂志，1997，17：318－320.

[15] Nakano N，Nakano T，Nakano K. Long term results of anterior extra peritoneal lumbar discectomy. Acta-Orthop-Belg. 1987，53：290－292.

[16] Williams J L，Allen M B，Harkess J W. Late results of cervical discectomy and interbody fusion：some factors influencing the results. J Bone Joint Surg（Am），1968，50：277－286.

[17] Qi Q，Dang G D，Cai Q L. Laser ablation of intervertebral disc：animal expe riment［J］. Chinese J Surg，1994，32：187－189.

[18] Qi Q. Percutaneous laser disc decom-pression：an experimental study［J］. Chinese J Surg，1993，31：407－410.

[19] Choy D S. Percutaneous laser disc deco-mpression（PLDD）：12 years expe rience with 752 procedures in 518 patients［J］. J Clin Laser Med Surg，1998，16：325－331.

[20] Choy D S. Ngsow J. Percutaneous laser disc decompression in spinal sten osis［J］. J Clin laser Med Surg，1998，16：123－125.

[21] Quigley M R. Percutaneous laser discectomy. Neurosurg Clin N Am. 1996，7（1）：37－42.

[22] Ohnmeiss D D，Guyer R D，Hochschuler SH. Laser diac decompression：The importance of proper patient selection［J］. Spine，1994，19（18）：2 054－2 058.

[23] Kambinp，csdegk，Brien，et al. Transformantial，arthroscopic，decompression of lateral recess stenosis（T），Neurosurg，1996，84（3）：462－467.

[24] Tassi G P. Preliminary Italian experience of lumbar spine percutaneous laser disc decompression according to Choy' s method. Photomed Laser Surg. 2004，22（5）：439－441.

[25] Knight M，Goswami A. Lumbar percutaneous KTP532 wavelength laser disc decompression and disc ablation in the management of discogenic pain. J Clin Laser Med Surg. 2002，20（1）：9－13；discussion 15.

[26] 董生，肖湘生，王晨光. 经皮激光椎间盘髓核切除术后 CT，MR 与病理对照的实验研究. 中国医学计算机成像杂志，2002，8（3）：203－204.

[27] Dickey D T，Bartels K E，Henry G A，et al. Use of the HO：YAG laser for percutaneous thoracolumbar intervertebral disk ablation in dogs［J］. J Am Veteri Med Asso，1996，208：1 263.

[28] Buchelt M，Schlaugmann B，Schmolke S，et al. High power Ho：YAG laser abl ation of intervertebral discs：effects in ablation rates and temperature profile［J］. Lasers Surg and Med，1995，16：179.

[29] Nerubay J，Caspi I，Levinkopf M，et al. Percutaneous laser nucleolysis of the intervertebral lumbar disc. An exper-imental study［J］. Clin Orthop，1997 ，337：42－44.

[30] Nerubay J，Caspi I，Levinkopf M. Percutaneous carbon dioxide laser nucl e-olysis with 2－5year followup［J］. Clin orthop，1997，337：45－48.

[31] Casper G D，Hartman V L，Mullins L L. Results of a clinical trial of the holmium：YAG laser in disc decompression utilizing a side-firing fiber：a two-year follow-up. Lasers Surg Med. 1996，19（1）：90－96.

第十八章

[1] Boswell M V, et al. Interventional techniques: evidence-based practice guidelines in the management of chronic spinal pain. Pain Physician, 2007, 10 (1): 7 – 111.

[2] Urrutia G, et al. Percutaneous thermocoagulation intradiscal techniques for discogenic low back pain. Spine, 2007, 32 (10): 1 146 – 1 154.

[3] Singh V, R Derby. Percutaneous lumbar disc decompression. Pain Physician, 2006, 9 (2): p. 139 – 146.

[4] Andersson G B, N A Mekhail, J. E. Block. Intradiscal electrothermal therapy (IDET). Spine, 2006, 31 (12): 1 402 – 1 403.

[5] Zhou Y, S Abdi. Diagnosis and minimally invasive treatment of lumbar discogenic pain-a review of the literature. Clin J Pain, 2006, 22 (5): 468 – 481.

[6] Kapural L, N Mekhail. A randomized, double-blind, controlled trial: intradiscal electrothermal therapy versus placebo for the treatment of chronic discogenic low back pain. Spine, 2006, 31 (14): 1 636 – 1 637.

[7] Andersson G B, N A Mekhail, J E Block. A randomized, double-blind, controlled trial: intradiscal electrothermal therapy versus placebo for the treatment of chronic discogenic low back pain. Spine, 2006, 31 (14): 1 637 – 1 638.

[8] Furman M B, et al. Fluoroscopic axial imaging in percutaneous lumbosacral procedures: An underutilized technique. Pain Physician, 2006, 9 (3): 199 – 206.

[9] Andersson G B, N A Mekhail, J E Block. Treatment of intractable discogenic low back pain. A systematic review of spinal fusion and intradiscal electrothermal therapy (IDET). Pain Physician, 2006, 9 (3): 237 – 248.

[10] Appleby D, G Andersson, M Totta. Meta-analysis of the efficacy and safety of intradiscal electrothermal therapy (IDET). Pain Med, 2006, 7 (4): 308 – 316.

[11] Pollintine P, G Findlay, M A Adams. Intradiscal electrothermal therapy can alter compressive stress distributions inside degenerated intervertebral discs. Spine, 2005, 30 (6): E134 – 139.

[12] Orr R D, S A Thomas. Intradural migration of broken IDET catheter causing a radiculopathy. J Spinal Disord Tech, 2005, 18 (2): 185 – 187.

[13] Derby R, et al. A factor analysis of lumbar intradiscal electrothermal annuloplasty outcomes. Spine J, 2005, 5 (3): 256 – 262.

[14] Singh K, E Ledet, A Carl. Intradiscal therapy: a review of current treatment modalities. Spine, 2005, 30 (17 Suppl): S20 – 26.

[15] Freeman B J, et al. A randomized, double-blind, controlled trial: intradiscal electrothermal therapy versus placebo for the treatment of chronic discogenic low back pain. Spine, 2005, 30 (21): 2 369 – 2 378.

[16] Boswell M V, et al. Interventional techniques in the management of chronic spinal pain: evidence-based practice guidelines. Pain Physician, 2005, 8 (1): 1 – 47.

[17] Rozen D, G W Grass. Intradiscal electrothermal coagulation and percutaneous neuromodulation therapy in the treatment of discogenic low back pain. Pain Pract, 2005, 5 (3): 228 – 243.

[18] Sanders S H, R N Harden, P J Vicente. Evidence-based clinical practice guidelines for interdisciplinary rehabilitation of chronic nonmalignant pain syndrome patients. Pain Pract, 2005, 5 (4): 303 – 315.

[19] Oh W S, J C Shim. A randomized controlled trial of radiofrequency denervation of the ramus communicans nerve for chronic discogenic low back pain. Clin J Pain, 2004, 20 (1): 55 - 60.

[20] Pauza K J, et al. A randomized, placebo-controlled trial of intradiscal electrothermal therapy for the treatment of discogenic low back pain. Spine J, 2004, 4 (1): 27 - 35.

[21] Davis T T, et al. The IDET procedure for chronic discogenic low back pain. Spine, 2004, 29 (7): 752 - 756.

[22] Webster B S, S Verma, G S Pransky. Outcomes of workers' compensation claimants with low back pain undergoing intradiscal electrothermal therapy. Spine, 2004, 29 (4): 435 - 441.

[23] Bono. C M, et al. Temperatures within the lumbar disc and endplates during intradiscal electrothermal therapy: formulation of a predictive temperature map in relation to distance from the catheter. Spine, 2004, 29 (10): 1 124 - 1 131.

[24] Cohen S P, T Larkin. Sedation with ketamine during intradiscal electrothermal therapy. Spine, 2004, 29 (14): 1 590 - 1 592.

[25] Tsou P M, C. Alan Yeung, A T Yeung. Posterolateral transforaminal selective endoscopic discectomy and thermal annuloplasty for chronic lumbar discogenic pain: a minimal access visualized intradiscal surgical procedure. Spine J, 2004, 4 (5): 564 - 573.

[26] Derby R, et al. Comparison of intradiscal restorative injections and intradiscal electrothermal treatment (IDET) in the treatment of low back pain. Pain Physician, 2004, 7 (1): 63 - 66.

[27] Boswell M V, J R Wolfe. Intrathecal cefazolin-induced seizures following attempted discography. Pain Physician, 2004, 7 (1): 103 - 106.

[28] Narvani A A, E. Tsiridis, L F Wilson, High-intensity zone, intradiscal electrothermal therapy, and magnetic resonance imaging. J Spinal Disord Tech, 2003, 16 (2): 130 - 136.

[29] Cohen S P, et al. Risk factors for failure and complications of intradiscal electrothermal therapy: a pilot study. Spine, 2003, 28 (11): 1 142 - 1 147.

[30] Biyani A, et al. Intradiscal electrothermal therapy: a treatment option in patients with internal disc disruption. Spine, 2003, 28 (15 Suppl): S8 - 14.

[31] An H, et al. Summary statement: emerging techniques for treatment of degenerative lumbar disc disease. Spine, 2003, 28 (15 Suppl): S24 - 25.

[32] Kleinstueck F S, et al. Temperature and thermal dose distributions during intradiscal electrothermal therapy in the cadaveric lumbar spine. Spine, 2003, 28 (15): 1 700 - 1 709.

[33] Scholl B M, et al. Vertebral osteonecrosis related to intradiscal electrothermal therapy: a case report. Spine, 2003, 28 (9): E161 - 164.

[34] Freedman B A, et al. Intradiscal electrothermal therapy (IDET) for chronic low back pain in active-duty soldiers: 2 - year follow-up. Spine J, 2003, 3 (6): 502 - 509.

[35] Freeman B J, et al. Does intradiscal electrothermal therapy denervate and repair experimentally induced posterolateral annular tears in an animal model? Spine, 2003, 28 (23): 2 602 - 2 608.

[36] Lee M S, et al. Intradiscal electrothermal therapy (IDET) for treatment of chronic lumbar discogenic pain: a minimum 2 - year clinical outcome study. Pain Physician, 2003, 6 (4): 443 - 448.

[37] Saal J A, J S Saal. Intradiscal electrothermal therapy for the treatment of chronic discogenic low back pain. Clin Sports Med, 2002, 21 (1): 167 - 187.

[38] Saal J A, J, S, Saal. Intradiscal electrothermal treatment for chronic discogenic low back pain: prospective outcome study with a minimum 2 - year follow-up. Spine, 2002, 27 (9): 966 - 973.

[39] Djurasovic M, et al. Vertebral osteonecrosis associated with the use of intradiscal electrothermal ther-

apy: a case report. Spine, 2002, 27 (13): E325 -328.

[40] Wetzel F T, T A McNally, F M Phillips. Intradiscal electrothermal therapy used to manage chronic discogenic low back pain: new directions and interventions. Spine, 2002, 27 (22): 2 621 -2 626.

[41] Cohen S P, T Larkin, D W Polly Jr. A giant herniated disc following intradiscal electrothermal therapy. J Spinal Disord Tech, 2002, 15 (6): 537 -541.

[42] O' Neill C W, et al. Disc stimulation and patterns of referred pain. Spine, 2002, 27 (24): 2 776 -2 781.

[43] Spruit M, W C Jacobs. Pain and function after intradiscal electrothermal treatment (IDET) for symptomatic lumbar disc degeneration. Eur Spine J, 2002, 11 (6): 589 -593.

[44] Bogduk, N. and M. Karasek, Two-year follow-up of a controlled trial of intradiscal electrothermal anuloplasty for chronic low back pain resulting from internal disc disruption. Spine J, 2002, 2 (5): 343 -350.

[45] Welch W C, P C Gerszten. Alternative strategies for lumbar discectomy: intradiscal electrothermy and nucleoplasty. Neurosurg Focus, 2002, 13 (2): E7.

[46] Wetzel F T. Cauda equina syndrome from intradiscal electrothermal therapy. Neurology, 2001, 56 (11): 1 607.

[47] Heary R F. Intradiscal electrothermal annuloplasty: the IDET procedure. J Spinal Disord, 2001, 14 (4): 353 -360.

[48] Kleinstueck F S, et al. Acute biomechanical and histological effects of intradiscal electrothermal therapy on human lumbar discs. Spine, 2001, 26 (20): 2 198 -2 207.

[49] Slipman C W, et al. Thoracic spine spasms secondary to hemorrhagic intestinal ulcer. Pain Physician, 2001, 4 (1): 97 -100.

[50] Hsia A W, K Isaac, J S Katz. Cauda equina syndrome from intradiscal electrothermal therapy. Neurology, 2000, 55 (2): 320.

[51] Karasek M, N Bogduk. Twelve-month follow-up of a controlled trial of intradiscal thermal anuloplasty for back pain due to internal disc disruption. Spine, 2000, 25 (20): 2 601 -2 607.

[52] Saal J A, J S Saal. Intradiscal electrothermal treatment for chronic discogenic low back pain: a prospective outcome study with minimum 1 -year follow-up. Spine, 2000, 25 (20): 2 622 -2 627.

[53] Singh V. Intradiscal electrothermal therapy: a preliminary report. Pain Physician, 2000, 3 (4): 367 -373.